わかりやすい
感覚器疾患

監修●小川　郁／寺﨑浩子
編集●前田直之／三輪高喜／室田浩之

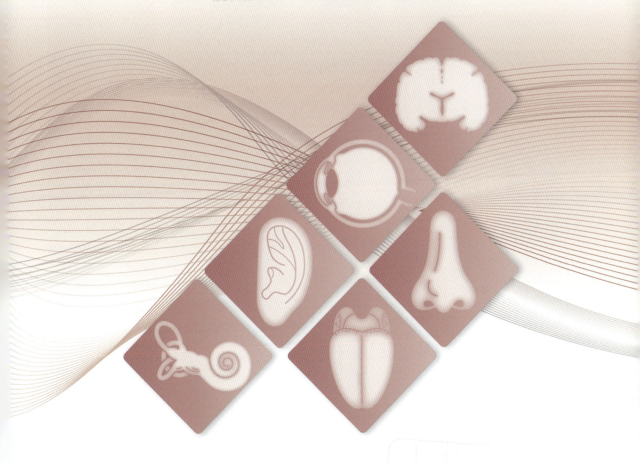

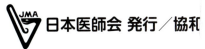 日本医師会 発行／協和

視覚と視覚障害のメカニズム

寺﨑浩子

視覚受容体の構造

　視覚情報は透明な角膜，水晶体そして硝子体を通過し眼底に至る．瞳孔を形成する虹彩は後方に行くと毛様体，脈絡膜と名称を変えるが，これらは総じてぶどう膜と呼ばれ，血管に富む組織として炎症にかかわっている．眼底の中心部付近は視細胞が集まっており，黄斑部と呼ばれるがさらにその中心は錐体細胞数がピークをなしており，細かい視力と色覚を司っている．

　図1のAの部分は感覚網膜である．Bは網膜色素上皮，Cは脈絡膜である．眼の中に入った光は，

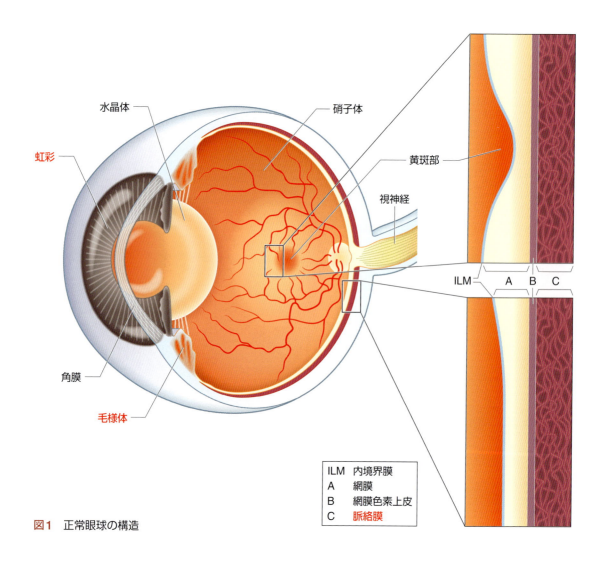

図1　正常眼球の構造

Müller細胞の基底膜である内境界膜を通過し，その後，透明な感覚網膜を通過して網膜色素上皮まで到達する．ここで錐体細胞あるいは杆体細胞に電気反応を発生させ，二次ニューロンである双極細胞-三次ニューロンである神経節細胞と，3つの細胞を経て中枢に伝わる（図2）．

錐体細胞は主に明るいところで働き，杆体細胞は暗いところで働く．それぞれの働きが十分になるまでには，順応時間が必要である．

細胞本体は，網膜剥離などで一度壊れると元に戻ることはないが，細胞の一部である視細胞外節は，治療が早ければ部分的に再生する．

網膜色素上皮は，現在iPS細胞として再生医療が試みられている．

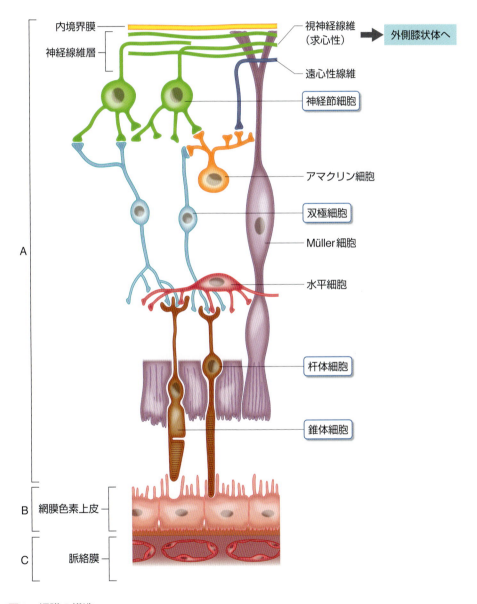

図2　網膜の構造

前眼部疾患

以下の前眼部疾患を図3に示す.

角膜潰瘍：原因はコンタクトレンズ装用者における感染や異物の飛入による.

アルカリ外傷：消石灰や薬物の飛入による. その場での洗眼処置の後, 適切な眼科的緊急処置が必要.

外傷（眼球破裂）：高齢者が転倒などで顔面を打撲すると, 白内障手術創が離開することがあり, 虹彩や眼内レンズなど眼球内容物がはみ出て, 放置すれば感染のため失明する. 最悪の場合, 交感性眼炎で両眼が失明する. 顔面打撲症例には, 眼科的確認が必要. もし, 眼球に亀裂や白内障の創の離開が生じていれば緊急手術が必要.

白内障：いろいろな程度と混濁がある（図4）. 老人性のものでは, 混濁のわりに視力障害の少ない場合があり, 手術適応は自覚症状の強さにもよる. 中心が濁る核白内障では近視が進んだ症状になる.

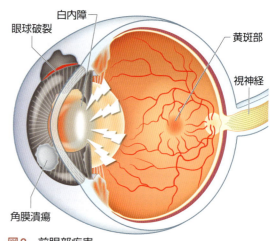

図3　前眼部疾患

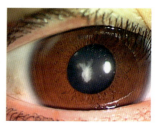

図4　アトピー性皮膚炎に伴う前嚢下白内障
中心の白いところが濁っている

白内障手術

白内障手術の術式（図5）, レンズ挿入（図6）, 術前・術後の写真（図7）を以下に示す.

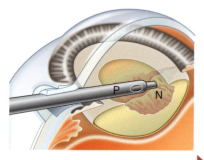

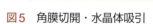

図5　角膜切開・水晶体吸引
2〜2.5 mmの切開創からチップ（P）を入れて, 嚢の前面を取り除いた水晶体核（N）を超音波で崩しながら吸引する.

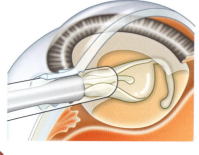

図6　眼内レンズ挿入
ほとんどはアクリル素材であり, カートリッジの中に折りたたまれている. 折りたたんだレンズを筒状のカートリッジから押し出すと, レンズは眼内で開いてレンズ部分は中心に, 支持部は, 嚢の間に収まる.

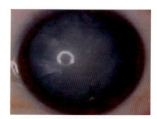

術前

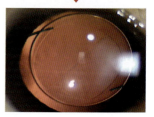

術後

図7　術前・術後写真

眼底疾患

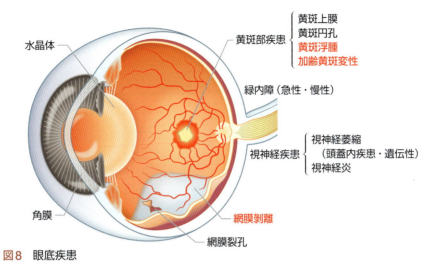

図8　眼底疾患

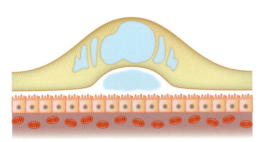

図9　黄斑浮腫

黄斑浮腫は，黄斑部の感覚網膜の細胞内，細胞間や，網膜と網膜色素上皮の間に漿液がたまるものである．糖尿病網膜症，網膜静脈閉塞，サルコイドーシスなどによるぶどう膜炎など，血管病や炎症を中心とした多彩な原因で起こる．

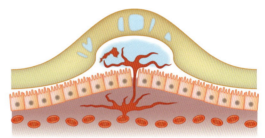

図10　加齢黄斑変性

網膜色素上皮や脈絡膜の加齢変化により，脈絡膜から網膜，網膜色素上皮側に新生血管が網の目のように生える疾患であり，日本人の場合，約半数はポリープ状血管を示すタイプである．血管から，滲出液が漏れて網膜下にたまったりポリープ状血管が破裂して網膜下，網膜色素上皮下に出血を来す．

　以下の眼底疾患を図8に示す．

黄斑部疾患：黄斑部とは，眼底の中心部で高い密度に錐体視細胞が集まっている場所である．そこには，線維性の膜が張る（黄斑上膜），中心窩に穴が開くこと（黄斑円孔）はさほどまれではなく，糖尿病があれば，血管バリアの破綻により浮腫が生じること（黄斑浮腫：図9）に注意が必要である．脈絡膜から新生血管ができて網膜下に滲出物や出血が生じ，最後は線維性瘢痕となる加齢黄斑変性（図10）は重要な失明原因である．

緑内障：視神経の脆弱性や高眼圧で視野が欠損していく疾患を緑内障とするが，眼圧は7割の症例では高くない．相当進行しないと自覚症状がないため，発見には眼科検診が必要である．

網膜剥離：感覚網膜が網膜色素上皮より剥離した状態を網膜剥離と呼ぶ．加齢に伴う眼内の硝子体の収縮により硝子体と癒着している網膜に裂孔を生じて網膜下に硝子体内の水が侵入する裂孔原性網膜剥離と，裂孔がなく網膜または脈絡膜より漏出した液体の貯留である滲出性または漿液性網膜剥離がある．漿液性網膜剥離には，中年男性によく起こる特発性中心性漿液性脈絡網膜症，がんの脈絡膜転移などがある．

聴覚と聴覚障害のメカニズム

小川　郁

聴覚器の構造と機能

　耳は耳介と外耳道からなる外耳，鼓膜とその奥の中耳腔，そしてその内側に位置し，硬い内耳骨包に守られた内耳からなる（図1）．鼓膜は厚さ0.1 mmの非常に薄い膜で，音を捉える重要な役割を担っており，外耳には傷つきやすい鼓膜を守ると共に共鳴による音の増幅機能がある．中耳は鼓膜と鼓膜に連なるツチ骨，キヌタ骨，アブミ骨の3つの耳小骨によって音を増幅している（図2）．外耳道からアブミ骨までは伝音系の障害で伝音難聴が生じる（慢性中耳炎や耳硬化症など）．一方，内耳には聴覚器としての蝸牛と平衡器としての前庭（三半規管と耳石器）があり，複雑な構造のため迷路とも呼ばれている．

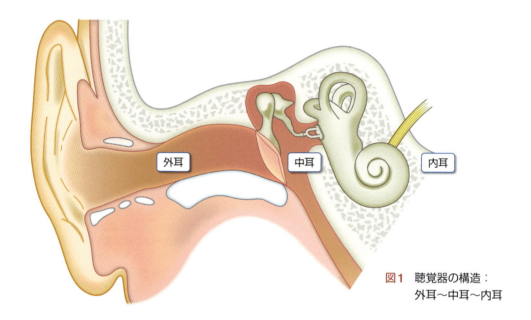

図1　聴覚器の構造：外耳～中耳～内耳

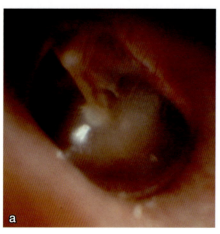
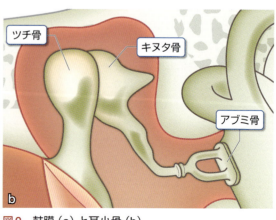

図2　鼓膜（a）と耳小骨（b）

聴覚のセンサーである蝸牛有毛細胞は小さな音に対して鋭敏に反応できる半面，強大音によって非常に傷つきやすい繊細で精巧な細胞である．細胞の先端部には3〜4列の感覚毛があり，各感覚毛はtip linkやside linkと呼ばれる細い線維によって互いに連結されている．

有毛細胞は，1列の内有毛細胞と3列の外有毛細胞からなる．1つの蝸牛に約4,000個の内有毛細胞と約12,000個の外有毛細胞がある．内有毛細胞は音信号を中枢に送る働きを担うが，外有毛細胞は内有毛細胞の感度調節をして周波数選択性を上げている．

ヒトは20〜20,000 Hzまでの可聴域を有するが，中耳に近い基底回転が高周波数音，蝸牛の先端の頂回転が低周波数音に反応する（図3）．

感覚毛が損傷されると不可逆的な感音難聴が生じ，再生は困難である（加齢性難聴，騒音性難聴など）（図4）．また，蝸牛外側壁には血管条と呼ばれる組織があり，内リンパ液の独自のイオン組成を維持しているが，この機能の障害によって反復性または可逆性の感音難聴が生じる可能性が考えられている（メニエール病など）．

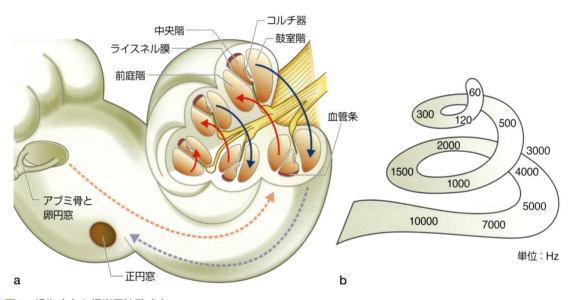

図3 蝸牛（a）と担当周波数（b）

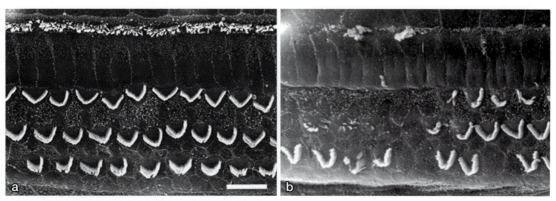

図4 正常の有毛細胞（a）と障害された有毛細胞（b）

平衡覚と平衡覚障害のメカニズム

武田憲昭

平衡覚受容のメカニズム

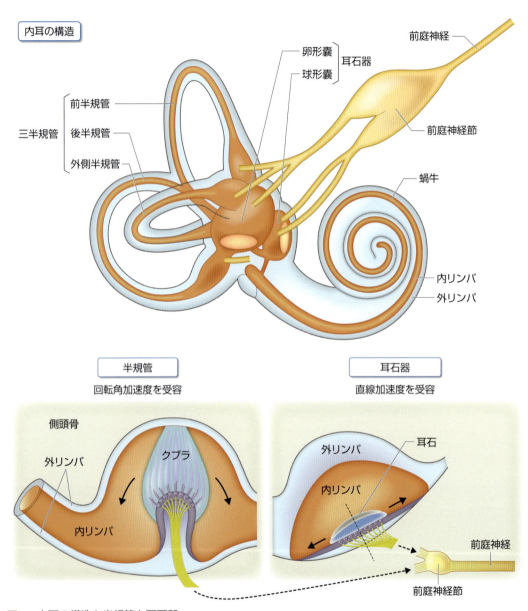

図1 内耳の構造と半規管と耳石器

内耳は音を受容する蝸牛と，平衡覚を受容する三半規管と耳石器から構成される（図1上）．半規管は回転角加速度を，耳石器は直線加速度を受容し，身体のバランスを保つ（図1下）．

メニエール病による平衡覚障害のメカニズム

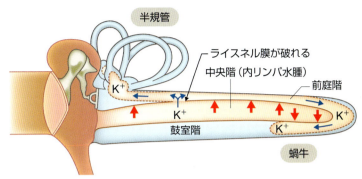

図2 メニエール病の病態生理

メニエール病の病態は内リンパ水腫である．内リンパ水腫の破裂により，高K^+の内リンパが有毛細胞を刺激し，メニエール病の発作である回転性めまい，難聴，耳鳴が発症する（図2）．

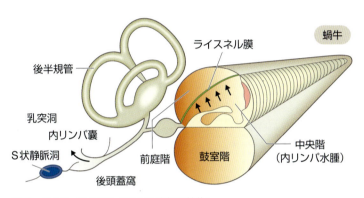

図3 内リンパ水腫と内リンパ嚢開放術

保存的治療で効果のないメニエール病に対して，内リンパ水腫の軽減を目的とした内リンパ嚢開放術が行われる（図3）．乳突削開術により内リンパ嚢に達し，内リンパ嚢-乳突洞シャントを形成する．

良性発作性頭位めまい症による平衡覚障害のメカニズム

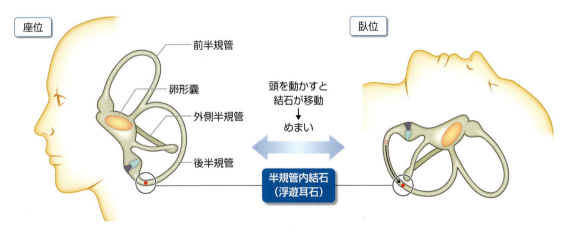

図4 後半規管型BPPV半規管結石症の病態生理

良性発作性頭位めまい症（BPPV）の主な病態は半規管結石症である．頭位の変換に伴って半規管内を結石が移動すると，内リンパ流動が生じてクプラが偏位して半規管が興奮または抑制し，頭位性めまいが発症する（図4）．

嗅覚と嗅覚障害のメカニズム

三輪高喜

においの受容と伝導のメカニズム

におい分子は鼻腔内に流入後,嗅上皮に存在する嗅細胞の線毛膜上にあるにおい受容体で受容される.1千万の単位で存在する嗅細胞に対して,におい受容体はヒトでは約400種類である.におい分子は数十万の単位で大気中に浮遊しており,このような数の乖離があるにもかかわらず,なぜ,ヒトはにおいを嗅ぎ分けられるのか.長年の謎が,分子生物学の発展により直近20年の間に解明された.

嗅覚の情報は中枢では,まず扁桃体,海馬など大脳辺縁系に伝達されるため,においにより,さまざまな情動や記憶が引き起こされる(図1).

においの情報は,最終的には眼窩前頭皮質に到達し,味覚,視覚,聴覚,温度覚,振動覚などさまざまな感覚が統合され,食べ物の風味やおいしさが形成される.

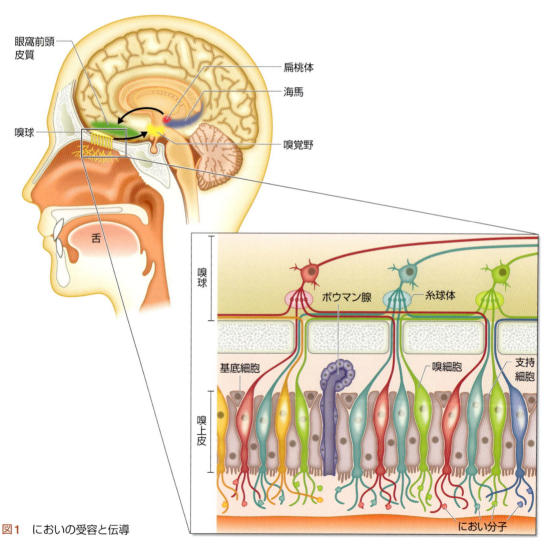

図1 においの受容と伝導

嗅覚障害の分類

嗅覚障害の原因として最も多いのは慢性副鼻腔炎やアレルギー性鼻炎による気導性嗅覚障害である（図2〜4）．におい分子が嗅細胞まで到達しないために嗅覚障害が生じる．次いで多いのは，感冒後嗅覚障害であり，ウイルスによる嗅神経の傷害のために起こる嗅神経性嗅覚障害に分類される．外傷性嗅覚障害は嗅神経軸索断裂による嗅神経性嗅覚障害と，嗅球から中枢の障害による中枢性嗅覚障害のいずれも起こりうる．前後方向の打撲により発生することが多く，前頭葉の損傷により発生することが多い（図5）．近年，アルツハイマー病やパーキンソン病などの神経変性疾患の初期症状として嗅覚障害が注目されている（図6）．

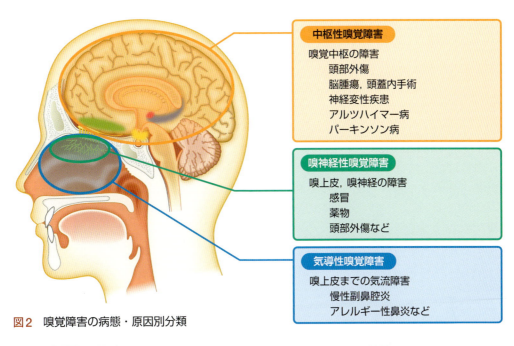

図2　嗅覚障害の病態・原因別分類

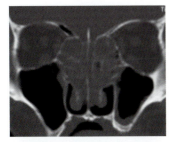

図3　慢性副鼻腔炎症例CT

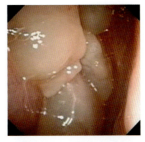

図4　慢性副鼻腔炎の鼻茸

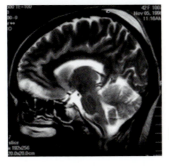

図5　外傷性嗅覚障害のMRI

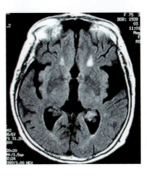

図6　アルツハイマー病のMRI

味覚と味覚障害のメカニズム

阪上雅史, 任　智美

味覚の受容器

　現在, 狭義の味覚としては甘味 (代表例：ショ糖), 塩味 (食塩), 酸味 (クエン酸), 苦味 (キニーネ), うま味 (グルタミン酸ナトリウム) が加わって基本5味として世界的に広く認知されている. 食物の風味は「イチゴ味」や「バナナ味」などのように「味」として一般的には認知されているが, 実際は味覚ではなく嗅覚による認知である. また渋味や辛味は痛覚などの一般体性感覚である.

　1955年の生理学書に舌の味覚地図が記載されており (図1), 長期にわたり信じられてきた. 味覚地図とは甘味は舌尖, 酸味は舌縁, 苦味は舌奥, 塩味は全領域 (舌根が少し鈍い) でのみ知覚されるというものだが現在は否定されている. 味蕾の密度や支配神経の数による部位別優位性はあるものの特定の領域で特定の味しか感じ取れないことはない. したがって鼓索神経を両側切断しても甘味を認知することは可能である.

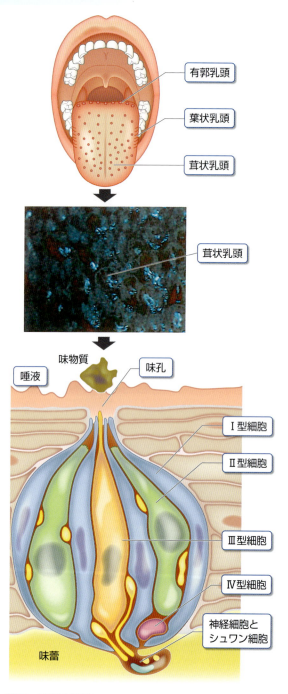

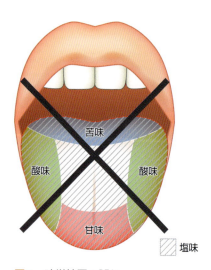

図1　味覚地図の誤り　　　図2　味蕾の構造

味覚の伝達と障害

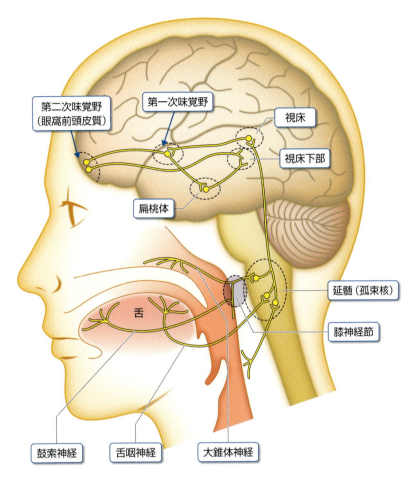

図3 味覚の伝達と障害

　味覚障害の責任部位は受容器（味蕾），末梢神経，中枢神経，心因性に分けられる．糸状乳頭以外の舌乳頭には味蕾（図2）が存在し，味細胞を持っている．直接味覚伝達にかかわる細胞はⅡ型細胞とⅢ型細胞であり，Ⅰ型は間接的に関与している可能性はあるがいまだ明らかではない．Ⅳ型は支持細胞である．味細胞には各基本味に対する受容体が発現しており，甘味，苦味，うま味はGタンパク共役型受容体，塩味，酸味はイオンチャネル型受容体である．舌前2/3を鼓索神経，舌後1/3を舌咽神経，軟口蓋を大錐体神経が支配している．味覚神経からの刺激は延髄の孤束核に伝達され，橋，視床を中継し，第一次味覚野に到達する．視床を介して味覚の識別（味質や強さ）を認識する第一次大脳皮質味覚野へ到達する経路と情動（味の快・不快），摂食行動を支配する辺縁系とに連絡する経路がある．第一次味覚野からは眼窩前頭皮質（第二次味覚野），一部扁桃体に投射する．眼窩前頭皮質は嗅覚や一般体性感覚などの情報も伝えられ，味を総合的に処理するところである（図3）．

　亜鉛欠乏が存在すると味細胞のターンオーバーが遅延するため，味覚機能が低下する．また味蕾表面の亜鉛要求酵素である炭酸脱水素酵素活性が抑制されることによっても生じる．味覚末梢神経は医原性，もしくは顔面神経麻痺などの末梢神経疾患の一症状として出現することが多い．中枢障害は脳血管障害，頭部外傷，脳腫瘍，硬膜炎などで発症する．

触覚と触覚障害のメカニズム

室田浩之

概要

触覚は触れる物体の性状の認識と処理，危機からの回避，社会的コミュニケーションを行ううえで必要な感覚である．

皮膚に入力された触覚の信号は活動電位に変換後，中枢神経に伝達される．中枢神経はその伝達速度から触覚の質を識別し，分析する．触覚の求心性神経はそれぞれが固有の神経伝導速度を持ち，その速度はミエリン鞘形成の程度に依存する．ミエリン鞘のないC線維は伝導速度が最も遅い．Aβ線維は，太い軸索直径と厚いミエリン鞘があるため伝導速度が速く，ミエリン鞘の薄いAδ線維はAβとC線維の中間的伝導速度となる．

軽微な触覚を鋭敏に感受するC線維はA線維より広い帯域幅の機械感覚を感受している．AδとC線維は侵害受容器・痒み受容器・温度受容器に，Aβ/Aδ線維は狭義の触覚（touch）受容器と低閾機械受容器（low-threshold mechanoreceptors；LTMs，痛覚を伴わない機械的刺激を感知）に分類される．例外としてC触覚求心路（C-tactile afferents；CTs）はC線維でありながら微細な機械的刺激を感知し，軟毛に毛包神経網を形成する．CTsは無毛部に認めない．

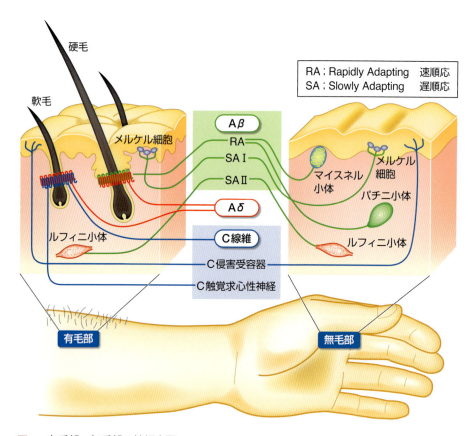

図1　有毛部，無毛部の神経支配

同様にAδは硬毛にのみ毛包神経網を形成しており，皮膚表面のブラッシング，なでる，空気の動きといった触覚刺激を感知する．

Aβ線維は持続する皮膚刺激に対する順応（慣れ）の様子から，速順応形（Rapidly Adapted；RA）（刺激の始めと終わりにのみ反応）と遅順応（Slowly Adapted；SA）（刺激期間を通して持続的に反応）に区別される．RA，SAは有毛部・無毛部共に認められる．しかしRAの終末器官は有毛部・無毛部間で異なっており，有毛部では硬毛の毛包神経網を形成し，無毛部ではマイスネル小体とパチニ小体を終末器官とする（図1, 2）．マイスネル小体は無毛部の真皮乳頭にあり，パチニ小体は主に無毛部の真皮深層に位置する．マイスネル小体は低周波（20〜50 Hz）を感知しており主に手や足に触れる物の「すべり」を感じ取るのに役立つとされる．パチニ小体は比較的高周波（60〜400 Hz）を感知し，触れるものの振動を認知する．SAはⅠ型とⅡ型に分類され，SAⅠは表皮基底層にあるメルケル細胞と接続している．メルケル細胞は機械的刺激で活性化するイオンチャネルPiezo2を介して触覚を感知する．SAⅡの終末器官は真皮深層に位置するラフィニ小体で，特定の方向に加わった張力を知覚する（図1, 2）．

疼痛，痒み，温度，触覚の情報は末梢神経から脊髄後角で二次ニューロンに接続，脊髄視床路を上向し視床後外側腹側路でニューロンを変え大脳皮質の体性感覚野に至る（図3）．

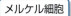

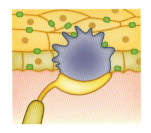

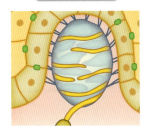

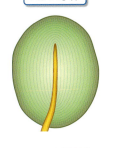

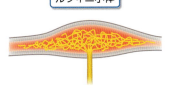

図2 終末器官の形状

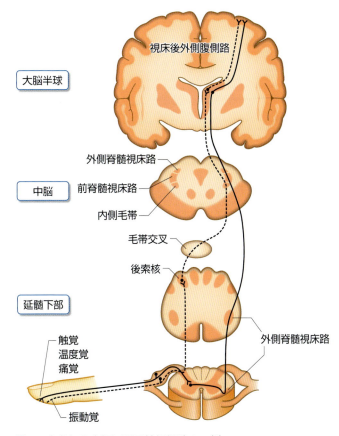

図3 皮膚から中枢に至る神経経路の一例

振動覚は脊髄後角から同側の後索を上行し，延髄下部後索核で二次ニューロンに接続する．その後，毛帯交叉を介して対側の内側毛帯を上行し，視床後外側腹側路でニューロンを変え，大脳皮質体性感覚野に至る．体性感覚野上では体の部位ごとに体性感覚を制御する領域が決まっており，その皮質領域を反映したイラストを描いたのが神経外科医 Wilder Graves Penfield（1891〜1976）である（図4）.

一定領域の皮膚を支配する感覚求心路は脊椎後根神経節を介して脊椎分節に入るため，皮膚感覚は脊椎分節状配置を示す．この配置を図示したものが皮膚分節（dermatome；デルマトーム）である（図5）．炎症や損傷を生じた神経の支配する皮膚分節に一致して体性感覚異常が生じるため，皮膚分節から障害を受けた神経領域を推測できる．

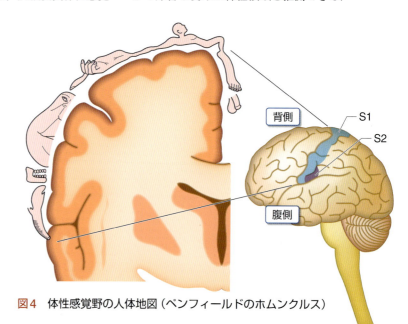

図4 体性感覚野の人体地図（ペンフィールドのホムンクルス）

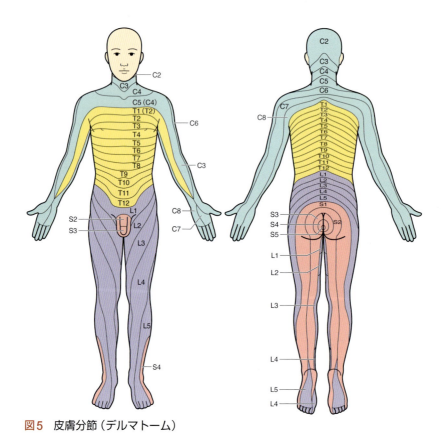

図5 皮膚分節（デルマトーム）

▶カラー写真　各写真の説明は本文頁をご参照ください．

本文 41 頁
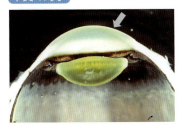
図3　角膜の解剖

本文 97 頁
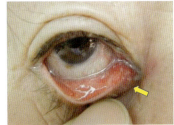
図2　右涙小管炎

本文 129 頁
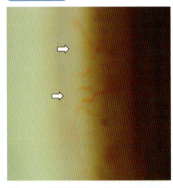
図3　血管新生緑内障症例の隅角スリット画像

本文 137 頁
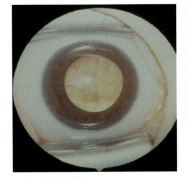
図2　白色瞳孔

本文 193 頁
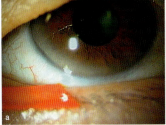
図5　蛍光色素検査

本文 243 頁
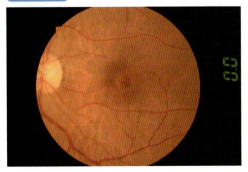
図3　特発性黄斑円孔の眼底写真

本文 259 頁
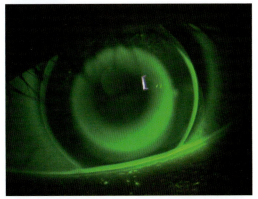
図1　オルソケラトロジーレンズを装着（フルオレセイン染色写真）

S 17

▶ カラー写真　各写真の説明は本文頁をご参照ください.

本文 263 頁

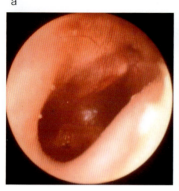

図1　急性中耳炎

本文 263 頁

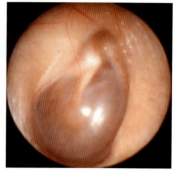

図2　滲出性中耳炎の鼓膜所見（右耳）

本文 264 頁

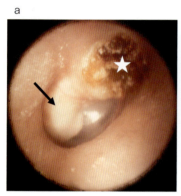
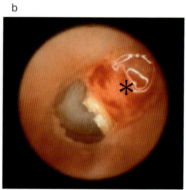

図4　真珠腫性中耳炎

本文 334 頁

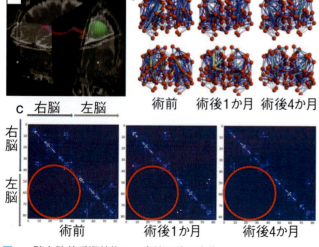

図1　聴力改善手術前後での全脳回路の変化

序

　ヒトは外界の情報を「視覚」，「聴覚」，「平衡覚」，「嗅覚」，「味覚」，「触覚」などの感覚器から受容して認識し，環境に適応しながら生命を維持して日常生活を営んでいる．なかでも情報の 90 % は視聴覚からのものであり，その障害がもたらす損失は健常人にはおよそ想像できないものである．特に超高齢社会に突入しているわが国において，高齢者に高い頻度で起こる感覚器疾患への理解を深めることは，健康長寿社会の実現を目指すうえできわめて重要な課題と言える．

　さらに，高齢者においては，視覚・聴覚障害はコミュニケーションの弊害となり，コミュニティでの孤立を誘発させる．平衡障害は行動量の低下をもたらし，味覚障害は生活の質の低下だけでなく健康や安全を脅かすこととなる．また，嗅覚障害はアルツハイマー病の初期に現れることから，早期発見の評価法として注視されてきた．

　本書では，一般医家の先生方が日常診療において遭遇する機会の多い感覚器疾患を取り上げ，各領域のスペシャリストに解説していただき，最新の情報と知見を簡潔にまとめた．各感覚器の専門書は数多あるが，本書のように，感覚器全般を網羅して解説されたものはまれであり，価値ある 1 冊として，第一線で活躍される先生方の日常診療に役立てていただければ幸いである．

　最後に，本書の企画から刊行までご尽力いただいた，監修の小川　郁先生，寺﨑浩子先生，編集の前田直之先生，三輪高喜先生，室田浩之先生，そしてご執筆いただいた多くの先生方に深謝申し上げる．

　平成 30 年 6 月

日本医師会会長

横倉義武

監修・編集のことば

　超高齢社会を迎え，高齢者にとって避けられない障害の1つである感覚器疾患の理解が必要になっている．WHO が発表している World Health Reports によると，高齢者のQOL に影響する10疾患の中に白内障，視覚障害，聴覚障害の3つの感覚器疾患が含まれている．また，障害者の数としても先進国と開発途上国，いずれでも最も多い障害が聴覚障害であり，次いで屈折障害や黄斑変性などの視覚障害が多い．このように，感覚器疾患は高齢者の生活に大きな影響を及ぼすことが明らかであり，その克服は超高齢化が進むわが国の医療における喫緊の課題となっている．

　感覚器といえば5感を連想するが，この5感とは，われわれが外界を感知するための多種類の感覚機能のうち，古来の分類による5種類，すなわち「視覚」，「聴覚」，「嗅覚」，「味覚」，そして「触覚」の5感を意味する．この5感という分類は，元々は古代ギリシャのアリストテレスによる分類に端を発しており，それがさまざまな文化に引き継がれ，今日に至っている．しかし，アリストテレスも予想しなかったように，今や自動車や飛行機，さらにはスペースシャトルという高速で移動する手段が導入されたことによって，動揺病が新しい感覚器疾患として加わった．このため，「平衡覚」も感覚の1つに加わり，6感として感覚器疾患を考えるようになっている．

　さて，昨今の超高齢社会では認知症対策が大きなテーマとなっている．従来，嗅覚障害がアルツハイマー病をはじめとする認知症の初発症状として注目されてきた．また，2015年に厚生労働省が発表した「認知症施策推進総合戦略～認知症高齢者等にやさしい地域づくりに向けて～（新オレンジプラン）」では難聴が認知症の危険因子に加えられたように，感覚器は単に感覚の問題だけではなく，認知症を含めた社会的な問題にも密接に関連している．

　このように感覚器疾患はそれぞれの分野の専門医のみならず，一般臨床医にとっても大変身近な障害である．このため，本書では感覚器疾患の原因疾患の病態から，診断の手順と診断に必要な検査法，基本的な治療法まで，主に一般臨床医にとってわかりやすい解説書となるように企画し，あえて手術手技など専門的な解説はできるだけ割愛した．在宅診療を含めた日常臨床の現場で座右のテキストになるものと自負している．最後に，監修・編集いただいた寺﨑浩子先生(視覚)，前田直之先生(視覚)，三輪高喜先生(嗅覚・味覚)，室田浩之先生(触覚)，ならびにご執筆いただいたすべての先生方のご尽力に心から感謝申し上げ，監修・編集のことばとしたい．

平成30年6月

監修・編集者を代表して

小川　郁

目 次

カラー口絵

視覚と視覚障害のメカニズム ……………………………………… 寺﨑浩子　2
聴覚と聴覚障害のメカニズム ……………………………………… 小川　郁　6
平衡覚と平衡覚障害のメカニズム ………………………………… 武田憲昭　8
嗅覚と嗅覚障害のメカニズム ……………………………………… 三輪高喜　10
味覚と味覚障害のメカニズム ………………………… 阪上雅史，任　智美　12
触覚と触覚障害のメカニズム ……………………………………… 室田浩之　14
カラー写真 …………………………………………………………………… 17

序 …………………………………………………………………… 横倉義武　19
監修・編集のことば ……………………………………………… 小川　郁　20
監修・編集・執筆者紹介 ………………………………………………… 27

I 感覚器の構造と機能

視覚

1 眼瞼・外眼筋 …………………………………………………… 横山　連　36
2 涙器 ……………………………………………………………… 宮崎千歌　38
3 結膜・角膜 ……………………………………………………… 小幡博人　40
4 虹彩・隅角 ……………………………………………………… 南場研一　42
5 水晶体 …………………………………………………………… 佐々木　洋　44
6 網膜・脈絡膜・強膜 …………………………………………… 五味　文　46
7 視覚経路 ………………………………………………………… 中村　誠　48

聴覚・平衡覚

1 耳介と外耳道 …………………………………………………… 日高浩史　50
2 耳管 ……………………………………………………………… 大島猛史　52
3 中耳 ……………………………………………………………… 東野哲也　53
4 蝸牛 …………………………………………… 菅原一真，山下裕司　55
5 前庭・三半規管 ………………………………………………… 堤　　剛　57
6 内耳道・小脳橋角部 …………………………………………… 鴫原俊太郎　59
7 顔面神経 ………………………………………………………… 村上信五　60

嗅覚・味覚

1 鼻腔・副鼻腔 …………………………………………………… 竹内万彦　62
2 嗅粘膜・嗅細胞 ………………………………… 岡本雅子，東原和成　64
3 嗅球・嗅覚中枢 ………………………………………………… 柏柳　誠　66
4 口腔・咽喉頭 …………………………………… 高野賢一，氷見徹夫　68
5 味蕾・味細胞・味神経 ………………………………………… 重村憲徳　70
6 味覚中枢 ………………………………………………………… 八十島安伸　72

触覚

1 表皮 ……………………………………………………………… 傳田光洋　74

2	感覚器としての毛・毛包	筒井　仰，藤原裕展	76
3	末梢神経	冨永光俊，髙森建二	78
4	中枢神経	柿木隆介	80
5	侵害受容器	富永真琴	82

II 感覚器症候のみかた

視覚

1	視力低下	石子智士	86
2	充血	内尾英一	88
3	眼痛	竹内　大	90
4	複視	中馬秀樹	92
5	視野異常	柏井　聡	94
6	流涙・眼脂	中山知倫，外園千恵	96

聴覚・平衡覚

1	耳痛・耳漏	白馬伸洋	98
2	難聴	山岨達也	100
3	耳鳴・聴覚過敏	新田清一	102
4	耳閉感	山口展正	104
5	めまい	肥塚　泉	106
6	顔面神経麻痺	濵田昌史	108

嗅覚・味覚

1	鼻漏・鼻閉	大久保公裕	110
2	嗅覚障害	黒野祐一	112
3	異嗅症	平川勝洋，石橋卓弥	114
4	味覚障害	香取幸夫	116
5	異味症・舌痛症	齋藤　晶，宮川昌久	118

触覚

1	疼痛	柴田政彦	120
2	痒み	石氏陽三	122

III 感覚器疾患のみかた

視覚

1	内分泌疾患に関連する眼疾患	志村雅彦	126
2	循環器疾患に関連する眼疾患	福富　啓，瓶井資弘	128
3	中枢神経疾患に関連する眼疾患	溝田　淳	130
4	悪性腫瘍に関連する眼疾患	近藤峰生	132
5	免疫アレルギーに関連する眼疾患	園田康平	134
6	小児で重要な眼疾患	吉田朋世，仁科幸子	136

7 健康診断で注意すべき眼疾患 …………………………………………… 柏木賢治　138

聴覚・平衡覚

1 外耳・中耳感染性疾患 ………………………………………………… 伊藤真人　140
2 急性感音難聴 …………………………………………………………… 神崎　晶　142
3 慢性感音難聴 …………………………………………………………… 和田哲郎　144
4 中枢神経疾患に関連する聴覚・平衡覚疾患 ………………………… 堀井　新　146
5 免疫・アレルギーに関連する聴覚・平衡覚疾患 ………… 岸部　幹, 原渕保明　148
6 小児で重要な聴覚・平衡覚疾患 ……………………………………… 守本倫子　150

嗅覚・味覚

1 嗅覚障害の病態と分類 ………………………………………………… 春名眞一　152
2 副鼻腔炎による嗅覚障害 ……………………………………………… 藤枝重治　154
3 感冒後嗅覚障害 ………………………………………………………… 近藤健二　156
4 外傷性嗅覚障害 ………………………………………………………… 石橋卓弥　158
5 先天性嗅覚障害 …………………………………………… 岡野光博, 宮武智実　160
6 異嗅症 …………………………………………………………………… 池田勝久　162
7 味覚障害の病態と分類 ………………………………………………… 川内秀之　164
8 微量元素と味覚障害 …………………………………………………… 田中真琴　166
9 薬物性味覚障害 ………………………………………………………… 愛場庸雅　168
10 全身疾患と味覚障害 …………………………………………………… 山村幸江　170
11 心因性味覚障害 ………………………………………………………… 平井良治　172
12 舌痛症・味覚異常 ……………………………………………………… 山村幸江　174

触覚

1 全身疾患に伴う皮膚感覚異常 ………………………………………… 端本宇志　176
2 心因性の皮膚感覚異常 ………………………………………………… 池田政身　178
3 薬剤性の皮膚感覚異常 ………………………………………………… 小豆澤宏明　180
4 皮膚感覚異常を来す皮膚腫瘍 ………………………………………… 爲政大幾　182
5 皮膚感覚異常を来す感染症, 虫刺症, 寄生虫 ……………………… 井川　健　184

Ⅳ 感覚器疾患の検査法

視覚

1 視力検査・屈折検査 …………………………………………………… 鳥居秀成　188
2 眼圧測定・隅角検査 …………………………………………………… 富田剛司　190
3 細隙灯顕微鏡検査 ……………………………………………………… 堀　裕一　192
4 眼底検査 ………………………………………………………………… 辻川明孝　194
5 光干渉断層計 …………………………………………………………… 伊藤逸毅　196
6 血管造影検査 …………………………………………………………… 吉田茂生　198
7 涙液・涙道検査 …………………………………………… 横井則彦, 田中　寛　200
8 視野検査 …………………………………………………… 橋本茂樹, 松本長太　202
9 網膜電図・視覚誘発電位 ……………………………………………… 町田繁樹　204

| 10 | 眼位・眼球運動検査 | 長谷部　聡 | 206 |

11　色覚検査 …………………………………………………… 中村かおる　208

聴覚・平衡覚

1　聴覚機能検査 ……………………………………………………… 佐藤宏昭　210

2　平衡機能検査 …………………………………………………… 將積日出夫　214

3　顔面神経機能検査 ………………………………………………… 萩森伸一　216

4　聴器の画像検査 …………………………………………………… 小川　洋　218

嗅覚・味覚

1　基準嗅力検査 ……………………………………………………… 都築建三　220

2　静脈性嗅覚検査 …………………………………………………… 古田厚子　222

3　嗅覚同定検査 ……………………………………………………… 志賀英明　224

4　鼻腔通気度検査 …………………………………………………… 内藤健晴　226

5　嗅覚障害の画像診断 ……………………………………………… 吉川　衛　228

6　濾紙ディスク法 ……………………………………… 大島猛史，田中真琴　230

7　電気味覚検査 ………………………………………… 太田伸男，東海林　史　232

触覚

1　知覚検査―疼痛の評価 ……………………………… 杉本真理子，關山裕詩　234

2　知覚検査―痒みの評価法 …………………………… 髙森建二，石氏陽三　236

V　感覚器疾患の治療

視覚

1　網膜疾患―非観血的治療 ………………………………………… 大越貴志子　240

2　網膜疾患―観血的治療 …………………………………………… 前野貴俊　242

3　白内障 ……………………………………………………………… 黒坂大次郎　244

4　緑内障 ……………………………………………………………… 山本哲也　246

5　角膜疾患 …………………………………………………………… 島﨑　潤　248

6　涙道疾患 …………………………………………………………… 白石　敦　250

7　視神経炎 …………………………………………………………… 中尾雄三　252

8　眼感染症 …………………………………………………………… 井上幸次　254

9　眼内炎症性疾患 …………………………………………………… 後藤　浩　256

10　最新のコンタクトレンズ・屈折矯正 ……………… 下村嘉一，宮本裕子　258

聴覚・平衡覚

1　耳介・外耳道疾患 ………………………………………………… 平海晴一　260

2　中耳疾患 …………………………………………………………… 髙橋晴雄　262

3　耳管疾患 …………………………………………………………… 小林一女　266

4　内耳疾患 …………………………………………………………… 曾根三千彦　268

5　前庭蝸牛神経疾患 ………………………………………………… 大石直樹　273

6　中枢聴覚・前庭疾患 ……………………………………………… 内藤　泰　275

7　顔面神経疾患 ……………………………………………………… 羽藤直人　277

嗅覚・味覚

1 嗅覚刺激療法 …………………………………………… 奥谷文乃　279
2 副鼻腔炎による嗅覚障害 ……………………………… 鴻　信義　281
3 漢方療法 ………………………………………………… 小川恵子　283
4 味覚障害 ………………………………………………… 任　智美　285

触覚

1 抗ヒスタミン薬 ………………………………………… 菅谷　誠　287
2 向精神薬―痛み，痒み治療 …………………………… 羽白　誠　289
3 漢方療法 ……………………… 板倉英俊，中田英之，萩原圭祐　291
4 紫外線による痒み治療と作用メカニズム …………… 根木　治　293
5 慢性疼痛，神経障害性疼痛 …………………………… 境　徹也　295
6 皮膚瘙痒症 ……………………………………………… 佐藤貴浩　299

一般臨床における外用薬の使い方

1 点眼薬 …………………………………………………… 吉冨健志　301
2 点耳薬 …………………………………………………… 山下大介　302
3 点鼻薬 …………………………………… 梅本真吾，鈴木正志　303
4 皮膚外用薬 ……………………………………………… 中原剛士　304

Ⅵ 感覚器と感覚器疾患のトピックス

遺伝子診断

1 視覚 ……………………………………………………… 堀田喜裕　306
2 聴覚・平衡覚 …………………………………………… 野口佳裕　307
3 嗅覚 ……………………………………………………… 清水猛史　308
4 触覚 ……………………………………………………… 金田眞理　309

人工感覚器

1 視覚 …………………………………… 神田寛行，不二門　尚　310
2 聴覚 ……………………………………………………… 土井勝美　311
3 平衡覚 …………………………………………………… 岩﨑真一　313
4 嗅覚・味覚 ……………………………………………… 小林正佳　314
5 触覚 ……………………………………………………… 田中由浩　315

再生医療

1 視覚 …………………………………… 森永千佳子，髙橋政代　316
2 聴覚・平衡覚 …………………………………………… 中川隆之　317
3 嗅覚・味覚 …………………………… 藤尾久美，丹生健一　318
4 触覚 …………………………………… 冨田興一，細川　亙　319

加齢とアンチエイジング

1 視覚 …………………………………… 北市伸義，石田　晋　320
2 聴覚・平衡覚 …………………………………………… 内田育恵　321
3 嗅覚・味覚 ……………………………………………… 藤尾久美　322

    4 エイジングと皮膚感覚 ……………………………………………… 片山一朗　323

視覚

    1 IgG₄関連眼疾患 …………………………………………………… 高比良雅之　325
    2 未熟児網膜症 ………………………………………………………… 東　範行　327
    3 病的近視 …………………………………………………………… 大野京子　329

聴覚・平衡覚

    1 好酸球性中耳炎・副鼻腔炎 ……………………………………… 飯野ゆき子　331
    2 外リンパ瘻の概念と新規検査 …………………………………… 池園哲郎　333
    3 中枢感覚機能画像検査 …………………………………………… 藤岡正人　334

嗅覚・味覚

    1 嗅覚障害とパーキンソン病 ……………………………………… 飯嶋　睦　335
    2 嗅覚障害とアルツハイマー病 …………………… 谷口さやか，武田　篤　337
    3 においによるがん診断 …………………………………………… 広津崇亮　339
    4 味とにおいの相互作用 …………………………………………… 小早川　達　340
    5 口腔以外に存在する味覚受容体 ………………………………… 二ノ宮裕三　341

触覚

    1 触知覚の脳回路メカニズム ……………………………………… 村山正宜　343
    2 疼痛と痒みの慢性化メカニズム ………………………………… 津田　誠　345
    3 補完代替医療・統合医療 ………………………………………… 大野　智　347
    4 ヒーリングタッチ ………………………………… 山本晴美，森田久美子　349
    5 注射針の疼痛軽減に向けた進化 ………………………………… 朝倉俊成　351

総括

感覚器医学の課題（10年後の感覚器医学と感覚器医療）

    眼科領域 …………………………………………………………… 前田直之　354
    耳鼻咽喉科領域 …………………………………………………… 小川　郁　355
    皮膚科領域 ………………………………………………………… 室田浩之　356

索引 ………………………………………………………………………………… 357

監修・編集・執筆者紹介

監修

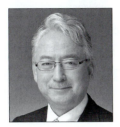

小川 郁（おがわ かおる）
慶應義塾大学医学部
耳鼻咽喉科学教室　教授

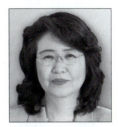

寺﨑 浩子（てらさき ひろこ）
名古屋大学大学院
医学系研究科眼科学　教授

編集

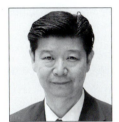

前田 直之（まえだ なおゆき）
湖崎眼科　副院長
大阪大学眼科　特任教授

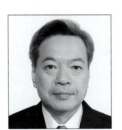

三輪 高喜（みわ たかき）
金沢医科大学医学部
耳鼻咽喉科学　主任教授

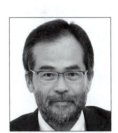

室田 浩之（むろた ひろゆき）
長崎大学大学院
医歯薬学総合研究科
皮膚病態学　教授

執筆（掲載順）

寺﨑 浩子 てらさき ひろこ
名古屋大学大学院医学系研究科眼科学　教授

小川 郁 おがわ かおる
慶應義塾大学医学部耳鼻咽喉科学教室　教授

武田 憲昭 たけだ のりあき
徳島大学医学部耳鼻咽喉科学　教授

三輪 高喜 みわ たかき
金沢医科大学医学部耳鼻咽喉科学　主任教授

阪上 雅史 さかがみ まさふみ
兵庫医科大学医学部耳鼻咽喉科・頭頸部外科学教室　主任教授

任 智美 にん ともみ
兵庫医科大学医学部耳鼻咽喉科・頭頸部外科学教室　講師

室田 浩之 むろた ひろゆき
長崎大学大学院医歯薬学総合研究科皮膚病態学　教授

横山 連 よこやま つらぬ
大阪市立総合医療センター小児眼科　主任部長

宮崎 千歌 みやざき ちか
兵庫県立尼崎総合医療センター　眼科部長・眼科科長

小幡 博人 おばた ひろと
埼玉医科大学総合医療センター眼科　教授

南場 研一 なんば けんいち
北海道大学大学院医学研究院眼科学教室　診療准教授

佐々木 洋 ささき ひろし
金沢医科大学医学部眼科学講座　主任教授

五味 文　ごみ ふみ
兵庫医科大学眼科学教室　主任教授

中村 誠　なかむら まこと
神戸大学大学院医学研究科眼科学　教授

日高 浩史　ひだか ひろし
東北大学医学部耳鼻咽喉・頭頸部外科　准教授

大島 猛史　おおしま たけし
日本大学医学部耳鼻咽喉・頭頸部外科学分野　主任教授

東野 哲也　とうの てつや
宮崎大学医学部耳鼻咽喉・頭頸部外科　教授

菅原 一真　すがはら かずま
山口大学大学院医学系研究科耳鼻咽喉科学　准教授

山下 裕司　やました ひろし
山口大学大学院医学系研究科耳鼻咽喉科学　教授

堤 剛　つつみ たけし
東京医科歯科大学医学部耳鼻咽喉科　教授

鴫原 俊太郎　しぎはら しゅんたろう
日本大学医学部耳鼻咽喉・頭頸部外科学分野　専任講師

村上 信五　むらかみ しんご
名古屋市立大学耳鼻咽喉・頭頸部外科　教授

竹内 万彦　たけうち かずひこ
三重大学大学院医学系研究科耳鼻咽喉・頭頸部外科　教授

岡本 雅子　おかもと まさこ
東京大学大学院農学生命科学研究科応用生命化学専攻　特任准教授

東原 和成　とうはら かずしげ
東京大学大学院農学生命科学研究科応用生命化学専攻　教授

柏柳 誠　かしわやなぎ まこと
旭川医科大学医学部生理学神経機能分野　教授

高野 賢一　たかの けんいち
札幌医科大学医学部耳鼻咽喉科学教室　准教授

氷見 徹夫　ひみ てつお
札幌医科大学　名誉教授

重村 憲徳　しげむら のりあつ
九州大学大学院歯学研究院口腔機能解析学分野　教授

八十島 安伸　やそしま やすのぶ
大阪大学大学院人間科学研究科行動生理学研究分野　教授

傳田 光洋　でんだ みつひろ
資生堂リサーチセンター　主幹研究員

筒井 仰　つつい こう
理化学研究所生命機能科学研究センター細胞外環境研究チーム　研究員

藤原 裕展　ふじわら ひろのぶ
理化学研究所生命機能科学研究センター細胞外環境研究チーム　チームリーダー

冨永 光俊　とみなが みつとし
順天堂大学大学院医学研究科環境医学研究所　先任准教授

髙森 建二　たかもり けんじ
順天堂大学大学院医学研究科環境医学研究所　所長

柿木 隆介　かきぎ りゅうすけ
生理学研究所統合生理研究部門　教授

富永 真琴　とみなが まこと
生理学研究所細胞生理研究部門　教授

石子 智士　いしこ さとし
旭川医科大学医工連携総研講座　特任教授

内尾 英一　うちお えいいち
福岡大学医学部医学科　教授

竹内 大　たけうち まさる
防衛医科大学校医学教育部医学科眼科学　教授

中馬 秀樹　ちゅうまん ひでき
宮崎大学医学部眼科学教室　准教授

柏井 聡　かしい さとし
愛知淑徳大学健康医療科学部　教授

中山 知倫　なかやま ともみち
京都府立医科大学大学院医学研究科視覚機能再生外科学　大学院生

外園　千恵　そとぞの　ちえ
京都府立医科大学眼科学教室　教授

白馬　伸洋　はくば　のぶひろ
帝京大学医学部附属溝口病院耳鼻咽喉科　教授

山岨　達也　やまそば　たつや
東京大学大学院医学系研究科耳鼻咽喉科・頭頸部外科
学分野　教授

新田　清一　しんでん　せいいち
済生会宇都宮病院耳鼻咽喉科　診療科長

山口　展正　やまぐち　のぶまさ
山口内科耳鼻咽喉科　院長

肥塚　泉　こいづか　いずみ
聖マリアンナ医科大学耳鼻咽喉科　教授

濵田　昌史　はまだ　まさし
東海大学医学部耳鼻咽喉科　准教授

大久保　公裕　おおくぼ　きみひろ
日本医科大学大学院医学研究科頭頸部感覚器科学分野
教授

黒野　祐一　くろの　ゆういち
鹿児島大学大学院医歯学総合研究科耳鼻咽喉科・頭頸
部外科学教室　教授

平川　勝洋　ひらかわ　かつひろ
広島大学　名誉教授

石橋　卓弥　いしばし　たくや
広島大学大学院耳鼻咽喉科学・頭頸部外科学　助教

香取　幸夫　かとり　ゆきお
東北大学大学院医学系研究科耳鼻咽喉・頭頸部外科学
分野　教授

齋藤　晶　さいとう　あきら
慶和会和光耳鼻咽喉科医院　院長

宮川　昌久　みやかわ　あきひさ
慶和会武蔵浦和耳鼻咽喉科　院長

柴田　政彦　しばた　まさひこ
奈良学園大学保健医療学部　教授

石氏　陽三　いしうじ　ようぞう
東京慈恵会医科大学皮膚科学講座　講師

志村　雅彦　しむら　まさひこ
東京医科大学八王子医療センター眼科　教授

福富　啓　ふくとみ　あきら
愛知医科大学眼科学教室　助教

瓶井　資弘　かめい　もとひろ
愛知医科大学眼科学教室　教授

溝田　淳　みぞた　あつし
帝京大学医学部眼科学講座　教授

近藤　峰生　こんどう　みねお
三重大学大学院医学系研究科臨床医学系講座眼科学
教授

園田　康平　そのだ　こうへい
九州大学大学院医学研究院眼科学　教授

吉田　朋世　よしだ　ともよ
国立成育医療研究センター眼科/視覚科学研究室　医
員/室員

仁科　幸子　にしな　さちこ
国立成育医療研究センター眼科/視覚科学研究室　医
員/室員

柏木　賢治　かしわぎ　けんじ
山梨大学医学部眼科学教室　准教授

伊藤　真人　いとう　まこと
自治医科大学小児耳鼻咽喉科　教授

神崎　晶　かんざき　しょう
慶應義塾大学医学部耳鼻咽喉科　専任講師

和田　哲郎　わだ　てつろう
筑波大学医学医療系耳鼻咽喉科　准教授

堀井　新　ほりい　あらた
新潟大学大学院医歯学総合研究科耳鼻咽喉科・頭頸部
外科学分野　教授

岸部　幹　きしべ　かん
旭川医科大学耳鼻咽喉科・頭頸部外科　講師

原渕　保明　はらぶち　やすあき
旭川医科大学耳鼻咽喉科・頭頸部外科　教授

守本　倫子　もりもと　のりこ
国立成育医療研究センター感覚器・形態外科部耳鼻咽
喉科　医長

春名　眞一　はるな　しんいち
獨協医科大学医学部耳鼻咽喉・頭頸部外科　主任教授

藤枝　重治　ふじえだ　しげはる
福井大学医学部耳鼻咽喉科・頭頸部外科学　教授

近藤　健二　こんどう　けんじ
東京大学医学部耳鼻咽喉科　准教授

岡野　光博　おかの　みつひろ
国際医療福祉大学大学院医学研究科耳鼻咽喉科学　教授

宮武　智実　みやたけ　ともみ
京都大学大学院医学研究科耳鼻咽喉科・頭頸部外科学　大学院生

池田　勝久　いけだ　かつひさ
順天堂大学医学部耳鼻咽喉科学講座　教授

川内　秀之　かわうち　ひでゆき
島根大学医学部耳鼻咽喉科　教授

田中　真琴　たなか　まこと
日本大学医学部耳鼻咽喉・頭頸部外科学分野　助教

愛場　庸雅　あいば　つねまさ
大阪市立総合医療センター耳鼻咽喉科　主任部長

山村　幸江　やまむら　ゆきえ
東京女子医科大学医学部耳鼻咽喉科学　講師

平井　良治　ひらい　りょうじ
日本大学医学部耳鼻咽喉・頭頸部外科学分野　助教

端本　宇志　はしもと　たかし
東京医科歯科大学皮膚科学教室　助教

池田　政身　いけだ　まさみ
日本赤十字社高松赤十字病院　副院長

小豆澤　宏明　あずきざわ　ひろあき
奈良県立医科大学皮膚科学　准教授

爲政　大幾　いせい　たいき
大阪国際がんセンター腫瘍皮膚科　主任部長

井川　健　いがわ　けん
獨協医科大学医学部皮膚科学講座　教授

鳥居　秀成　とりい　ひでまさ
慶應義塾大学眼科学教室　助教

富田　剛司　とみた　ごうじ
東邦大学医療センター大橋病院眼科　教授

堀　裕一　ほり　ゆういち
東邦大学医療センター大森病院眼科　教授

辻川　明孝　つじかわ　あきたか
京都大学大学院医学研究科眼科学　教授

伊藤　逸毅　いとう　やすき
名古屋大学大学院医学系研究科眼科　准教授

吉田　茂生　よしだ　しげお
久留米大学医学部眼科学講座　教授

横井　則彦　よこい　のりひこ
京都府立医科大学眼科学教室　病院教授

田中　寛　たなか　ひろし
日本赤十字社京都第二赤十字病院眼科　医長

橋本　茂樹　はしもと　しげき
近畿大学医学部眼科学教室　非常勤講師

松本　長太　まつもと　ちょうた
近畿大学医学部眼科学教室　教授

町田　繁樹　まちだ　しげき
獨協医科大学埼玉医療センター眼科　教授

長谷部　聡　はせべ　さとし
川崎医科大学眼科学2教室　教授

中村　かおる　なかむら　かおる
東京女子医科大学医学部眼科学　非常勤講師

佐藤　宏昭　さとう　ひろあき
岩手医科大学医学部耳鼻咽喉科　教授

將積　日出夫　しょうじゃく　ひでお
富山大学医学部耳鼻咽喉科　教授

萩森　伸一　はぎのもり　しんいち
大阪医科大学耳鼻咽喉科・頭頸部外科　専門教授

小川　洋　おがわ　ひろし
福島県立医科大学会津医療センター耳鼻咽喉科学講座　教授

都築　建三　つづき　けんぞう
兵庫医科大学医学部耳鼻咽喉科・頭頸部外科学教室
准教授

古田　厚子　ふるた　あつこ
昭和大学医学部耳鼻咽喉科学講座　兼任講師

志賀　英明　しが　ひであき
金沢医科大学医学部耳鼻咽喉科学　准教授

内藤　健晴　ないとう　けんせい
藤田保健衛生大学医学部耳鼻咽喉科学教室　教授

吉川　衛　よしかわ　まもる
東邦大学医療センター大橋病院耳鼻咽喉科　教授

太田　伸男　おおた　のぶお
東北医科薬科大学耳鼻咽喉科　教授

東海林　史　しょうじ　ふみ
東北医科薬科大学耳鼻咽喉科　准教授

杉本　真理子　すぎもと　まりこ
帝京大学医学部麻酔科学講座　助教

關山　裕詩　せきやま　ひろし
帝京大学医学部麻酔科学講座　教授

大越　貴志子　おおこし　きしこ
聖路加国際大学　臨床教授

前野　貴俊　まえの　たかとし
東邦大学医療センター佐倉病院眼科　教授

黒坂　大次郎　くろさか　だいじろう
岩手医科大学医学部眼科学講座　教授

山本　哲也　やまもと　てつや
岐阜大学医学部眼科学教室　教授

島﨑　潤　しまざき　じゅん
東京歯科大学市川総合病院眼科　教授

白石　敦　しらいし　あつし
愛媛大学医学部眼科学講座　教授

中尾　雄三　なかお　ゆうぞう
近畿大学医学部眼科学教室　客員教授

井上　幸次　いのうえ　よしつぐ
鳥取大学医学部視覚病態学分野　教授

後藤　浩　ごとう　ひろし
東京医科大学医学科臨床医学系眼科学分野　主任教授

下村　嘉一　しもむら　よしかず
府中病院眼科　統括部長

宮本　裕子　みやもと　ゆうこ
近畿大学医学部眼科学教室　非常勤講師

平海　晴一　ひらうみ　はるかず
岩手医科大学医学部耳鼻咽喉科　准教授

髙橋　晴雄　たかはし　はるお
長崎みなとメディカルセンター耳鼻咽喉科

小林　一女　こばやし　ひとめ
昭和大学医学部耳鼻咽喉科学講座　教授

曾根　三千彦　そね　みちひこ
名古屋大学大学院医学系研究科頭頸部・感覚器外科学
耳鼻咽喉科　教授

大石　直樹　おおいし　なおき
慶應義塾大学医学部耳鼻咽喉科学教室　講師

内藤　泰　ないとう　やすし
神戸市立医療センター中央市民病院　副院長

羽藤　直人　はとう　なおひと
愛媛大学医学系研究科耳鼻咽喉科・頭頸部外科学　教授

奥谷　文乃　おくたに　ふみの
高知大学医学部地域看護学講座　教授

鴻　信義　おおとり　のぶよし
東京慈恵会医科大学耳鼻咽喉科学教室　教授

小川　恵子　おがわ　けいこ
金沢大学附属病院漢方医学科　臨床教授

菅谷　誠　すがや　まこと
国際医療福祉大学皮膚科学教室　教授

羽白　誠　はしろ　まこと
はしろクリニック　院長

板倉　英俊　いたくら　ひでとし
大阪大学大学院医学系研究科先進融合医学共同研究講座　招聘教員

中田　英之　なかた　ひでゆき
大阪大学大学院医学系研究科先進融合医学共同研究講座　特任助教

萩原　圭祐　はぎはら　けいすけ
大阪大学大学院医学系研究科先進融合医学共同研究講座　特任教授

根木　治　ねぎ　おさむ
順天堂大学医学部附属浦安病院皮膚科学講座　准教授

境　徹也　さかい　てつや
佐世保共済病院ペインクリニック麻酔科　部長

佐藤　貴浩　さとう　たかひろ
防衛医科大学校皮膚科学講座　教授

吉冨　健志　よしとみ　たけし
秋田大学大学院医学系研究科医学専攻　病態制御医学系　眼科学講座　教授

山下　大介　やました　だいすけ
やました耳鼻咽喉科クリニック　院長

梅本　真吾　うめもと　しんご
大分大学医学部耳鼻咽喉科　助教

鈴木　正志　すずき　まさし
大分大学医学部耳鼻咽喉科　教授

中原　剛士　なかはら　たけし
九州大学医学部皮膚科・体表感知学講座　准教授

堀田　喜裕　ほった　よしひろ
浜松医科大学眼科学教室　教授

野口　佳裕　のぐち　よしひろ
国際医療福祉大学医学部耳鼻咽喉科学　教授

清水　猛史　しみず　たけし
滋賀医科大学医学部耳鼻咽喉科　教授

金田　眞理　かねだ　まり
大阪大学大学院医学系研究科皮膚科　講師

神田　寛行　かんだ　ひろゆき
大阪大学大学院医学系研究科感覚機能形成学教室　助教

不二門　尚　ふじかど　たかし
大阪大学大学院医学系研究科感覚機能形成学教室　教授

土井　勝美　どい　かつみ
近畿大学医学部耳鼻咽喉科　教授

岩﨑　真一　いわさき　しんいち
東京大学医学部耳鼻咽喉科学教室　准教授

小林　正佳　こばやし　まさよし
三重大学大学院医学系研究科耳鼻咽喉・頭頸部外科　准教授

田中　由浩　たなか　よしひろ
名古屋工業大学大学院工学研究科電気・機械工学専攻　准教授

森永　千佳子　もりなが　ちかこ
理化学研究所生命機能科学研究センター　網膜再生医療研究開発プロジェクト　研究員

髙橋　政代　たかはし　まさよ
理化学研究所生命機能科学研究センター　網膜再生医療研究開発プロジェクト　プロジェクトリーダー

中川　隆之　なかがわ　たかゆき
京都大学大学院医学研究科耳鼻咽喉科・頭頸部外科　講師

藤尾　久美　ふじお　ひさみ
神戸大学医学部附属病院耳鼻咽喉・頭頸部外科　講師

丹生　健一　にぶ　けんいち
神戸大学大学院医学研究科外科系講座耳鼻咽喉・頭頸部外科　教授

冨田　興一　とみた　こういち
大阪大学大学院医学系研究科形成外科　学部内講師

細川　亙　ほそかわ　こう
大阪大学　名誉教授

北市　伸義　きたいち　のぶよし
北海道医療大学　病院長

石田　晋　いしだ　すすむ
北海道大学大学院医学研究院眼科学教室　教授

内田　育恵　うちだ　やすえ
愛知医科大学耳鼻咽喉科学講座　特任准教授

片山　一朗　かたやま　いちろう
大阪大学　名誉教授

高比良　雅之　たかひら　まさゆき
金沢大学大学院医薬保健学総合研究科眼科学　講師

東　範行　あずま　のりゆき
国立成育医療研究センター眼科/視覚科学研究室　医長/室長

大野　京子　おおの　きょうこ
東京医科歯科大学眼科学教室　教授

飯野　ゆき子　いいの　ゆきこ
東京北医療センター耳鼻咽喉科　科長

池園　哲郎　いけぞの　てつお
埼玉医科大学医学部耳鼻咽喉科　教授

藤岡　正人　ふじおか　まさと
慶應義塾大学医学部耳鼻咽喉科学教室　講師

飯嶋　睦　いいじま　むつみ
東京女子医科大学医学部脳神経内科　准教授

谷口　さやか　たにぐち　さやか
国立病院機構仙台西多賀病院脳神経内科

武田　篤　たけだ　あつし
国立病院機構仙台西多賀病院　院長

広津　崇亮　ひろつ　たかあき
株式会社 HIROTSU バイオサイエンス　代表

小早川　達　こばやかわ　たつ
産業技術総合研究所人間情報研究部門　研究グループ長

二ノ宮　裕三　にのみや　ゆうぞう
九州大学味覚・嗅覚センサ研究開発センター感覚生理学部門　特任教授

村山　正宜　むらやま　まさのり
理化学研究所脳神経科学研究センター触知覚生理学研究チーム　チームリーダー

津田　誠　つだ　まこと
九州大学大学院薬学研究院ライフイノベーション分野　教授

大野　智　おおの　さとし
大阪大学大学院医学系研究科統合医療学寄附講座　寄附講座准教授

山本　晴美　やまもと　はるみ
文京学院大学保健医療技術学部看護学科　助教

森田　久美子　もりた　くみこ
東京医科歯科大学大学院保健衛生学研究科　准教授

朝倉　俊成　あさくら　としなり
新潟薬科大学薬学部臨床薬学研究室　教授

前田　直之　まえだ　なおゆき
湖崎眼科　副院長・大阪大学眼科　特任教授

I

感覚器の構造と機能

I 感覚器の構造と機能

視覚

1 眼瞼・外眼筋

横山 連

外眼筋の構造

眼球内にある内眼筋(毛様体筋と瞳孔括約筋・瞳孔散大筋)に対して,眼球を動かす筋を外眼筋と言う.外眼筋は図1に示すように6本あり,

- 外直筋(lateral rectus muscle;LR)
- 内直筋(medial rectus muscle;MR)
- 上直筋(superior rectus muscle;SR)
- 下直筋(inferior rectus muscle;IR)
- 上斜筋(superior oblique muscle;SO)
- 下斜筋(inferior oblique muscle;IO)

からなる.このうちLRは外転神経(Ⅵ)支配,SOは滑車神経(Ⅳ)支配であるのに対して,その他の4筋はすべて動眼神経(Ⅲ)支配である.また外眼筋には含まれないが上眼瞼挙筋も動眼神経支配である.第Ⅳ脳神経と第Ⅵ脳神経の支配筋はLR₆SO₄と記憶するとよい.

図1はすべての外眼筋が見やすいように,右眼球の上面(図1a)と下面(図1b)を示している.外眼筋はすべて眼窩先端部の総腱輪(annulus of Zinn)に起始部を持ち,この点は上眼瞼挙筋(levator palpebrae superioris muscle)も同様であるが,唯一の例外はIOで,総腱輪ではなく眼窩底内側にある涙嚢溝 lacrimal groove(涙嚢が入る)の外側に起始部を持ち,外眼筋の中では最も短い.また一般に外眼筋は起始部からほぼ真っすぐ眼球に向かって走行し強膜に付着するが,SOだけは例外で,眼窩内上側の滑車で向きを変え,斜め方向からSRの下に潜り込んで強膜に付着する(図2a).IOは図2bに示すように起始部から外後方に進み,IRを乗り越えてLRの下縁付近で強膜に付着する.

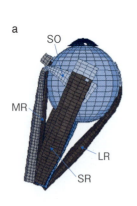
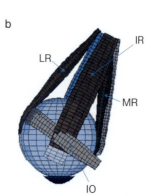

図1 外眼筋の全体像
a:上面図, b:下面図

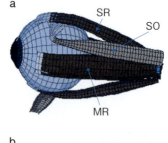
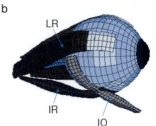

図2 上斜筋と下斜筋の走行
a:上斜筋, b:下斜筋

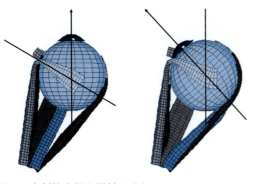
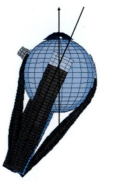
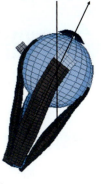

図3　上斜筋走行と視軸のずれ
　　　図には示さないが，下斜筋と視軸のずれも上斜筋とほとんど同じである．

図4　上直筋走行と視軸のずれ
　　　図には示さないが，下直筋と視軸のずれも上直筋とほとんど同じである．

外眼筋の作用

　外眼筋の作用は次の3グループに分けて考えると理解しやすい．

　第1グループはMRとLRで，MRが内転作用，LRが外転作用を持ち，回旋や上下転方向には一切働かない．

　第2グループは上下の斜筋(SOとIO)で，図3に示す通り走行が視線から内方に約50°ずれているため，MRの作用で眼球が内転するほど下転作用(SO)と上転作用(IO)が強くなる．眼球が正面を向いているとき(第1眼位)には眼球の上下転作用は弱く，強い内回旋(SO)と外回旋(IO)作用を発揮する．

　第3グループは上下直筋(SRとIR)で，図4に示す通り走行が視線から外方に約23°ずれている．LRの作用で眼球が23°外転したときに上転作用(SR)と下転作用(IR)が最も強くなる．第1眼位では斜筋とは違い上下転作用も強く，弱い内回旋(SR)および外回旋(IR)作用を併せ持つ．

眼瞼の運動

　眼瞼の運動は，開瞼に作用する動眼神経支配の上眼瞼挙筋と閉瞼に作用する顔面神経支配の眼輪筋(orbicularis oculi muscle)が受け持つ．動眼神経麻痺や重症筋無力症では眼瞼下垂が生じる．上眼瞼挙筋の形成不全である先天性眼瞼下垂では，前頭筋(顔面神経支配)を使って開瞼しようとするので，麻痺側の前頭部にしわができる．また，上直筋と上眼瞼挙筋は総腱輪から前方に向かって並走するので，上を向くと上眼瞼が上がる．顔面神経麻痺では眼輪筋の麻痺のため，他の表情筋の麻痺と共に閉瞼不全が起こる．

● 参考文献
1. von Noorden GK, Campos EC：*Binocular Vision and Ocular Motility*. 6th ed, Mosby, St. Louis, 2002.

I 感覚器の構造と機能

視覚

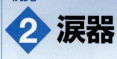
2 涙器

宮崎千歌

解剖学的な特徴

涙道は顔面内眼角部から鼻翼まで存在する．顔面皮膚から触知できるのは涙小管，涙囊までである．鼻涙管は上顎骨と涙骨の形成する骨性涙道内に存在するため，顔面からは触知できない．涙道内視鏡と鼻内視鏡が導入され，涙道の可視領域は広がったが，内視鏡を正確に操作し，涙道疾患の診療を正しく施行するためには，涙道およびその周辺の解剖を知ることが大切である（図1）．

構造

■ 膜性涙道

涙点は眼瞼縁の内側にあり，約2.5mm の涙小管垂直部がある．涙点の直径は約0.3mm で，下涙点は上涙点よりも1～2mm 外方にある．涙小管の直径は1～2mm で，水平部の長さは約8mm である．涙小管は涙囊頂上から3～5mm 涙囊の外側中央やや後方に開口する．涙囊上端は内側眼角靱帯より3～5mm 上方に存在する．涙小管水平部が眼瞼に平行に内眼角に向かい，上下涙小管が合流し総涙小管となり内総涙点から涙囊に入る．涙小管水平部の内腔表面は平滑であるが，総涙小管では粘膜隆起がある．涙小管は下涙小管が上涙小管より少し長い．80％以上の症例で上下が合流して総涙小管となり涙囊に達する．眼輪筋は大きく眼窩部，隔膜前部，瞼板前部の3部位に分けられ，瞼板前部の分束筋であるホルネル筋と涙小管の位置関係は重要である．

涙囊の円蓋部には眼輪筋隔膜前部と眼窩部の線維が付着している．涙囊上半分外側面は結合組織を介してホルネル筋に覆われ，涙囊体部前面は内眥靱帯（medial canthal tendon）に覆われる．

涙小管の後方は，瞼板前眼輪筋の深部がまとわりついている．前方は，瞼板前眼輪筋の線維によって覆われる．内側は内眥靱帯の線維に覆われる．涙小管を含んだ眼輪筋の中のホルネル筋は眼窩内側壁に付着する．

内総涙点は厚くしっかりとした涙囊耳側壁のやや前方に開口している．涙囊の多くは内腔の左右径が狭く前後に深い管で，涙囊窩に張り付くように位置する．

骨性鼻涙管の中の膜性鼻涙管を膜性鼻涙管骨内部，前方に屈曲し下鼻道外側壁の粘膜下を外方に向かう部位を膜性鼻涙管下鼻道部と呼ぶ．膜性鼻涙管の形態はさまざまである．

■ 骨性涙道

涙道周辺の骨は，顔面正面では鼻骨（nasal bone），上顎骨（maxilla）が存在する．鼻腔内では中鼻甲介（middle nasal concha），下鼻甲介（inferior nasal concha），鼻中隔（nasal septum）が観察される．眼窩右側方から涙道周辺を観察すると，前方から鼻骨，上顎骨，前頭骨（frontal bone），涙骨（lacrimal bone），篩骨（ethmoid bone），頬骨（zygomatic bone）から構成されている．涙道前方の上顎骨のふくらみを上顎骨前涙囊稜（anterior lacrimal crest），涙道後方の涙骨のふくらみを涙骨後涙囊稜（posterior lacrimal crest）と言い，涙道鼻中隔側は，涙骨上顎骨縫合である．骨性涙道を構成する骨は上顎骨前頭突起（frontal process）［涙囊溝（lacrimal groove），涙囊結節（lacrimal tubercle）を有する］，涙骨［涙囊溝，涙骨鉤（lacrimal hamulus），下行突起（descending process）を有する］，下鼻甲介［涙骨突起（lacrimal process）を有す

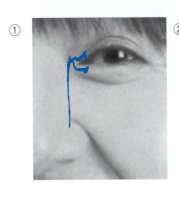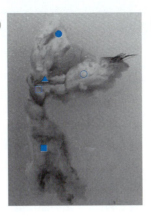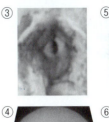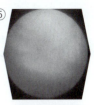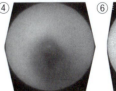

図1 涙道
①涙道の位置を顔面に図示，②涙道　●印：上涙小管，○印：下涙小管，▲印：総涙小管口涙嚢，■印：鼻涙管，③総涙小管（肉眼），涙嚢側から観察，涙嚢側に盛り上がり弁状の機能を持つ，④〜⑥は涙道内視鏡で観察，④涙小管，⑤涙嚢，⑥鼻涙管

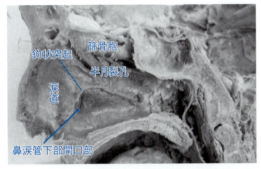

図2 涙道，鉤状突起，半月裂孔，篩骨胞の位置関係

る］からなる．涙骨の涙骨鉤は上顎骨前頭突起の涙囊結節と結合して，骨性鼻涙管の入り口を作る．下鼻甲介の涙骨突起は涙骨の下行突起と結合し，骨性鼻涙管の壁の一部を作る．

鼻腔の外側壁は，上顎骨前頭突起，涙骨，篩骨蜂巣の内側壁である上・中鼻甲介，下鼻甲介，口蓋骨垂直板および蝶形骨翼状突起内側板からなる．

上顎洞の自然口は鉤状突起に後上部，中鼻甲介よりも下方の半月裂孔に開放する．十分な鉤状突起の切除により自然口の道程が容易となる．涙骨上顎骨縫合（maxillary lineと呼ばれ手術の際の目印となる）より後方の涙骨は大変薄い．骨性鼻涙管の薄い骨（上顎骨前頭突起と涙骨）の部分に涙嚢鼻腔吻合術の骨窓を作成する．涙骨から後方には鉤状突起（uncinate process of ethmoid bone），半月裂孔（similunar hiatus），篩骨胞（ethmoid bulla）がある．涙骨も含め大変薄い骨になっている．紙様板（lamina papyracea）は篩骨洞の外側を形成する眼窩の内側板で，眼窩板（lamina orbitalis）または 篩骨眼窩板（orbital plate of ethmoid bone）と称する（図2）．非常に薄く，眼窩内側壁骨折の際に損傷される箇所である．鼻内視鏡手術の際に注意すべき部位である．

機能

涙を排出する導涙機構は，涙道周辺の組織による複雑な運動によって生み出されている．その機能が完全に解明されているわけではないが，開閉瞼に伴って，涙道と眼輪筋の動きによって，涙は排出されると考えられる．

閉瞼すると，上下涙点は接合し，逆流を防止する．ホルネル筋が緊張，直線化すると，その中を走行する涙小管を絞り上げ，涙小管の最終部で機能的な弁を形成する．総涙小管部は外側へと牽引され拡大する．外側へ引かれることで内総涙点は開く．

開瞼すると，ホルネル筋が弛緩して総涙小管が元の形状に戻り，涙液が涙嚢方向に移動し，内総涙点が閉じる．上下涙小管は内側前方に移動，元の位置に戻る．上下涙小管が拡張，陰圧を生じる．涙点は涙湖に向かって開き，陰圧で涙小管垂直部に涙液を吸い上げるというサイクルが考えられる．

3 結膜・角膜

視覚

小幡博人

結膜

■解剖学的特徴

結膜は眼球と眼瞼を結ぶ薄い粘膜組織である．眼球前部を覆う部分である球結膜，眼瞼の内面を覆う部分である瞼結膜，そして球結膜と瞼結膜の移行部である円蓋部結膜の3つに分けられる(図1)．

■構造

結膜は組織学的に上皮と粘膜固有層からなる．球結膜の粘膜固有層は疎な結合組織で可動性があり，その下にはテノン嚢，上強膜，強膜が存在する(図2)．

結膜上皮の特徴は，粘液(ムチン)を分泌する杯細胞を有していることである．結膜上皮は3～5層の重層立方上皮である(図3)．結膜上皮は種々の病的状態で容易に扁平上皮化生を起こす．また，上皮内には抗原提示細胞である樹状細胞がある．

球結膜上皮は角膜側で輪部上皮に移行する．瞼結膜上皮は眼瞼縁のマイボーム腺開口部の後方で皮膚の表皮に移行するが，この境界を粘膜皮膚移行部と言う．

粘膜固有層には，血管，リンパ管，神経がある．炎症細胞が少数散在しているが，外的刺激を受けると多数の炎症細胞が浸潤してくる．結膜のリンパ液は耳前リンパ節や顎下リンパ節に流入する．

■機能

粘膜免疫

アレルゲンや微生物から防御する局所免疫機構粘膜関連リンパ組織が存在する．涙液中の分泌型IgAは，結膜からも分泌されているという報告がある．

ムチン

ムチンには，杯細胞が分泌する分泌型ムチンと細胞膜に結合した膜結合型ムチンの2種類が存在する．結膜には両者が存在し，粘膜表面の保護と病原体の侵入するのを防ぐ役割を果たしている．

角膜

■解剖学的特徴

角膜は強膜と共に眼球壁の一部を構成する血管のない透明な組織である(図3)．角膜は非球面で中心から周辺に向かって徐々に曲率

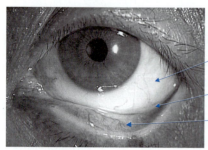

図1 結膜の解剖
眼球前部を覆う球結膜，眼瞼の内面を覆う瞼結膜，球結膜と瞼結膜の移行部である円蓋部結膜の3つに分けられる．

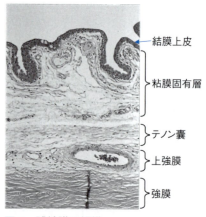

図2 球結膜の組織
結膜は上皮と粘膜固有層からなる．その下には，テノン嚢，上強膜，強膜が存在する(HE染色)．

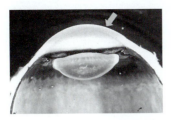

図3 角膜の解剖(カラー写真は17頁参照)
角膜(矢印)は透明であること,形状が球面であることが大切である.角膜は強膜と連続し,血管はない.

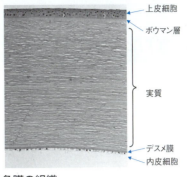

図4 角膜の組織
角膜は組織学的に5層に分かれる.内皮細胞はポンプ作用があり,実質の水分量を一定に保ち,角膜の透明性を維持するのに大切な細胞である(HE染色).

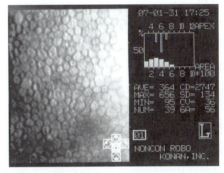

図5 スペキュラーマイクロスコープによる角膜内皮細胞の観察
六角形の内皮細胞が多数観察される.臨床の場で非侵襲的に撮影ができ,内皮細胞密度などの各種パラメータを得ることができる.

半径が大きくなる.

■構造

角膜は上皮細胞,ボウマン層,実質,デスメ膜,内皮細胞の5層に分けられる(図4).

角膜上皮は5〜6層からなる非角化型重層扁平上皮である.ボウマン層は微細なコラーゲン線維からなる無細胞性の均質な層で,障害されると再生されない.実質は角膜厚の90%を占め,角膜実質細胞とコラーゲンやプロテオグリカンなどの細胞外マトリックスで構成される.角膜の透明性維持には直径の小さいコラーゲンが近接して等間隔に配列していることが必要である.プロテオグリカンは実質の水分保持とコラーゲン線維の構造維持に関与している.デスメ膜は内皮細胞から分泌される基底膜である.デスメ膜が損傷を受けると,周囲の内皮細胞が新たな2次デスメ膜を再生する.

内皮細胞は角膜の最内層に存在する単層の扁平な細胞で,前房側から観察すると主に六角形の形状をしている(図5).細胞分裂能がきわめて乏しいため,内皮細胞が欠損すると,周囲の内皮細胞に伸展と拡大による修復が行われ平均細胞面積の増加が起こる.内皮細胞数は加齢に伴い漸減する.

角膜上皮と球結膜上皮の移行部に輪部上皮があり,ここに角膜上皮の幹細胞が存在する.

角膜は知覚神経にきわめて富んでおり,三叉神経の第一枝の分枝が上皮細胞の細胞間隙に神経叢を密に形成する.

■機能

屈折

角膜の屈折力は約43ジオプトリーであり,眼球全体(約60ジオプトリー)の約2/3を占める.角膜の屈折力は角膜の曲率半径と屈折率で決定される.空気との境である角膜前面の屈折力は眼球の中でもっとも強く,特に角膜前面中央約4mmは光学的に重要で,その部分の障害は視力への影響が大きい.

透明性

角膜の透明性を維持するのに最も大切な細胞が内皮細胞である.内皮細胞は,実質中の水を前房へ汲み出すポンプ作用により角膜実質の水分量を一定に維持している.内皮細胞は分裂せず再生しないため,内皮細胞が数多く減少すると角膜実質に浮腫が生じ,角膜が肥厚して混濁する水疱性角膜症となり,角膜移植が必要になる.

I 感覚器の構造と機能

視覚

4 虹彩・隅角

南場研一

解剖学的な特徴

■虹彩

瞳孔を形成する，カメラでの絞りに相当する色素に富む組織である．

■隅角

隅角は解剖学的な組織を示す言葉ではなく，周辺部角膜と虹彩根部で形成される「角angle」である．

構造

■虹彩（図1）

虹彩は角膜と水晶体の間にある前頭面と平行な厚さ0.5～0.6mmの膜様組織で，前房と後房を隔てている．中央に正円形の瞳孔が映像の通り道として開口している．

虹彩の前面には上皮はなく，前方から虹彩実質，虹彩色素上皮から形成される．虹彩の表面には虹彩紋理と呼ばれる多数の襞が見られ，個人により異なるため，指紋などと同様に個人認証に用いられることがある．瞳孔縁から少し離れたところに輪状の隆起があり虹彩巻縮輪と呼ばれ，内側の小虹彩輪と外側の大虹彩輪を隔てている．実質には色素細胞により取り囲まれた血管と2種の虹彩筋を含んでいる．

虹彩には血管が豊富に分布しているが，正常ではその表面に観察されることはない．虹彩根部に大虹彩動脈輪があり，そこから瞳孔縁に向かって放射状に多数の動脈が分布する．これらは瞳孔縁から少し離れた虹彩巻縮輪の部位で再び吻合し，小虹彩動脈輪を形成する．

虹彩の色は虹彩実質，虹彩色素上皮の色素量により規定される．アジア，アフリカなどの有色人種では虹彩は茶色～茶褐色であるが，白人では色素量が少ないため灰色～青色～緑色として観察される．

■隅角（図2）

隅角を観察すると角膜側から順に，角膜周辺部，シュワルベ線，線維柱帯，強膜岬，毛様体帯，虹彩根部が見られる．線維柱帯は網目状組織であり，その向こう側には円周状に管腔構造のシュレム管があるが観察はできない．

機能

■虹彩（図1）

縮瞳と散瞳という運動を行うことで，眼内に入る光の量を調整する役割を担っており，瞳孔を形成している．明所では瞳孔周囲に同心円状に分布している瞳孔括約筋の収縮することにより縮瞳し，暗所では瞳孔縁から放射状に分布している瞳孔散大筋の収縮により散瞳する．交感神経優位の状態で散瞳し，副交感神経優位の状態で縮瞳する．また，輻湊すると瞳孔は縮瞳し輻湊反射と呼ばれる．

また，眼内には免疫反応を抑制するいくつかの機構が備わっていることが知られているが，虹彩色素上皮にも免疫抑制を維持する役割があることが示唆されている[1]．

■隅角（図2）

隅角は房水の流出経路である．その経路には約90％が流れる主流出路と約10％が流れる副流出経路がある．主流出経路は経シュレム管流出路と言われ，線維柱帯を通過した後にシュレム管に流入し，そこからさらに集合管を通り房水静脈，上強膜静脈へと流出する．副流出経路はぶどう膜強膜流出路と言われ，隅角から毛様体筋に沿って毛様体・脈絡膜と強膜の間へ流れ，そこから強膜を通り眼外へ流出する．

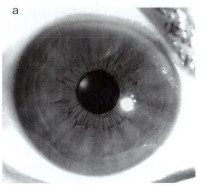
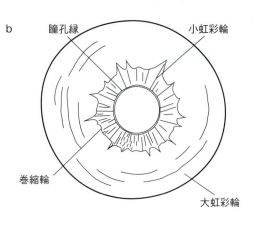

図1 虹彩前面から見た像
a：写真，b：シェーマ

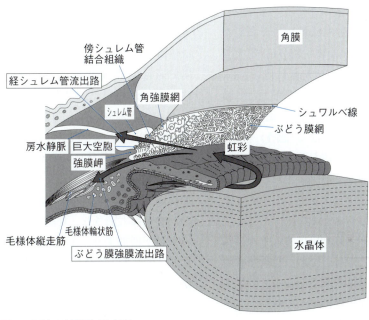

図2 房水の流路を示す図
房水は前房隅角から経シュレム管流出路とぶどう膜強膜流出路を通って眼外へ流出する．
（大鹿哲郎編：眼科学．第2版，文光堂，東京，2011より改変）

　隅角の開大度には個人差があり，隅角が狭いと狭隅角緑内障発作を生じる危険性がある．散瞳によりさらに隅角が狭くなるため，散瞳作用のある薬物投与などが発作誘発要因となる．

　隅角の開大度を評価する分類にShaffer分類，Scheie分類があり，また，線維柱帯の色素沈着量を評価する分類にScheie分類がある．

● 文献
1) Sugita S, Futagami Y, Horie S, et al： Transforming growth factor beta-producing Foxp3(+)CD8(+)CD25(+)T cells induced by iris pigment epithelial cells display regulatory phenotype and acquire regulatory functions. Exp Eye Res 2007；85：626-636.

● 参考文献
1. 中澤　満，村上　晶編：標準眼科学．第13版，医学書院，東京，2016.
2. 渡邉郁緒，新美勝彦：イラスト眼科．第7版，文光堂，東京，2003.

I 感覚器の構造と機能

視覚

⑤ 水晶体

佐々木　洋

解剖学的な特徴

水晶体は虹彩後面に位置する直径約 9〜10mm，厚さ 3〜5mm，前後面が共に非球面構造の透明な組織である．チン小帯を介して毛様体とつながっており，毛様体の弛緩・収縮に伴い形状が変化する．

水晶体径は 20 歳位までは急激に大きくなるが，それ以降は加齢に伴い 10μm/年大きくなる[1]．また，水晶体厚は加齢に伴い 13〜29μm/年厚くなるため[2]，水晶体前面は角膜側へ移動し，前房深度は 10μm/年減少し[3]，虹彩と水晶体の距離が狭くなる(**図1**)．虹彩とほぼ接触するまで水晶体が厚みを増すと，後房からの瞳孔を通って前房に流れる房水流路が閉塞する瞳孔ブロックを生じやすくなる．瞳孔ブロックを生じると急激な眼圧上昇を生じ，急性閉塞隅角緑内障を発症する．水晶体は遠視眼で厚いことが多いため，急性閉塞隅角緑内障発作は水晶体が厚くなる中高齢以上の遠視眼や，眼球が男性に比べてやや小さい女性が特にハイリスクとなる．

構造

水晶体は水晶体囊に包まれており，囊の厚みは部位および年齢ごとに異なる．前極部の水晶体囊は新生児の 8μm から年齢に伴い厚みを増し，高齢者では 15μm になり[4]，赤道部は新生児の 10.5μm が高齢者では 18.5μm になる．水晶体囊は後極部で最も薄く 3〜4μm で，生涯ほぼ変化しない．水晶体囊はコラーゲン，プロテオグリカン，糖タンパク質などにより構成され，若年者では弾性が高く伸縮するが，高齢者では弾性は低下する．前囊下に 1 層の水晶体上皮細胞層があり，赤道部付近の増殖帯で前極部と後極部に向かって伸長し，水晶体線維細胞に分化する．水晶体線維細胞は扁平の六角形で，細胞質にクリスタリン(crystallin)と呼ばれるタンパク質を大量に発現させているが，分化の過程で脱核し，ミトコンドリアやゴルジ体などの細胞内小器官は減少・消失し，水晶体線維となって水晶体核を取り囲みながら，加齢と共に内方に位置するようになる．水晶体核は，発生の段階で形成された胎生核と，それを取り囲むように生後に形成された成人核で構成されている．

水晶体は水分 66%，タンパク質 33%，ミネラル 1% で構成されている．そのタンパク質の 98% は水晶体に特有のクリスタリンで占められ，α，β，γ のクリスタリン 3 種類で構成される．水溶性タンパク質と不溶性タンパク質に大別され，加齢に伴い不溶性タンパク質が増加する．また，α クリスタリンは αA，αB クリスタリンというサブユニットから構成され，およそ 40 量体という大きなヘテロポリマーを形成している．

水晶体の加齢変化として，水晶体厚と重量の増加，水晶体の着色や硬化，水晶体囊の弾性変化，チン小帯の脆弱化などが挙げられる．水晶体混濁の発生機序として，酸化障害，脱アミド化，アセチル化，糖化がある．大きな要因である酸化障害では，活性酸素が生成されることにより過酸化物質消去能が低下し，細胞膜機能や電解質の変化を引き起こし，さらに水晶体内のタンパク質の変化(凝集)により混濁を生じる．

機能

水晶体の最も重要な機能は，眼内に入射する光を屈折し，網膜に集光するレンズとして

	20歳代	80歳代
前房深度	3.15 mm	2.42 mm
水晶体厚	3.73 mm	4.60 mm
水晶体径	9.63 mm	10.02 mm
水晶体前面曲率半径	12.36 mm	9.73 mm
水晶体後面曲率半径	5.67 mm	5.53 mm

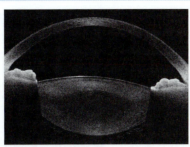 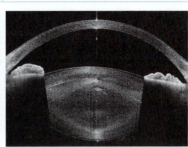

図1　水晶体の解剖学的特徴（若年者と高齢者の比較）

の役割と水晶体形状を変化させることで調節に関わることである．また水晶体は角膜および前房を透過した紫外線を吸収し，有害紫外線から網膜を保護する機能も担っている．

　レンズとしての機能は加齢に伴い大きく変化する．水晶体屈折力は40歳代以降徐々に低下し，そのため眼球全体の屈折値は10年で約0.5D（ジオプター）遠視化する．加齢による水晶体核部の硬化に伴い調節機能も低下し，調節力は40歳代で約4.0D，50歳代で約1.0D，60歳代では0.5D程度になる．遠視化と調節力低下が同時に進行するため，若いころに正視で視力が良かった場合，40歳代以降は急激に遠方，近方視力とも低下することになる．

　水晶体は加齢に伴い透明度が低下するため，可視光透過率も低下する．その結果，網膜照度が低下することで，コントラスト感度の低下や薄暮環境や暗所での見え方が悪くなる．さらに加齢により水晶体の高次収差（不正乱視）が増加する．不正乱視は瞳孔径が大きい状態で視機能に影響しやすくなるため，瞳孔が広がる暗所での視機能低下の原因となる．中高齢者が夜間の運転に支障を感じるのは，主にこれらが原因である．

　白内障を発症すると著明な遠視化や近視化，混濁による網膜照度の低下，不正乱視の増加を来し，視機能はさらに低下する．視機能低下の機序は白内障のタイプにより異なるが，すでに水晶体加齢変化による視機能低下を来している中高齢者が白内障を発症すると，視機能は著明に低下するため，手術加療が必要になることが多い．

● 文献
1) Schachar RA：Growth patterns of fresh human crystalline lenses measured by in vitro photographic biometry. *J Anat* 2005；206：575-580.
2) Richdale K, Bullimore MA, Zadnik K：Lens thickness with age and accommodation by optical coherence tomography. *Ophthalmic Physiol Opt* 2008；28：441-447.
3) Dubbelman M, van der Heijde GL, Weeber HA：The thickness of the aging human lens obtained from corrected Scheimpflug images. *Optom Vis Sci* 2001；78：411-416.
4) 矢島保道，石川祐二郎，沖坂重邦：眼病理 基底膜を中心として 水晶体囊．あたらしい眼科 1991；8：1359-1367.

I 感覚器の構造と機能

視覚

6 網膜・脈絡膜・強膜

五味 文

網膜・脈絡膜・強膜は眼球の後ろ側を構成する組織であるが，中でも網膜は神経で構成され，視覚伝達の最初のステップをなす重要な組織である．一般的に眼底検査(図1)と言えば網膜の所見を見ることを指し，動脈・静脈などの血管を直接観察できる唯一の方法である．近視を有する例では脈絡膜血管も視認できる．網膜の障害は視覚の異常に直結するが，各種症状や所見を理解するためにはその構造の理解が重要である．

解剖学的な特徴

網膜は眼球後部の内側に存在し，規則的に並ぶ神経細胞とグリア細胞からなる．脈絡膜は網膜の外側にある血管豊富な組織であり，メラニンを含む色素細胞を有する．強膜は脈絡膜のさらに外側にあり，角膜と連続して眼球の最外層を形成している．

構造

■ 網膜

網膜は10層からなり，外側から順に，網膜色素上皮層，視細胞層，外境界膜，外顆粒層，外網状層，内顆粒層，内網状層，神経節細胞層，神経線維層，内境界膜となる．網膜の中央部は黄斑と呼ばれ，黄色色素を有している．黄斑部には錐体視細胞が，その外側には桿体視細胞が分布している．黄斑の中心には中心窩と呼ばれる凹みがあり，視覚の精度が最も高い部分となる．視細胞で受けた情報は神経シグナルに変換され，内側にある双極細胞，さらに内側にある神経節細胞へと伝達され，その軸索線維が視神経乳頭で束ねられて，視神経を経て脳に情報が伝わる．神経伝達を調整する役割を持つのが水平細胞やアマ

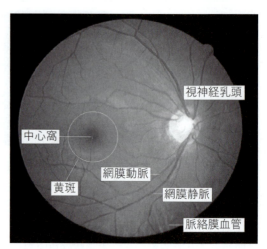

図1 眼底写真

クリン細胞である．

グリア細胞であるミュラー細胞が網膜構造を保持しており，ミュラー細胞の末端が内境界膜と外境界膜を形成している．網膜の内層は網膜血管，外層は脈絡膜血管で栄養されている．

■ 脈絡膜

脈絡膜は血管豊富な組織であり，外側には中大血管，内側は毛細血管板がある．最内層はブルッフ膜と呼ばれる5層構造の線維層で，網膜色素上皮細胞に接着している．加齢と共に脈絡膜が菲薄化することが知られている．

■ 強膜

コラーゲン線維と弾性線維で構成されている．脈絡膜血管につながる毛様体動脈や渦静脈などの血管は強膜を貫通している．視神経や網膜中心動・静脈が貫く場所は篩板と呼ばれる．

光干渉断層計(optical coherence tomography；OCT)の開発により，網膜・脈絡膜の非侵襲的な観察が可能となった．OCTによ

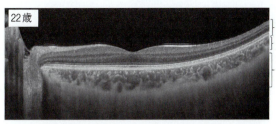
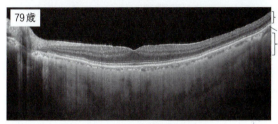

図2　光干渉断層計(OCT)による検査画像

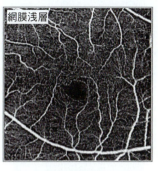
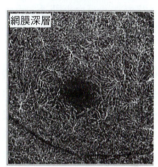

図3　光干渉断層血管撮影による検査画像

る検査画像を図2に示す．上段は22歳，下段は79歳の中心窩を通る断層画像であり，網膜の微細な層構造，脈絡膜の豊富な血管像，強膜が描出されている．信号の到達深度の限界のため，強膜の後壁を明瞭に描出することは難しい．上段の断層像と比較し，下段の79歳の像では顕著に脈絡膜が菲薄化していることが分かる．

中心窩の網膜は凹んでおり，他の部位と比べて網膜の層の数が少なく，また血管は存在しない．そのため効率良く見るものの像を視細胞に伝えることができる．近年はOCTの技術を用いて，非侵襲的に網膜の血管構造を描出する光干渉断層血管撮影が可能となっているが，それを用いると，網膜毛細血管は表層と深層に分布していること，中心窩には毛細血管が存在せず，逆に中心窩周囲は毛細血管密度が高いことなどが容易に視認できる（図3）．

機能

■網膜

ものを見るのに重要な役割を果たす．中心窩の錐体細胞では，ものの形と色を見分けている．その周辺にある桿体で，明暗を判別している．網膜の層構造が乱れると歪視を来す．特に中心窩の網膜に異常が生じると，その障害の程度により，視力低下や暗点などを自覚するようになる．表層の神経線維層が障害されると，その部に一致した視野異常を来す．

■脈絡膜

豊富な血管により網膜外層を栄養している．その血流は自己調節能により制御されており，放熱や衝撃吸収の役割も果たす．近年では，近視の進行との関わりも指摘されている．

メラニン色素を豊富に持ち外界からの光を遮断しているため，瞳孔から入る光が効率良く内部に伝えられる．

■強膜

白色の強靭な膜であり，眼球の形態を保持している．

7 視覚経路

中村　誠

解剖学的な特徴

視覚経路のシェーマを図1に示す.

視神経は第2脳神経であり，発生学的に中枢神経に属する．2対の眼球と脳を連絡する2本の視神経は，脳内で視交叉，視索と呼称を変えるが，細胞生物学的にはすべて網膜神経節細胞の軸索の集合体である．また，対光反射を司る神経線維軸索は外側膝状体ではなく，中脳視蓋前域に投射し，概日リズムに関する情報は視交叉上核へと投射している．視交叉では網膜の鼻側由来の軸索は交叉して対側の外側膝状体と視蓋前域に投射し，耳側由来の軸索は交叉せず同側の外側膝状体と視蓋前域に投射する．

外側膝状体でシナプスを形成後，視覚情報は視放線となって，後頭葉一次視覚野へ入力する．すなわち，視放線は外側膝状体細胞の軸索の集合体である．外側膝状体は6層構造を形成する．腹側2層は運動視に関する情報を中継し，magnocellular層，背側4層は形態や赤緑に関する情報を中継し，parvocellular層と呼ばれる．

層間部分はkoniocellular層と呼び，青黄情報を中継する．腹側から見て第1，4，6層は対側眼からの軸索が投射し，第2，3，5層は同側眼からの軸索が投射する．こうした視覚特性別ならびに左右眼別の視覚情報伝達様式は後頭葉の一次視覚野でも維持されている（表1）．すなわち，視覚情報は一旦成分ごとに分解され，一次視覚野に伝達され，その後，高次中枢で再統合される．

構造

視神経は，視覚情報を伝達するおよそ120万本の網膜神経節細胞軸索に加えて，それを支持するグリア細胞（視神経内部のアストロサイトと視神経周囲のオリゴデンドロサイト），血管を主な構成要素とする．視神経の主たる栄養血管は短後毛様動脈であり，その循環障害は虚血性視神経症をもたらす．網膜神経節細胞の軸索は無髄線維であり，視神経乳頭部において，篩状板と呼ばれる多孔性の支持組織を通過したのち，球後視神経となると有髄線維となる．これはオリゴデンドロサイトがミエリン鞘を形成するからである．髄鞘は分節状に分かれ，ランビエの絞輪を形成する．この結節構造により，軸索の活動電位は跳躍伝導し，速い情報伝達を可能としている．

視交叉において，交叉する軸索数は非交叉の軸索数よりも比にして53：47程度多い．また，鼻下網膜由来の軸索は視交叉において，対側の視神経に湾入した後に，対側の視索へと入る．これをWilbrandの膝と呼ぶ．外側膝状体の中央1/3の領域を外側脈絡叢動脈により，周辺の2/3の領域は前脈絡叢動脈により栄養されている．視放線は，外側膝状体の内側から出た線維とそれ以外の領域から出た線維で走行が異なる．前者は，側頭葉前方に湾曲してから後頭葉に投射する（Meyerループ）．これに対して後者は，比較的直線的に後頭葉に投射する．一次視覚野は外側膝状体と同様に層状構造（眼優位コラム）を呈し，視覚特性に応じて神経が終末する層が決まっている．Magnocellular層からの情報は4Cα層，parvocellular層からの情報は4Aと4Cβ層，koniocellular層からの情報は3層に伝達される．しかも，この重層構造は，左右眼からの情報が交互の柱状構造で区切られている．

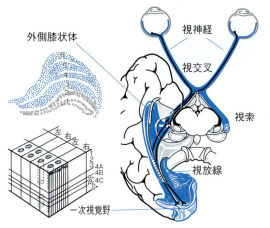

図1 視覚経路のシェーマ
外側膝状体は腹側2層(グレー)と背側4層(青)に分かれる．一次視覚野には眼優位コラムがある．

表1 視覚経路の投射経路と伝達される視覚情報

起源	網膜神経節細胞	parasol	midget	bistratified
中継中枢	外側膝状体	magnocellular 層	parvocellular 層	koniocellular 層
投射先	一次視覚野	4A，4Cβ	4Cα	3
機能		運動視	赤緑色覚，形態覚	青黄色覚

機能

網膜神経節細胞は，上記の外側膝状体の magnocellular 層に終末する parasol 細胞，parvocellular 層に終末する midget 細胞，koniocellular 層に終末する bistratified 細胞に区分される．ただし，実際にはより多彩な網膜神経節細胞が存在することが知られており，特に近年注目を集めているのが，内因性メラノプシン産生細胞であり，視蓋前域に光情報を伝え，対光反射を司る．Leber 遺伝性視神経症ではこのメラノプシン産生網膜神経節細胞が選択的に障害を免れるとされる．

視神経内に存在するアストロサイトが発現するアクアポリン4水チャネルに対する自己抗体により視神経が障害される視神経脊髄炎は重篤な視機能障害を残す．一方，ミエリン鞘が標的となる脱髄疾患では，その修復により視機能は回復しやすい．

視交叉において交叉線維のほうが非交叉線維より多いため，視索障害では，対側の同名半盲に加えて，対側眼に相対的求心路対光反射障害が生じる．視神経が視交叉に接合する部分の病変ではWilbrandの膝が障害され，同側の視野障害に加えて，対側眼の上1/4耳側半盲を呈する．外側膝状体の栄養血管のうち外側脈絡叢動脈が障害されると，水平経線をまたぐような扇状の同名半盲(同名水平区画性半盲)を呈する．前脈絡叢動脈が障害されると，水平経線をまたぐ扇状領域のみ視野が残存するような同名半盲を呈する．視放線の Meyer loop が障害されると上1/4同名半盲となる．

● 文献
1) Rizzo III JF：Embryology, anatomy, and physiology of the anterior visual pathway. In *Walsh and Hoyt's Clinical Neuroophthalmology*, 6th ed, Lippincott Williams & Wilkins, Philadelphia, 2005；3-82.
2) Levin LA：Topical diagnosis of chiasmal and retrochiasmal disorders. In *Walsh and Hoyt's Clinical Neuroophthalmology*, 6th ed, Lippincott Williams & Wilkins, Philadelphia, 2005；503-573.
3) Shin RK, Qureshi RA, Harris NR, *et al*：Wilbrand knee. *Neurology* 2014；82：459-460.

I 感覚器の構造と機能

聴覚・平衡覚

1 耳介と外耳道

日高浩史

解剖学的な特徴

　耳介は外部から見えるいわゆる"みみ"の部分であり，大部分が耳介軟骨のフレームによって形成される．ヒトの場合，耳介軟骨はきわめて複雑な形態を有し（図1），この上に薄い皮膚が密着している．したがって，下方の耳垂部を除くと耳介軟骨の形態をそのまま示すことになる．外側面では特に軟骨と皮膚が密着するため，機械的刺激で外力が分散されにくく，耳血腫を生じやすい．耳介は生後時では小さく，成長に伴い増大して13～15歳でほぼ完成する[1]．外耳道は耳介からの音を鼓膜へ伝える約0.7cm径の筒状の構造である（図2）．

　耳は，発生学的に複数の起源に由来する構造からなる器官である．中でも外耳は中耳と共に，第1および第2鰓弓よりできる[1]．この2つの鰓弓の間に計6つの小丘が形成され，それらはやがて癒合して耳介の凹凸ができあがる．この形成過程の異常で，種々の耳介奇形が生じる[1]．耳介奇形に合併して，耳介と同じ鰓弓由来の器官である外耳，中耳，あるいは顎顔面の奇形を生じることがある．

構造

■ 耳介（図1）

　耳介は貝殻状に全体として陥凹しており，その中央部の深まりが耳甲介である．この前方はさらに深まって外耳道につながる外耳道孔となる．外耳道孔の前方の三角形の隆起は耳珠と呼ばれる．この上方には耳介の起始部である耳輪脚があり，耳介の彎曲を作る彎曲した耳輪につながる．耳輪と耳甲介の間には対耳輪があり，上方で2つに分かれて対耳輪脚を形成し，その間に挟まれた三角形のくぼみは三角窩と呼ばれる．また，耳介の下方には通常"耳たぶ"と呼ばれる脂肪組織からなる耳垂がある．耳垂および耳珠の上部には軟骨がなく，後者は分界切痕と呼ばれ（図1b），耳科手術の際に軟骨を切らずに皮膚切開ができるルートとして知られている[2]．

　耳介皮膚の知覚は，小後頭神経（C2），大後頭神経（C2, 3），耳介側頭神経（三叉神経の第3枝の枝）の支配を受ける[3]．また，顔面神経支配である耳介筋（外耳介筋，内耳介筋）が付着するが，ヒトではこれは退化しており，耳介を動かす働きはほとんどない（図1b）[2]．

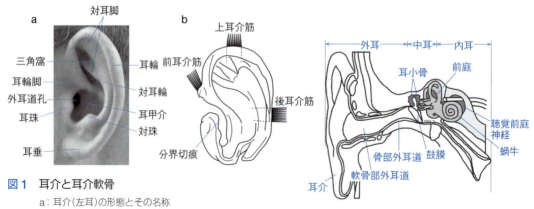

図1　耳介と耳介軟骨
　a：耳介（左耳）の形態とその名称
　b：耳介軟骨（左耳）とこれに付く外耳介筋

図2　耳介・外耳道の構造と中耳・内耳との関係

耳甲介と耳介後部の一部には顔面神経由来の知覚神経（中間神経由来）が分布している．

■外耳道

外耳道孔から鼓膜までの管で，ゆるいS字状の彎曲を呈しており，外側 1/3 は外耳道軟骨に包まれる軟骨部外耳道，内側 2/3 は側頭骨に囲まれた骨部外耳道で構成される（図2）．表面は皮膚で覆われているが，軟骨部外耳道の皮膚には耳毛と毛包が見られ，皮脂腺，耳垢腺が開口する[2]．角化物と分泌物は耳垢となる．

一方，骨部外耳道では毛や腺はなく，皮下組織も少なく，皮膚が骨膜と密着して骨を薄く覆っている．骨部外耳道の上壁および後上壁は側頭骨の鱗部からなり，残りの骨壁は鼓室部で構成される．骨部外耳道は前方が後方に比べてやや長く，通常は前壁が突出して後方に凸のカーブを来している．前方には顎関節が存在し，また後壁の近くには顔面神経が鼓膜輪の2～3mm後方を走行している．また，小児期には骨部外耳道前下壁に欠損が見られることがあり（鼓室骨裂孔），炎症の外耳道外への進展経路として重要視されている．

耳介の神経支配で述べた前述の耳介側頭神経が，外耳道前上壁から鼓膜外面の知覚を支配している．また，副交感神経が主体である迷走神経で唯一の体性知覚枝（アーノルド神経）としての耳介枝が，耳介後面と外耳道後下部に分布している[3]．

機能

■耳介

パラボラアンテナが電磁波を集めるのと同様に，耳介は反射体として音を効率的に捉え，外耳道へと集める働きを持つ．集音による音の大きさの増強効果（音響利得）は，外耳の各構造により違いが見られる．耳甲介の部分は 5.5 kHz をピークとして約 10dB の音響利得をもたらす[1]．外耳道から鼓膜を含めたいわゆる外耳全体による音響利得は，語音の認知に重要な 2～5kHz の周波数帯域で最高20dBに達する[1]．

また，この集音効果は音の方向によって異なり，音が頭に対して特定の方向からくるときに最も効果が高い[3]．上方の音源からの高周波数の音はより効率的に外耳道に入る．垂直方向の音源の位置を特定する際には，このような耳介の集音特性が重要になる．

一方，水平面での音源定位には両耳間の時間差・強度差が主な手掛かりとなり，脳幹レベル（上オリーブ核）の働きが重要である[3]．

■外耳道

外界の音を鼓膜に到達させる働きを持つ．基本的にある音波が管内を伝わる場合に反射波が発生するが，進行する波と反射により逆行する波が重なり合い，管の場所により音圧に差が生じる．この現象を共振（共鳴）と言い，外耳道のように一端が開放され他端が閉鎖されている場合，開放端の音圧は低下して閉鎖端の音圧は上昇する．たとえば，外耳道を長軸が 2.5cm の円筒状の管と仮定すると，共振周波数 f は，

$$f = 音速 / 波長 = 343/(0.025 \times 4)$$
$$= 3,430 \text{ Hz}$$

となる．ただし，外耳道は屈曲した構造のため，共鳴により 2～5 kHz の高音部が 5～10dB 程度増幅される．

また，外耳道には外傷や異物などが直接鼓膜や中耳に及ばないように聴器を保護する働きと，外耳道皮膚が腔内に集積し，音伝導が障害されることを防ぐ自浄作用とがある．

●文献

1) 本庄 巌：外耳—発生，解剖，生理．中野雄一編，CLIENT 21 21 世紀耳鼻咽喉科領域の臨床 (4)外耳・中耳，中山書店，東京，2000；3-6.

2) 星野知之：新耳の構造と機能—耳介・外耳道の構造．森山寛編，新図説耳鼻咽喉科・頭頸部外科講座 (2)中耳・外耳，メジカルビュー社，東京，2000；4-5.

3) Bear MF, Connors BW, Paradiso MA：聴覚と平衡感覚．加藤宏司，後藤 薫，藤井 聡他監訳，神経科学−脳の探究，西村書店，東京，2007；265-298.

聴覚・平衡覚

2 耳管

大島猛史

解剖学的な特徴

耳管の全長は生下時には22～24mm、成人では35～40mmとなる。耳側の1/3が骨部、咽頭側の2/3が軟骨部、両者の境界は最も狭く、峡部と呼ばれる（図1）。幼少時にはその走行は水平に近いが、成長と共に傾き、成人では水平面に対して30°くらいになる。幼小児期に中耳炎が多い原因の1つとして耳管が短く水平に走行していることがある。

耳側の耳管鼓室口、咽頭側の耳管咽頭口は内視鏡などで観察することができるが、耳管は頭蓋底深部を走行し、さらに、内腔は閉鎖しているため、CT、MRIなどの画像では同定しにくい。

構造

耳管軟骨部はその周囲を不完全に耳管軟骨が取り囲んでいる。耳管軟骨はその断面がフック状であり、その形状は耳管咽頭口にある耳管隆起として観察できる。耳管軟骨は外側板と内側板に分けられ、その間の接合部は軟らかく蝶番の役目を果たす。そのため外側板に付着する口蓋帆張筋の収縮により外側板が牽引されるため耳管内腔が開く。つまり、口蓋帆張筋（下顎神経支配）は耳管開大筋として機能する。さらに耳管の走行に沿ってその下方に口蓋帆挙筋（迷走神経支配）が存在し、耳管の開大に補助的に働く。

耳管軟骨部の前外側には翼突筋静脈叢、さらに血流の多い外側翼突筋があり、これらの体積変化が耳管の開大・閉鎖を変化させる。

耳管の粘膜下にはオストマン脂肪体と呼ばれる脂肪組織があり、この萎縮が耳管の閉鎖

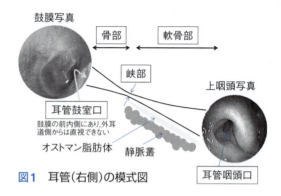

図1 耳管（右側）の模式図

不全の一因になると言われている。

機能

耳管の機能異常は中耳疾患、難聴に大きく関与する。

中耳腔の排泄および感染防御

耳管内腔は線毛上皮細胞で覆われ、杯細胞および粘膜下の耳管腺組織により分泌が行われ、粘液線毛機能により中耳腔の排泄および感染防御を担う。

中耳腔の調圧能

耳管を介して中耳腔が鼻咽腔と交通することにより中耳腔圧は大気圧と等しくなり、このときに中耳伝音系の効率は最大となる。しかし、鼻咽腔の音圧が中耳腔に侵入すると外耳道からの音声と干渉するため、耳管を閉じ中耳腔を閉鎖腔として保つことが必要である。閉鎖性と調圧能を共に具有するためには耳管の開放は嚥下やあくびなどの際に瞬間的にとどめ、普段は閉鎖状態にすることとなる。開放と閉鎖のバランスは繊細であり、さまざまな原因で容易に破綻し、耳管狭窄症あるいは耳管開放症という病態が生じる。

聴覚・平衡覚
3 中耳

東野哲也

中耳の解剖学的特徴

　頭蓋底を構成する側頭骨の内側(錐体部)に骨迷路があり，音信号を検出する内耳(蝸牛)の有毛細胞が配列している．外界からの音信号(振動)を蝸牛に伝える役割を演じるのが，鼓膜と耳小骨からなる「中耳伝音系」である．その伝導効率を最大限に高めるために，骨構造の中に含気腔を維持する仕組みが必要である．本稿では聴覚機能の面から中耳の構造(図1)と機能(図2)を論じる．

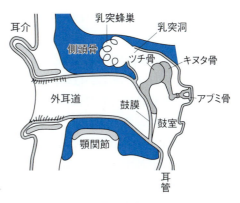

図1 外耳道・中耳の模式図
(森満 保：イラスト耳鼻咽喉科，第4版，文光堂，東京，2017より作図)

中耳の構造

　外耳道と中耳腔の境界をなすのが0.1mmの薄い鼓膜である．われわれ耳鼻咽喉科医は，鼓膜に現れる所見を通して中耳腔の状態を判断する．鼓膜が膨隆していれば中耳腔内圧が高いと考え，逆に内陥していれば陰圧と判断する．
　鼓膜と内耳を機械的に連結しているのが3つの小さな骨，すなわち耳小骨である．外側で鼓膜に付着しているのがツチ骨，内側で前庭窓と呼ばれる内耳の窓にはまり込んでいるのがアブミ骨，両者をつないでいるのがキヌタ骨である．これらの耳小骨は鼓室の壁から出る細かい靱帯や粘膜ヒダで空中に緩く吊り下げられた状態を保っている．このほかに耳小骨と鼓室壁のより強い連結を担っているのが2つの小さな耳小骨筋，すなわち鼓膜張筋とアブミ骨筋である．前者は鼓室の前方からツチ骨に，後者は鼓室後方からアブミ骨に付いている．
　含気腔として耳小骨を収める部分を鼓室と呼び，後方の乳突洞および乳突蜂巣に連なる．乳突蜂巣発育は生後に進行するため，幼小児期の炎症(中耳炎)により抑制や修飾を受けやすい．したがって蜂巣発育の程度は個人差が大きい．

中耳の機能

中耳腔の調圧機構

　中耳腔の含気を保つためには外界の空気と換気する通路が必要である．これは耳管という3〜3.5cmの小管で，鼓室の前方に位置する耳管鼓室口から上咽頭の耳管咽頭口に開いている．耳管内腔は線毛上皮でカバーされており，咽頭側の2/3は軟骨で，鼓室側の1/3は骨で囲まれている．耳管は安静時には耳管軟骨の弾性で閉鎖しているが，嚥下運動やあくびで耳管壁に付いている筋肉が収縮して内腔が開き，その瞬間に鼓室内外の圧調節が行われる．また，耳管上皮の線毛が咽頭側に向かって動くことにより，鼓室内の分泌物を配している．成人では耳管の走行が軽度ながら咽頭に向かって下降していることも，鼓室から咽頭への排出に有利な構造である．逆に乳幼児では水平位をとるため上咽頭からの逆流が生じ，中耳炎の罹患が高い原因となっている．

中耳伝音系の音圧増幅作用

　鼓膜から耳小骨に連なる中耳伝音系は，空

気で満たされた外耳と内耳リンパ液で満たされた内耳を連結している．その目的は何であろうか．それにはまず水中に潜って水上の人の声がどのように聞こえるかを思い浮かべてほしい．音波が空気中から水中に入る際に音のエネルギーの約 99.9% が水面で反射してしまい，水中に伝播されるのはわずか 0.1% に過ぎない．この音エネルギーの損失は音圧に換算すれば約 30% に相当する．もし，中耳伝音系がなかったら，あるいは膜性の内耳の窓（前庭窓）が鼓膜に取って替わったら，空気中の音波が直接内耳液に達することになる．これでは音エネルギーの損失が大き過ぎる．空気の振動である音波が耳小骨を介して内耳液振動に替えられる際に生じる約 30dB の音エネルギーの損失を補うのが，中耳伝音系の音圧増幅作用なのである．

増幅作用の最大の要素は鼓膜とアブミ骨底の面積比による音の増幅効果による．鼓膜の有効面積が約 55mm^2，アブミ骨底の面積が 3.2mm^2 であるから，面積比は約 17 倍である．もし鼓膜に加わった空気振動が，1/17 の大きさのアブミ骨底に集まれば圧力が増加するはずである．これは音圧に換算すると約 25dB の増幅に相当し，先の 30dB の損失の大半がこの面積だけで補われることになる．

もう 1 つのメカニズムは耳小骨連鎖そのものに存在する「てこ比」である．このてこ作用は，ツチ骨とキヌタ骨の長脚（アブミ骨が付く側の突起）の長さの比（1.3：1.0）に基づくものと考えられているが，計算上は約 2.5dB 程度の増幅効果しか得られない．

このように中耳伝音系の音圧増幅作用はもちろん音の周波数に依存するもので，100Hz 以下と 2,500Hz 以上の音には効果が少ない．しかし，2,500～5,000Hz の音は外耳ですでに 10～20dB の増幅を受けているので，それらを合わせるとアブミ骨に振動が伝わるまでに約 30dB の増幅が，100～5,000Hz の範囲

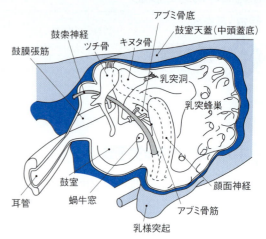

図 2 中耳腔の模式図
鼓膜や乳様突起外側壁を除いて外耳道方向から見た図である．
（森満 保：イラスト耳鼻咽喉科．第 4 版．文光堂，東京，2017 より作図）

で行われていることになる．これは，ヒトの聴覚において，特に会話音の聞き取りに必要な周波数を完全にカバーしている．

鼓膜に達した音のエネルギーの大部分を内耳の前庭窓に伝える耳小骨連鎖の動きに，もう 1 つ重要な機能がある．内耳液が十分に振動するためには，アブミ骨が押し込まれて内耳液が圧縮される分だけ中耳腔側に押し出される場が必要である．ここが蝸牛窓と呼ばれる膜性の内耳の窓である．もし鼓膜に穴が空いていたら同じ位相の音が隣り合う 2 つの窓を同位相で動かすことになり，その結果，耳小骨を介した前庭窓の動きを抑制することになる．その意味で，音が耳小骨連鎖のみを伝わる仕組みが内耳への適切な機械的刺激を保証しているのである．

■ 耳小骨筋の機能

アブミ骨筋は強大音刺激により反射的に収縮する．音刺激で収縮すると，耳小骨連鎖が固くなって，2,000Hz 以下の低周波音の減衰が生じる．これにより強大音による蝸牛感覚細胞の破壊を防いでいる．

4 蝸牛

聴覚・平衡覚

菅原一真, 山下裕司

解剖学的な特徴

内耳は側頭骨の中にある大きさ約 1cm³ の組織である(図1a). 音を知覚する蝸牛(cochlea)と加速度を知覚する前庭器(vestibule)に分かれているが, どちらも内耳液(外リンパと内リンパ)で満たされ, 連続しているのが特徴となる. 複雑な形をしており側頭骨の部分を骨迷路, 内耳自体を膜迷路という呼び方がある(図1b). 平衡覚に関係する前庭器は2つの耳石器と3つの半規管からなっており, 系統発生学からみると古くから発達していた器官である. 一方, 聴覚に関係する蝸牛は後になって前庭器の一部から発達したとされる.

構造

ヒトの蝸牛は管がほぼ2回転半巻いた構造をしている. その管の内部は3層の構造をしている(図2). 外リンパが満たされているのは前庭階と鼓室階であり, 一端は前庭窓でアブミ骨が収まっており, 他端は蝸牛窓と呼ばれ, 蝸牛窓膜により閉鎖されている[1]. 前庭階と鼓室階は蝸牛の先端にある蝸牛孔で連続しており交通がある. また前庭階は平衡覚に関係する前庭と交通している. 鼓室階は蝸牛窓膜を隔てて中耳に接する. 前庭階と鼓室階の間には蝸牛管があり, ここには内リンパが満たされている. 前庭階, 鼓室階を満たしている外リンパは蝸牛小管で脳脊髄液と交通しており, ナトリウムイオンの濃度が高く, カリウムイオンの濃度が低い, 脳脊髄液に近い組成を持つ. 一方で, 内リンパはナトリウムイオンの濃度が低く, カリウムイオンの濃度が高いという特徴がある.

蝸牛管の断面は三角形をなしており, 底辺は骨ラセン板および基底板, 側壁は血管条とラセン鞍帯よりなる.

前庭階とはライスネル膜で境界されている. 基底膜上に感覚細胞を有するコルチ器(図3)が存在する. 蝸牛の感覚細胞は有毛細胞で, 支持細胞と共にコルチ器を形成する有毛細胞には内・外有毛細胞の2種類がある[2]. 内有毛細胞はコルチトンネルの内側に1列に並んでおり, 外有毛細胞は外側に3列に並んでいる. ヒトでは内有毛細胞の数は約3,500個, 外有毛細胞は約1万2,000個である. 有毛細胞の頂上には聴毛と呼ばれる構造を認める(図4).

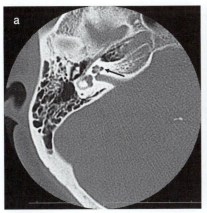
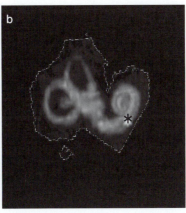

図1
画像検査から見た蝸牛

CT画像の水平断(a)では, 蝸牛(矢印)が側頭骨に囲まれた臓器であることが分かる. 内耳にはリンパが存在するのでMRI T2強調画像(b)では高信号を呈し, 画像を再構築すると, 蝸牛を含む内耳膜迷路立体構造が良く分かる. 蝸牛(*)は2回転半巻いた構造をしている.

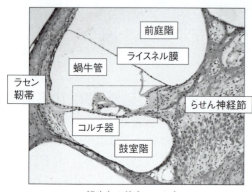

図2 蝸牛の解剖
薄切した組織切片では，内リンパの存在する蝸牛管，外リンパで満たされる前庭階，鼓室階が観察される．蝸牛軸には一次ニューロンであるラセン神経節を認める．

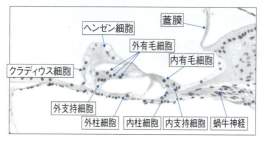

図3 コルチ器の解剖
コルチ器の部分を拡大して観察すると，感覚細胞である3列に配列した外有毛細胞と1列の内有毛細胞を認める（蓋膜は通常有毛細胞と接しているが，この標本では作成過程で変位している）．

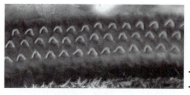

図4 有毛細胞の聴毛
走査電子顕微鏡でコルチ器の表面を観察すると，3列の外有毛細胞の聴毛と1列の内有毛細胞の聴毛を認める．

蓋膜はラセン器を覆っており，最外側（最長）の聴毛の先端がこれに接している．また，成熟したヒトの有毛細胞は，再生能力を持たないことが特徴となる．

機能

音が鼓膜に到達すると，鼓膜が振動し，その振動はツチ骨，キヌタ骨を経てアブミ骨に伝えられる．アブミ骨は前庭窓にはまっているので，外リンパに波動として伝達され，同時に蝸牛の基底板が振動する．基底板振動は蝸牛の基部（基底回転）より蝸牛の頂部（頂回転）に進行するが，音の周波数によって振動する部位は異なり，高い周波数の音は基底回転付近で，低い周波数は頂回転近くで最大振幅を示す．これによって，蝸牛は音の周波数を弁別しているとされる．

基底板が振動すると，その上に存在しているコルチ器も振動する．その中で蓋膜とそれに接する有毛細胞の聴毛の間に力がかかり，聴毛が屈曲する．聴毛にはMETチャネル（mechano-electrical transduction channel）が存在し，これを通じて内リンパのカリウムイオンが細胞内に流入することで有毛細胞が電気的に興奮し，細胞の底部に接している蝸牛神経線維に興奮を起こす．

また，外有毛細胞には収縮性があり，基底板の振動を増幅している．これは聴覚をより鋭敏にしている機能の1つであると考えられている．

蝸牛管の側壁にある血管条は毛細血管が豊富に存在する．内リンパの高カリウムという特殊なイオン組成は，主として血管条で産生されている．また内リンパは+80mVの正の電位を持つが，この電位の成立にも血管条にあるカリウムイオンチャネルが重要な役割を果たしている．

● 文献
1) 岩崎　聡：解剖と機能．内耳シリーズ　人工内耳と蝸牛．*JOHNS* 2000；16：806-807.
2) 藤田恒夫：内耳の有毛細胞．新薬と治療 1991；41：17-19.

5 前庭・三半規管

聴覚・平衡覚

堤　剛

解剖学的な特徴

　前庭・三半規管は平衡覚を感受する器官であり，その感受する対象は空間内における（直線・回旋角）加速度である．一方，聴覚器が感知するのは音，つまり媒質の振動（加速度）であり，平衡器ときわめて類似した機能を持ち，蝸牛はその発生学的起源を平衡器に持つ．このため，内耳は相同性を持つ平衡器と聴器の2つの解剖学的構造を持つ．

　加速度を感知するのは有毛細胞で，細胞上にある感覚毛が加速度により倒れることでイオンチャネルが開閉し，脱分極・過分極が起きる．これにより生じた電位変化が聴覚や平衡覚入力として用いられる．

　平衡器は直線加速度を感知する卵形嚢・球形嚢と，回転角加速度を感知する三半規管に分けられる．

構造

前庭（卵形嚢，球形嚢）

　直線加速度を受容するため，平面上に並んだ有毛細胞の上に耳石と呼ばれる炭酸カルシウムの結晶が敷き詰められている（図1a）．頭部と共に耳石器が傾くと，直線加速度の方向が変化することにより有毛細胞上で耳石がずれ，感覚毛が偏位して電位が変化する．これにより重力の変化が感知される．感覚細胞には求心性線維がシナプスを作るⅠ型細胞と，遠心性線維が接続するⅡ型細胞がある．卵形嚢は主に水平面，球形嚢は垂直面上に感覚細胞が並び，それぞれ水平方向・垂直方向の直線加速度を受容している（図1b）．

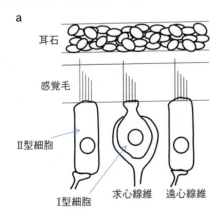
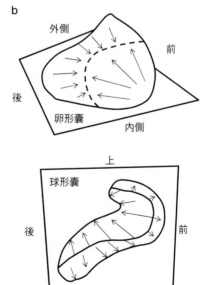

図1　前庭（卵形嚢，球形嚢）

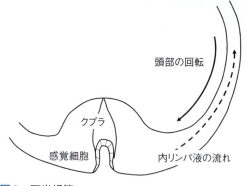

図2 三半規管

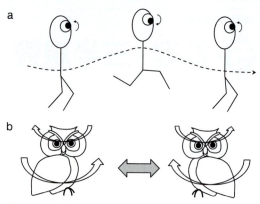

図3 前庭動眼反射と前庭頸反射

■三半規管（図2）

　三半規管は回転角加速度を受容するために，約90°で直行する3つのループ状の管で形成されている．頭部が回旋するとこの管の中の内リンパ液に頭部と反対向きの対流が起こり，それぞれの管の一端にある膨大部と呼ばれる囊状部の中で，クプラと呼ばれるゼラチン質に包まれた感覚毛が偏位して，電位変化が起きる．これにより頭部の回旋が感知される．

機能

■前庭動眼反射

　ヒトが走る際に頭部は上下動をする．このときに，ヒトの眼球が正面を向いたまま動かないと，視覚入力は激しく上下動し，対象物を視覚的に捉えながら安定して走ることはできない．実際にはヒトの眼球は頭部の動きと逆方向へ回旋し，運動時の視線の位置を空間内で固定している（図3a）．これにより対象物を網膜中心に捉えたまま安定した運動が可能となる．

　これは前庭動眼反射と呼ばれ，頭部が回転して三半規管が刺激されるとその反対方向へ眼球が回旋するように外眼筋の収縮が引き起こされる．ただし，実際にはヒトの運動には加速度のない等速運動成分もあり，加速度入力を要する前庭動眼反射はこれに対しては使えないために，視覚入力を用いて眼球を動かす視運動性眼球運動が相補的に機能している．

■前庭頸反射

　フクロウは，体を回転させると頭部が逆方向へ回旋する．これは回転角加速度を三半規管が感知し，頸部の筋肉への出力により頭部を逆方向へ回旋させることで，視線を対象物からぶれないように固定している（図3b）．前庭動眼反射と前庭頸反射は相補的に働き，加速度運動時の視線の固定に共に寄与している．

　ヒトは脳の重量が重いため，頭部を動かすには大きなエネルギーが必要となる．このため前庭動眼反射の比率が高い．ただし，眼球は2つあるため，視線を固定するためには単純な回旋だけでなく輻輳の調節も必要となり，前庭頸反射と比べて複雑な情報処理が必要となる．

■前庭脊髄反射

　地球上は1Gの環境下にあり，ヒトは重力（直線加速度）に対応しながら運動を行う必要がある．体幹と頭部が傾斜して重力方向が変化すると，耳石器への直線加速度入力が変化し，反対方向への頭部側屈や傾斜側の抗重力筋の緊張による姿勢の立て直し反射を引き起こす．

6 内耳道・小脳橋角部

聴覚・平衡覚

鴫原俊太郎

解剖学的特徴

小脳橋角部は小脳と脳幹（橋）がなす部分で，この部から生じる顔面神経・聴神経が側頭骨内側部に存在する内耳道に到達する．

構造

小脳橋角部は外側を側頭骨錐体部，内側を小脳半球により囲まれている．その中央を顔面神経・聴神経を形成する5つの神経（顔面神経，中間神経，蝸牛神経，上・下前庭神経）が橋最外側下部より内耳孔に向かって走行するが，小脳橋角槽内では2つの大きな神経束（顔面神経・聴神経）とその間に介在する細い神経束（中間神経）が見られる（図1）．これらの神経束の後上部には小脳片葉，下部にはLuschka孔から出た脈絡叢と舌咽・迷走・副神経が存在する[1]．

内耳孔近傍では脳底動脈より生じ，橋下部前面を走行している前下小脳動脈（anterior inferior communicating artery；AICA）が内耳孔前で血管輪を作り，小脳半球へ戻っていく．内耳孔前方部を走る間にAICAは1本ないし2本の内耳を栄養する迷路動脈を分枝する[2]．

内耳道は頭蓋内と同じく，内部を硬膜とくも膜に包まれている．内耳道内では中間神経は顔面神経と一体になり，蝸牛神経，上・下前庭神経の4つの神経に分かれるが，顔面神経は前上方，蝸牛神経は前下方，上前庭神経は後上方，下前庭神経は後下方を走行する．これらは内耳道の最外側部である内耳道底部（fundus）において水平方向は横稜（transverse crest）で，また横稜より上部においてはvertical crest（Bill's bar）で分けられる．さらに，下前庭神経からは後半規管膨大部神経が分かれて単孔から後半規管膨大部に分布する．

機能

小脳橋角部で最も重要なのは顔面神経および聴神経である．いわゆる顔面神経機能には顔面表情筋やアブミ骨筋を司る運動神経線維のほかに，味覚や知覚，涙腺，顎下腺唾液分泌機能があるが，これらは中間神経を経由する．聴神経は主に蝸牛神経と上下前庭神経に分かれるが，蝸牛神経は聴覚求心性伝導路であり，上前庭神経は前半規管，水平半規管と卵形嚢を主に支配し，下前庭神経は後半規管と球形嚢に分布する．

顔面神経が脳幹から出た直後にはjunctional zoneと呼ばれる髄鞘形成細胞の移行部位（希突起膠細胞からシュワン細胞への移行部）がある．

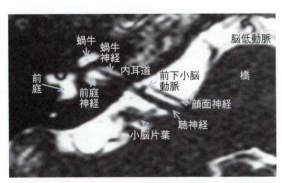

図1 内耳道・小脳橋角部の構造
MR cisternographyで見る小脳橋角部の構造，内耳道底部（内耳側）の神経配置．

● 文献
1) 松島俊夫，井上 亨，名取良弘他：小脳橋角槽内耳孔近傍の微小外科解剖 特に顔面・聴神経束と周囲動脈について．Neurol Surg 1992；20：409-415．
2) 神崎 仁，志賀逸夫：内耳道内およびその付近の血管輪と第8脳神経症状．耳鼻展望 1986；29：399-404．
3) 脇坂浩之，暁 清文：顔面神経の解剖．耳鼻・頭頸外科 2005；77：9-13．

I 感覚器の構造と機能

聴覚・平衡覚

7 顔面神経

村上信五

顔面神経は運動神経，知覚神経，副交感神経の3つの機能の異なる神経から構成される混合神経で，顔面の表情運動や味覚，流涙，唾液の分泌を司っている[1]．

顔面神経の解剖

顔面神経は第7脳神経で，運動神経成分のみを狭義の顔面神経，知覚神経と副交感神経成分からなる中間神経を合わせたものを広義の顔面神経と呼んでいる．運動神経成分である狭義の顔面神経は大脳皮質の中心前回運動領野に存在するBetz細胞に由来し，放線冠，内包を通り，中脳大脳脚を経て橋の顔面神経核に到達する．その際，大部分の線維は交叉して対側の神経核に入るが，顔面上部の筋を支配する線維の一部は交叉せず同側の神経核に入る（図1）．顔面神経核から出た顔面神経は，小脳橋角部を経由して内耳道に入り，側頭骨の顔面神経管（fallopian canal）内を走行し，茎乳突孔から出て耳下腺の浅葉と深葉の間を通り，側頭枝，頬骨枝，頬筋枝，下顎縁枝に分枝し，ネットワークを形成して顔面表情筋に広く分布する（図2）．

側頭骨内の顔面神経は臨床上，中枢側から内耳道部，迷路部，膝部（第1膝部），鼓室部（水平部），錐体部（第2膝部），乳突部（垂直部）に分割されている．側頭骨内を走行する顔面神経の長さは28～30mmであるが，その走行はきわめて複雑で，蝸牛や三半規管などの重要な器官が近接している．また，顔面神経が走行する顔面神経管は部位により径が異なっており，特に内耳道から迷路部に移行するmeatal segmentと錐体部で狭くなっているために，顔面神経が炎症で腫脹した際にはこの部位で最も圧迫される[2]（図2）．

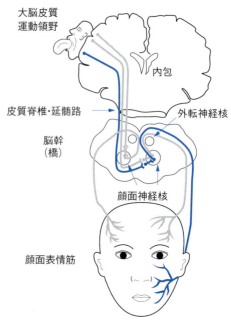

図1 顔面神経の走行と表情筋支配

中間神経の知覚神経成分は延髄の弧束核から，副交感神経成分は橋の上唾液核から始まり，知覚神経成分は第1膝部で知覚神経細胞集合体である膝神経節を形成した後，顔面神経に合流して表層を走行し下行する．運動神経成分の一部は錐体部でアブミ骨筋神経として分枝し，アブミ骨筋に分布する．知覚神経成分は乳突部で一部が分枝して鼓索神経となり，残りは茎乳突孔の手前で迷走神経耳介枝（Arnold神経）と吻合してから後耳介枝として分枝する．鼓索神経は中耳のツチ骨とキヌタ骨の間を前方に向かい，錐体鼓室裂から側頭下窩に出て三叉神経の第Ⅲ枝である舌神経と合流して舌に分布する．また，後耳介枝は耳介と外耳道入口部に分布する．

中間神経の副交感成分は第1膝部で一部が大錐体神経として分枝し，翼口蓋神経節を経

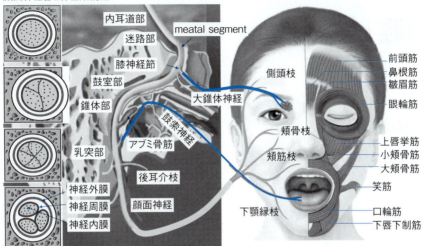

図2 側頭骨内顔面神経の解剖と構造的特徴

由して涙腺に分布する．残りは顔面神経の表層を知覚神経と共に下行し，乳突部で鼓索神経に入り，三叉神経の第Ⅲ枝である舌神経と合流して顎下神経節を経由して顎下腺と舌下腺に分布する．

顔面神経の構造

　顔面神経は有髄線維と無随線維で構成され，ヒトでは約1万本が存在する．神経線維の周囲は薄い神経内膜で覆われ，神経周膜が複数の神経線維を束ねて神経束を形成し，さらに神経外膜が神経周膜を束ねて1本の顔面神経を構成している[3]．神経外膜は臨床的には神経鞘と呼ばれている．興味深いことに，顔面神経は側頭骨内の部位により神経周膜の構造が異なる．すなわち，鼓室部より中枢側では神経周膜は薄く神経内膜との境界が不明瞭で，茎乳突孔に近づくにつれて次第に厚くなり，神経束も増加する．そして，側頭骨外に出ると典型的な末梢神経の神経束構造を呈するようになる．

顔面神経の機能

■ 運動神経

　顔面の表情筋やアブミ骨筋を支配することから，神経が障害されると顔面の表情運動が麻痺して顔面麻痺が生じる．また，アブミ骨筋神経は音響刺激で反射的にアブミ骨筋を収縮させて耳小骨や鼓膜のインピーダンスを増加させる．これにより内耳に過大な音圧が入るのを防止しているが，顔面神経が障害されるとアブミ骨筋が収縮しないため聴覚過敏が生じる．

■ 知覚神経

　中間神経，鼓索神経成分で延髄の弧束核を起源とする知覚神経は舌の前2/3の味覚を司る．一方，後耳介枝となった知覚神経は耳介と外耳道入口部の知覚を司る．

■ 副交感神経

　上唾液核に由来する中間神経成分の副交感神経線維のうち，膝神経節部で分枝した大錐体神経は翼口蓋神経節を経由して涙腺に分布し，涙の分泌を司る．一方，鼓索神経に入り，顎下神経節を経由して顎下腺と舌下腺に分布した副交感神経線維は唾液の分泌を司る．

● 文献

1) May M : Anatomy for the clinician. eds May M, Schaitkin BM, In *The Facial Nerve*, May's Second Edition, Thieme, New York・Stuttgart, 2000 ; 19-56.
2) Fish U : Surgery for Bell's palsy. *Arch Otolaryngol* 1981 ; 107 : 1-11.
3) Schuknecht HF : Anatomy. The facial nerve. In *Pathology of the ear*, 2nd ed, Lea & Febiger, Philadelpha, 1993 ; 37-44.

感覚器の構造と機能

嗅覚・味覚

1 鼻腔・副鼻腔

竹内万彦

解剖学的な特徴

鼻副鼻腔粘膜は多列円柱線毛上皮に覆われ（図1），粘液線毛クリアランスが働き吸気中の異物排除などの機能を果している．図2に正常線毛の電子顕微鏡所見の模式図と健常者の線毛の透過型電子顕微鏡所見を示した．正常線毛は，2本の中心微小管と9対の周辺微小管を持つ．周辺微小管には外腕ダイニンと内腕ダイニンが見られる．

呼吸のための気道としての鼻腔機能は主に自律神経支配を受ける血管系に依存している．副交感神経の興奮は血管拡張と共に分泌物の増大を来し，交感神経の興奮は血管の収縮と血流量の減少を来す．表在性の毛細血管は粘膜表面の温度を変化させ，深部の静脈洞は粘膜の厚さを変化させると言われている．

嗅覚を司る嗅上皮は上鼻甲介とこれに対する鼻中隔粘膜の一部に存在し，その表面積は片側でおよそ500円硬貨大であり，片側の嗅上皮に約300万〜500万の嗅細胞が存在する．

構造

鼻腔は鼻中隔によって左右に分かれ（図3b），外鼻孔に始まり後鼻孔に終わる．粘膜で覆われた固有鼻腔では，前方の一部が扁平上皮で，残りの大部分は呼吸上皮，天蓋付近は嗅上皮で覆われる．鼻腔の内側壁は鼻中隔からなり，ほぼ平坦である．外側壁には甲介と呼ばれる上下に並ぶ突起があり，前下方から下鼻甲介，中鼻甲介，上鼻甲介と呼ばれる．これらの鼻甲介は鼻腔側壁の表面積を大きくしており，後述する吸気の加温，加湿に有効に働いている．

副鼻腔は鼻腔を取り囲む骨の内部に発達した空洞で，鼻腔に通ずる開口部を持ち，鼻腔の粘膜に連続して内面が覆われており，内部に空気を含む．副鼻腔には次の4洞がある．上顎洞は最大の副鼻腔で，半月裂孔を経て中鼻道に開く．自然口（開口部）が高い位置にあるために洞内の液は排出されにくい．洞の下壁は歯槽突起からなり，上顎の歯根が接しており，歯根の病変が洞内に波及することがある．篩骨洞は鼻腔と左右の眼窩の間で篩骨の内部に蜂巣状に発達した多数の小腔で，中鼻道と上鼻道に開く．前頭洞は前頭骨の前頭鱗の内部に広がり，自然口は中鼻道に開く．蝶形骨洞は蝶形骨体の内部にあり，鼻腔の後上部にある蝶篩陥凹に開く．

機能

鼻腔には，加温，加湿，浄化の作用，嗅覚，音声共鳴器としての機能がある．

鼻は温度調節を行い，咽頭内の温度は外気温にかかわらず体温との差は1〜2℃以内である．この調節は鼻甲介粘膜の血流によるところが大きい．鼻粘膜の杯細胞や粘膜下腺から分泌された粘液によって加湿されるために，吸気が咽頭に達するまでに相対湿度は80％以上に加湿される．

浄化作用は先述した粘液線毛クリアランスによってもたらされる．粘液線毛クリアランスは鼻腔では後鼻孔に，副鼻腔では自然口に向かっている（図3）．粘液線毛クリアランスには，線毛細胞による線毛打，粘液量とレオロジー的性質，線毛と粘液の相互作用の3つの因子が関与する．線毛の先端は線毛間液層からわずかに出た状態で粘液線毛輸送が効果的に働く．線毛は一般に毎秒8〜15回線毛

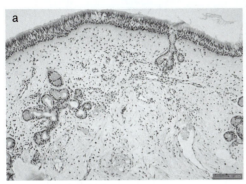
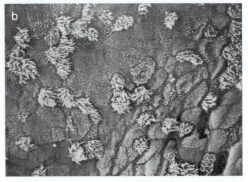

図1 正常鼻粘膜の組織（a：ヘマトキシリンエオジン染色，100倍）と慢性副鼻腔炎患者の上顎洞粘膜の走査型電子顕微鏡所見（b）
正常上顎洞粘膜では，その90％以上は線毛によって覆われているが，慢性副鼻腔炎の上顎洞ではその線毛占有面積が減少する．

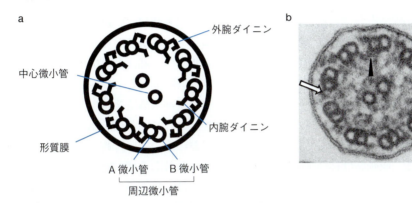

図2 正常線毛の電子顕微鏡所見の模式図（a）と健常者の所見（b）
正常線毛は，2本の中心微小管と9対の周辺微小管を持つ．周辺微小管には外腕ダイニン（白矢印）と内腕ダイニン（黒矢頭）が見られる．

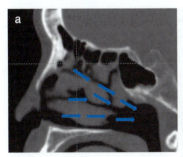
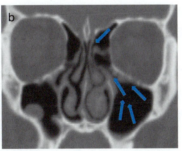

図3 鼻腔副鼻腔の解剖と粘液線毛クリアランスの方向性
鼻腔（矢状面ＣＴで示す）では後鼻孔へ，副鼻腔（前額断ＣＴで示す）では鼻腔への開口部へ向かう．

打をうち，粘液線毛輸送に重要な働きをしている．先天的に線毛運動に障害のある原発性線毛運動不全症ではクリアランスが低下し，慢性副鼻腔炎，気管支拡張症などが起こる．
また，鼻粘膜はイオン輸送を行っており，イオンの濃度勾配によって生ずる上皮を介する浸透圧差により水分が移動する．上皮細胞のイオン輸送によって線毛間液が形成され，その深さが調節されるとされている．

鼻中隔上方とこれに対応する上鼻甲介内側部に存在する嗅上皮内の嗅細胞の嗅線毛にある嗅覚受容体ににおい分子が結合し，においの情報が中枢に送られる．嗅覚受容体はヒトでは396種類あると言われ，嗅覚受容体は構造の異なる多種類のにおいに応答する．

I 感覚器の構造と機能

嗅覚・味覚

2 嗅粘膜・嗅細胞

岡本雅子, 東原和成

解剖学的な特徴

鼻腔の上方には, 嗅粘膜と呼ばれる黄褐色の組織がある. ここに嗅覚受容体を発現し, においセンサーとして働く, 嗅細胞が存在している(図1a). におい分子は, 鼻側からも, 咽頭側からも嗅粘膜へと運ばれる. 鼻側をオルソネーザル経路, 咽頭側をレトロネーザル経路と呼ぶ. レトロネーザル経路のにおいは, 主観的には, 味として認識されることが多い.

嗅粘膜は, 嗅上皮と粘膜固有層から構成されている(図1b). 嗅上皮には, 嗅細胞の細胞体が存在するほか, 嗅細胞のもととなる基底細胞が存在する. 嗅細胞は神経細胞であるが, 再生することが知られており, 基底細胞の細胞分裂により生じて数週間の単位で再生を繰り返す.

嗅細胞は, 鼻腔側に樹状突起を, 脳の嗅球へ軸索を伸ばし, 1つの細胞で鼻腔から脳への情報伝達を担っている. 鼻腔側の樹状突起からは数十本の嗅繊毛が伸びており, その細胞膜上に嗅覚受容体を発現している. 嗅繊毛はボウマン腺から分泌される粘液に覆われている. におい分子は, 粘液に溶け込んで嗅覚受容体と結合する. 粘液中には多くのタンパク質が存在し, におい分子の溶解, 輸送, 分解などに関与することでにおいの感じ方に影響を与えている.

構造

嗅覚受容体は, 7回膜貫通型受容体と呼ばれるタンパク質ファミリーに属し, 特定のにおい物質の一部, または全体構造を認識する「鍵穴」構造を持っている. ヒトは396種類の異なる鍵穴構造を持つ嗅覚受容体を有すると推定されている(図2a, A〜D).

におい分子には, 共通する化学構造を持つものが多数ある(図2a, w〜y). 嗅覚受容体の多くは, 特定の化学構造を認識するため, 複数種類のにおい分子と結合できる(図2a, A〜C). 同様に, 多くのにおい分子は, 複数種類の嗅覚受容体と結合する(図2a, w〜y). したがって, におい分子の種類は, 結合する嗅覚受容体の組み合わせとしてコードされることになる. ただし例外的に, 特異性の高い受容体とにおい分子の組み合わせも知られている(図2a, zとD).

受容体とにおい分子の結合しやすさ(親和

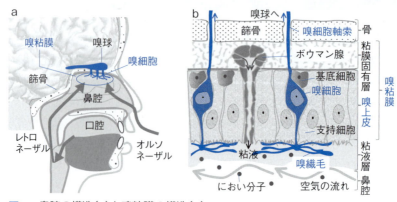

図1 鼻腔の構造(a)と嗅粘膜の構造(b)

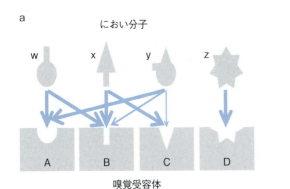
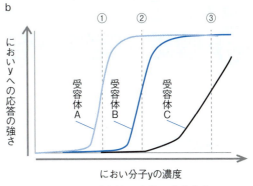

図2 嗅覚受容体とにおい分子の対応例(a)およびにおい分子の濃度による受容体の応答の変化(b)
におい分子の化学構造を図形で表す．aの矢印は，結合する嗅覚受容体を，矢印の太さは親和性の高さを示す．

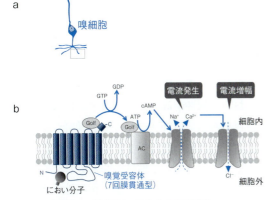

図3 嗅細胞におけるシグナル伝達機構

性)には幅があり(図2a，yとA～C)．同じにおい分子であっても濃度によって，結合する嗅覚受容体の組み合わせが変わる(図2b)．たとえばにおい分子yは，低濃度(図2b，①)では，親和性の高い受容体Aのみと結合するが，高濃度では，親和性のやや低い受容体BやCとも結合する(図2b，②，③)．この仕組みにより，濃度によって，同じにおい分子が著しく異なるにおいの質を呈することもある．

嗅細胞におけるシグナル伝達

嗅細胞の繊毛(図3a)の細胞膜(図3b)には，嗅覚受容体をはじめ，さまざまな膜タンパク質が存在し，シグナル伝達にかかわっている．嗅覚受容体ににおい分子が結合すると，タンパク質の構造が少し変化する．その変化が，隣接するGタンパク質(Golf)に伝えられ，Golfを活性化する．その結果，アデニル酸シクラーゼ(AC)と呼ばれる酵素が活性化し，細胞内のアデノシン三リン酸(ATP)を環状アデノシンモノリン酸(cAMP)に変換する．細胞内のcAMP濃度が高まると，これを感知した陽イオンチャネルが開き，細胞内にナトリウムイオン(Na^+)やカルシウムイオン(Ca^{2+})などの陽イオンが流入する．これにより細胞膜内外の電位差が変化し，膜電位が陽性方向に変化(脱分極)する．さらにCa^{2+}は，Cl^-チャネルに作用し，塩化物イオン(Cl^-)の細胞外への流出を促進する．これによりさらに脱分極が進み，活動電位の発生を促進する．活動電位は嗅細胞の軸索上を伝導し，嗅球の糸球体へ伝えられる．

1つの嗅細胞は，1種類の嗅覚受容体を発現する．さらに，同じ種類の嗅覚受容体を発現している嗅細胞は，同一の糸球体に投射する．こうして，鼻腔において，どの種類の受容体ににおい分子が結合したかという情報は，嗅球では電気信号を受けた糸球体の種類によって認識されることになる．

● 参考文献
1. 東原和成編：化学受容の科学 匂い・味・フェロモン 分子から行動まで．第1版，化学同人，京都，2012．

感覚器の構造と機能

嗅覚・味覚

3 嗅球・嗅覚中枢

柏柳 誠

嗅球の構造

嗅細胞で受容されたにおい情報は，嗅球の僧帽細胞・房飾細胞に伝えられる．嗅球の外側では，嗅神経から伸びてきた神経の軸索と僧帽細胞・房飾細胞のデントライトが糸球体を形成し，その中でシナプスを介してにおい情報を伝えている[1]．

嗅球の機能

触圧覚の場合，体のどの部位が圧迫されたかを認識することができる．これは，大脳皮質の体性感覚野と呼ばれる部位で手の指の感覚を感じる場所，足の指の感覚を感じる場所と厳密に空間的に分かれて存在しているためである．このような様式は，体性感覚野における体部位局在性再現と呼ばれている．一方，われわれのような陸生の動物ににおい情報を伝えているのは，酸素や窒素などのごく限られた例外を除いて揮発する性質を有する化学物質である．その数は，10万種類あるいは40万種類と言われている．それぞれのにおい物質の化学構造が異なれば，われわれは検知するだけではなく異なるにおいと識別することができる．これは，におい物質の構造や官能基に由来するにおい情報を受け取る糸球体が，体性感覚野における体部位再現性と類似したかたちで嗅球に部位特異的に配置されていることで可能となっている．

われわれは，光学異性体のようにほんのわずかなにおい分子の構造の違いを識別することができる．一方，1,000種類程度しか存在しないにおい受容体が数10万種類のにおいに対応するためには，1つの糸球体が受け取るにおい物質の数は平均すると100以上となる．したがって，応答特性は非常に幅広いものとなる．しかし，1つ1つの糸球体は，全く同じ100以上のにおいにそれぞれ同じ強度で応答するわけではないので，においの識別が可能となる．ただし，におい受容体の応答特性の違いだけでは，わずかなにおいの違いを識別することが難しい．視覚の一次中枢とも言える網膜では，側方抑制と呼ばれる神経回路を用いて視覚情報の選択性を高め，ものの輪郭がシャープに見えるような情報処理をしている．嗅球でも，側方抑制を用いてにおい選択性を高めている．嗅球には，顆粒細胞や傍糸球体細胞などの介在神経が存在している．顆粒細胞は異なる糸球体でにおい情報を受け取っている僧帽細胞とそれぞれ相反性シナプスを形成している．相反性シナプスでは，僧帽細胞から放出されたグルタミン酸は，顆粒細胞を興奮させる．顆粒細胞は，抑制性の神経伝達物質であるGABAを放出してもう1つの僧帽細胞の興奮を抑制する．

仮に，この2つの僧帽細胞がどちらも同じにおい物質に応答する性質を持っていて，かつ，どちらかがより強く応答する性質を持っていた場合，弱く応答する僧帽細胞の応答強度は，抑制されることになる．そのため，それぞれの嗅覚受容体が有している応答特性の違いがシャープに際立つことになる．

ヒトでは，妊娠8.5週で主嗅球の形成が始まる．まず，嗅球の各層が形成され，僧帽細胞が発現し，糸球体が形成される．さらに，僧帽細胞と顆粒細胞もしくは，傍糸球体細胞の間でシナプスが形成される．さらに，32週になると成熟した嗅細胞からの神経軸索が嗅球まで到達し，におい情報を嗅球まで送ることが可能となっていると考えられる．この

ため，生まれてすぐの新生児が母親と他人の羊水のにおいを嗅ぎ分けることが可能となる．このように胎児のときに嗅球はあらかた形成されている．誕生後も顆粒細胞や傍糸球体細胞などの介在神経は，脳室下層で新生する神経細胞が嗅球に供給されることにより新しい細胞に置き換えられている．マウスでは，成体になっても脳室下層における神経新生は盛んに行われている．一般に成体では神経新生は行われていないことから嗅覚系の中枢の大きな特徴と言える．なお，ヒトでは，1～10歳になると誕生直後と比べて神経新生が1/20に減少する．したがって，成人の嗅覚情報処理にどれだけ関与しているかは疑問が持たれている．

嗅覚中枢の構造

僧帽細胞の軸索は，外側嗅索を形成し，前嗅核，梨状皮質，扁桃体，嗅内皮質および嗅結節で構成される嗅覚野に情報を送っている[2]．視覚や聴覚などの情報は視床を介して新皮質に存在する感覚野に情報を送っている．一方，嗅球からの情報は視床を介さないで嗅覚野に伝えられる特徴を有する．また，嗅覚の情報は，梨状皮質，扁桃体および嗅結節からはさらに眼窩前頭皮質に嗅覚情報が送られる．嗅内皮質からは，海馬に情報が送られる．聴覚系では，蝸牛神経核までは同側に情報が送られるが上オリーブ核では対側にも音情報が伝達され，上行する．視覚でも，網膜から出力される視神経は視交差を経ると，視索として両側の外側膝状体に投射する．一方，左右の嗅球からの情報は基本的に同側の大脳半球に存在する各領域に送られることから，嗅覚中枢系の特徴と言える．

嗅覚中枢の機能

聴覚系では，蝸牛神経核，上オリーブ核，下丘とより中枢に音情報が伝えられるにつれて応答する低周波側の広がりが消失して周波数特性がシャープになる．つまり，音の高さ

の認識がどんどんと良くなる．聴覚系と同様に嗅球，梨状皮質，さらに，眼窩前頭皮質外側後部と中枢に上るにつれて応答するにおいの種類が減少する．すなわち，におい選択性が向上する中枢経路が存在している．

扁桃体は，情動に関する情報の処理を行っている．情動とは，恐怖，欲望，希望などの感情を示す．においは，恐怖を引き起こすことがある．たとえば，キツネのにおい（トリメチルチアゾリン）はマウスにさまざまな恐怖応答を引き起こすと同時に扁桃体の神経細胞を活性化する．また，生まれて初めてダイビングを経験した男女の汗のにおいを，被験者に呈示してfMRIで解析すると扁桃体で興奮が見られた．これは，恐怖の体験者が他者ににおいにより恐怖を伝えたためと考えられる．

梨状皮質は，嗅球からの情報の主要な投射先である．ヒト梨状皮質におけるにおい応答性が交叉順応法を適用してfMRIで解析されている．交差順応法とは，嗅覚で見られる順応という性質を利用してにおいが識別されているか否かを調べる方法である．2種類のにおいを順番に呈示したときに同じにおいと認識していると，2つ目の刺激に対する応答が低下し，違うにおいと認識すると応答が単独で呈示したときと同じように発生する．それぞれ官能基として水酸基とアルデヒド基を有するフルーツのにおいと野菜のにおいを呈示すると梨状皮質の後部では，官能基が同じでもフルーツと野菜のにおいを識別した．一方，梨状皮質の前部では同じ果物のにおいでも官能基の違いを識別した．この結果は，においの識別を考える上で嗅球から出力される情報がどのように梨状皮質に投射されるかについてさらなる解析が必要であることを示唆している．

● 文献

1) Mori K, Nagao H, Yoshihara Y : The olfactory bulb : coding and processing of odor molecule information. *Science* 1999 ; 286 : 711-715.
2) Gottfried JA : Smell : central nervous processing. *Adv Otorhinolaryngol* 2006 ; 44-69.

I 感覚器の構造と機能

嗅覚・味覚

4 口腔・咽喉頭

高野賢一，氷見徹夫

　口腔・咽喉頭の感覚は食事摂取（咀嚼，嚥下），呼吸，発声といった複雑かつ重要な機能を担っている．本稿では感覚器としての舌・口腔，咽頭，および喉頭について，解剖学的特徴や臨床的知見について概説する．

口腔・咽喉頭の構造と機能

　口腔に位置する舌は摂食・嚥下，構語に大切な横紋筋性臓器で，舌を移動させる外舌筋（茎突舌筋，舌骨舌筋，オトガイ舌筋）と，舌の形態を変化させる内舌筋（上・下縦舌筋，横舌筋，垂直舌筋）からなり，舌下神経によって運動が支配されている．一方，味覚は顔面神経，舌咽神経，迷走神経が担う．舌の前方2/3の味覚は鼓索神経，舌神経を経由し顔面神経に求心性に伝えられ，後方1/3の味覚は舌咽神経により伝えられる．舌最後部から喉頭蓋にも味蕾が分布し，迷走神経により伝えられる．舌・口腔の知覚は三叉神経第3枝により支配され，その最大の終末枝は舌神経となる（図1）．咽頭は骨格筋性中空器官であり，内縦走筋群（口蓋帆挙筋，口蓋帆張筋，口蓋舌筋，口蓋垂筋，口蓋咽頭筋，耳管咽頭筋，茎突咽頭筋）と外輪走筋群（上・中・下咽頭収縮筋，輪状咽頭筋）より構成される．咽頭に分布する知覚神経には，咽頭上方の三叉神経第2枝の枝である咽頭枝（翼口蓋神経節を経由して上咽頭および耳管周囲に分布），軟口蓋や口蓋扁桃上部に分布する小口蓋神経がある．咽頭壁を広く支配しているのは，舌咽神経の咽頭枝，舌枝，その枝である扁桃枝である．一方，咽頭下方には迷走神経から分枝する上喉頭神経内枝が分布する．

　喉頭は食道と気道を隔てると同時に発声器の機能も有する．内部の喉頭腔には喉頭軟骨があり，喉頭筋（輪状甲状筋，後輪状披裂筋，外側輪状披裂筋，斜披裂筋，横披裂筋，甲状披裂筋，披裂喉頭蓋筋）が左右対称に位置している．喉頭に分布する知覚神経は，上喉頭

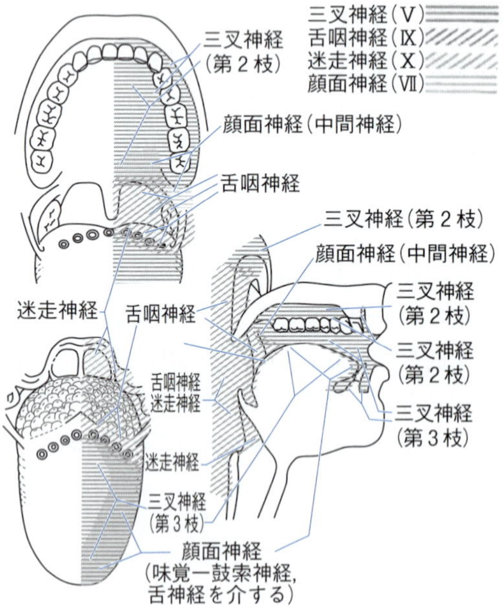

図1　口腔・咽頭における知覚神経支配
（Benson T, et al：GI Motility online 2006；doi：10.1038/gimo2 より改変）

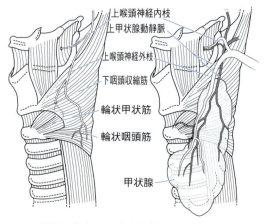

図2　喉頭に分布する上喉頭神経

S 68

表1 咽喉頭における神経痛の原因疾患と特徴

疾患	痛みの特徴	痛みの持続時間	痛みの部位	誘発要因	Trigger point	外耳道への放散痛
舌咽神経痛	電撃様，針を刺すような，切り裂かれるような痛み	数秒～数分で発作的に繰り返す	のどの奥	あくび，くしゃみ，嚥下運動	扁桃窩，咽頭壁，ときに外耳道	あり
茎状突起過長症候群（Eagle 症候群）	咽頭違和感，嚥下時痛など多彩	比較的長く，持続性のこともある	のどの奥，顔面，頭部，項部	嚥下運動など	扁桃窩触診による圧迫	あり
翼口蓋神経節痛（Sluder 症候群）	電撃様，針を刺すような，切り裂かれるような痛み	数分～数時間	顔面下半で耳線以上に拡がらない	顔面への接触刺激	内眼眥部と乳様突起	あり
上喉頭神経痛	電撃様，針を刺すような，切り裂かれるような痛み	数秒～数分で発作的に繰り返す	片側下顎角の前から胸骨上縁	咳，嚥下運動，あくび	舌骨外側端付近	なし
三叉神経痛（第3枝）	電撃様，針を刺すような，切り裂かれるような痛み	数秒～数分で発作的に繰り返す	顔面	洗顔，歯磨きなど顔面への接触刺激	舌口唇，口腔症，歯肉部など	なし

（氷見徹夫：耳鼻・頭頸外科 2006；78：113-118）

神経と下喉頭神経（反回神経の終末枝）である．上喉頭神経は内枝と外枝に分かれ，内枝が上喉頭動脈と共に甲状舌骨膜を貫いて喉頭に分布し，主な喉頭知覚を伝えている（**図2**）.

感覚器としての口腔・咽喉頭疾患

症候としては「痛み」が圧倒的に多いものの，その原因や背景は多彩である．医療面接にて症状出現の契機，時期，部位，疼痛の性状や随伴症状（摂食嚥下との関連，咳嗽，嗄声，呼吸苦，開口障害等）などについて詳細に問診する．そのうえで身体所見を取るが，口腔・咽喉頭領域では視触診が最も大切となる．粘膜の状態（炎症性変化，びらん・潰瘍・偽膜の有無，腫瘍性変化，外傷，異物の有無等）を観察し，頸部や局所の触診を行う．異常所見がないことも重要な所見である．

原因疾患として，舌・口腔ではアフタ性口内炎や舌痛症の頻度が高い．ひとくちに口内炎と言っても，ウイルス，真菌などによる感染性のものから白血病，天疱瘡やベーチェット病など全身疾患の一症状として見られる場合もあり，慎重な鑑別を要する．舌痛症もよく遭遇するが，視触診にて異常が認められない場合，貧血や亜鉛欠乏，精神的原因・疾患，狭義の舌痛症が主として鑑別に挙がる．

咽喉頭の痛みの原因は炎症性疾患が高頻度であり，特に急性咽喉炎・扁桃炎，上気道炎が代表的であるが，咽喉頭における感覚器痛とも言える神経痛も比較的多い（**表1**）[1]．三叉神経痛の頻度が高いが各疾患の特徴を把握しておきたい．その他，喉頭結核などの特殊感染症，異物，伝染性単核球症や HIV 感染症などの全身性疾患，難治性咽頭潰瘍，いわゆる咽喉頭異常感症などがある．口腔・咽喉頭の診察を進めるうえで常に念頭に置かなければならないのは悪性腫瘍であり，特に改善しない痛みがある場合は注意を要する．

治療

舌痛症では一般的な鎮痛薬は無効であるが，近年 SSRI，SNRI，NaSSA などの抗鬱薬の効果が言われている[2]．三叉神経痛や舌咽神経痛では，古くからカルバマゼピンによる治療が行われているが，最近はプレガバリンが使用できるようになった．効果が不十分であれば神経ブロックや手術療法も選択肢となる．

● 文献
1) 氷見徹夫：口腔咽頭の痛み．耳鼻・頭頸外科 2006；78：113-118.
2) 高野賢一：抗うつ薬 鎮痛のための使いかた．一村恵一編，ENT 臨床フロンティア．中山書店，東京，2014；221.

I 感覚器の構造と機能

嗅覚・味覚

5 味蕾・味細胞・味神経

重村憲徳

解剖学的な特徴

味覚(甘味，うま味，苦味，塩味，酸味)の受容器官は味蕾である(図1)．味蕾は舌だけでなく軟口蓋や咽頭・喉頭にも存在する．その数はヒトの口腔では約8,000個と言われており，口腔前方部，後方部，咽頭・喉頭部でおおよそ1/3ずつが分布する．

舌における味蕾は，前方では茸状乳頭，側方では葉状乳頭，後方では有郭乳頭に存在する．舌表面を覆う糸状乳頭には味蕾は存在しない．

味蕾は50～100個の味細胞が玉葱様に集まっている．味細胞は微絨毛を味孔から口腔に突出し，唾液に溶け出した味物質を受容すると興奮し，神経伝達物質を味神経に向けて放出する．

その味細胞からの情報は，鼓索神経(茸状乳頭と葉状乳頭の一部)，舌咽神経(有郭乳頭と葉状乳頭の一部)，大錐体神経(軟口蓋部)および迷走神経(咽頭・喉頭部)を介して延髄孤束核に伝えられ，視床を経由し，大脳皮質味覚野(島皮質)に到達することで味が識別・認知される[1]．

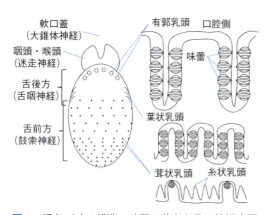

図1 舌(ヒト)の構造，味蕾の分布とその神経支配

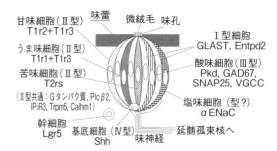

図2 味蕾の構造(味細胞の分類)

表1 略語表

AI(amiloride insensitive), AS(amiloride sensitive), ASIC(acid-sensing ion channel), ATP(adenosine triphosphate), Calhm1(calcium homeostasis modulator1), CD36(cluster of differentiation 36), ENaCα(epithelial sodium channel alpha subunit), Entpd2(ectonucleoside triphosphate diphosphohydrolase 2), GAD67(glutamic acid decarboxylase 67), GLAST(glutamate aspartate transporter), GLUT(glucose transporter), GPCR/GPR(G protein-coupled receptor), HCN(hyperpolarization-activated, cyclic nucleotide-gated channel), IP$_3$R3(inositol 1,4,5-trisphosphate receptor type3), Lgr5(leucine-rich repeat-containing G-protein coupled receptor 5), NCAM (neural cell adhesion molecule), PGP9.5(protein gene product 9.5), P2X(purinergic receptor P2X), PKD(polycystic kidney disease), Plcβ2(phospholipase Cβ2), SGLT1(sodium-dependent glucose transporter 1), Shh (sonic hedgehog), SNAP25(synaptosomal-associated protein 25), T1r1~3(taste receptor type1 member1~3), T2r (taste receptor type2), Trpm5(transient receptor potential cation channel subfamily M member 5), Trpv1(transient receptor potential cation channel subfamily V member 1), VGCC(voltage-gated calcium channel), VGSC (voltage-gated sodium channel)

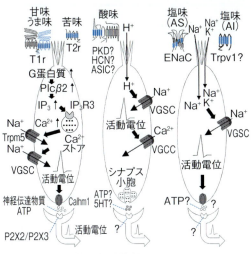

図3 味細胞内情報伝達機構

構造と機能

味細胞は形態学的に，I〜IV型に分類される(図2)．II型細胞は，GPCR(表1：略語表)であるT1rファミリー(T1r1, T1r2, T1r3)またはT2rファミリー(ヒトでは25種類)を発現している[2]．T1r2+T1r3ヘテロ二量体は甘味受容体，T1r1+T1r3はうま味受容体，T2rは苦味受容体として機能している．

III型細胞は，SNAP25, GAD67, PGP9.5, NCAM，電位依存性Ca^{2+}チャネルなどのシナプス関連分子を発現している．また，酸味受容体候補PKD, ASIC, HCNなどを発現していることから酸味受容細胞であると考えられている．

Na^+特異的な塩味受容体としてアミロライド感受性(AS)上皮性Naチャネル(ENaC)αサブユニットが同定されている(細胞型は不明)．もう1つの塩味受容機構として，電解質を広く受容するアミロライド非感受性成分(AI)の関与が示唆されており，その候補としてTrpv1が報告されているが統一の見解は得られていない．これらの味覚受容体は味蕾の中で異なる細胞群に発現している(図2)．

このほかにも，グルコース特異的甘味受容体としてグルコース輸送体GLUTやSGLT1の関与や，脂肪味の受容体としてCD36やGPR40, GPR120の関与が示唆されている．

I型味細胞は，薄い細胞質をラップのように伸ばしてII型やIII型細胞を個々に包み込んでいる．I型細胞は，GLASTやEntpd2を発現しており，これらは神経伝達物質候補(グルタミン酸やATP)の取り込み・分解に関与する分子であるため，グリア様に情報伝達効率を高める機能を担っていると考えられている．

IV型細胞は，味蕾基底部に存在し，前駆細胞であると考えられている．近年，味蕾の幹細胞としてLgr5陽性細胞が有郭乳頭のトレンチ部分に発見されている[3]．

味細胞における情報伝達系(図3)は，II型細胞(甘味，うま味，苦味)では共通であり，共役Gタンパク質の活性化から，$Plc\beta2$, IP_3R3, Trpm5が動員されて，電位依存性Na^+チャネルによる活動電位の発生により神経伝達物質ATPがCalhm1を介して放出される．

塩味と酸味受容体はチャネル分子であるため，塩味物質Na^+や酸味物質H^+などのイオンはチャネルポアから細胞内に入り，脱分極，電位依存性Na^+チャネルを介して活動電位を発生させて，神経伝達物質が放出される．味神経に発現するATP受容体P2X2/P2X3二重欠損マウスでは，5基本味すべての応答が消失したことから，ATPが共通かつ必須の味覚神経伝達物質であると考えられている．

文献

1) Shigemura N, Ninomiya Y : Recent Advances in Molecular Mechanisms of Taste Sinnaling and Modifying. Int Rev Cell Mol Biol 2016 ; 323 : 71-106.
2) Chandrashekar J, Hoon MA, Ryba NJ, et al : The receptors and cells for mammalian taste. Nature 2006 ; 444 : 288-294.
3) Ren W, Lewandowski BC, Watson J, et al : Single Lgr5- or Lgr6-expressing taste stem/progenitor cells generate taste bud cells ex vivo. Proc Natl Acad Sci USA 2014 ; 111 : 16401-16406.

I 感覚器の構造と機能

嗅覚・味覚

6 味覚中枢

八十島安伸

解剖学的な構造

■上行性の中枢味覚伝導路(図1)

口腔内からの味覚情報を伝導する鼓索神経（顔面神経分枝）・舌咽神経・迷走（上喉頭）神経・大錐体神経は，延髄背側部にある孤束核に同側性に入力する[1]．

孤束核は前後(吻尾)軸方向に伸びている神経核の集まりであり，それぞれの末梢味覚神経は，孤束核の吻側から尾側に向けて，顔面神経，舌咽神経，迷走神経の順序にて入力する．孤束核尾側部は迷走神経を経由して一般内臓求心性線維を受けるとともに，血液中の化学物質に由来する液性情報を最後野から受けている．

味覚情報を伝える孤束核の二次ニューロンからの神経線維は，同側優位性に上行し，視床の後内側腹側核小細胞部に投射する．この視床における味覚中継核からの神経投射を受ける島皮質の前方部・中間部が大脳皮質第一次味覚野であると示唆されている．

さらに，第一次味覚野からの神経投射が入力する眼窩前頭皮質に第二次味覚野がある．眼窩前頭皮質や島皮質は，扁桃体との双方向性の神経連絡を持ち，味覚情報を扁桃体に送っている．また，ラットなどのげっ歯類では，二次味覚中継核である橋の結合腕傍核から扁桃体や視床下部への神経投射を介して味覚情報が伝達される．

■味覚中継核からの下降性経路

孤束核からは，延髄の網様体を経由して，三叉神経運動核，顔面神経核，舌下神経核，迷走神経背側核，上唾液核などへと神経投射する．これらの下降性投射は，味刺激に由来する唾液分泌や舌運動を媒介する．また，孤束核に達した味覚情報は，迷走神経背側運動核，迷走神経を介して胃酸分泌や膵臓からインスリンの分泌を促す．

■味覚関連前脳領域から下位中継核への下降性経路

島皮質や扁桃体からは，孤束核や結合腕傍核への下降性投射がある．これらの下降性入力は，味覚中継核の神経活動の修飾にかかわると考えられている．

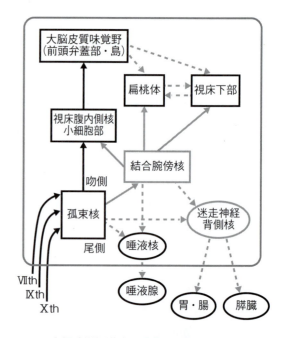

図1　中枢味覚伝導路と関連する脳領域

末梢味覚神経系からの入力は延髄の孤束核に入力し，視床を経由して，大脳皮質味覚野へと至る．また，脳幹に達した味覚情報は，唾液核や迷走神経背側核に情報を送り，唾液分泌やインスリン分泌などの味覚由来の無条件反応を生じさせる．四角枠は中枢味覚伝導路の神経核・脳部位を示し，楕円枠は関連する脳部位を示す．黒線は，ヒト・サルなどでの上行性味覚経路を示し，げっ歯類はそれ以外にも灰色線で示す経路を持つ．灰色点線は関連する神経連絡を示す．なお，簡略化のために，前脳部から脳幹の中継核への下降性神経連絡は省略してある．
(杉村忠敬編：口腔生理学概説―生体の仕組みと働き―．学建書院，東京，2007 より作成)

機能

■中枢味覚情報処理

末梢味覚系からの味覚情報は中枢味覚伝導路へと伝達され，大脳皮質味覚野にて処理されることで味覚としての知覚体験が生み出される．中枢味覚情報処理は，味覚性反射や脳相反応にもかかわる．また，体内で欠乏している栄養素があれば，それを含有する味覚刺激への中枢神経応答を変化させることで，その呈味刺激を含む飲食物の摂取を促す．たとえば，身体におけるナトリウムの急性および慢性の欠乏状態では，ラット結合腕傍核ニューロンにおいて，高濃度のナトリウム溶液刺激への神経応答は健常ラットに比べると低下する．

■味覚関連行動の制御

ラットの口腔内に苦味呈味物質を呈示すると，嫌悪性味覚顔面行動が表出される．味覚嫌悪行動は，除脳動物においても見られることから，その神経機構は脳幹部に存在すると示唆されている．また，苦味刺激による唾液分泌の増加も除脳動物で見られるので，唾液分泌などの自律反応の神経回路機構も脳幹にあると示唆されている．一方，ラットの口腔内へ甘味呈味物質を呈示すると，嗜好性味覚顔面反応が生じる．チンパンジーやヒト新生児においても，嗜好性および嫌悪性の味覚顔面反応の表出が見られ，その責任脳部位は脳幹にあると示唆されている．

■扁桃体での食性・味覚学習

扁桃体に損傷が生じると，クリューバー・ビューシー症候群と呼ばれる行動異常が生じ，口唇傾向や異食症を呈する．扁桃体の機能は，新奇な味刺激（食物）の摂取を控える行動傾向の一つである味覚性（食物）新奇恐怖にかかわっている[2]．また，味覚情報と内臓感覚情報との連合によって，味や風味への嫌悪・嗜好の学習が生じるが，それらの学習にも扁桃体が介在する．その代表的な例が味覚嫌悪学習である[2]．

■島皮質・眼窩前頭皮質での味覚と嗅覚・他の感覚との連合

口腔からの味覚情報とレトロネーザル経路由来の嗅覚情報は組み合わされて風味として知覚される．風味知覚には眼窩前頭皮質がかかわると考えられている．近年では，島皮質における嗅覚刺激への応答も発見されており[3]，風味知覚における島皮質の役割が注目されている．島皮質や眼窩前頭皮質の働きにより，味・風味の知覚以外にも，食物の認知や食行動，食物のおいしさの調節がなされる．また，サルの眼窩前頭皮質では，味刺激への飽きにかかわる神経活動が観察されている．

■島皮質・眼窩前頭皮質の損傷と味覚・食行動の異常

ヒトの島皮質が損傷されると，味刺激の弁別，味質，味の強さ，味の嗜好性の情報処理が変容し，味覚障害が生じる場合がある．また，島皮質の過剰活動が肥満者の食欲亢進にかかわるという説や眼窩前頭皮質—島皮質—線条体の損傷の大きさと摂食量に相関があるとの報告もある．島皮質・眼窩前頭皮質の損傷や機能障害は，味覚機能の障害のみならず，食行動の破綻を招く一因とも考えられている．

●文献

1) 二ノ宮裕三，吉田竜介：第14章 味覚．森本俊文，山田好秋，二ノ宮裕三他編，基礎歯科生理学，第6版，医歯薬出版，東京．2014；272-287.

2) 硲 哲崇：第14章 味覚 V 味覚と摂食行動．森本俊文，山田好秋，二ノ宮裕三他編，基礎歯科生理学，第6版，医歯薬出版，東京，2014；288-290.

3) 村本和世：味とにおいの奏でる食のハーモニー 味わいの脳科学．日顎口腔機能会誌 2016；23：1-9.

I 感覚器の構造と機能

触覚

1 表皮

傳田光洋

解剖学的特徴

人間の皮膚は，表皮とその下の真皮からなる．成人の皮膚の表面積は約1.6㎡，厚さは1.5～4.0mm，重さは皮膚のみで約3kgになる．表皮は身体の中の場所によって異なるが，厚さは0.06～0.2mmである[1]．

構造

表皮は主にケラチノサイトと呼ばれる細胞からなる．表皮の最深部で細胞分裂が起き，分化しながら表面に向かいアポトーシスで死ぬ．死ぬ前に細胞内部にあった脂質を外に放出し，死んだ細胞が，その脂質と共に，水を通さない膜である角層を形成する．

表皮の最も深い部分には肌の色を決めている色素（メラニン）を作る細胞であるメラノサイト，免疫系細胞であるランゲルハンス細胞，触覚に関与するメルケル細胞も存在する．

皮膚には皮膚感覚を担う神経（末梢神経）がある．神経は，真皮ではシュワン細胞と呼ばれる細胞が作る鞘（ミエリン鞘）に包まれているが，表皮では，神経線維だけが入り込んでいる．これを無髄神経線維，あるいはC線維と呼ぶ．

血管は真皮内で網状に分布しているが，表皮の中には入っていない[1]．

機能

本稿では，最近になって明らかになった「表皮の感覚機能」について述べる．その前に「感覚」と「知覚」の定義を行う．「表皮感覚」は表皮を構成するケラチノサイトに存在するさまざまな受容体が作動することである．「知覚」はその「感覚情報」が脳に至って「熱い」，「何かに触れた」と意識することである．したがって，以下に述べる「表皮感覚」では外部刺激が脳に至らず，意識化されない場合もある．

触覚

触覚については，長らく真皮に存在するさまざまな神経末端の構造物が圧力や振動を感じ，あるいは温度や化学刺激（トウガラシや酸などを塗られたときの痛み，痒み）については，表皮の中に入り込んでいる神経線維がその感覚にかかわっている，と考えられてきた．

しかし，前世紀の末から温度，化学刺激などの受容体であるTRP(transient receptor potential)がクローニングされて，それがケラチノサイトにも発現していることから，表皮そのものに環境因子を感知する能力がある可能性が出てきた．ケラチノサイトに発現している温度感受性TRPとその活性化因子を**表1**に示す．

われわれはケラチノサイトの単層培養系，および三次元表皮モデルを用い，ケラチノサイトが温度変化（42℃以上，あるいは22℃以下）に応答すること，さらに接触，水圧，気圧，そして空気曝露（浸透圧変化）に対しても興奮，すなわち細胞内カルシウムイオンの上昇を示すことを確認した．さらに酸，カプサイシン，メントールなどのTRPを介する化学的刺激によってもケラチノサイトの興奮を確認した[1]．

以上は「感覚」についての実験結果であるが，カプサイシンによって活性化され，痛みに関与するTRPV1について新たな報告がなされた．ケラチノサイトのTRPV1が欠損し，神

表1　ケラチノサイトに発現している温度感受性TRP

名称	活性化条件	文献
TRPV1	43℃ 以上の温度，カプサイシン，酸(pH＜6.6)など	*Biochem Biophys Res Commun*　2001；285：1250-1252.
TRPV2	52℃ 以上の温度	*Exp Dermatol*　2011；20：839-840.
TRPV3	33℃ 以上の温度，オイゲノール，タイモールなど	*J Neuroscience*　2004；24：5177-5182.
TRPV4	34℃ 以上の温度，浸透圧など	*J Biol Chem*　2003；278：32037-32046.
TRPM8	22℃ 以下の温度，メントールなど	*Exp Dermatol*　2010；19：791-795.
TRPA1	17℃ 以下の温度，ホルマリンなど	*J Invest Dermatol*　2010；130：1945-1948.

経系の TRPV1 は存在するマウスの実験である．ここで野生型マウスの足裏にカプサイシンを塗布すると，痛みのため足裏を舐める行動が増えたが，ケラチノサイト TRPV1 欠損マウスでは行動に何の変化も認められなかった．この実験は，ケラチノサイトの TRP の活性化が「知覚」としての痛みにも寄与していることを示している[2]．

痒み

近年，注目されているヒスタミンによらない痒み(histamine-independent itch；HII)，たとえばアトピー性皮膚炎患者(atopic dermatitis；AD)の痒みもそうだが，それにもケラチノサイトが寄与している可能性がある．これまで，健常者の表皮内の神経線維はない，あるいはごく少なく，AD の表皮内神経密度は高い．それが AD の痒みの原因であると主張する報告がなされていた．しかしながら，われわれが二光子レーザー顕微鏡で健常者，AD の表皮内神経の三次元構造の観察と数理解析を実施した結果，むしろ健常者の表皮内神経密度のほうが高いという結果が得られた[3]．

さらに，HII のメカニズムとして，アレルゲンなどで興奮したケラチノサイトが放出するサイトカインが神経を刺激する，というモデルも提案されている．われわれはまた，ケラチノサイトは外部刺激による興奮の結果，サイトカインのみならず，慢性疼痛に関与する ATP，末梢循環を促進する一酸化窒素や，各種神経情報伝達物質を放出することを確認している[1,2]．

AD の痒みなど，難治性の痒みの研究においてはケラチノサイトの関与を顧慮することが重要であると考えられる．

今後の研究

表皮にはさらに可視光や高周波音に対する「感覚」がある．これらは意識化されることはないが，内分泌系，免疫系，神経系など無意識の領域でわれわれの全身生理や情動に影響している可能性がある．

表皮は，個体と世界とのインターフェイスであると考えられ，今後の研究でその重要性がさらに大きなものであることが分かってくるだろう[1,2]．

文献
1) 傳田光洋：驚きの皮膚．講談社，東京，2015.
2) Denda M：Sensing Environmental Factors：The Emerging Role of Receptors in Epidermal Homeostasis and Whole Body Health. ed Wondrak GT, In *Skin Stress Response Pathways：Environmental Factors and Molecular Opportunities*, Springer Berlin, 2016；403-414.
3) Tsutsumi M, Denda M, Kitahata H, *et al*：Numerical and comparative three-dimensional structural analysis of peripheral nerve fibers in epidermis of patients with atopic dermatitis. *Br J Dermatol* 2016；174：191-194.

I 感覚器の構造と機能

触覚

 感覚器としての毛・毛包

筒井　仰，藤原裕展

解剖学的な特徴

　毛包は，毛をプローブとして外部環境を感知する感覚受容器である．ヒトでは，唇，手掌，足底など一部を除く，ほとんどの体表に毛包が存在する．その数は頭毛において8万〜10万である．部位により密度に違いが認められ，一般的に頭頂部が最も密度が高い．頭毛は1か月に1.5〜2cm伸び，毛周期に応じて脱毛する．毛包は皮膚表面に対して30〜80°の角度で傾斜しており，場所により一定の方向性を持ち，全身的に毛流を形成する．これらの解剖学的特徴は皮膚感覚の感度の調節に大きく関与していると考えられる．

　毛包へ接続する付属器としては，立毛筋や感覚神経があり，それらの協調的な働きによって毛包は高次機能を発揮している．本稿では感覚器としての毛包機能を，電気生理学的研究や分子生物学的手法により知見が蓄積しているマウスをモデルとして概説していく．

構造

■毛包の構造

　毛包は，胎生期に，表皮基底細胞層と将来毛乳頭になる真皮線維芽細胞の凝集塊が相互作用し，表皮細胞が皮下に陥入することで形成される．マウスでは大きさの異なる3種類の毛包から guard，awl/auchene，zigzag という異なる形態的特徴を持った毛が産生される．どの毛包も基本的に開口部尾側に皮脂腺が接続し，その下に毛隆起（バルジ）と呼ばれる毛包幹細胞を含む部位が位置する．知覚神経はこのバルジ上部に正確に接続し，外毛根鞘の表皮基底細胞を裏打ちする基底膜と接する（図1）．バルジからさらに深部に位置する毛球部の表皮細胞が毛乳頭からの刺激により増殖し毛を産生する．毛包の全体構造は毛周期の過程でダイナミックに変化するが，知覚神経が接続するバルジ上部は構造的に安定である．

■毛包知覚神経終末の構造

　近年の顕微鏡技術の進歩により，毛包周囲に形成される知覚神経終末の超微形態が明らかになりつつある．毛包のバルジ上部に侵入してきた有髄神経線維から，毛包周囲を横走する外輪状線維と，縦方向の槍型軸索終末が一定間隔で並ぶ柵状終末が伸びる[1]．具体的には，槍型軸索終末の内側が外根鞘周囲の基底膜に接し，その左右両面が終末シュワン細胞の突起で覆われた，非常に精密な幾何学的パターンを形成する．この柵状終末構造が，高感度な触覚受容を可能にしていると考えられている．

　マウス体毛は前述のように3種類の異なる形態的特徴を持った毛に分類されるが，それぞれの毛包は異なるタイプの低閾値機械受容器型知覚神経（low threshold mechano-receptor；LTMR）と接続し，柵状終末が形成される．LTMR は後根神経節にある細胞体のサイズ，軸索の直径，伝導速度の違いなどによって，$A\beta$，$A\delta$，C 型に分類される．毛包タイプごとの LTMR の種類と特徴を表1にまとめる．Guard タイプの毛根周囲にはさらにメルケル細胞が密集した触盤も形成され，柵状終末とは異なる LTMR が接続する．

　異なる神経線維が，接続すべき毛包を正確に識別するメカニズムはまだよく解明されていないが，最近，接続部位となるバルジの表皮細胞が産生する神経栄養因子が誘導にかかわっていることが分かってきた．たとえば，バルジで産生される脳由来神経栄養因子が

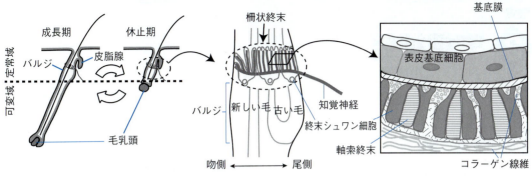

図1 毛包とそれに接続する柵状終末の構造

表1 毛周囲の機械刺激受容器の特徴

神経線維サブタイプ	伝導速度	終末器官	至適刺激	順応型
Aβ SAI-LTMR	16〜96m/s	触盤メルケル細胞	圧入刺激	遅順応
Aβ SAII-LTMR	20〜100m/s	不明	伸長刺激	遅順応
Aβ RAI-LTMR	26〜91m/s	Guard/Awl-Auchene	毛のたわみ	速順応
Aδ LTMR	5〜30m/s	Awl-Auchene/Zigzag	毛のたわみ	速順応
C LTMR	0.2〜2m/s	Awl-Auchene/Zigzag	毛のたわみ	遅順応

Aδ型LTMRの終末形成を制御していることが報告された．一方，精密な柵状終末の微細形態をとる分子機構は，ほとんど不明である．われわれは最近，接続部位特異的に発現する細胞外マトリックス分子を複数同定し，それらが柵状終末周囲に沈着することを見出した[2]．それらの機能解析から，知覚神経終末の形成機構の理解が進むと期待している．

毛包知覚神経終末の機能

毛包では触圧／振動の刺激を受容し，一次ニューロンであるLTMRを介して体幹・四肢の場合は脊髄後角へ，頭部・顔面からは脳幹へと伝える．前述のように毛のタイプによって接続するLTMRの種類は異なり，それらの応答性の違いにより，圧刺激の種類と強さを判別している．たとえば，一定時間の圧入刺激では，Aβ遅順応型タイプI LTMRが最も反応するが，振動を伴う非常に微弱な刺激の場合はAδ型LTMRやC型LTMRが反応する．このような仕組みによって異なる刺激を感知し，中枢においてそれらの情報が統合され，最終的な触覚が生み出される．

神経終末が毛の振動に応答し，発火する機構はまだ不明な点が多い．最近，機械刺激によって作動するイオンチャネルの1つであるPiezo2がメルケル細胞や毛包の神経終末部に発現していることが報告された．また，自閉症原因遺伝子が触覚機能に関係するなど，脳機能や行動と触覚刺激入力の関連性も注目されてきている[3]．

これまで見てきたように，解剖学的な形態の理解と，分子レベルでの機械刺激の伝達メカニズムの解明という両面から新しい知見が積み上がってきており，今後のさらなる展開が期待される．

文献
1) Zimmerman A, Bai L, Ginty DD : The gentle touch receptors of mammalian skin. *Science* 2014 ; 346 : 950-954.
2) Fujiwara H, Ferreira M, Donati G, et al : The basement membrane of hair follicle stem cells is a muscle cell niche. *Cell* 2011 ; 144 : 577-589.
3) McGlone F, Wessberg J, Olausson H: Discriminative and affective touch: sensing and feeling. *Neuron* 2014 ; 82 : 737-755.

触覚

3 末梢神経

冨永光俊，髙森建二

末梢神経とは

末梢神経は頭蓋骨と脊柱の外に分布する神経線維の束であり，脳神経，脊髄神経，自律神経からなる．末梢神経はその線維束の中に感覚神経(求心性神経)や運動神経(遠心性神経)，自律神経など機能的に異なる神経線維を含む．また，末梢神経は体の隅々にまで分布しており，各部位の情報を中枢神経系に伝えることで，体性感覚，身体の恒常性の維持や運動機能の制御に関与する[1]．

末梢神経の軸索(神経線維)はシュワン細胞の細胞膜によって幾重にも取り囲まれ，円筒形の鞘を形成する[1]．これを髄鞘(ミエリン鞘)と言い，絶縁体の役割を担う．髄鞘のある神経線維が有髄線維，ないものが無髄線維である．ちなみに，中枢神経ではオリゴデンドロサイトが髄鞘を形成する[1]．

感覚神経(求心性神経)の種類

感覚神経線維(求心性神経)は，軸索の径や髄鞘の有無によって分類される(表1)．軸索(神経線維)の直径が太くなるにつれて伝導速度が速くなる．有髄線維は跳躍伝導により，無髄線維よりも伝導速度が速い[1]．

触覚，圧覚は伝導速度の速い太い有髄線維(Aβ)によって伝えられ，痛覚，痒覚，温度覚は細い有髄線維(Aδ)や無髄のC線維によって伝えられる[2,3]．たとえば，刺痛のような鋭く強い痛み(fast pain)はAδ線維が関与し，持続する鈍痛(slow pain)は無髄で伝導速度の遅いC線維が関与する．さらに近年ではトランスジェニックマウスを用いた研究や電気生理学的検討から，痒覚を特異的に伝達するC線維の発見やAδ線維の一部も痒覚を伝えることが判明している[2,3]．

体性感覚とは

体内・体外に生じた刺激によって惹起される興奮(感覚情報)を中枢神経系へ入力する神経を感覚神経という．感覚には，1)体性感覚，2)特殊感覚(視覚，聴覚，平衡覚，嗅覚，味覚)，3)内臓感覚(内臓痛など内臓に由来する感覚)の3種類がある．

これらの中で，体性感覚は身体の表面や深部で生じる表在性感覚(皮膚や粘膜の触覚，圧覚，痛覚，痒覚，温度覚など)と深部感覚(筋，腱，骨膜，関節など)に分けられる[1]．

皮膚における自由神経終末(C線維)

解剖学的特徴

自由神経終末とは感覚神経線維の末端がメルケル盤，マイスナー小体およびパチニ小体など皮膚の機械受容器のような特別な装置を持たずに終わっているものを言い，皮膚では真皮の神経叢から分枝・伸長した神経線維が真皮や表皮の細胞間で自由神経終末として終わる．自由神経終末は熱や機械的，化学的刺激を感受する侵害受容器であり，痛覚にかかわる．これら侵害受容器の中には，痒覚にかかわる神経線維や温度受容器として温度覚にかかわる神経線維がある[1~3]．

構造

C線維は体内・体外からのさまざまな刺激に応答するため，それら刺激に対する受容体やチャネル(TRPファミリーなど)が自由神経終末に局在する．またC線維はそれらが含有する神経伝達物質の種類により，ペプチ

表1　感覚神経線維（求心性神経）の分類

	神経線維				
	有髄				無髄
	Aα	Aβ	Aδ	B	C
直径 (μ)	12～20	5～12	2～5	1～3	0.5～2.0
伝導速度 (m/秒)	70～120	30～70	12～30	3～15	0.2～2.0
機能	運動位置感覚，固有感覚	触覚，圧覚	痛覚，痒覚，温度覚	交感神経節前線維	痛覚，痒覚，温度覚／交感神経節後線維

ド性と非ペプチド性に分類される．すなわち，サブスタンス P（SP）やカルシトニン遺伝子関連ペプチド（CGRP）などのペプチドを含有する神経をペプチド作動性神経と呼び，グルタミン酸などの小分子伝達物質を含有する神経を非ペプチド作動性神経と呼ぶ．

機能

皮膚に分布する自由神経終末（C線維）は，外部と接する皮膚や粘膜などに生じる触覚，温覚，痛覚，痒覚の刺激を受け取り（入力），その刺激を電気情報に変換し，脊髄（中枢）に伝える（出力）役割を担っている．発生過程において，自由神経終末は脊髄近傍に位置する三叉神経節および後根神経節に局在する細胞体から1本の神経突起が伸長しはじめ，その後分岐し，一方は皮膚に投射され，感覚情報の入力系となり，もう一方は脊髄後角に投射し，中枢へ感覚情報を伝える出力系として機能する．

痒覚を例に説明すると，皮膚に物理的な刺激（機械，温熱刺激）や化学的な刺激（ヒスタミン，プロテアーゼ，サイトカインなど）の痒み刺激が加わると，それらの刺激は皮膚に分布するC線維の神経終末で感知される．C線維の興奮によって生じた痒み情報は脊髄後角ニューロン（中枢）に神経伝達物質を介して伝達され，脊髄視床路を通って脳（中枢）で痒み感覚を認知する[4]．

神経伝達物質

痛みの神経伝達はアミノ酸の小分子伝達物質であるグルタミン酸や神経ペプチドのSP，CGRPなどが関与する．また，CGRPは侵害的熱の神経伝達にも関与する[5]．近年，グルタミン酸およびSPに加えて，ガストリン放出ペプチド（GRP）およびナトリウム利尿ペプチド（BNP）が痒みの神経伝達に関与することが判明している[1～3]．

本研究は文部科学省戦略的研究基盤形成支援事業（Grant Number S1311011）の助成を受けて行われた．

●文献

1) Nicolls JG, Martin AR, Wallace BG, *et al*：*From Neuron to Brain*. 4th Edition, Sinauer Associates, Inc., Massachusetts, 2001；Chapters 17 and 18.
2) Ma Q：Population coding of somatic sensations. *Neurosci Bull* 2012；28：91-99.
3) LaMotte RH, Dong X, Ringkamp M：Sensory neurons and circuits mediating itch. *Nat Rev Neurosci* 2014；15：19-31.
4) Tominaga M, Takamori K：Itch and nerve fibers with special reference to atopic dermatitis： therapeutic implications. *J Dermatol* 2014；41：205-212.
5) McCoy ES, Taylor-Blake B, Street SE, *et al*：Peptidergic CGRP*a* primary sensory neurons encode heat and itch and tonically suppress sensitivity to cold. *Neuron* 2013；78：138-151.

I 感覚器の構造と機能

触覚

4 中枢神経

柿木隆介

脊髄上行路

体性感覚の脊髄での上行路は，2つに大別される（図1）[1]．

温痛覚刺激によるシグナルは，脊髄後角に入った後，すぐに交叉して，反対側の外側脊髄視床路を上行する（侵害受容神経路）．その後，脳幹被蓋外側部を通って視床後外側腹側核を経由して第一次体性感覚野（primary somatosensory area；SI）に到達する．

深部・固有感覚（関節位置覚，触覚，振動覚，圧覚）によるシグナルは，脊髄後角に入った後，同側の脊髄後索を上行する．その後，延髄の楔状束核を経由して交叉し，対側の内側毛帯を上行する（深部・固有感覚神経路）．その後，脳幹被蓋外側部を通って視床後外側腹側核を経由してSIに到達する．

脊髄後索も外側脊髄視床路も，入力するシグナルの脊髄レベルに応じて，層状を呈する（図2）[1]．たとえば，脊髄が側方から圧迫される場合，外側脊髄視床路の一番外側に位置する仙髄支配領域の障害がまず出現し，圧迫が強くなるにつれて，腰髄，胸髄，頸髄支配領域が順番に障害される．逆に，脊髄空洞症のような脊髄内部の病変では，その順序が逆になる．脊髄後索も同様に，圧迫される方向により障害レベルの症状が徐々に出現する．そのため，臨床所見により，生理的（機能的）障害を推測することができる．

大脳皮質

SIには体部位局在（somatotopy）があり，ホムンクルス（小人）と称されている（図3）[1]．このために，刺激部位の細かい鑑別が可能と

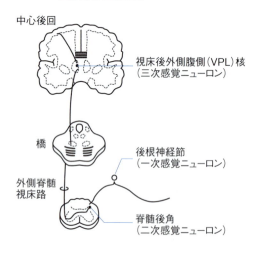
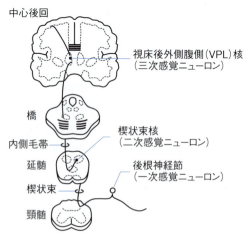

図1 体性感覚神経路の模式図
（柴崎 浩：神経診断学を学ぶ人のために．医学書院，東京，2009より改変）

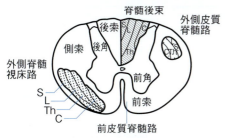

図2 頸髄横断面における外側脊髄視床路と脊髄後索の層状構築の模式図
C：頸髄，Th：胸髄，L：腰髄，S：仙髄．各髄節支配の領域を上行してきた線維群を示す．
（柴崎　浩：神経診断学を学ぶ人のために．医学書院，東京，2009より改変）

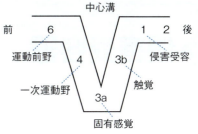

図4 中心溝周辺のBrodmann分類領野と機能局在の模式図
（柴崎　浩：神経診断学を学ぶ人のために．医学書院，東京，2009より改変）

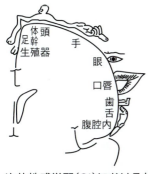

図3 第一次体性感覚野（SI）における体性感覚局在部位（somatotopy）の模式図
（柴崎　浩：神経診断学を学ぶ人のために．医学書院，東京，2009より改変）

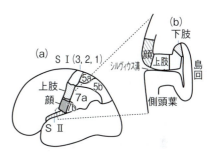

図5 体性感覚受容に関連する脳部位（a）と，第二次体性感覚野（SII）の機能局在（b）の模式図
（Kakigi R, Jones SJ：*Electroencephalogr Clin Neurophysiol* 1985；62：252-265より改変）

なる．

SIは，機能的（生理的）に，Brodmann分類の1野，2野，3a野，3b野の4つに分類される（図4）[1]．各種の体性感覚は，おのおの，投射部位が決まっている．触覚シグナルは，中心溝後壁の3b野に入力される．固有感覚（関節位置覚）シグナルは3a野に，侵害刺激（温痛覚）シグナルは1野に入力される．痒みシグナルもおそらく1野に入力されると考えられている．2野は，各種感覚の統合に関係していると考えられている．

SIからは，後方の5野，7野に行く経路と，シルヴィウス溝上壁に存在する第二次体性感覚野（secondary somatosensory area；SII）に行く経路に分かれる（図5）[2]．5野，7野は，局在性が低く，両側の体部からの刺激を受容する神経細胞が存在する．SIIにも体部位局在があるが（図5）[2]，SIほど厳密なものではない．刺激同側のSIIにもシグナルが伝えられる．このようなことから，5野とSIIは，体性感覚全般の統合に関して重要な働きをしていると考えられている．

深部・固有感覚はSIでかなり高いレベルまで情報解析されると考えられているが，温痛覚・痒み刺激は，SIでは刺激部位の同定だけが行われ，むしろSIIや島回で重要な情報解析が行われていると考えられている．

● 文献
1) 柴崎　浩：神経診断学を学ぶ人のために．医学書院，東京，2009.
2) Kakigi R, Jones SJ：Effects on median nerve SEPs of tactile stimulation applied to adjacent and remote areas of the body surface. *Electroencephalogr Clin Neurophysiol* 1985；62：252-265.

I 感覚器の構造と機能

触覚

5 侵害受容器

富永真琴

本稿では，表皮下に分布する感覚神経のうち，侵害刺激の感知にかかわるもの（侵害受容器）の構造と機能について概説する．

侵害受容器

感覚神経として機能するのは，脊髄神経としての末梢感覚神経・脳神経の1つとしての三叉神経・求心性副交感神経であり，この中で侵害刺激を特異的に感知する感覚神経を侵害受容器（nociceptor）と呼び，侵害受容神経（nociceptive neuron）と同義である．痛みは一般に侵害受容性疼痛と神経障害性疼痛に分類され，前者は侵害刺激による侵害受容器の活性化（活動電位の発生）によって惹起され，侵害刺激の電気信号への符号化を意味する．そして，その電気信号が脳まで伝搬されて初めて「痛み」（主体的体験）が生じる．侵害刺激受容（nociception）はあくまで末梢神経等の終末で起こる反応であり，必ずしも痛みが起こるとは限らない．侵害受容器に活動電位を発生させる閾値のことを侵害受容閾値（nociceptive threshold）と呼び，ヒトが痛みとして知覚できる侵害刺激の強度（痛覚判別閾値 pain detection threshold）に近い．侵害受容器は，強い外来刺激によって活性化することから，高閾値感覚受容器とも呼ばれる．

侵害受容器の構造

末梢感覚神経は，有髄線維と無髄線維に分類され，薄い髄鞘を持ったAδ線維と無髄のC線維が侵害刺激を受容する（**表1**）．Aδ線維は径2〜5μmで12〜30m／秒の伝導速度を有し（鋭い一次痛に関与する），痛覚および温冷覚にかかわる．C線維は径1〜3μmで0.5〜2m／秒の伝導速度を有し（鈍い二次痛に関与する），痛覚および温冷覚にかかわる．C線維の中に，複数の異なる侵害刺激（機械刺激・化学物質刺激・熱刺激）によって活性化されるポリモーダル受容器がある．

侵害刺激受容体

感覚神経終末で侵害刺激を受容する（侵害刺激を電気信号に変換する）最も簡単で有効的なメカニズムは，陽イオンの流入がもたらす脱分極（受容器電位による）から電位作動性Na^+チャネルを活性化させて，活動電位を発生させることである．その陽イオンの流入を司る陽イオン透過性のイオンチャネルの多くは高いCa^{2+}透過性を持ち，その中心的分子群の1つがTRPイオンチャネルである．このほかに，イオンチャネル型ATP受容体（P2X受容体）や酸感受性イオンチャネル（Acid Sensing Ion Channel；ASIC）等の非選択性陽イオンチャネルが知られており，それぞれATPや酸刺激によって活性化して痛みの発生にかかわっているとされる．

感覚神経細胞膜を脱分極させる方法は，1）細胞内へ陽イオンを流入させる（上記の陽イオンチャネル），2）細胞外へのK^+の流出を阻害する（2ポアK^+チャネルの侵害刺激による抑制），3）細胞外へCl^-を流出させるである．

TRPチャネル

TRPスーパーファミリーは哺乳類では大きくTRPC，TRPV，TRPM，TRPML，TRPP，TRPAの6つのサブファミリーに分かれ，ヒトでは27の分子がセンシングをはじめとするさまざまな細胞機能にかかわることが明らかになっている．最初の温度受容

表1 Aδ線維とC線維

線維の種類	径 (μm)	髄鞘	伝導速度 (m/秒)	機能
Aδ線維	2〜5	有(軽度)	12〜30	一次痛
C線維	1〜3	無	0.5〜2	二次痛

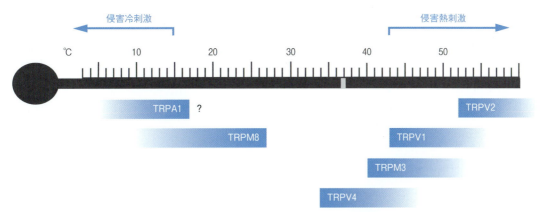

図1 感覚神経に発現する温度感受性TRPチャネルとその活性化温度閾値
温度感受性TRPチャネルは特異的な活性化温度閾値を有する．43℃を超える高温と15℃以下の低温は痛みを惹起すると考えられている．

体であるカプサイシン受容体TRPV1の1997年の発見以降，21年間で11のTRPチャネルに温度感受性であることが示され，そのうち感覚神経に発現して侵害刺激の受容や鎮痛にかかわっていると考えられているのは，TRPV1, TRPV2, TRPV4, TRPM3, TRPM8, TRPA1である（図1）．

1997年に遺伝子クローニングされたトウガラシの主成分であるカプサイシンの受容体TRPV1は，主に無髄のC線維に発現しており，カプサイシンと同様に痛みを惹起する熱や酸（プロトン）によっても活性化する．このTRPV1の性質はカプサイシン感受性の侵害受容神経が複数の刺激に応答する（ポリモーダル受容器）ことと合致する．TRPV1の熱による活性化の温度閾値は約43℃で生体に痛みを引き起こす温度閾値とほぼ一致している．低温電子顕微鏡を用いた単粒子解析からTRPV1の構造が原子レベルで明らかにされている．

マウスで17℃以下の侵害冷刺激によって活性化される温度感受性TRPチャネルとして2003年に報告されたTRPA1は，主に感覚神経細胞に発現してTRPV1との共発現が観察され，侵害受容に深くかかわっている．マスタード，シナモン，生ニンニクの成分であるそれぞれallyl isothiocyanate, cinnamaldehyde, allicinや排気ガスに含まれるアクロレインなどのさまざまな刺激性化学物質によってTRPA1が活性化されることが明らかになっている．TRPA1の原子レベルの構造は低温電子顕微鏡を用いた単粒子解析から2015年に明らかにされた．しかし，齧歯類TRPA1が冷刺激で活性化されるかどうかは結論が出ていない．ヒトTRPA1には温度感受性がないとされているが，ヒトの遺伝病として家族性疼痛症候群が報告され，TRPA1に点変異がある．寒冷環境下で痛みが増強すると言う．

● 文献
1) Takayama Y, Uta D, Furue H, *et al*：Pain-enhancing mechanism through interaction between TRPV1 and anoctamin 1 in sensory neurons. *Proc Natl Acad Sci USA* 2015；112：5213-5218.
2) Takayama Y, Furue H, Tominaga M：4-isopropylcyclohexanol has potential analgesic effects through the inhibition of anoctamin 1, TRPV1 and TRPA1 channel activities. *Sci Rep* 2017；7：43132.

II

感覚器症候のみかた

II 感覚器症候のみかた

視覚

1 視力低下

石子智士

症候の特徴

見えにくさの自覚はさまざまであり，以下の点に注意した問診が重要である．
- 焦点が合わないのか，霞がかかるのか
- 白く見えにくいか，黒く見えにくいか
- 全体が見えにくいのか，一部だけか
- 片眼性か，両眼性か
- 遠くも近くも見えにくいのか
- いつからか
- 突然か，徐々にか
- 見えにくさは，改善か，不変か，進行か
- 日内変動は
- 他の眼症状（視野異常，眼痛等）は
- 全身症状（頭痛，悪心・嘔吐，痺れ等）は
- 既往歴（糖尿病，高血圧，脳梗塞等）は
- 外傷や眼科治療歴は
- 眼疾患の家族歴は

診察の進め方

診察の進め方を表1に示す．視診で救急処置が必要と判断されたら，そちらを優先する．問診は，症候の特徴で解説したポイントを中心に，見えにくさの具体的な情報と随伴症状など参考となる情報を聞き出す．

眼科的検査には，散瞳前に行うものと散瞳して行うもの，そして特殊検査がある．散瞳前は，屈折度を測定し矯正視力を検査する．屈折値が変動する場合には，調節検査が参考になることがある．眼位・眼球運動検査では，眼球運動障害の有無のほか，眼球運動に伴う疼痛の有無やその方向も確認する．対光反射検査で中枢性疾患の鑑別を行う．眼圧検査では，著しい高眼圧の場合，降圧のための処置を優先する．細隙灯顕微鏡を用いて，結膜，角膜，前房，虹彩，水晶体前面，そして隅角鏡を用いて隅角の検査を行う．

散瞳後，細隙灯顕微鏡で，水晶体，硝子体の観察を行う．眼底検査では，必要に応じて細隙灯顕微鏡と前置レンズを用いて眼底を拡大して立体的に観察する．

特殊検査では，必要に応じ光干渉断層検査，蛍光眼底造影検査，視野検査，網膜電位図検査，中心フリッカー検査などを行う．

全身検索として，必要に応じて，血液検査，単純X線検査，CT，MRIなどを行う．

表1　視力低下の診察の進め方

1	視診（救急処置が必要か判断）
2	問診（具体的見えにくさと随伴症状）
3	眼科的検査
	1. 散瞳前検査　①視力検査
	②眼位・眼球運動検査
	③対光反射検査
	④眼圧検査
	⑤細隙灯顕微鏡検査（前眼部）
	2. 散瞳後検査　①細隙灯顕微鏡検査（後眼部）
	②眼底検査
	3. 特殊検査
4	全身検索（診断確定，中枢疾患の除外）

考えられる疾患

外傷以外で視力低下を来す主な疾患を部位別に列挙する．各疾患の詳細は別稿にゆずる．

屈折・調節異常

弱視眼を除き，近視など屈折異常による視力障害の場合は裸眼視力が低下するものの矯正視力は良好である．糖尿病患者における急激な血糖コントロールの際，遠視化を来すことがある．老眼の場合は，近方だけの視力低

下を訴えることも多い．最近は，不適切な眼鏡・コンタクトレンズ装用による若年者のスマホ老眼も増えている．

■角膜疾患

円錐角膜や翼状片による角膜不正乱視は進行性の視力低下を引き起こす．ドライアイや紫外線などによる角膜上皮びらんも視力低下の原因となるが，感染性角膜潰瘍では適切な治療が施されなければ失明の原因となりうることから，早急に眼科での治療開始が必要．

■緑内障

閉塞隅角緑内障の急性緑内障発作では，眼圧上昇，視力低下に加え，充血，角膜混濁など眼科的所見のほか，頭痛・めまい，嘔気・嘔吐など全身症状を伴うことがある．ステロイドによる緑内障もあり，長期的に処方されている患者では注意が必要である．

■白内障

その原因は多彩であるが，加齢白内障では発症しても瞳孔中心領域に混濁がかかるまで自覚症状が出ない場合もある．部分ではなく全体的な見え方の悪化を訴え，明所での視力低下と霞みの増強，夜間の光のにじみを自覚することが多い．

■ぶどう膜炎

サルコイドーシス，ベーチェット病，原田病が有名である．早期に診断し，それぞれの疾患に応じた適切な治療を開始する必要がある．その診断確定のため，全身的な原因検索は欠かせない．とりわけ，桐沢型ぶどう膜炎の場合は失明につながるため，眼科での早急な治療開始が必要である．

■網・脈絡膜疾患

加齢黄斑変性，黄斑円孔，近視性網脈絡膜萎縮，網膜上膜など黄斑部に及ぶ障害は視力低下に直結する．見えにくい領域は限局していることがあり，周辺は比較的見えやすいことも多い．糖尿病網膜症は中間周辺部から発症することが多いため，黄斑部に障害が生じ

るまで視力低下を訴えないこともある．さらに，裂孔原性網膜剝離は剝離が黄斑部に拡大してから視力低下を自覚する．

■網膜循環障害

網膜中心動脈閉塞では，突然片眼性の重篤な視力低下を自覚して受診することが多い．網膜動脈分枝閉塞では，障害領域が中心に及んでいなければ視力低下はなく視野異常のみとなる．

網膜静脈分枝閉塞では，出血と網膜浮腫が中心に及べば視力障害を来す．網膜中心静脈閉塞では，初期では網膜周辺部に散在する網膜出血を認め，進行すると黄斑浮腫を生じて視力低下を生じる．

■視神経疾患

球後視神経炎，虚血性視神経症，腫瘍などによる圧迫性視神経症，多発性硬化症，Leber病などの遺伝性視神経症，薬物や化学物質による中毒性視神経症などが原因となりうる．視野検査結果やMRIなどの画像所見から総合的に判断する．他科との連携が必要になることもある．

■中枢性疾患

突然の一過性の重篤な視力低下の主訴で，眼科的異常所見が認められない場合には一過性黒内障，すなわち脳虚血の可能性を考える．手足の痺れなど脳神経症状がある場合には早急に脳の画像検査を行い，必要に応じて神経内科や脳神経外科に紹介する．

■眼内炎

眼科で外科的処置を受けてから日が浅いうちに視力低下と強い眼痛を訴えて受診した場合には，眼内炎の可能性を考慮する．早急に主治医に連絡して対処する必要がある．

■心因性視力障害

思春期の女児に多い．これが疑われた場合には，打ち消し法で視力検査を行い，また，典型的な視野異常の有無を確認する．他の器質的疾患の除外も重要である．

視覚

2 充血

内尾英一

症候の特徴

充血とは種々の疾患や要因によって，毛細血管などの末梢の血管が拡張し，動脈性の血液の流入が増加した状態を表す用語である．

広義には静脈性の血液が増加した状態を示すうっ血を含む場合もあるが，基本的には動脈性であることがその特徴である．その多くが可逆性であり，原因がなくなれば消失するものである．

眼科領域では結膜充血がよく知られており，充血＝結膜充血とほぼ同義という捉え方が一般的である．

同じ眼表面である角膜は透光体の一部を構成しており，無血管組織であることから，充血を生じることはないとされる．ただし，病的状態では，角膜に血管が侵入することは少なくない．しかし，生理的な血管は角膜には存在しないので，その場合も血管新生として取り扱われるわけである．

本稿では以下，主に結膜充血について，解説したい．

診察の進め方

■結膜充血

結膜充血は結膜血管の拡張であり，あらゆる炎症で見られる（図1）．

静脈の血流のうっ滞によるうっ血との鑑別は，うっ血がびまん性に見られ，色調が暗赤色である．しかし，一般的には生体の結膜では通常生じることはない．充血はある部分の動脈を流れる血流が異常に増大することで，色調は鮮紅色を呈し，個々の血管を識別できる特徴がある．

結膜充血自体は非特異的な所見であるが，炎症性疾患の度合いを反映していることから，結膜充血を画像処理によって定量化することが提唱され，薬物治療効果判定や動物実験などでその有効性が報告されている[1]．

■毛様充血

一方，臨床的に結膜充血と鑑別すべき病態として，毛様充血（図2）がある．

結膜充血は結膜円蓋部で最も強く，角膜輪部に近づくにつれ弱くなり，表層性の血管拡張からなり，散瞳薬で変化しない特徴がある．毛様充血は角膜輪部で最も強く見られ，深層性の血管拡張であり，色調は紫紅色を呈し，個々の血管は細く，全体としてぼやけて見え，散瞳薬で消失する．

■2つの充血の違い

この2つの充血の違いは原因血管の違いに由来している．結膜充血は眼瞼動脈から分岐し，球結膜後方，円蓋部，瞼結膜など輪部を除く結膜のほぼ全域に分布している後結膜動脈の拡張によって生じる．これに対して，毛様充血は前結膜動脈および前毛様動脈が拡張したものであり，前結膜動脈は前毛様動脈が強膜を貫通する直前に分枝を出したもので，輪部と球結膜前方に分布している．

したがって，結膜充血に関与する後結膜動脈は表層に，毛様充血に関与する前結膜動脈および前毛様動脈は深層に分布しているので，その所見が異なるわけである．原因疾患は後述する．

■結膜下出血

これらのほかに，結膜出血も肉眼的には眼が赤くなっているということから，結膜充血と同様に考えられるところがあるが，結膜下出血は結膜血管が破綻して見られるもので，充血ではない．実際には，結膜上皮内での出

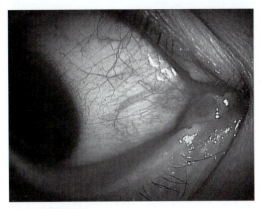

図1　結膜充血
アレルギー性結膜炎で見られた．

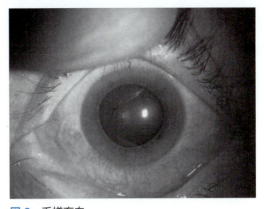

図2　毛様充血
ぶどう膜炎で見られた角膜輪部付近の変化である．

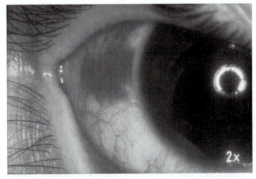

図3　結膜下出血
エンテロウイルスによる急性出血性結膜炎で見られた．

血である．

　結膜上皮細胞への細胞傷害現象の結果生じるもので，感染性結膜炎に特異的で，中でもウイルス性結膜炎で多く見られる（図3）．

　細菌性結膜炎で少ないのはウイルスが細胞内寄生体であるためとされる．その点から結膜炎の鑑別では重要な所見になる．急性出血性結膜炎の病名にもあるように，エンテロウイルスの特徴的所見であるが，アデノウイルスなど他のウイルス性結膜炎でも点状出血として見られる．

考えられる疾患

　前述したように，あらゆる炎症性疾患で結膜充血が生じるために，原因疾患は多岐にわたる．

　感染性疾患としては，種々の感染性結膜炎のほかに，感染性角膜炎でも結膜充血が付随することがある．血管のない角膜への治癒機転として結膜血管が拡張造成するものと考えられる．

　非感染性疾患ではアレルギー性結膜疾患が代表だが，ドライアイでも上皮障害があり，角膜炎症に続発して結膜充血が見られる．

　コンタクトレンズ装用例で結膜充血が見られるのは，実際には周辺部から角膜への血管侵入を生じているものであり，ソフトコンタクトレンズの長期装用に伴う酸素不足が原因と考えられるため，装用時間の短縮やハードコンタクトレンズへの変更などを指導するとよい．

● 文献
1) Fukushima A, Tomita T : Image analyses of the kinetic changes of conjunctival hyperemia in histamine-induced conjunctivitis in Guinea pigs. Cornea 2009 ; 28 : 694-698.

視覚

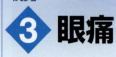

3 眼痛

竹内 大

本稿では，眼痛の特徴により鑑別される疾患を挙げ(図1)，その診断に留意する所見，必要な検査について記載する．眼痛は重篤な眼疾患によって引き起こされることもあり，直ちに評価を行う必要がある．

眼痛とは

眼の知覚は三叉神経第1枝(眼枝)に司られ，その刺激亢進により生じる痛みが眼痛である．眼痛を来す疾患は，器質的疾患を伴うものと伴わないものに大別され，器質的疾患を伴うものは，外眼部，眼球，眼窩および頭蓋内の三叉神経支配領域を含む病変により生じ，伴わないものには眼精疲労，眼神経痛がある(図1)．

症候のみかた

眼痛の診断には問診が重要であり，問診によりその原因をある程度鑑別することができる．問診では，発症の部位，時期・状況，誘因，性状について聴取する．

■部位

眼周囲痛であれば眼瞼などの外眼部の炎症および外傷，眼球痛では，異物を含む角膜疾患，ぶどう膜炎，眼内炎，視神経炎，強膜炎，眼球破裂，眼窩吹き抜け骨折，眼球深部痛では眼窩腫瘍，トロサ・ハント症候群，頭痛を伴う広範囲の眼痛には眼神経痛，眼精疲労，緑内障発作，眼窩蜂窩織炎がある．

■時期・状況

突然の発症(急性)であれば，眼神経痛，外傷，異物および紫外線による角膜上皮障害，緑内障発作，強膜炎があり，徐々であれば眼瞼，眼球，眼窩の炎症性眼疾患(ぶどう膜炎，眼内炎，視神経炎，眼窩蜂窩織炎，トロサ・ハント症候群)，眼窩腫瘍，眼精疲労を考える．

■誘因

眼精疲労，外傷，異物，化学腐食，コンタクトレンズトラブル，紫外線曝露などによる角膜疾患がある．

■性状

視神経炎では眼球運動痛，眼精疲労では近見作業後の眼痛を生じる．特に角膜外傷や角膜異物，コンタクトレンズトラブル，紫外線曝露などによる角膜疾患，強膜炎，緑内障発作，眼球破裂では鋭く激しい眼痛を訴える．

検査

■視診と触診

外眼部の炎症性疾患(麦粒腫，急性霰粒腫)，眼科蜂窩織炎では眼瞼腫脹が見られ，圧痛を伴う．外傷，角膜疾患を含む眼球，眼内の炎症性疾患では充血を伴うことが多い．

■視力検査

角膜疾患，眼内の炎症性疾患，視神経炎，眼球破裂などの眼球，視神経の疾患では視力障害を呈する．

■眼圧検査

急性緑内障発作で上昇，眼球破裂で低下する．ぶどう膜炎においても前眼部炎症，虹彩後癒着，周辺虹彩前癒着の合併により上昇する．

■細隙灯顕微鏡検査

眼瞼，眼表面，眼内の詳細な観察に有用である．角膜異物やコンタクトレンズトラブル，紫外線曝露などによる角膜上皮障害では，フルオレセイン染色により病変が明瞭になる．

■眼底検査

硝子体，眼底に病変を来すぶどう膜炎，眼内炎，後部強膜炎，視神経炎の診断に必要．

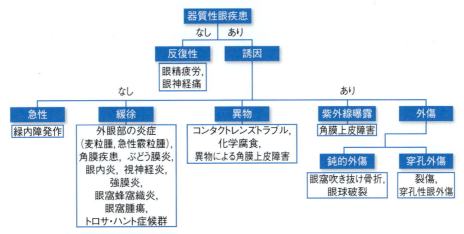

図1 眼痛を生じる主な疾患の鑑別

■ 超音波検査
外傷やぶどう膜炎，眼内炎のために眼内観察が不十分な場合，超音波により眼内の器質的状態を把握することができる．

■ 画像検査
CT, MRIにより眼内異物，眼球，眼窩，頭蓋内の器質性病変を確認する．異物として鉄片が疑われる場合，MRIは禁忌である．

眼痛を来す代表的な疾患

■ 角膜疾患
異物による角膜上皮剝離，コンタクトレンズトラブル，化学腐食，紫外線曝露では，砂が目に入ったような異物感から目を開けていられないような激しい眼痛となり，流涙，充血を伴う．

■ 眼部帯状疱疹
片側の三叉神経第1枝領域に紅斑が見られ，小水疱となり痂皮化する．ときに病変が鼻先まで及ぶ．眼部から頭部に広がる重度の痛みを生じる．

■ 眼科蜂窩織炎
眼部，および眼周囲痛．眼瞼発赤および浮腫，眼球突出，外眼筋運動障害，視力低下，発熱を来す．CT, MRIによる原疾患の精査を行う必要がある．

■ 急性閉塞隅角緑内障発作
重度の眼の痛み，頭痛，悪心，嘔吐を伴うこともある．通常，眼圧は40mmHg以上に上昇し，細隙灯顕微鏡検査で角膜浮腫，浅前房，麻痺性散瞳が観察される．

■ ぶどう膜炎
眼痛は前眼部の炎症により現れ，霧視などの視力障害，毛様充血，羞明を伴う．細隙灯顕微鏡検査で前房内に浸潤細胞が観察され，虹彩後癒着，周辺虹彩前癒着などが見られる．

■ 眼内炎
眼の鈍痛，強度の結膜充血，羞明，視力の重度の低下を生じる．細隙灯顕微鏡検査で見られる角膜後面沈着物は微細だが集積性が見られ，前房蓄膿を呈する．眼底は中間透光体の混濁により透見不能なことが多い．

■ 視神経炎
軽度の眼痛で，眼球運動に伴って悪化する．中心暗点，瞳孔求心路障害を伴う．

■ 強膜炎
重度の持続性の痛み(刺すような痛みの場合もある)で，睡眠障害を生じることもある．羞明，流涙，毛様充血を伴う．

治療

眼痛に対して鎮痛薬を処方することもあるが，眼痛はその原因疾患の1症状であるため，原因となる疾患の診断，治療が大切である．

Ⅱ 感覚器症候のみかた

視覚

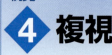 複視

中馬秀樹

症候の特徴

　複視には，単眼性と両眼性がある．
　単眼性複視は，屈折の不完全矯正や白内障など，眼球自体に原因があることを意味する．屈折異常の矯正不良は，網膜にきちんと結像せず，収差が残った状態で結像するため，輪郭がだぶって見える．角膜疾患や白内障でも，濁った角膜や水晶体により光が乱反射され，網膜に結像されないためにだぶって見える．
　両眼性複視は，眼位に異常がある（視線がずれている）ことを意味する．両眼性複視は，水平性複視（横に2つに見える）と垂直性複視（縦に2つに見える）に分類される．時折斜めに（傾いているという意味ではない）2つ見えるという訴えもあるが，その際は，基本的には垂直性複視と考えれば良い．
　眼球運動は6つの外眼筋により行われる．そのうち外直筋は外転神経支配，上斜筋は滑車神経支配，内直筋，上直筋，下直筋，下斜筋は動眼神経支配である．動眼神経は，ほかに瞳孔括約筋と上眼瞼挙筋を支配している．両眼性複視で眼位に異常を来す（視線がずれる）のは，両眼で12個ある外眼筋自体，神経筋接合部，支配神経のうちの1つ以上に異常（多くは収縮障害）が生ずるためである．

診察の進め方

　病歴聴取，身体診察の順序で進める．
　病歴では，年齢，発症状況，痛みの有無，日内変動の有無，単眼複視か両眼複視か，垂直斜視か水平斜視かを中心に聴取する．
　身体診察では，まず，両眼性複視であることを確認する．方法は，片方の眼を手で隠してもらい，複視がなくなるかどうかを聞けば

表1　複視の機序，疾患

1. 眼球由来（単眼性複視）
・屈折未矯正：近視，遠視，乱視
・角膜疾患：円錐角膜，角膜白斑
・白内障

2. 眼位異常（視線のずれ）（両眼性複視）
・外眼筋の異常：甲状腺眼症，眼窩筋炎
・神経筋接合部の異常：重症筋無力症
・神経の異常：外転神経麻痺，動眼神経麻痺，滑車神経麻痺

良い．次に眼瞼の観察が重要である．眼球突出の有無も観察すべきである．上方から観察するとより分かりやすい．瞳孔不同の有無，対光反射の観察も重要である．眼球運動は水平，垂直上下方向に検者の指の動きを追ってもらう．外転，内転の正常は，白目が見えなくなるまで動くこと，上下転の正常は内外眼角を結ぶ線を角膜縁が超えれば良い．ポイントは左右眼で比較することである．
　加えて，血圧測定，胸部X線，心電図，血液検査も行う．各神経麻痺の原因の中で，巨細胞性動脈炎は重要である．したがって，赤沈とCRPもチェックすべきである．サルコイドーシスも重要で，ACE，Ca値も必要である．虚血性の神経麻痺の診断のために脂質異常症，血糖，HbA1c値も必要である．
　眼窩部，頭部MRIも必要である．外眼筋の腫脹の有無，海綿静脈洞病変を主にチェックする．

考えられる疾患

　複視の機序，疾患を表1に示す．
　この中で最重要疾患は，成人の脳動脈瘤による動眼神経麻痺である．眼瞼下垂，瞳孔散大に加え，内転，上転，下転制限となる．動

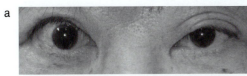
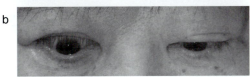

図1　甲状腺眼症の症例
a：瞼裂開大．眼瞼の中央より耳側に向けて瞼縁が高くなっている．b：lid lag．下方視時に上眼瞼が遅れて下垂するため，上方の球結膜が観察できる．

表2　眼筋型重症筋無力症の特徴

複視の性状：一定せず，日によって変化する．有意に夜間や疲労時に悪化する．
眼瞼：眼瞼下垂，または上方視2分間継続させると悪化する．閉瞼力の低下．
その他：顔面筋の筋力低下．かすれ声や嚥下困難．呼吸困難．

表3　両眼性複視を生ずる各神経麻痺の原因

外転神経麻痺の原因			
成人	虚血性 50～70% 圧迫性 10～15% 炎症性 頭蓋内圧亢進 外傷性	小児	外傷性 40% 腫瘍による圧迫性 33% ウイルス感染後
動眼神経麻痺の原因			
成人	虚血性 20～30% 脳動脈瘤による圧迫性 20～30% 外傷性 15% その他	小児	先天性 50% 外傷性 20% 脳動脈瘤による圧迫性 7% 片頭痛
滑車神経麻痺			
成人	外傷性 40～50% 虚血性 20～30% 非代償性 炎症性 頭蓋内圧亢進	小児	先天性 80% 外傷性 10%

眼神経麻痺を見たら，まずは動脈瘤を原因と考え[1]，即刻脳神経外科医へ紹介するべきである．

両眼性の複視で，垂直性の複視を確認できれば，大人では甲状腺眼症と滑車神経麻痺が大多数を占める[2]．

甲状腺眼症は外眼筋（下直筋が多い）にリンパ球が浸潤，腫大し，下直筋伸展制限のため上転制限となり，垂直性複視を自覚する．下転時の瞼裂開大が特徴である（**図1**）．甲状腺眼症は甲状腺機能が正常であることが多いことを知っておくべきである．また甲状腺眼症ではT3，T4よりもTSHレセプター抗体，抗サイログロブリン抗体，抗サイロイドペルオキシダーゼ抗体，TSHレセプター刺激抗体の中の1つが多くの症例で陽性となる．

滑車神経麻痺は，眼球運動は正常に見える．極論を言えば，上下の複視を自覚した患者の眼球運動が正常であれば，まず滑車神経麻痺を考えれば良い．滑車神経麻痺の正確な診断は，一般医師には非常に難しい．神経眼科医へ紹介すべきである．

水平性の複視であれば，外転神経麻痺である．外転制限が見られるため，分かりやすい．

複視の症例を見た際に，重症筋無力症は鑑別から外せない．特徴を**表2**に示す[3]．

各神経麻痺の原因を**表3**に示す．

●文献
1) Tamhankar MA, Kim JH, Ying GS, et al：Adult hypertropia：a guide to diagnostic evaluation based on review of 300 patients. *Eye* 2011；25：91-96.
2) Burde RM, Savino PJ, Trobe JD：Diplopia. In *Clinical Decisions in Neuro-Ophthalmology*, 3rd ed, Mosby, St. Louis, 2002；158-197.
3) Pane A, Burdon M, Miller NR：Double Vision. In *THE NEURO-OPHTHALMOLOGY SURVIVAL GUIDE*, ELSEVIER, 2007；179-257.

II 感覚器症候のみかた

視覚

5 視野異常

柏井　聡

　視野は，古典的には一点を固視したとき，周囲の見える範囲（動的視野）を意味する．コンピュータ制御による自動視野計の進歩で単に見える範囲ではなく，視野の各部位の種々の視感覚を定量的に測定できる（静的視野）ようになり，現在では，視野は網膜座標系に基づく視覚感度の空間分布を意味する．検査法（視覚刺激）に応じて視野の表現の仕方が異なり，病巣や疾患の特徴に応じた視野の変化が捉えられるようになってきた．さらに近年，光干渉断層計（OCT）による網膜構造の解像度が向上し，後天性半盲患者に逆行性経シナプス変性が起こることが明らかになるなど，機能・構造連関の詳細な照合が可能となった．

症候の特徴

　外界からの網膜上の像は，隣り合う空間的なつながりを保ったまま，視神経から視皮質へと投射される（網膜部位再現性）．視野異常は網膜部位再現性を基に欠損の形状から責任病巣を推定する．視野欠損が垂直経線を守れば視交叉から後方の中枢性病変が疑われ，網膜神経線維束の耳側縫線を反映する（鼻側）水平線が保存されていると末梢性に網膜神経線維束欠損性視野異常が示唆される．

　視神経から視交叉の疾患は，視野異常を視力障害の有無で分ける（表1）．

　垂直正中線を尊重する半盲性欠損は，左右を見比べ，異名性なら視交叉病変が示唆され，両耳側半盲（図1g）は視交叉前方の下垂体腫瘍や後上方の頭蓋咽頭腫，鼻側半盲（図1h）は視交叉外側の内頸動脈の巨大動脈瘤を考える．

　同名半盲は，視交叉から後方の視路病変を示唆する．一次視皮質（V1）が鳥距溝に沿って前後に広がるため，後大脳動脈の梗塞で，ときにV1の後方の後頭極が側副路から栄養され黄斑回避を生じ，前方の最周辺視野の頭頂後頭溝が保存されると耳側半月を伴う．逆に，それらの栄養血管が梗塞されると同名半盲中心暗点や耳側半月欠損を来す．こうした場合を除き，半盲だけでは視索から後方をこれ以上細かく区別できない．視索の完全横断性病変は対側に相対的瞳孔求心路障害を起こす．上1/4盲（図1i）は側頭葉，下1/4盲（図1j）は頭頂葉の病変と公式化できるが，視野から確定的な病巣診断はできない．

診察の進め方

　視路の構造が網膜部位再現的なので，障害される部位に応じた視野欠損が生じる．視野診断の基本は，この網膜部位再現性にある．

　検査に当たって，固視点に中心窩が一致していないと検査の精度，信頼性は低くなる．

表1　視神経疾患（初期）の視野の特徴

A. 両眼性
1. 乳頭黄斑線維束障害型（盲中心暗点：図1a）：視力低下（＋）
中毒性視神経症，遺伝性視神経症，異栄養性視神経症
2. 非乳頭黄斑線維束障害型（網膜神経線維束障害（NFBD）型：図1b～f）：視力低下（−）
原発性開放隅角緑内障，慢性うっ血乳頭

B. 単眼性
3. 混合型（乳頭黄斑線維束＋神経線維束欠損型）：視力低下（±）
視神経炎*，虚血性視神経症*，網膜中心動脈分枝閉塞症*，圧迫性視神経症，外傷性視神経症

*：乳頭黄斑線維束（視力）を保存することもある．
　一方，圧迫性視神経症，外傷性視神経症は原則として中心視力の低下を伴う．

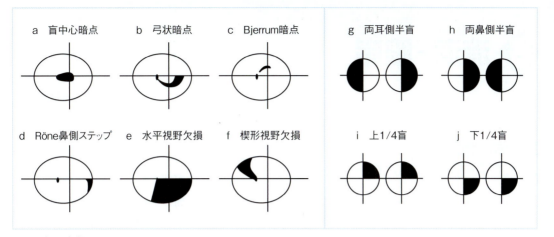

図1 視野欠損

固視点を通る上下の経線が，視交叉での網膜からの投射線維の交叉，非交叉の分かれ目となり，固視点を通る水平線は網膜の耳側縫線を反映する．視野は，固視点を通る上下，水平の経線を基準に診断する．

言葉が理解できれば，小児から高齢者まで，まず，対座視野検査で評価する．検者と患者が視線を共有して（患者の左眼を検査するときは，検者は左眼を閉じて，検者の右眼を固視するように患者に指示して）検査する対座視野検査は，被験者の視線を確実に追いながら検査する最も正確な検査で，すべての視野検査の基本となる．その結果，1/4象限以上の大きな欠損が予想される場合は，ゴールドマン動的視野測定を，微妙な欠損には自動静的視野測定を行う．一般的に自動視野計によるスクリーニングには中心視野24°か30°のプログラムを選ぶ．中心暗点が示唆される場合は平面視野計を，定量的に精査する場合は自動視野計の中心10°を選択する．

考えられる疾患

■網膜視細胞障害型視野欠損

網脈絡膜疾患は，さまざまな形状の欠損を作る．原則として病変の広がりを反映し，眼底検査で確定する．多発消失性白点症候群の盲点拡大は，検眼鏡では従来見えなかった乳頭周囲の視細胞外節（ellipsoid zone）の障害がOCTで捉えられるようになった．必ず，機能・構造連関をOCTで照合する．

■視神経障害型視野欠損

網膜神経節細胞やその軸索の視神経が障害されると網膜神経線維の走行に沿った欠損となる．両眼性に乳頭黄斑線維束が障害される盲中心暗点はATP欠乏性視神経症，弓状線維束が走る固視点から10～20°の帯状領域が障害されるBjerrum暗点（図1c）やRöne鼻側ステップ（図1d）は緑内障性視神経症，盲点から鼻側の水平線を守る水平半盲（図1e）は虚血性視神経症を疑う．盲点とつながる楔形の耳側欠損（図1f）は，先天乳頭低形成性欠損が示唆され，垂直経線を越える点が耳側半盲と異なり，OCTで鼻側放射状線維束欠損を確認する．

■同名半盲

成人では，片側性の視交叉後方病変による視野障害は脳梗塞が最も多い．半盲の原因病巣は後頭葉が最も多く，半数を占める．小児では，半盲の原因は外傷か新生物で，視放線障害が最も多い．

視覚
6 流涙・眼脂

中山知倫，外園千恵

症候の特徴
―流涙・眼脂について―

流涙は涙がにじむ，あるいは溢れ出す状態を意味する．流涙の原因となる疾患は流涙症と呼ばれ，眼不快感，視機能異常といった症状を生じうる[1]．

眼脂は眼表面から分泌されているムチンを主成分とし，細胞成分としては血管外に漏出した血液細胞，脱落した上皮および崩壊した上皮，炎症細胞などが含まれ，主成分である粘液は結膜杯細胞から産生される[2]．正常状態でも分泌されているが，涙液により洗い流されているため目立たない．起床時の眼脂の付着は就寝時には涙液分泌が減少するためである．異常な眼脂の原因は主に眼表面の炎症である．したがって，それぞれ独立した症状であるが，疾患によって流涙と眼脂の2つの症状を同時に認めることもある．

考えられる疾患・診察の進め方

■流涙について

流涙は分泌性流涙と導涙性流涙の2つに分類される[1]．

分泌性流涙は眼瞼，眼表面疾患によって眼表面が刺激されることで，涙液分泌機能が亢進されて引き起こされる．たとえば，眼表面の炎症性疾患やドライアイ，眼瞼内反症のような眼表面へ直接に物理的刺激を与えるような疾患が原因となる．

導涙性流涙は涙液の排泄経路の遮断による導涙機能の低下に基づく流涙である．たとえば結膜弛緩症による涙液メニスカスの遮断，眼瞼弛緩に併発しているHorner筋の機能低下による涙道ポンプ機能の低下，涙道閉塞による涙道の遮断などがある．

実際の診察においては問診後に低侵襲の検査から行うのが基本である．結膜弛緩症，眼瞼疾患や眼表面の炎症は細隙灯顕微鏡により診断できる．次に涙液をフルオレセインで染色し，細隙灯顕微鏡にて涙液の貯留量を観察する．涙液減少型ドライアイがあれば涙液の貯留量が少なく，蒸発亢進型ドライアイでは涙液層破壊時間の短縮を認める．涙道閉塞については，実際に涙道内に水を通す通水テストを行って診断する(図1)．涙道閉塞には涙小管炎や涙嚢炎を合併していることもある．

■眼脂について

眼脂は炎症による．その原因としては細菌あるいはウイルスの感染，アレルギー，その他眼表面への刺激にて二次的に炎症を生じるもの(ドライアイ，眼瞼内反など)がある．これらのうち，炎症による眼表面の刺激により分泌性流涙が引き起こされれば流涙が合併する．また涙小管炎や涙嚢炎が涙道閉塞を伴って生じた場合には，涙道の炎症による分泌性流涙と眼脂に，導涙性流涙の合併も認める(図2)．

眼脂の性状は大まかに2種類，すなわち膿性・粘液性と線維素性・漿液性に分類できる．これらの違いは好中球の量の違いによると考えられている．大まかには細菌性の場合，膿性・粘液性の眼脂を呈することが多く，ウイルス性の場合は線維素性・漿液性が多い．またアレルギー性結膜炎では，眼脂中の炎症性細胞は好酸球が大部分を占め，好中球が少ないために線維素性眼脂を呈する．

実際の診療においては問診と細隙灯顕微鏡での観察が重要である．症状と経過，眼脂の量や性状から原因を推測する．細菌性では眼脂培養，ウイルス性では免疫クロマト法を利用し

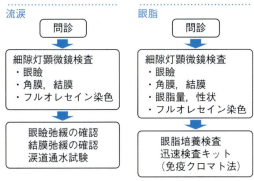

図1 流涙・眼脂の診断の流れ

図2 右涙小管炎(カラー写真は17頁参照)
下涙小管の炎症，眼脂と流涙を認める．

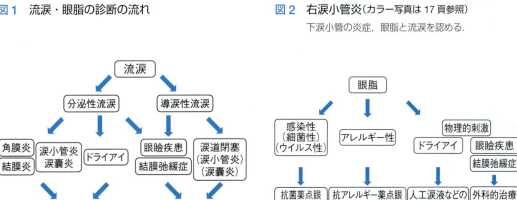

図3 流涙の分類と治療

図4 眼脂の分類と治療

た迅速検査キットの利用も有用である(図1).

治療

■流涙について

　分泌性流涙のうち，眼表面の炎症によるものは眼脂も伴うため，「眼脂について」で述べる．眼瞼疾患による場合は薬剤による治療には期待できず，外科的治療が必要となる．導涙性流涙も基本的には涙液排泄経路の物理的遮断が原因であり，その改善のためには外科的治療が必要となる(図3).

■眼脂について

　細菌性の場合には抗菌薬点眼による治療を行う．抗炎症目的でステロイド点眼を併用することもあるが，免疫抑制作用により逆に悪化することがあるので慎重な使用が必要である．ウイルス性の場合には，多くの場合でウイルスに特異的な薬剤は存在しないため，対症療法が中心となる．抗炎症目的でステロイド点眼を使用することもある．アレルギー性結膜炎の場合は抗アレルギー薬点眼が基本であり，症状に応じてステロイド点眼，重症では免疫抑制薬の点眼も考慮する．涙小管炎，涙嚢炎では涙道閉塞の解除が必要であるが，慢性結膜炎としてなかなか根治に至らずに漫然と治療を続けられていることも多く，注意を要する．その他，眼表面に刺激を及ぼす要因のうちドライアイに対しては点眼治療が中心となり，眼瞼疾患の場合は外科的治療が考慮される(図4).

● 文献
1) 横井則彦：流涙症とは．眼科手術 2014；27：518-522．
2) 内尾英一：結膜炎の診断．丸尾敏夫監修，大鹿哲郎編，眼科学，第2版，文光堂，東京，2011；48-52．

II 感覚器症候のみかた

聴覚・平衡覚

1 耳痛・耳漏

白馬伸洋

症候の特徴

患者が耳痛を訴えた場合、耳が原因である1) 一次性耳痛と、他部位が原因である2) 二次性耳痛の2つに分けられる。また、耳痛に合併する耳漏には、3) 急性中耳炎や慢性穿孔性中耳炎の急性増悪時に発生する耳漏と、4) 肉芽性鼓膜炎より発生する耳漏とがある。

診断の進め方

感冒や外傷、糖尿病などの既往、飛行機の搭乗やスキューバダイビングなどの有無について問診で確認する。耳が原因である場合、そのほとんどが急性中耳炎あるいは外耳炎である。それ以外では、飛行機に乗った後やスキューバダイビング後の急激な中耳圧変化によって鼓膜が刺激される航空性中耳炎、平手打ちやボールの接触、耳掻き、割箸などによる外傷で鼓膜が損傷した場合にも耳痛が生じる。一方、他部位が原因である二次性耳痛は放散痛とも呼ばれ、口腔・鼻咽腔の炎症疾患が原因となることが多い。その他、神経痛や顎関節症、逆流性食道炎なども原因として挙げられる。最終的診断には、鼓膜や外耳道所見を診る必要があるため、耳鼻咽喉科の受診が必要である。また、口腔の炎症疾患の場合では歯科受診も必要となる。

考えうる疾患

■一次性耳痛

中耳炎では、鼓膜に慢性の穿孔がある場合は穿孔を通じての細菌感染が原因となるケースもあるが、大部分は感冒時の咽頭や鼻腔の細菌感染が耳管を介して波及することで中耳炎を発症する。幼児は、成人に比べて耳管が太く短くより水平に位置しているため、感冒時には鼻咽腔で増殖した細菌が中耳腔に移行しやすい。また、幼児の鼻咽腔にはインフルエンザ桿菌や肺炎球菌などの急性中耳炎の原因菌が常在しているので、感冒時にこれらの細菌が繁殖して中耳炎を併発する。

治療は、まず解熱鎮痛薬と抗菌薬の内服投与を行う。抗菌薬の内服後も中耳腔に膿が貯留し、炎症が軽減しないときは、鼓膜の切開排膿も行う。

外耳炎は、主に外耳道を触り過ぎることで外耳道の皮膚が傷つき、その部位に細菌感染が生じることで発症する。耳介を引っ張った際に牽引痛があれば外耳炎と考えて良い。治療には、抗菌薬入りのステロイド軟膏の患部への塗布が有効である。糖尿病を合併している外耳炎患者の起炎菌が緑膿菌の場合は悪性外耳道炎と呼ばれ、難治性で外耳道の骨破壊なども起こるため、外耳道の局所処置以外に抗菌薬の全身投与に加え、糖尿病のすみやかなコントロールも必要となる。原因が帯状疱疹ウイルスで耳介や外耳道に発赤・水疱を形成すると激しい痛みを伴う。Hunt症候群では、顔面神経麻痺を発症することもあるので、耳介に発赤・水疱を認めた場合は、患者に顔面神経麻痺が発症する可能性を説明することが重要である。

飛行機搭乗後やスキューバダイビング後に耳痛を訴えた場合は、航空性中耳炎である。特に感冒時は鼻咽腔に粘稠性の鼻汁が増え、咽頭耳管開放孔が閉塞され耳管機能が低下するため発症しやすくなる。急激な中耳内圧の低下によって、中耳粘膜より滲出液が分泌・貯留するため難聴も随伴する。難聴が持続する場合は、耳管から空気を送る耳管通気療法

や，ひどい場合には鼓膜切開が必要になる．

外傷後に耳痛を訴え，難聴も伴うときには鼓膜に穿孔が生じている場合がある[1]．耳掻きでは鼓膜穿孔ばかりでなく，さらに奥の耳小骨が損傷され骨折するときもある．アブミ骨が骨折し蝸牛卵円窓窩からアブミ骨底板が離開した場合は，外リンパ漏によるめまいや感音難聴も併発し，入院加療や手術的治療も必要となる．

二次性耳痛

口腔・鼻咽腔の炎症疾患としては，齲歯から歯肉炎，歯根炎による放散痛が最も頻度が高く，急性副鼻腔炎や急性咽喉頭炎，急性扁桃腺炎などで耳痛を生じる．齲歯が原因と考えられたときは，歯科受診が必要となる．また，急性扁桃腺炎が増悪すれば扁桃周囲炎から周囲膿瘍など重篤な症状に進展することもあるため，呼吸苦を訴えた場合には早急に咽喉頭内視鏡検査で観察する必要がある．

顎関節症は，歯科治療やカラオケを熱唱して大きく開口したときや，硬い物を無理に噛んだときに生じる顎関節の炎症である．鎮痙薬などを投与し，しばらく大きく口を開けない，硬い物を噛まないように指導することが重要である．

胃酸が逆流し，食道炎から咽頭まで障害されると，耳管周囲も刺激されて耳痛が生じる．病歴から，ストレスが多かったり，食事が遅く食べてすぐに寝る生活や，肥満がある患者で，胸やけ・ゲップ以外に，喉の引っかかり感や，嗄声，絡むような咳が続くなどの症状がある場合には，内科での上部消化管内視鏡検査や，耳鼻咽喉科での喉頭内視鏡検査による診察が必要である．まずは，PPI 製剤を 2 週間ほど投与し，食後 3 時間は寝ないようにすることや，コーヒーやお酒，カレーなどの刺激物を控え，胃酸が逆流しにくいように枕を高くして寝るなどの生活指導で，症状の改善を見ていく治療的診断を行うことも有用である．

急性中耳炎や慢性穿孔性中耳炎の急性増悪時に発生する耳漏

急性中耳炎で中耳腔に膿が貯留し，鼓膜の切開排膿後や鼓膜が自壊して排膿した場合の耳漏は，耳鼻咽喉科で細菌検査を行ったうえで適切な抗菌薬の点耳と内服治療が重要である．排膿が落ち着けばほとんどの症例で鼓膜穿孔は自然閉鎖する．急性中耳炎後に鼓膜穿孔が閉鎖せず遷延した場合，穿孔を介した細菌感染で耳漏を繰り返すことが多い．急性中耳炎時と同様に，細菌検査を行ったうえで適切な抗菌薬の点耳と内服治療が重要ではあるが，肉芽病変の発生や抗菌薬多用によって多剤耐性菌に菌交代した場合は難治性の耳漏となる．特に，炎症を繰り返しているうちに中耳腔内や乳突洞内に肉芽病変が広く進展した場合は，耳漏の保存的治療は困難である．

手術的に肉芽病変を清掃し，鼓膜を側頭筋膜や薄切した軟骨で形成して穿孔を閉鎖させることが必要となる．多剤耐性菌を伴っている症例では，手術まで抗菌薬の使用は中止し，ピオクタニン®液やブロー液で耳処置を行い，ポピドンヨード点耳液を処方してできるだけ手術までに耳漏が軽減するように耳処置を徹底することが重要である[2]．

肉芽性鼓膜炎より発生する耳漏

鼓膜炎が増悪した場合は，鼓膜上に肉芽を形成して耳漏の原因となる．肉芽性鼓膜炎に対して抗菌薬の内服や点耳治療の効果は乏しい．週 1 回の頻度で細い綿棒を用い 10〜20% 硝酸銀を直接肉芽に塗布する耳処置が有効である．その後，さらにピオクタニン®液やブロー液で耳処置を行い，ポピドンヨード点耳液を処方する．2，3 か月の通院でも耳漏が止まらない場合は，外科的に肉芽の部位を切除して鼓膜を形成することも必要となる．

● 文献
1) 白馬伸洋：森山 寛，岸本誠司，小林俊光他編，今日の耳鼻咽喉科頭頸部外科治療指針，第 3 版，医学書院，東京，2008；110.
2) 白馬伸洋：耳処置薬．耳鼻・頭頸外科 2016；88：918-920.

II 感覚器症候のみかた

聴覚・平衡覚

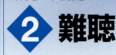
2 難聴

山岨達也

症候の特徴

「聞こえにくい」という症状が代表的である．単に「音が聞こえない」というだけでなく，「（騒々しいところで）言葉が聞き取りにくい」，「音楽などが昔と違うように聞こえる」など，訴えはさまざまである．

診察の進め方

難聴は，外耳・中耳の病変による「伝音難聴」と内耳および聴覚中枢経路の病変による「感音難聴」に分けられる．耳垢が詰まるだけでも伝音難聴を来すため，まず鼓膜所見を取ることが重要である．外耳道・鼓膜所見に異常があれば，それだけで診断されることも多い．鼓膜の異常には穿孔，陥凹，癒着，硬化などがあり，顕微鏡下の観察も必要に応じて行う．拡大耳鏡で鼓膜を加減圧して動かすと，鼓膜・ツチ骨柄の可動性，加圧時に鼓膜に接してくる構造物，貯留液などの有無が分かることもある．

続いて純音聴力検査を行う．聴力検査では難聴の程度を知ると共に伝音難聴，感音難聴，混合難聴の鑑別を行う．伝音難聴では骨導聴力閾値は正常で気導聴力閾値が上昇し，感音難聴では純音聴力検査で骨導・気導聴力閾値が同程度に上昇する．混合難聴では骨導・気導聴力共に閾値が上昇するが，骨導閾値に比べ気導閾値がさらに上昇し，両者に差がある．なお一側難聴の場合，伝音難聴ではWeber検査で難聴側に偏倚し，感音難聴では健側に偏倚する．聴皮質の障害では純音聴力検査閾値は正常であるが，「言語が理解できない」状態となる．

伝音難聴で鼓膜に中心穿孔がある場合（慢性中耳炎など）には中耳機能検査で中耳の状態が推測できる．すなわち，パッチによる鼓膜穿孔閉鎖で気骨導差が消失する場合は中耳・耳小骨に著変なく，聴力が不変の場合は癒着，肉芽，硬化，固着などによる鼓膜・耳小骨の可動性低下や離断などが疑われる．鼓膜が正常な場合や鼓膜所見のみで難聴の程度が説明できない場合は，側頭骨高分解能CT（HRCT）などの精査を追加する．

感音難聴の鑑別診断においては発症様式（一側か両側か，急性か慢性か，単発か反復・変動性か，先天性か後天性か）が重要であり，詳細な問診を行う．内耳性，後迷路性の鑑別には語音明瞭度検査，耳音響放射，閾値上聴力検査などを必要に応じて追加する．内耳障害における語音弁別能は，軽度難聴ではほぼ100%で，聴力閾値が上昇するにつれて悪化し，重度難聴では0%になる．耳音響放射は難聴の程度に応じて障害され，軽度難聴では振幅が低下し，中等度以上の難聴になると反応が消失する．補充現象は陽性，自記オージオグラムはII型を示すことが多い．一方，後迷路性難聴では耳音響放射は正常で補充現象はなく，疲労現象が見られ，自記オージオグラムはIII型を示し，語音弁別能は聴力閾値が良好な場合でも著明に悪化する．

原因不明の一側性感音難聴では聴神経腫瘍を見逃さないことが重要であり，聴性脳幹反応（ABR）や必要に応じてMRIを行う．遺伝性難聴が疑われる場合は希望により遺伝子検査も可能である．40歳以下で発症した遅発性両側感音難聴で聴力閾値が70dBHL以上の場合，原因遺伝子が同定されれば難病指定が得られる（若年発症型両側性感音難聴）．

小児の場合，通常の純音聴力検査が可能に

表1　難聴を来す代表的疾患

伝音難聴	外耳道狭窄・閉鎖，耳垢栓塞，急性中耳炎，滲出性中耳炎，外傷性鼓膜穿孔，慢性中耳炎，真珠腫性中耳炎，耳小骨奇形など
感音難聴 (内耳性)	突発性難聴，急性低音障害型感音難聴，外リンパ瘻，メニエール病，遅発性内リンパ水腫，ウイルス性内耳炎(流行性耳下腺炎など)，騒音性難聴，音響外傷，薬剤性難聴，遺伝性難聴，内耳奇形，老人性難聴など
感音難聴 (後迷路性)	auditory neuropathy，腫瘍(聴神経腫瘍，小脳橋角部腫瘍など)，虚血(椎骨脳底動脈・前下小脳動脈領域の梗塞など)，脱髄・変性・炎症性疾患(多発性硬化症など)など
混合難聴	耳硬化症，前庭水管拡大症，上半規管裂隙症候群など

なるのは4，5歳からであり，それ以下の小児では条件詮索反応(COR)や遊戯聴力検査を行う．また，ABRや聴性定常反応(ASSR)などの他覚的聴力検査も併用して診断を行う．

考えられる疾患・病態

難聴を来す代表的疾患を**表1**に示す．

■伝音難聴

外耳から中耳，前庭窓，蝸牛窓までの間を伝音器と呼び，この経路に起こった障害が伝音難聴である．たとえば，外耳道閉鎖や狭窄，耳垢による外耳道の閉塞，鼓膜の穿孔や肥厚，中耳内の貯留液(急性中耳炎，滲出性中耳炎)，耳小骨の可動制限(耳小骨固着，鼓室硬化症)や欠損(耳小骨奇形，外傷性離断など)が原因となる．

■感音難聴

蝸牛では外中耳から伝わった音を電気信号に変換し，その信号が聴覚中枢に伝わる．この過程の障害により生じるのが感音難聴である．感音難聴の多くは内耳障害であり，純粋な後迷路障害による難聴は少ない．

内耳障害を来す疾患としては，耳毒性薬剤(アミノ配糖体抗菌薬，シスプラチンなど)による難聴，強大音曝露による音響外傷，慢性的な騒音曝露による騒音性難聴などがあり，これらでは主に有毛細胞が障害される．有毛細胞以外の障害では，コネキシン26(GJB2)遺伝子異常による支持細胞のギャップ結合の障害，内リンパ電位維持に重要な血管条の虚血などによる障害，メニエール病による内リンパ水腫などが挙げられる．

特徴的な聴力型としては，加齢に伴う老人性難聴では高音域が優位に障害され，メニエール病や急性低音障害型感音難聴では低音域が優位に障害される．騒音性難聴では4kHz周囲から難聴が生じ，進行すると高音域優位の聴力像を示す．

後迷路障害による難聴は，内有毛細胞と求心性神経の間に存在するシナプス，蝸牛神経線維，ラセン神経節，脳幹伝導路の障害により生じる．シナプスの障害はauditory neuropathyが代表的である．そのほか，聴神経腫瘍などの腫瘍，脳幹梗塞などの虚血，多発性硬化症などの脱髄・変性疾患などがある．

■混合難聴

上述した伝音難聴と感音難聴が同時に存在する場合が臨床上は最も多く，たとえば老人性難聴(感音難聴)に慢性中耳炎(伝音難聴)が合併したときなどである．耳硬化症ではアブミ骨の固着により伝音難聴が生じるが，2kHzの骨導閾値も上昇し(Carhart's notch)，混合難聴を呈する．また，前庭水管拡大症や上半規管裂隙症候群など前庭窓・蝸牛窓のほかに内耳の特に前庭階側に第三の窓がある場合にも混合難聴が生じることがあり，典型例では低周波数領域において骨導閾値が低下し，気導閾値が上昇する．この機序は明らかではないが，気導では伝わった音エネルギーが前庭階から第三の窓に抜けて減少するために閾値が上昇し，骨導では前庭階側のインピーダンスが減少することで鼓室階と前庭階のインピーダンス差が増加することにより閾値が低下すると考えられている．

S 101

II 感覚器症候のみかた

聴覚・平衡覚

3 耳鳴・聴覚過敏

新田清一

■耳鳴

■症候の特徴

　耳鳴とは，身体の外部に音源がないにもかかわらず音を知覚する異常聴覚現象である．多くは「キーン」，「ジー」など意味を持たない単調な音であり，人の声などという幻聴とは区別される音感である．

■診察の進め方

　問診にて，発症時期，発症状況（急性か慢性か），罹患側，耳鳴の音色，持続時間を確認する．急性で片側性の場合，発症早期に治療が必要となる急性感音難聴が疑われるため，注意を要する．随伴症状である難聴，めまい，耳閉感の有無も疾患の鑑別に有用なので確認する．また，耳鳴による心理的苦痛や生活障害についても問診する．「耳鳴があることで困ることは何ですか」と質問すると良い．

　問診票で耳鳴による心理的苦痛や生活障害を評価する場合は，THI（Tinnitus Handicap Inventory）[1]を施行する．THIは25問からなり0～100点の得点を取りうる質問紙で，点数が高いほど耳鳴による心理的苦痛・生活障害度が高いことを意味する．点数で重症度が分類されており，0～16点がno handicap（正常），18～36点がmild handicap（軽症），38～56点がmoderate handicap（中等症），58～76点がsevere handicap（重症），78～100点がcatastrophic handicap（最重症）である．

　検査は，耳鏡検査，純音聴力検査を必ず行う．耳鳴の性質がカチカチという特徴のある音や脈拍性のものであれば他覚的耳鳴を疑い，口腔内の診察およびオトスコープを患者の耳と検者の耳に入れて実際に音を聞く．耳鳴の性状の検査であるピッチ・マッチ検査，ラウドネス・バランス検査も併せて行う．純音聴力検査にて片側のみの難聴や聴力に左右差がある場合は，聴神経腫瘍など後迷路性難聴を除外するためにMRIを施行する．

■考えられる疾患

　耳鳴の原因として考えられる疾患を表1に示す．頻度としては自覚的耳鳴が圧倒的に多く，中でも内耳疾患に伴う耳鳴が多い．急性感音難聴（突発性難聴，メニエール病，外リンパ瘻，急性低音障害型感音難聴など）は発症早期の治療が必要となるので，必ず鑑別する．

　慢性の耳鳴の場合は，耳鳴による心理的苦痛や生活障害に応じて，耳鳴のメカニズムなどの詳細な説明（カウンセリング）や薬物療法（睡眠薬や抗うつ薬など），心理療法（認知行動療法など），音響療法（静寂下を避ける）などを行う．難聴に伴う耳鳴で，難聴による生活の不自由がある患者は補聴器による聴覚リハビリテーションの良い適応である．

■聴覚過敏

■症候の特徴

　聴覚過敏は，聴覚異常感の中でも耳鳴に次ぐ頻度で訴えられ，耳鳴を高率に合併する．外部から聞こえる音に対して「響く」，「割れる」，「強く聞こえる」，「二重に聞こえる」などと表現され，ときに耳痛を伴う．多くが不快感や恐怖，苛立ちなどの負の情動を併せ持つ．聴覚過敏を指す用語には，いくつかの種類がある．

　聴覚過敏の最も一般的な用語として用いられるのはHyperacusisであり，聴覚過敏と訳される．Phonophobiaは音や声に対する

表1　耳鳴の原因疾患

1. 他覚的耳鳴
    1) 筋性耳鳴：耳小骨筋，耳管・軟口蓋周囲筋の異常興奮など
    2) 血管性耳鳴：脳動静脈瘻，脳血管狭窄，奇形など
    3) 自発耳音響放射（SOAE）
2. 自覚的耳鳴
    1) 外耳疾患：耳垢栓塞，外耳道異物など
    2) 中耳疾患：中耳炎，耳硬化症，耳管機能障害，中耳腫瘍など
    3) 内耳疾患：加齢性難聴，突発性難聴，音響外傷，騒音性難聴，薬剤性難聴，メニエール病，急性低音障害型感音難聴，内耳炎，外リンパ瘻，特発性難聴，原因不明の感音難聴など
    4) 後迷路疾患：聴神経腫瘍，髄膜腫，その他の脳腫瘍，脳梗塞など
    5) その他：無難聴性耳鳴，顎関節症，頸椎症，全身疾患に伴うもの

表2　聴覚過敏の原因疾患

1. 内耳疾患（感音難聴）
    急性感音難聴（急性低音障害型感音難聴，メニエール病，突発性難聴，外リンパ瘻，音響外傷など）
    慢性の感音難聴（加齢性難聴，騒音性難聴，特発性難聴，原因不明の感音難聴など）
2. アブミ骨筋反射異常
    顔面神経麻痺など
3. 精神変調に伴うもの
    不安障害，抑うつ／うつ病，外傷性ストレス障害
4. その他
    広汎性発達障害／自閉スペクトラム症，片頭痛，頭部外傷，ライム病，ウィリアムズ症候群，多発性硬化症，アジソン病

恐怖反応のことを言い，音声恐怖とも訳される．Odynacusis は聴覚刺激に対する疼痛を示す．これら全体を音量の認知障害と呼ぶこともある．聴覚過敏は健常者においても自覚され，ガラスを引っかく音などで不快感が惹起されるのは，しばしば経験されることである．

■診察の進め方

聴覚過敏の原因となりうる疾患（表2）を念頭に置き，問診を行う．患者は，一般にほとんど意識しないような日常生活で発生する環境音に対しても苦痛を訴えることが多い．新聞をめくる音，水道の蛇口から出る水の音，食器の触れ合う音などが耳に響くと訴える．随伴症状である耳鳴，難聴，耳閉感，耳痛の有無も確認する．また聴覚過敏による心理的苦痛や生活障害についても問診する．耳鳴のように汎用されている問診票はないが，聴覚過敏の強さや苦痛などを Visual Analogue Scale などで数値化して評価することもある．精神変調とのかかわりが疑われる場合は，不安や抑うつを評価する問診票（HADS など）を加える．

問診に続いて聴覚検査（純音聴力検査，聴覚補充現象の検査，不快閾値検査，耳小骨筋反射など）を施行する．純音聴力検査において感音難聴の有無を確認することが重要である．聴覚過敏を訴える患者の中には，不快閾値検査において通常の会話音程度（60dBHL）でも不快を感じることがある．

■考えられる疾患（表2）

最も頻度が高いのは感音難聴に伴う聴覚過敏であり，難聴の症状として正常の聞こえとの"ズレ"を「響く」「割れる」と訴えることが多い．

この場合は音に対する恐怖を訴えることは少なく，言葉を正確に聞き取れないことに不快やイライラを感じることが多い．このような症例は補聴器による聴覚リハビリテーションの良い適応である．音に対する恐怖があり，強い不安や抑うつ症状を訴える場合は，精神神経科との連携が重要になる．

●文献
1) 新田清一，小川　郁，井上泰宏他：耳鳴の心理的苦痛度・生活障害度の評価法に関する検討．*Audiol Jpn* 2002；45：685-691.

II 感覚器症候のみかた

聴覚・平衡覚

4 耳閉感

山口展正

　耳閉感（耳の詰まった感じ）は感性のある人間にとって不快な症状であり，著明なときには耐えがたい苦痛となりうる．外耳・中耳・耳管・内耳・後迷路など（表1）で生じる症候である．

　かつては耳閉感と言えば耳管狭窄症と見なされていたが，内耳性疾患の急性感音難聴，急性低音障害型感音難聴，突発性難聴，メニエール病，外リンパ瘻などを見逃さないことが肝要である．また，著明な耳閉感・自声強聴・呼吸性耳鳴を伴う耳管開放症は日常的に見られる疾患である．原因となりうる各疾患の症候の特徴を知ることが大切である．

症候の特徴

　患者の訴えは，耳の詰まった感じ，膜の張った感じ，ボーッとした感じ，耳の中が膨らんだ感じ，耳の中へ水が入った感じ，水に潜った感じ，列車でトンネルに入った感じ，飛行下降時に詰まった感じ，高層ビルのエレベーターでの耳の圧迫感などがある．

　耳鼻咽喉科領域では診療機会の多い感覚異常の耳閉感であるが，小児は耳閉感を訴えることが少ない．

　耳閉感を生じる疾患の誘因を表2に示す．

　外耳湿疹，外耳真菌症では耳の瘙痒感を伴うことが多い．

　耳管開放症は著明な耳閉感，自声強聴，呼吸性耳鳴などを伴い，頭を下げる前屈位，寝た姿勢になると症状が軽減する．

　急性中耳炎，急性乳突蜂巣炎では耳痛消褪後耳閉感が生じ，乳突蜂巣炎では高音域の聴力低下と共に耳管開放症を伴うことがある．

　外傷性鼓膜穿孔では耳閉感のみで難聴を訴えないこともある．

　強い擤鼻（鼻をかむ）は耳管から中耳腔へ急激な圧が加わり蝸牛窓・前庭窓へ達して耳閉感を伴う内耳障害を生じうる．

　急性低音障害型感音難聴，急性感音難聴，メニエール病はストレス・過度の疲労・寝不足などが誘因となりうる．現代社会は60〜70歳代の人が親の介護をする時代でもあり，介護者にとって目に見えない負担が生じている．

診察の進め方

　診察の進め方を表3に示す．

　耳閉感を生じる疾患（表1）を念頭に置いて問診を行い，外耳・鼓膜を視診し，原因となる疾患を診断する．

　耳内所見の観察にて外耳・中耳疾患は容易に診断される．外耳道が狭く屈曲している場合は，外耳道後方部を内視鏡を用いて観察すると良い．鼓膜近くの外耳道後下部に水の貯留があるときに，ティッシュペーパーを細長いこよりにして挿入すると痛みなく容易に吸水される．

　耳垢を除去しても耳閉感が持続すれば内耳疾患の合併もありうるため聴力検査を行う．

　鼓膜の内陥が分かりにくいときにはティンパノメトリーを用いる．

　鼓膜が正常であれば，内耳疾患を疑い聴力検査を行う．急性感音難聴・突発性難聴・急性低音障害型感音難聴では早期治療が必須であり，耳鳴りを伴うことが多い．

　航空性中耳炎・潜水・ダイビング症例でまれではあるが感音難聴を呈することがあるため，耳閉感の強い場合，聴力検査を行うのがよい．

　擤鼻・力んだとき・爆風などにより耳閉

表1 耳閉感を生じる疾患

外耳：耳垢栓塞，異物，湿疹，真菌症，骨過形成，腫瘍

中耳：鼓膜内陥症，滲出性中耳炎，急性中耳炎，急性乳突蜂巣炎，航空性中耳炎，気圧性障害，外傷性鼓膜穿孔，慢性中耳炎

耳管：耳管機能低下，耳管狭窄症，耳管開放症，耳管閉鎖障害

内耳：低音障害型感音難聴，メニエール病，突発性難聴，外リンパ瘻，急性音響性感音難聴，進行性感音難聴

後迷路性：聴神経腫瘍

※鑑別疾患：筋性耳鳴，聴覚過敏症，顎関節の異常など．

表2 発症の誘因より見る疾患

・入浴・シャワー・水泳後→耳垢栓塞，外耳道残存貯留液
・上気道感染＆アレルギー性鼻炎発作，花粉症隆盛期ごろからアレルギー炎症の遷延化→鼓膜内陥症，滲出性中耳炎
・擤鼻，力む，爆風→耳閉感が著明な場合　内耳障害，外リンパ瘻？
・気圧変動環境：飛行機に搭乗，山登り，高い山・峠のドライブ，潜水，高層ビルのエレベーター→気圧性外傷(barotrauma)；飛行下降時→航空性中耳炎
・疲労，過度のストレス，寝不足→急性低音障害型感音難聴，急性感音難聴，メニエール病
・急激な体重減少，繰り返すダイエット，夏場の脱水，妊娠(4, 5か月)→耳管開放症
・強音曝露(ライブ・爆音)→急性音響性感音難聴
・気象病：低気圧の来る前，前線の通るとき．→耳閉感を生じたり耳閉感が増強；内耳疾患・耳管疾患の耳症状の悪化

表3 診察の進め方

・問診（症状，発症の誘因，耳閉感に関与する疾患の特徴より推測）
・耳内所見の観察　拡大耳鏡，硬性内視鏡：外耳・中耳疾患
・疾患に応じた検査
　純音聴力検査：伝音難聴・感音難聴
　ティンパノメトリー：鼓膜内陥症・滲出性中耳炎
　オトスコープの聴取，耳管機能検査：耳管開放症
　画像診断 MRI：聴神経腫瘍

感・めまい感を生じた場合は外リンパ瘻の鑑別を行う．中耳圧・脳脊髄圧の急激な変化により内耳窓が破れ，外リンパが中耳腔へ露出し，高度難聴・平衡障害を生じるため，緊急治療の対象となる．

　強い耳閉感ではないが聴力が徐々に低下する場合は，進行性感音難聴，後迷路性疾患が疑われ，ＭＲＩを用いて聴神経腫瘍の鑑別をしておくのが良い．

　体位によって耳閉感の変化する症例は耳管開放症を疑って検査を進める．オトスコープ

を用いて呼吸音聴取，自声強聴を確認しておくことが望ましい．鼓膜が呼吸に同調して動くかを内視鏡下ビデオを用いて観察し，また，耳管機能検査装置（音響法の提示音圧の低下，ＴＴＡＧインピーダンス法にて呼吸に同調するコンプライアンスの変動）を用いて診断する．

　耳閉感は原因不明のこともあり，急性感音難聴後聴力が改善したあとも耳閉感が持続することがしばしば見られ，また，耳管開放症の診断がついても治療に難渋することも多い．

● 文献
1) 山口展正：耳閉塞感．森山　寛，岸本誠司，小林俊光他編，今日の耳鼻咽喉科頭頸部外科治療指針，第3版，医学書院，東京，2008；17-19.

S 105

II 感覚器症候のみかた

聴覚・平衡覚

5 めまい

肥塚　泉

めまいとは

めまいは，安静にしているとき，あるいは運動中に，自分自身の体と周囲の空間との相互関係・位置関係が乱れていると感じ，不快感を伴ったときに生じる症状と定義される．めまいという症候は，われわれ耳鼻咽喉科医のみならず，他科の医師もよく遭遇する訴えであるが，その原因は多岐にわたるため，詳細な問診，注意深い診察が要求される．中枢前庭系の障害を原因とし，生命に対する危険性を有する中枢性めまいと，末梢前庭系の障害を原因とする末梢性めまいの正確かつ迅速な鑑別が必要となる．また，めまい疾患，特に末梢性めまい疾患では，前庭自律反射による悪心や嘔吐などの不快な症状が生じることが多く，これに対する早期の対応も必要となる．

診察の進め方

めまい診察の進め方の大まかな流れ（めまい診断フローチャート）を図1に示す[1]．患者へのアプローチの第一歩は問診である．めまいの性状や持続時間，誘発・増悪因子，寛解因子，随伴症状などを問診する．めまいの性状については，回転性，浮動性・動揺性，前失神（目の前が暗くなり，意識を失いそうになる）などがある．めまいの性状の表現法には，かなり個人差がある．またうまい急性期に，冷静に自分の症状を把握し，医師に説明できる患者は少ないので，めまいの性状の把握を目的に，必要以上に時間を費やすのは有用ではない．めまいの持続時間の長短によって，原因となるめまい疾患を大まかに分類することができる（表1）．めまい疾患にはその発症や再発を誘発する要因，またその症状を増悪あるいは軽減するする要因がある．代表的なめまい疾患の誘発・増悪因子，寛解因子を表2に示す．

次に眼球運動障害・構音障害・麻痺・感覚障害・運動失調の有無についてチェックする（表3）．これらに異常があれば中枢性めまいである可能性が高いので，神経内科，脳神経外科を紹介する．次に聴覚症状（難聴，耳鳴，耳閉感）の有無（随伴）についてチェックする．聴覚症状がある場合は，今回のめまいが初回発作なのかそうでないのかをチェックする．聴覚症状がない場合は，頭位眼振検査，頭位変換眼振

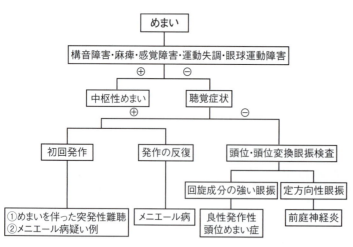

- このフローチャートに当てはまらないときは，めまい症，心因性めまいなどを疑う．
- 良性発作性頭位めまい症は自然寛解傾向が強く，受診時，典型的な眼振を認めないことがあるので，めまい頭位の有無などを参考に診断する．

図1　めまい診療の進め方の大まかな流れ（めまい診断フローチャート）

（肥塚　泉：日耳鼻会報　2013；116：1282-1289）

表1　めまいの持続時間と
　　　代表的なめまい疾患

持続時間	疾患名
秒～分	良性発作性頭位めまい症
	椎骨-脳底動脈循環不全
分～時間	メニエール病
時間～日	前庭神経炎
	めまいを伴う突発性難聴
	脳血管障害
	薬剤性

（肥塚　泉：日耳鼻会報 2013；116：1282-1289）

表2　各めまい疾患の誘発・増悪因子，寛解因子

疾患名	誘発・増悪因子	寛解因子
良性発作性頭位めまい症	特定の頭位（寝返りなど）	安静
メニエール病	心理的ストレス	リラックス，気分転換
前庭神経炎	上気道感染の先行	安静
めまいを伴う突発性難聴	なし	安静
脳血管障害	なし	安静？
薬剤性	耳毒性，降圧薬など	服薬の中止

（肥塚　泉：日耳鼻会報 2013；116：1282-1289）

検査を行って眼振の性状をチェックする.

考えられる疾患

中枢性めまいの中で，見逃してはならないのは脳卒中(脳梗塞・脳出血)である. めまいという症状が前景に出る脳卒中の病変部位は，脳幹または小脳である[2]. 脳幹の脳卒中の場合は，障害範囲が小さくても運動障害や感覚障害，眼球運動障害などの多彩な神経症候を来すことが多い. 小脳の脳卒中の場合は脳幹の脳卒中とは異なり，麻痺や感覚障害は来さない. 小脳上部の脳卒中では，構音障害や四肢の運動失調が明らかな場合が多い. 臨床上頻度が高い小脳下部の脳卒中では，構音障害や四肢の運動失調は来さず，小脳虫部の障害による起立・歩行障害が唯一の鑑別点となる.

聴覚症状がめまい発作とほぼ同時に出現・増強し，めまいの軽減と共に軽快していればメニエール病を疑う. 初回発作の場合は，めまいを伴う突発性難聴と区別することは事実上困難である. 聴覚症状を認めない場合は，良性発作性頭位めまい症や前庭神経炎を疑う. この両者の鑑別には頭位・頭位変換眼振検査が有用である. 頭位変換眼振検査で回旋成分の強い上眼瞼向き眼振を認めたら後半規管型良性発作性頭位めまい症を疑う. 頭位眼振検査で，方向交代性向地性眼振(下行性)眼振を認めたら半規管結石症タイプの外側半規管型良性発作性頭位めまい症，反対に方向交代性反地性眼振(上行性)眼振を認めたらクプラ結

表3　各めまい疾患の随伴症状

疾患名	随伴症状
良性発作性頭位めまい症	なし
メニエール病	難聴，耳鳴，耳閉感
前庭神経炎	聴力正常あるいは変動なし
めまいを伴う突発性難聴	難聴
脳血管障害	複視，失調，構音障害，脱力
薬剤性	多種多様

（肥塚　泉：日耳鼻会報 2013；116：1282-1289）

石症タイプの外側半規管型良性発作性頭位めまい症が強く疑われる. さまざまな頭位を負荷しても，眼振の方向が変化しない場合(定方向性眼振)は，眼振の方向と反対側の半規管麻痺の存在が強く疑われる. 強い回転性めまい発作は1度きりで，めまいの発現に先行して7～10日前後に上気道感染症や感冒に罹患していたという既往があれば前庭神経炎を疑う. 図1のめまい診断フローチャートに当てはまらないときは，めまい症，心因性めまいなどを疑う. また，良性発作性頭位めまい症は自然寛解傾向が強く，受診時，典型的な眼振を認めないことがあるので，めまい頭位の有無などを参考に診断する.

● 文献
1) 肥塚　泉：めまい診療のすすめ方. 日耳鼻会報 2013；116：1282-1289.
2) 城倉　健：めまい診療を難しいと感じるのは効率的なアプローチ法を知らないからだ. レジデントノート 2008；10：367-375.

II 感覚器症候のみかた

聴覚・平衡覚

6 顔面神経麻痺

濵田昌史

　本格的総合医療時代を目前にして，すべての医師が本疾患・病態に通じておく必要がある．本稿では1次医療施設を受診した患者をまずはどのように扱えば良いのか，プライマリ・ケアの立場から解説する．

症候の特徴

　多くの患者は「あるとき突然顔が動かなくなった」ことを自覚して来院する．この一見脳梗塞を思わせる急性発症様式によって患者は救急外来を受診することも多いが，顔面神経麻痺患者のほとんどは末梢性麻痺である．教科書的には額のしわ寄せによって中枢性／末梢性の鑑別を付けることが定説になってはいるが，比較的軽症の末梢性麻痺では額のしわ寄せは可能であり，真の意味での鑑別にはならない．またすべての症例が急性発症ではなく，徐々に麻痺が進行したり，一旦治癒した後に麻痺が再発したりする症例が存在する．これらは後述する腫瘍性麻痺である可能性が高く，注意を要する[1]．

　「顔面麻痺」症状以外には，顔面神経は運動神経以外に知覚神経と副交感神経を併せ持つ．したがって顔の麻痺発症前に舌のしびれや味覚障害（鼓索神経症状），それに流涙異常（大錐体神経症状）を訴えたり，帯状疱疹が遅発したり欠如したりするラムゼイ・ハント症候群（以下ハント症候群）では耳痛（外耳道・耳介への知覚枝の症状）が初発症状となることもある．

考えられる疾患

　末梢性顔面神経麻痺の原因の内訳を図1に示す[2]．ベル麻痺が最多の7割を占め，水痘帯状疱疹ウイルス（以下，VZV）が関与するハント症候群がそれに続く．ここで強調すべきは，ベル麻痺はあくまで特発性（原因不明）であって，腫瘍性疾患の除外や中耳炎の否定が大前提となる．

診察の進め方

　上記原因疾患を念頭に，顔面麻痺を訴える患者を診察する際の手順について述べる[2]（図2）．とりわけ腫瘍性麻痺の除外はきわめて重要である．

医療面接（病歴聴取）

　腫瘍性麻痺を見逃さないためには問診が重要である．これら腫瘍性麻痺では前述したとおり，ベル麻痺やハント症候群の突然発症と異なり，発症時期が明らかでなかったり，緩徐に進行したりする[1]．また，一旦回復した麻痺が再燃したりすれば腫瘍性麻痺の疑いは強くなる．さらに，乳がんなど腺がん系の頭蓋底転移や白血病の脳脊髄腔浸潤なども比較的多い[3]．病歴聴取の際に発症様式や悪性疾患既往の有無に注意を払う必要がある．

身体所見（視診・触診）

　原因となる腫瘍としては頭蓋内神経膠腫や神経鞘腫，中耳～外耳道の悪性腫瘍，耳下腺悪性腫瘍などが代表的であり，最低限これらの腫瘍の除外が必要である．頭蓋内腫瘍を身体所見で鑑別することは不可能に近いが，中耳～外耳の腫瘍や腫瘍以外にも中耳真珠腫などは注意深い耳内観察によって比較的容易に鑑別できる．

　腫瘍性麻痺のうち比較的頻度の高い耳下腺悪性腫瘍であれば耳下部の視診のみならず触診が欠かせない．腺様嚢胞がんや導管がんなど神経浸潤傾向の強いがんでは必ずしも腫瘤を形成しないので，触診によって耳下部の硬

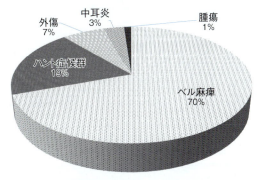

図1 末梢性顔面神経麻痺の内訳
ベル麻痺が最多であり，ハント症候群が続く．中耳炎性や腫瘍性麻痺の存在を忘れてはならない．
(濱田昌史：ENT コンパス．小島博己，森山 寛監．ライフ・サイエンス，東京，2014；322-323 より改変)

医療面接（病歴聴取）	
発症様式，外傷や悪性腫瘍の既往を尋ねる	麻痺と同側の難聴・耳鳴，めまい，耳痛などの随伴症状の有無を確認する

身体所見（視診・触診）	
耳介皮疹・口腔内粘膜疹の観察，真珠腫や悪性腫瘍を念頭に置いた耳内所見の把握	耳下腺・顎下腺の触診

検査所見	
純音聴力検査，アブミ骨筋反射検査，電気味覚検査，場合により高度麻痺では誘発筋電図検査（ENoG）	側頭骨 CT，頭部 MRI，頸部超音波検査など画像診断

図2 顔面神経麻痺診療の進め方
丁寧な問診，注意深い身体所見の把握が欠かせない．

さの左右差に注意する．

またハント症候群では耳帯状疱疹を欠いて口腔粘膜疹のみを呈することもあるので口腔内を注意深く観察することが必要である．

検査所見

身体所見に乏しい頭蓋内腫瘍であっても，顔面神経麻痺以外に難聴・めまいといった第8脳神経症状を伴うことが多い[3]．つまり，もともと難聴・めまいを呈することが多いハント症候群以外にも聴力検査や眼振のチェックは欠かせない．これらの結果から頭蓋内腫瘍性病変を疑う場合には造影 MRI を，耳内所見から外・中耳の病変を疑う場合には側頭骨 CT を撮影する．

また，一般に VZV の関与するハント症候群や無疱疹性帯状疱疹（zoster sine herpete）ではベル麻痺に比して重症化しやすい．直接に治療の手助けとはならないものの両者の鑑別のために抗 VZV 抗体価測定を行っておくと良い．

初期対応

以上の所見からベル麻痺もしくはハント症候群と診断されれば副腎皮質ステロイドと抗ウイルス薬を併用する標準治療を行う[4]．そのうえで，顔が全く動かない完全麻痺であれば顔面神経麻痺診療を専門とする二次病院に紹介し，電気生理学的診断を受けることが望ましい[2,5]．不全麻痺が維持される場合は麻痺の予後は概ね良好である．

文献

1) Jackson CG, Glasscock ME 3rd, Hughes G, et al：Facial paralysis of neoplastic origin：diagnosis and management. *Laryngoscope* 1980；90：1581-1595.
2) 濱田昌史：症候・症状からの見方．7. 顔面神経麻痺．小島博己，森山 寛監．ENT コンパス．ライフ・サイエンス，東京，2014；322-323.
3) 浜田昌史，齋藤春雄，中谷宏章他：腫瘍による顔面神経麻痺．耳鼻・頭頸外科 1999；71：907-910.
4) 濱田昌史：ベル麻痺・ハント症候群の最新治療戦略．耳鼻・頭頸外科 2014；86：32-35.
5) 濱田昌史，小田桐恭子：顔面麻痺スコア．*JOHNS* 2013；29：1573-1576.

II 感覚器症候のみかた

嗅覚・味覚

鼻漏・鼻閉

大久保公裕

鼻漏と鼻閉の鑑別

　鼻漏（鼻汁）・鼻閉はくしゃみと同じく鼻症状としては風邪症候群（単純性鼻炎）や花粉症を含むアレルギー性鼻炎に必発する一般的な症状である．感冒とアレルギー性鼻炎の症状をまとめると表1のようになる．

　鼻漏だけでもその分泌様式，分泌物の性状・量，鼻閉ではその持続時間などさまざまであり，一般診療のうえでの情報（問診）が診断に近づく根本になっている．本稿では患者が訴える症状は一緒でも実際には病態は大きく異なり，使用する薬剤が異なる鼻漏・鼻閉について解説を行っていく．

鼻漏のメカニズムとその調節

　鼻漏とは鼻腔あるいは副鼻腔より生じる液性分泌物であり，前に流れる前鼻漏（鼻漏）と咽頭腔（上咽頭）に流れる後鼻漏が存在する．鼻あるいは副鼻腔疾患が全くない場合でも生じうる鼻漏は鼻粘膜の表層に由来する．

　副鼻腔粘膜は非常に菲薄でほとんどが上皮層であり，粘膜固有層が少なく，粘膜下腺も減少している．このために副鼻腔からの分泌は粘膜上皮層に存在する杯細胞（粘液腺）からの粘液が主体で，漿液は粘液の下にわずかに存在するのみでほとんど生じえない．

　これに対し固有鼻腔では下鼻甲介と呼ばれる粘膜の腺細胞からの分泌，特に漿液腺細胞からの分泌には副交感神経の刺激が関与している[1]．また血管透過性の亢進による鼻汁の分泌も存在する（図1）[2]．ウイルス感染による副鼻腔炎では貯留による多量の鼻漏が存在する．細胞浸潤によりサイトカインやメディエーターが分泌を亢進させ，粘稠な粘液が産

表1　感冒とアレルギー性鼻炎の症状

症状	感冒	花粉症・アレルギー性鼻炎
くしゃみ	続けて出るが1週間ほどで治まる	程度がひどく，抗原曝露中には繰り返す
鼻漏	漿液から粘膿液に変化する	水性の漿液が多く，透明な粘液もある
鼻閉	一時的にある	花粉飛散ピーク時に繰り返し，通年性は慢性化する
目の痒み	ほとんどない	通常，痒み，流涙を伴う

生，鼻漏となる．細菌感染が併発すると鼻漏の色調は白色から黄色，緑色に変化する．

鼻閉のメカニズムとその調節

　鼻閉は通常は固有鼻腔で生じうる．特に鼻腔では有意な粘膜の塊である下鼻甲介粘膜の腫脹が鼻閉の主な原因である（図2）．血管拡張による下鼻甲介の粘膜腫脹は赤く見え（図2中央），鼻漏の部分で述べた血管透過性亢進によるものは蒼白に見える（図2右）．

　血管拡張による鼻閉ではアドレナリン受容体が関与するため血管収縮薬が奏効するが，長期では薬剤性鼻炎の副作用がある．しかしロイコトリエン，トロンボキサン（TX）A_2，プロスタグランディン（PG）D_2などの脂質メディエーターも血管拡張や血管透過性亢進を生じさせている．下鼻甲介粘膜腫脹以外にも自覚症状としての鼻閉感では副鼻腔の開口部が閉塞しても鼻閉感は生じるのである．

病的な鼻漏と鼻閉

　正常者でも鼻症状があることはよく知られ

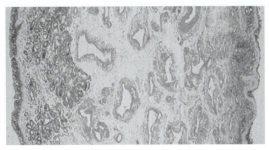

図1　鼻腔粘膜

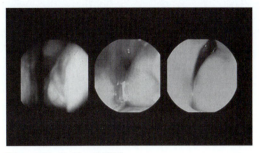

図2　アレルギー性鼻炎
左：正常，中央：季節性アレルギー性鼻炎（スギ花粉症），右：通年性アレルギー性鼻炎．

ている[3]．しかし患者が多いと感じる鼻漏は症状として取り扱われる．鼻漏の色は透明の場合，感染が生じていない鼻漏であり，赤色では鼻出血の存在が疑われ，持続的な場合には難治性鼻出血，若年性線維性血管腫や上顎がんまで考慮する必要がある．鼻漏の色の変化はほかに感染の状況をも示し，細菌感染の合併では白色から黄色，緑色に変化する．鼻漏のにおいの強い場合には強力な細菌感染，特に小児での強いにおいは鼻腔異物を考慮し，成人では歯性上顎洞炎，上顎がんを考慮する．

病的鼻閉は短期の場合，風邪症候群，急性副鼻腔炎，中期（2～3か月）であれば季節性アレルギー性鼻炎，長期であれば通年性アレルギー性鼻炎，慢性副鼻腔炎，鼻ポリープなどが考えられる．構造的な鼻閉，片側の場合には鼻中隔弯曲症，鼻ポリープ（両側性もある），若年性線維性血管腫，上顎がんなどの先天的，後天的な構造変化ではメディエーターの関与は少なく，薬剤の効果は少ない．両側も同じであり，鼻ポリープを合併した慢性副鼻腔炎など構造変化が生じている．

鼻漏と鼻閉の治療

病的鼻漏の色調が変化している場合には抗菌薬の投与は必要で，粘液調整剤，去痰薬などが併用される．漿液鼻漏では抗コリン作用を持った第1世代抗ヒスタミン薬のほうが効果も高い．アレルギー性鼻炎を疑って第2世代抗ヒスタミン薬を処方し，ある程度の期間で効果の少ない場合には血管運動性鼻炎の併発を疑うべきであろう．第2世代抗ヒスタミン薬ではアレルギー性鼻炎の鼻漏は連続投与によって効果は増加するのである．

鼻閉が1か月程度の薬剤投与で改善しない場合には専門医への紹介が必要になる．血管収縮薬（α刺激薬）は一時的に良いが，連続投与によって効果持続時間の減少，投与回数の増加，効果の減少が生じ，薬剤性鼻炎となる．変化する鼻閉を持つ通年性アレルギー性鼻炎や花粉症の場合にはロイコトリエン受容体拮抗薬やPGD_2・TXA_2拮抗薬が有効である．国際的には急性鼻副鼻腔炎にも鼻噴霧用ステロイド薬が良いと考えられている．日本では鼻噴霧用ステロイド薬は花粉症を含むアレルギー性鼻炎に適応があり，鼻閉に対する薬剤の中では効果が最も高く，全身性の副作用の頻度も少ない．

●文献

1) Raphael GD, Druce HM, Baraniuk JN, et al : Pathophysiology of rhinitis. 1. Assessment of the sources of protein in methacholine-induced nasal secretions. Am Rev Respir Dis 1988 ; 138 : 413-420.
2) Raphael GD, Meredith SD, Baraniuk JN, et al : The pathophysiology of rhinitis. 2. Assessment of the sources of proteins in histamine-induced nasal secretions. Am Rev Respir Dis 1989 ; 139 : 791-800.
3) 奥田 稔，大久保公裕，後藤 穣：鼻正常者の鼻症状．アレルギー 2005 ; 54 : 551-554.

嗅覚・味覚

2 嗅覚障害

黒野祐一

　嗅覚障害の患者は，単ににおいがしないだけでなく，ある特定のにおいだけがしない，変なにおいがするなどの症状を訴え，その原因はさまざまで，鼻腔に何も異常所見がないこともある．そこで，これら嗅覚障害の症候の見方について概説する．

症候の特徴

　嗅覚障害は，視覚や聴覚の障害ほど日常生活に支障を及ぼさないため，患者自身があまり深刻に思っていないことが多い．しかし，その背景には重篤な疾患が潜んでいることが少なくない．また，嗅覚障害に対する画期的な治療法はいまだ開発されていないが，原因によっては治癒または改善させることが可能であり，正確な診断と適切な治療が必要とされる．

診察の進め方

■問診

　嗅覚障害の多くは臨床所見が乏しいため，問診が原因や障害部位の診断の決め手となる．
　まず，発症の時期，様式，誘因，自覚後の変化を尋ねる．感冒や外傷後の嗅覚障害は，発症の時期が合致すれば診断は容易である．一方，アレルギー性鼻炎や慢性副鼻腔炎では嗅覚障害の発症時期を明確にするのは困難であり，鼻閉や鼻漏など鼻症状の有無と嗅覚障害の程度との関連性を問診する(表1)[1]．
　既往歴としては，好酸球性副鼻腔炎に合併することが多い喘息や，パーキンソン病やアルツハイマー病などの神経変性疾患などについて聴取する．また，抗腫瘍薬や降圧薬，脂質異常症治療薬などの服用歴や職業歴，特に有毒ガスや有機化合物などを取り扱う作業に

表1　問診のポイント

発症の状況
・時期（いつから）
・様式（突然，徐々に，はっきりしないなど）
・誘因（感冒，外傷，鼻副鼻腔疾患など）
・自覚後の変化（悪化，不変，変動するなど）
鼻症状の有無（鼻閉，鼻漏など）
既往歴（喘息，神経変性疾患，頭部外傷，脳腫瘍など）
薬剤服用歴
職業歴（有毒ガスや有機化合物への曝露など）
異臭の有無
嗅覚障害の程度
味覚障害の有無
日常生活の支障度

（三輪高喜：耳鼻・頭頸外科　2013；85：968-973より改変）

従事したことがないかを確認する．
　嗅覚障害ではその程度だけでなく味覚障害や異嗅症を伴うため，それが日常生活に支障を及ぼしていることがある[1]．嗅覚障害患者の病状をより深く理解し適切な治療を行うためには，こうした事項を詳細に問診することが重要である．

■鼻腔の観察

　嗅覚障害の原因となる鼻副鼻腔疾患の有無を知るため，内視鏡を用いて鼻腔，特に嗅裂部を注意深く観察する．ただし，アドレナリンやリドカインで鼻処置を行うと鼻粘膜の所見や嗅覚検査に影響を及ぼすことがあるので，まず鼻処置をせずに鼻腔を観察し，詳細な観察は嗅覚検査の後に鼻処置を行ったうえで実施する[1]．

■画像検査

　副鼻腔炎や嗅裂部の病変の有無を診断するためCTを行う．頭部外傷や神経変性疾患，先天性嗅覚障害の原因となるKallmann症候群が疑われる症例ではMRIが有用である．

表2 自覚的嗅覚検査 （ ）内は開発国

域値検査
T&T オルファクトメーター（日本）
Sniffin' Sticks（ドイツ）
Connecticut Chemosensory Clinical Research Center（CCCRC）test（米国）
同定能検査
T&T オルファクトメーター（日本）
においスティック（日本）
Open Essence（日本）
University of Pennsylvania Smell Idenitification Test（UPSIT）（米国）
Sniffin' Sticks（ドイツ）
CCCRC test（米国）
識別能検査
Sniffin' Sticks（ドイツ）
特殊検査
静脈性嗅覚検査（日本）

わが国で保険適用があるのは T&T オルファクトメーターと静脈性嗅覚検査のみである.
（三輪高喜：耳鼻・頭頸外科 2013；85：968-973 より改変）

表3 嗅覚障害の原因

慢性副鼻腔炎	薬剤性
アレルギー性鼻炎	全身性疾患
感冒	加齢
外傷	心因
神経変性疾患	原因不明
先天性	

嗅覚検査

嗅覚検査はその目的によって，域値検査，同定能検査，識別能検査，その他の特殊検査に分類される（**表2**）[1].

域値検査はにおいを感じる下限を測定するもので，わが国では T&T オルファクトメーターを用いた基準嗅力検査がそれに相当する.「閾値」ではなく「域値」という用語が用いられるのは，検査結果が他の生理学的検査のように連続した数値ではなく，段階的な大まかな値で示されることによる[1].

同定能検査は何のにおいかを判定する能力を調べる検査で，T&T オルファクトメーター以外にも，においスティックや Open Essence で測定できる．しかし，両者は共に薬事承認が得られておらず保険適用がない．識別能検査は，あるにおいと他の別のにおいとの違いが識別できるかを判定するもので，T&T オルファクトメーターでも行うことができるが，煩雑なためほとんど実施されていない[1].静脈性嗅覚検査はわが国特有の検査で，障害の程度を数値化して知ることはできないが，嗅覚障害の予後を推定するのに有用である[1].

考えられる疾患

嗅覚障害の原因となる疾患として最も頻度が高いのは，慢性副鼻腔炎やアレルギー性鼻炎などの鼻副鼻腔疾患で，感冒や外傷がこれに続く（**表3**）[1].神経変性疾患であるパーキンソン病やアルツハイマー病では発症初期から高率に嗅覚障害が認められ，その早期診断や認知能低下の予知，進行性核上性麻痺や薬剤性パーキンソニズムなど他の神経変性疾患との鑑別に嗅覚障害の有無が参考になる.

嗅覚障害を伴う先天性の症候性疾患として Kallmann 症候群や CHARGE 症候群などが知られ，嗅覚障害のみを有する非症候性のものを加えると，その発症頻度は人口 3,000 人に約 1 人と考えられている[2].その他，抗腫瘍薬や降圧薬などの薬剤，糖尿病や肝臓病などの全身性疾患，加齢，心因なども嗅覚障害の原因となり，原因を確定できないことも多い.

● 文献
1) 三輪高喜：嗅覚障害の診断と治療. 耳鼻・頭頸外科 2013；85：968-973.
2) 西田幸平：先天性嗅覚障害. *JOHNS* 2017；33：205-207.

S 113

II 感覚器症候のみかた

嗅覚・味覚

3 異嗅症

平川勝洋, 石橋卓弥

異嗅症とは

異嗅症とは，なにかのにおいを嗅いだときに本来感じていたにおいと異なって感じたり，におい物質が周囲に存在しない無臭の状況にもかかわらず，なにかのにおいを感じる症状と定義されている．

分類から見た異嗅症

嗅覚障害は大きく量的障害と質的障害に分かれる（表1）．量的障害は，全くにおいを感じない状態である嗅覚脱失と，においの感覚が減弱した状態である嗅覚低下に分類される．一方，質的障害はにおいを感じる様態に変化が生じた状態とされる．異嗅症はこの質的障害に分類されるが，量的障害の患者にも多く見られる訴えであり，量的障害に合併する症例と質的障害のみの異嗅症の症例が存在する[1]．

異嗅症はさらに刺激性異嗅症と自発性異嗅症に分類される．刺激性異嗅症とは，本来のにおいとは異なって感じる状態で，患者からは「コーヒーのにおいが焦げ臭い」，「花のにおいが全部同じに感じる」といった表現をされることがある．深刻な場合には，すべてのにおいを不快に感じ，食思不振から体重減少，栄養状態の悪化につながる場合がある．自発性異嗅症とは，におい物質が存在しない状況下でもにおいを感じる状態で，「ずっとなにかのにおいがする」，「急になにかがにおう」といった表現をされることがある．

なぜ起こるのか

異嗅症の発症機序はすべて解明されているわけではないが，嗅神経細胞が持つ特徴的なメカニズムとその再生機能が関連していると

表1　嗅覚障害の分類

量的嗅覚障害（quantitative olfactory disorder）
　嗅覚脱失（anosmia）
　嗅覚低下（hyposmia）
質的嗅覚障害（qualitative olfactory disorder）
　異嗅症（dysosmia）
　　刺激性異嗅症（parosmia）
　　自発性異嗅症（phantosmia）
　嗅盲（olfactory blindness）
　嗅覚過敏（hyperosmia）
　その他
　　悪臭症（cacosmia）
　　自己臭症（egorrher symptom）
　　幻臭（hallucination）
　　鉤回発作（uncinated epilepsy）

考えられる．1つの嗅細胞は1種類の受容体しか持たないという原則があり，1つの受容体は多数のにおい分子と異なった親和性で結合する能力を持つ．

また，特定の嗅覚受容体が受容したにおい情報は，嗅覚の一次中枢である嗅球に入力するが，他の受容体が受け取った情報と合流することはなく，その受容体に対応した嗅球の糸球体へと伝達される．

このメカニズムにより，ヒトでは約400種類のにおい受容体を組み合わせることで，数十万種類のにおいをかぎ分けることができる[2]．たとえば，A，B，Cの3つの受容体が反応することで認知するにおいの場合，嗅神経細胞の障害によりAの受容体しか反応できなくなれば，本来あるにおいとして認識できなくなる．

また，嗅神経細胞は常に再生と脱落を繰り返しながら恒常性を保っており，障害されても再生可能な範囲の障害であれば再生に向かう．嗅神経細胞は再生の過程で嗅神経細胞体

から頭蓋底方向に嗅糸を伸ばし，前頭蓋底の篩板にある複数の小孔を通って前頭蓋底にある嗅球でシナプスを形成する．しかし，この再生過程で元の入力部位と異なった部位に過誤接合をすることがあり，間違った嗅覚情報を中枢に投射するため，本来あるにおいを認識できなくなる．

診察の進め方

異嗅症を主訴として受診された場合，まず量的嗅覚障害の有無を判断する必要がある．問診，鼻内視鏡検査は必須で，CT，MRIによる画像評価を症例に応じて行う．量的嗅覚障害の原因疾患を突き止めることができれば，異嗅症症状はその原因疾患によるものと判断する．感冒後や外傷性など，嗅神経性嗅覚障害や中枢性嗅覚障害で異嗅症は生じることが多い．量的嗅覚障害が指摘できない場合は，**表1**の質的嗅覚障害の鑑別を行う．

嗅覚過敏は，「他人の香水がきつすぎて気分が悪くなる」といった，においすぎる訴えとなる．実際の嗅覚検査では嗅覚域値は正常のことが多い．更年期障害やうつ病をはじめとした精神疾患が基礎疾患にあるケースもある．

悪臭症は，「常に臭いにおいがする」という訴えである．その原因には，扁桃炎による膿栓や副鼻腔炎による後鼻漏が挙げられる．実際ににおいを放つ物質が存在する場合があるのでそれを見逃さないように注意する．

自己臭症は，悪臭症と似た訴えとなるが，実際はにおいを放つ物質が存在せず，自分の口臭，体臭が臭いと思い込んでいる状態である．ただ単純に心配しているだけの患者から，精神疾患が存在している患者の場合もあり，対応に配慮する必要がある．

幻臭は，前述した自発性異嗅症と同じ訴えとなることが多い．統合失調症の一症状であるため，既往歴の聴取が自発性異嗅症との鑑別ポイントとなる．

鈎回発作も，自発性異嗅症のような訴えとなる．側頭葉てんかんや側頭葉腫瘍の症状として挙げられているため，MRIでの精査が必要となる．原因が不明であることも多い．

さまざまな患者の訴え

異嗅症患者の治療，経過観察を行うと，さまざまな症状の訴えに遭遇する．まず初診の段階で異嗅症の訴えがなく，治療の経過と共に刺激性異嗅症の訴えが出ることがある．これは，嗅神経再生過程の過誤再生による変化と捉えられる．この場合，患者に対しては嗅覚改善過程で起こりうる症状で，さらなる改善で消失する可能性があることを説明し，患者の不安解消に努める．外傷性嗅覚障害では，受傷直後からの自発性異嗅症が起こりやすく，改善が困難なことが多い．ストレスや精神疾患を原因とする場合，その精神状態によって訴えが多彩に変化するため，心療内科，神経内科と連携をとってその診療に当たる必要がある．

● 文献
1) 三輪高喜：においの受容と嗅覚障害の病態．耳鼻臨床 2010；103：1073-1081.
2) 小林正佳：嗅覚研究の臨床医学応用．におい・かおり環境会誌 2010；41：100-109.

II 感覚器症候のみかた

嗅覚・味覚

4 味覚障害

香取幸夫

味覚の受容

　一般的に味の種類は，甘味，苦味，酸味，塩味の4種が世界的には挙げられ，これに日本特有の「うまみ」が加わった5種が基本となっている．それぞれ，砂糖，ビール，レモン，漬物，貝汁の味と考えると，患者に説明がしやすい．このほか，渋み，えぐ味，など繊細な味わいの要素があるが，科学的な分析のうえではまだ解明の途上にある要素である．

　これらの味を感じる機序は，味物質が舌表面にある味蕾に到達することによって始まる．味蕾を構成する味細胞の表面には味覚受容体（甘味，うまみ，苦味，酸味）や味覚イオンチャネル（塩味，酸味）があり，味物質の接触により細胞膜の膜電位に変化が起こる．この電気的興奮が味細胞とシナプスを形成する求心性神経を介して，すなわち舌の前方2/3からは舌神経，鼓索神経，顔面神経を順に経由して，一方，舌の後方1/3と軟口蓋からは舌咽神経（舌根近くの一部は迷走神経）を経由して，延髄の孤束核に伝えられる．その後，多くの神経刺激は視床を経由して大脳皮質体性感覚野の下部にある味覚野に到達して味としての認識を促し，一部の刺激は脳幹の他の部位に投射して唾液分泌や嘔吐を誘発する．

　このようにして舌や軟口蓋から中枢に伝搬される味覚の障害は，舌の炎症などによる器質的異常，神経の障害，中枢の障害，さらにそれらの原因となる全身的要因など，さまざまな原因により生じうる[1]．

味覚障害を引き起こす疾病

　味覚障害の原因疾患と発症の関係については なお不明な要素が多いが，以下の疾患を背景にしている可能性を念頭に置いて診察を進める（表1）．1）亜鉛欠乏：食生活や個人の代謝に影響されると考えられるが，血清亜鉛値が低いと味細胞の再生が減退することが示唆されている．2）口腔・咽頭の疾患：舌炎や感冒，咽頭炎でも味覚障害が生じる．口腔乾燥（加齢やシェーグレン症候群など）や真菌感染も原因になる．3）悪性腫瘍による食欲減退や味覚障害，放射線治療（局所）による感覚低下が報告されている．4）薬剤性の味覚障害：降圧利尿薬，抗ヒスタミン薬，糖尿病の薬，パーキンソン病や関節リウマチの薬など，原因は不明だがさまざまな内服薬で味覚障害を呈することがある．5）ビタミン欠乏症および貧血：ビタミンB_2，B_{12}の欠乏，悪性貧血，鉄欠乏性貧血と味覚障害の関係が示唆されている．6）全身疾患の影響による味覚障害：糖尿病，慢性の肝機能障害，腎機能障害が遷延する味覚障害を合併することが報告されている．このほか心因性のストレスやうつ状態が味覚障害のリスクを助長することが指摘されている．

味覚障害の診察の進め方

　味覚障害の診察では問診，視診，味覚検査，血液検査，さらに必要な場合に細菌学検査や画像検査が行われる（表1）．問診ではいつから，どのような味覚障害の症状が出現したかを聴き，味覚障害の原因となりうる既往症や内服薬を尋ねる．口腔咽頭の悪性疾患の頻度とも関係する喫煙，飲酒歴についても聴取が必要である．続いて行う舌と軟口蓋の視診では，発赤や腫脹など炎症所見に加え，乾燥，舌苔（白・黒），運動麻痺の有無を確認する．舌をはじめとする口腔に真菌や細菌感染が疑

表1　味覚障害の原因，症状，検査，治療

原因	検査
・亜鉛欠乏（味細胞の再生を抑制）	・ろ紙ディスク法
・口腔・咽頭の炎症，感染	・電気味覚検査
・悪性腫瘍や放射線治療	・舌表面の細菌学的検査
・降圧薬（利尿薬）や抗ヒスタミン薬の影響	・血清学的検査（血算，血清亜鉛，肝・腎機能，血糖値）
・ビタミン（B_2，B_{12}）欠乏，貧血	・味覚の伝達経路に沿う画像検査（舌〜中枢）
・全身疾患（糖尿病，肝機能障害，腎機能障害）	
・心因性（ストレス，双極性障害）	治療
・特発性（原因不明）	各患者の原因に対応して，
	・亜鉛製剤の内服
症状	・口腔衛生と口腔の保湿
・味覚減退（味が薄い）	・口腔・唾液腺疾患の治療
・味覚消失（味がわからない）	・原因薬剤の中止
・解離性味覚障害（特定の味だけ感じない）	・代謝異常の是正，貧血の是正
・異味症（食べているものと違う味がする）	・喫煙と飲酒の制限
・自発性異常味覚（何もないのに変な味がする）	・ストレスの回避

われる場合には細菌学的検査を進める．

味覚検査として，ろ紙ディスク法と電気味覚検査が行われる．前者は基本の4種の味を段階的に違う濃度でしみ込ませたろ紙を舌に置き，おのおのの基本味に対する感覚閾値を求めて味覚障害の程度を見るものであり，後者は舌や軟口蓋の粘膜表面を電気刺激すると金属味が生ずることを利用し，電流の強さを変えて感知する閾値を求めるものである．味覚障害を専門とする耳鼻咽喉科ならびに歯科に設置されており，病態の把握や治療効果の判定に役立てられる．血清学的検査では，貧血や亜鉛欠乏の有無，肝機能・腎機能・血糖値の異常の有無を確認する．さらに，舌や軟口蓋の特定の部分に味覚障害がある場合には，神経経路の疾患の鑑別が重要であり，CTやMRIの画像検査を実施することが望ましい．

味覚障害患者に血清亜鉛低値が多く認められ，脱落と再生を反復する味細胞の再生に亜鉛が必要であることが示唆されていることから，亜鉛の補充療法の有効性が多く報告されている．亜鉛を多く含む食物（牡蠣，牛肉，豚肉，カツオ，サバ，イワシ，海苔，ゴマ，大豆など）の摂取や，亜鉛を含有する薬剤の内服が行われる．内服治療に関しては症状や効果を見ながら継続すべきであり，効果がない場合に漫然と長期継続すべきではない．

全身疾患や薬剤性，心因性に起因することが疑われる場合，その誘因の解消に努める．

さらに舌を含む口腔局所の環境を良くして疾病を治療することが重要であり，口腔衛生の励行と口腔を湿潤に保つことが重要である．特に口腔衛生の乏しい患者においては専門的な歯科治療を行うことが必要である．口腔の湿潤には保湿剤やこまめな飲水習慣（少量ずつ）が有効であり，笹野らは昆布出しによるうがいの有用性を報告している[2]．

これらの治療により味覚障害の回復が得られることも多いが，治療不応なケースも多く，いまだ治療法について科学的な検証が十分ではない．今後さらに，味覚障害の実態解明やエビデンスの高い治療法の開発を進めることが必要である．

● 文献
1) 任　智美，梅本匡則，前田英美他：味覚障害の基礎と臨床．口腔咽頭科 2017；30：31-35.
2) 佐藤しづ子，笹野高嗣：味覚唾液反射を応用した新たな口腔乾燥治療．薬誌 2015；135：783-787.

嗅覚・味覚

5 異味症・舌痛症

齋藤　晶，宮川昌久

異味症

■症候の特徴

飲食物が本来の味とは異なった味に感じられる状態を異味症と呼ぶ．患者の訴えとしては，「金属の味がする」「水を飲むと苦く感じる」などである．

■診察の進め方

味の認識は味受容体からの情報だけではなく，辛味に代表される舌に分布する三叉神経終末からの体性感覚，嗅覚，口腔内の環境，心因性要因なども関与している．これらの種々の要因が障害された場合，口中に飲食物とは別の味物質が存在する場合，他の物質や味物質と干渉した場合などさまざまな場合に異味を感じる．原因を特定することが難しいことも多い．

診察する際は，生理的あるいは一過性でありそのまま様子を見て良い状態と，検査を進めたほうが良い状態かを鑑別することが大切である．検査を進めるに当たっては，味を修飾するような口腔環境，既往歴，器質的疾患の有無を確認していく．

■問診

問診では，飲食しているとき以外にも異味を意識するかを尋ねる．歯磨きをした後に味が変化することがある．これは歯磨き粉に含まれるある種の界面活性剤が味受容体に結合し味を変化させたためであるが，最近は成分の変更により減少した．食べ合わせにより特定の味覚が増強・減弱したりすることがある．ギムネマ茶を飲んだ後に甘味を感じにくくなることは広く知られているが，これはギムネマ酸が甘味受容体に結合して，甘味の感覚を低下させるためと考えられている．また感冒後に苦味を感じることは良く経験するが，一過性であり数日のうちに症状は消失する．漢方医学では病が体表から内部に入ったためと説明されるが，西洋医学では明快な説明がない．耳鼻科領域の手術既往を確認する．口蓋扁桃摘出，直達鏡下の声帯の手術，耳や顎下部の手術では舌咽神経，鼓索神経，舌神経などの障害を来すことがあり，異味の原因となる．亜鉛不足や口内の炎症などで味細胞が障害されたときは，甘味や苦味が他の味質より先行して回復することが多いため，治癒過程では異なった味を感じる可能性がある．

内服薬を確認することは大切である．薬剤は亜鉛欠乏を引き起こす可能性以外にも，ゾピクロン（アモバン®）やアゼラスチン（アゼプチン®）のように薬剤自体の味が強く，苦味を感じることもある．後鼻漏や胃酸胆汁逆流も口腔内に味物質が存在する可能性となるので，その有無についても確認する．

■視診

視診では，歯牙の金属の有無を診る．金属の腐食が影響したり，異種金属間に電流が発生し異味を感じる場合がある．感染病巣があって口内に膿が排出されている場合がある．歯肉の観察や，耳下腺や顎下腺を圧迫して開口部から分泌物が排出されないかの確認も必要である．口中に味物質が存在している場合は，飲食以外のときも味を感じる．

採血では亜鉛が基準値以下でないことを確認し，鉄の検査も考慮する．

問診，視診，血液検査などで，原因となるものが見当たらないときは心因性も考慮する．

■考えられる疾患

異味の原因となる状態・疾患を表1にまとめた．

表1　異味・舌痛の原因と考えられる状態・疾患

異味	舌痛
生理的	神経障害
食べ合わせ	舌神経・鼓索神経の障害
感冒後	下行性制御機構の変調
神経障害	口腔環境
味の神経の障害	乾燥
体性神経の障害	歯牙の金属
口腔環境	炎症・腫瘍
味物質の存在	舌がん
歯牙の金属	顎下腺唾石
炎症	舌炎
舌炎	心因性
歯肉炎，唾液腺炎	
心因性	

舌痛症

■ 症候の特徴

舌痛症とは，器質的変化を認めないにもかかわらず舌に痛みを訴える疾患群である．口腔内灼熱症候群 Burning mouth syndrome と呼ばれる疾患群は舌や口腔粘膜などの灼熱痛であり，その中で症状が舌に限局しているときに舌痛症と呼ばれることが多い．局所の反復刺激，感覚神経の障害，疼痛の下行性制御機構の変調，心因性要素などさまざまな要因が考えられ，原因の特定は難しい．

■ 診察の進め方

診察する際は，器質的疾患，特に舌がんを見落とさないことが大切である．

■ 問診

問診では，舌の痛みの性状および随伴症状について確認する．食事をしているときには，安静時より痛みが軽いことが特徴である．そのため，ガムを噛んでいると楽であると訴えることもある．痛みは持続的である．部位は，舌の辺縁や舌尖などさまざまであり，部位が移動することもある．痛みの場所が固定しているときは，舌がんなどの器質的疾患の考慮が必要である．痛みの程度はさまざまであるが，痛みのためにリストカットを繰り返している女性を診察した経験がある．随伴症状と

しては，口腔乾燥，味覚障害の有無を確認する．既往歴としては，糖尿病，神経障害を来す可能性のある耳鼻科領域の手術既往，逆流性食道炎など舌を障害する疾患，シェーグレン症候群や抗コリン薬内服など口腔乾燥を来すような状態，うつ病などの精神疾患の既往歴などを確認する．

■ 視診

視診では，舌の腫瘤形成や潰瘍がないことの確認は必須である．口腔乾燥は，診察時は緊張のために乾燥していることが多いので問診と併せて判断する．舌の辺縁に歯痕があるときは，夜間にくいしばっていて舌に慢性の刺激が加わっている場合もある．舌乳頭が萎縮し舌表面が平滑になり赤色のときは鉄欠乏性貧血やビタミン B_{12} 欠乏性貧血の可能性も考える．カンジダ舌炎は，白い偽膜を形成している場合は分かりやすいが，発赤のみで偽膜がない場合も多い．抗真菌薬の含嗽による症状の改善により診断することもある．義歯の金属によるアレルギーや異種金属による電流が痛みを生じる場合がある．

■ 触診

触診では，舌と頸部の触診が必要である．舌は手指で触るか，舌圧子で抑えるなどして硬結の有無を確認する．顎下腺唾石の有無を確認するために口腔底を双手診する．唾石があると食事のときの顎下部の痛み・腫脹が特徴的である．ただし，慢性化すると顎下腺が萎縮し，この特徴を示さないこともある．頸部の触診ではリンパ節腫脹を確認する．顎下部は多くの方でリンパ節を触れるが，可動性の乏しく大きなリンパ節の存在は舌がんを考慮する．

所見に応じて，採血により末梢血，SS-A，SS-B，亜鉛，鉄，ビタミン B_{12} などを調べる．カンジダ舌炎の除外のために口腔からの培養検査を行う．唾石が疑われるときは，頸部単純 CT 検査が有用である．

■ 考えられる疾患

舌の痛みを生じる疾患を**表1**にまとめた．

S 119

触覚
1 疼痛

柴田政彦

痛みとは―症候の特徴

痛覚系は，生体に危険が迫っていることを感知するために備わった防御機構である．ヒトが痛みを感じるのはたいてい侵害的な刺激による場合であるが，がんの終末期や手術後の創部痛など侵害的な刺激を伴っても警告としての意味が薄い状況もある．また，侵害的な刺激を伴わないか，あるいはそのような刺激終了後にも続く痛みもあり，それらを表現する用語として神経障害性疼痛・機能性疼痛・慢性痛・痛みの可塑性，中枢性過敏などが近年よく用いられ，一般医療者にもさまざまな痛みがあることを理解しやすくなってきた．痛覚は，低い侵害的エネルギーが生体に及ぶことを即座に知らせる敏感な性質を持つ一方で，警告としての意義がない状況でも起こりうる，あるいは警告としての意味を失った後も継続するという不正確な性質も併せ持っている．すなわち，血液検査や画像検査では捉えられなくても，病初期に痛みが生じることはまれでない一方，強い痛みを引き起こす状況でも生体の異常を特定できないことも少なくない．

痛みの定義

国際疼痛学会は，痛みを次のように定義している．

「痛み」は，実質的または潜在的な組織損傷に結びつく，あるいはこのような損傷を表す言葉を使って述べられる不快な感覚・情動体験である．

さらに注釈として「『痛み』は常に主観的である．ヒトは幼少期に怪我などの体験と関連してこの言葉をどのようなときに用いるかを学ぶ．侵害刺激による侵害受容器や痛覚伝導路の活動は『痛み』ではない．大抵の場合『痛み』は身体的な原因があるのだが，『痛み』は常に心理的な状況をさす」と記載している．

痛みという言葉は，状況によって異なった意味合いで用いられていることがあるので，医療者は痛みを有する患者にどのような対応がふさわしいかを判断する際，痛みの原因となる疾患や病態だけではなく，痛みを訴えている患者その人自身や周囲の状況にも常に注意を怠らないよう心掛けることが肝要である．

痛みの仕組み

痛覚伝達の仕組みは，基礎医学的研究の蓄積によって修正を加えられながら解明が進んでいる．熱，機械的エネルギー，化学的エネルギーのいずれかが痛覚を引き起こす源であるが，それぞれの刺激が末梢神経を伝わる電気信号に変換される仕組みは，TRPV1をはじめとするさまざまなTRPチャネルやそれぞれの化学物質の受容器の役割が明らかになり解明が進んでいる．国際疼痛学会が定義している「痛み」と感覚器としての「痛覚」との違いを理解することが臨床医にとって重要である．

分類

痛みの分類にはさまざまなものがある（表1）．「急性痛」，「慢性痛」という分け方，「侵害受容性」，「神経障害性」という分け方，それぞれ分類する必要性に応じて使い分けられる．実際の診療上の利便，臨床研究の普遍性のために世界共通の慢性痛分類が提案されている．

表1　さまざまな痛みの分類

急性痛	慢性痛
侵害受容性疼痛	神経障害性疼痛

国際疼痛学会が提案している新分類（ICD-11）
- 一次性慢性痛
- がん関連慢性痛
- 外傷後術後慢性痛
- 二次性慢性運動器痛
- 内臓慢性痛
- 神経障害性慢性痛
- 二次性頭痛・口腔顔面慢性痛
- その他の慢性痛

表2　鎮痛薬の種類

アセトアミノフェン，NSAIDs
オピオイド（強オピオイド，弱オピオイド）
プレガバリン
抗うつ薬（三環系抗うつ薬，セロトニン・ノルアドレナリン再吸収阻害薬）
その他（片頭痛薬，漢方薬，ワクシニアウイルス接種家兎炎症皮膚抽出液など）

表3　慢性痛に対する非侵襲的治療

- 教育的サポート
- 理学療法
- 作業療法
- 認知行動療法（マインドフルネス，ACT 含む）
- 補完代替医療（鍼，ヨガ，食品，その他）

診察の進め方

急性痛の場合

　痛みの発生から3か月程度以内のものを急性痛とすると，急性痛の場合，痛みの原因となっている疾患や病態を明らかにするために鑑別診断を行うことがまず重要となる．痛みの原因は多数の疾患と関連しているため，本稿では詳しくは扱わないが，痛みの原因となる病態としては，感染，出血，虚血，血管の障害，炎症，神経の障害などが挙げられる．

慢性痛の場合

　痛みの発生から3か月程度を越えるものを慢性痛とすると，診察やさまざまな検査を通してもその原因が明らかでない場合や，症状の強さと身体的原因に乖離が大きい場合がある．そのような場合には，原因検索だけでなく，痛みの慢性化に寄与している要因についても配慮する視点が必要となる．さらに，痛みによって障害されている生活の内容を評価し，痛みの軽減だけではなく，生活の改善や，痛みに伴う気持ちの状態（抑うつ，不安，破局化，不公平感など）に配慮することも重要となる．

治療の方針

　生体にとって警告信号としての意味が薄く，痛みそのものの軽減，痛みに伴う活動の改善，痛みに伴う感情や情動を対象にアプローチすることが，痛み治療の3つの原則である．症例や状況によって診療の焦点は異なる．

治療法の種類

　痛みの治療には，痛みの原因疾患に対するもの以外に痛みそのもの緩和や，痛みに伴う感情面や行動面への介入法などがある．種類として，薬物治療，神経ブロックや関節注射など，リハビリテーションや心理的アプローチ，補完代替医療などがある．

薬物治療（表2）

　薬剤の選択は主に痛みの病態に基づいて行う．侵害受容性の場合はアセトアミノフェン，NSAIDs，オピオイド製剤を主に用いる．帯状疱疹後神経痛などの神経障害性疼痛に対しては，プレガバリンや抗うつ薬を中心に使用する．

神経ブロック

　神経ブロックや関節注射は，脊椎由来の痛みや変形性関節症など運動器疾患に伴う痛みをはじめ，さまざまな痛みに対して適応がある．近年，エコーガイド下のブロック法が進歩し，安全で確実な神経ブロックが可能である．

非侵襲的治療

　痛みの治療にはリハビリテーションや心理的アプローチなど非侵襲的治療も重要である（表3）．セルフケアに基づいた補完代替医療も意義がある．これらを病態によって使い分けることが重要である．

II 感覚器症候のみかた

触覚

2 痒み

石氏陽三

痒みの特徴

痒みとは，「掻きたくなる不快な感覚」と定義される．「掻破したい」という感覚的な側面と，「不快」のみならず「快感」を伴うことがあるという複雑な情動的側面を持つのが特徴である．痒みは，皮膚の末梢神経から脊髄後角に入り脊髄内で介在ニューロンを介して，最終的に脳で認識される．この経路のどこかに障害があり痒みは生じるが，難治性の場合，実際には，この末梢と中枢の要因が複雑に関与していることが多い．特に慢性の痒み患者では，末梢および中枢神経が感作状態にある．この状況下では，痛みや熱刺激など通常は痒みを起こさない刺激で痒みが生じるアロネーシス（alloknesis），また通常は弱い痒みしか誘発しない刺激で強い痒みが生じるハイパーネーシス（hyperknesis）という痒み過敏の状態を生じている[1]．

診断の進め方

痒みの強さ，部位，発症時期，誘因，全身症状の有無などを詳細に問診する．同時にμオピオイド，クロロキンなど痒みを生じうる薬歴を確認する．これらの情報を念頭に置き，原発疹，続発疹を含め皮膚の状態を詳細に診察する．その結果，痒みが皮膚病変由来かどうかを総合的に判断する．痒みがあるにもかかわらず原因となる特定の皮膚疾患が同定できない場合は，皮膚瘙痒症と定義され，背景にある疾患を検索する必要がある（表1）[2,3]．

考えられる疾患

皮膚疾患

アトピー性皮膚炎では，頸，肘窩，膝窩など特定の部位に病変が好発し，痒みの程度が強い．さらに痒み過敏状態を呈しており，掻破で痒みが抑制されず増強されてしまうitch-scratch cycleの悪循環の状態に陥り，痒みが難治化している．

さらに重症例では，睡眠障害や精神障害を伴いやすい．病勢の指標には血中のTARC（thymus and activation-regulated chemokine）値を用いる．

接触皮膚炎は，原因同定のために，パッチテストを行う．しかし，抗原曝露から発症まで時差があるため，原因同定が困難なことがある．

痒疹も激烈な痒みを呈し，ときに内臓悪性腫瘍合併の可能性もあり注意が必要である．

蕁麻疹は，皮膚を擦ることで膨疹を誘発できる（赤色皮膚描記法）．また，水に触れて痒みや蕁麻疹が誘発される水蕁麻疹の場合は，真性多血症の合併を疑う．

疥癬は，夜間に痒みが増強するのが特徴である．確定診断には，直接検鏡やダーモスコピー検査で虫体や虫卵を検出する．指間の線状皮疹を呈する疥癬トンネルからは，検出率が高い．伝染性であるため，集団発生に注意する．

Scratch dermatitisは，ブレオマイシンなどの薬剤，シイタケ摂取，皮膚筋炎などでみられる．

また，類天疱瘡などの水疱症が疑われる場合や，その他の皮膚病変の確定診断のためには，皮膚生検を行う．

すべての薬剤が痒み・薬疹を生じる可能性があるため，薬歴の確認は必須である．湿疹型や蕁麻疹型で痒みが強い傾向がある．

痒みの原因となる明らかな皮膚病変がない

表1　痒みの背景疾患の検索

■皮膚病変あり➡皮膚疾患による痒み（場合により確定診断のために皮膚生検，直接検鏡検査など）➡各皮膚疾患に対する治療

◆皮膚疾患に伴う痒み
　□湿疹性疾患
　　　・アトピー性皮膚炎：アロネーシス，ハイパーネーシス，血中IgE・好酸球・TARC上昇
　　　・皮脂欠乏性湿疹：ドライスキンによる痒み過敏
　　　・接触皮膚炎：パッチテスト
　　　・痒疹：内臓悪性腫瘍の合併
　□蕁麻疹：赤色皮膚描記法陽性，成人では原因不明のことが多い
　□虫刺症
　□炎症性角化症（乾癬など）
　□感染症：疥癬：家族内同症の確認，ダーモスコピー，検鏡検査
　□Scratch dermatitis：シイタケ皮膚炎，薬剤，皮膚筋炎
　□水疱症（類天疱瘡など）：血中の自己抗体，皮膚生検術
　□薬疹・薬剤性：好酸球上昇

■皮膚病変なし➡全身性疾患に伴う痒み➡基礎疾患の有無を検索する（血液検査・画像検査など）➡痒みおよび原疾患に対する治療

◆全身性疾患に伴う痒み
　□腎疾患（慢性腎不全，透析）：内因性μ・κオピオイドバランス不均衡
　□肝疾患（原発性胆汁性肝硬変など）：掌蹠の強い痒み（胆汁うっ滞）
　□血液疾患
　　　・真性多血症：水蕁麻疹，pricking skin discomfort
　　　・ホジキンリンパ腫：灼熱感を伴う激しい痒み，病勢と相関
　□内分泌疾患（甲状腺機能亢進症・低下症）
　□妊娠
　□HIV感染症
◆神経疾患に伴う痒み
　□多発性硬化症：発作性瘙痒感，増悪初期に多い
　□Brachioradial pruritus
　□Notalgia paresthetica
　□Postherpetic itch
◆精神疾患に伴う痒み
　□薬物乱用
　□寄生虫妄想
　□強迫性障害

場合は，後述する疾患を念頭に置き，血液検査，画像検査などで全身疾患の有無を調べる[3]．

■全身性疾患

慢性腎不全，特に血液透析患者の約60%に痒みを合併し，睡眠障害を合併する程度の強い痒みを生じることもある．

肝疾患の痒みは，胆汁うっ滞性疾患で生じやすく，掌蹠に強い．肝腎障害による痒みの原因として，内因性μ・κオピオイドバランス不均衡が一因として重要視されている．

血液疾患でも痒みが生じる．全身性の痒みが夜間に増悪し，その他，体重減少などの全身症状を伴っていればホジキンリンパ腫を疑う．貧血（特に鉄欠乏性貧血）でも痒みを生じ，真性多血症では，水蕁麻疹や温度変化時に悪化するpricking skin discomfortの合併が見られる．

皮膚筋炎では，掻破によるscratch dermatitis像を呈する．その場合，その他のヘリオトロープ疹，ゴットロン徴候など皮膚筋炎に特徴的な皮疹の有無を確認する．

そのほか，汎発性皮膚瘙痒症は，内臓悪性腫瘍の合併，糖尿病，甲状腺機能障害，および副甲状腺機能障害など多彩な要因でも生じる．限局性瘙痒症は，陰部では前立腺がん，子宮がんおよびカンジダ感染などが原因となりうる．

神経系疾患でも痒みが生じる．多発性硬化症の痒みは，発作性分節性で，障害部位の最上部に見られることが多く，頸髄領域に多発する．これらの疾患が疑われた場合，画像検査が必要である．

治療法

痒みの治療には，ステロイド，保湿剤などの外用療法，抗ヒスタミン薬などの内服療法および光線療法などを含むその他の治療が挙げられる．基礎疾患がある場合は，基礎疾患の治療も同時に行う．

● 文献
1) 室田浩之, 奥田英右, 片山一朗：アトピー性皮膚炎の痒みメカニズムと制御. 日小児アレルギー会誌 2017；31：157-164.
2) Yosipovitch G, Bernhard JD：Clinical practice. Chronic pruritus. *N Engl J Med* 2013；368：1625-1634.
3) 佐藤貴浩, 横関博雄, 片山一朗他：日本皮膚科学会ガイドライン 汎発性皮膚そう痒症診療ガイドライン. 日皮会誌 2012；122：267-280.

Ⅲ

感覚器疾患のみかた

Ⅲ 感覚器疾患のみかた

視覚

1 内分泌疾患に関連する眼疾患

志村雅彦

周知のごとく内分泌疾患は無数にある．したがって関連する眼疾患を個別に述べることは難しい．一般的に内分泌の異常そのものが直接眼疾患を引き起こすことは少なく，むしろ内分泌疾患によってもたらされる全身状態の異常，すなわち高血圧や高血糖，脂質異常症が眼疾患を引き起こすと考えてよい．甲状腺の機能亢進であるバセドウ病による眼球突出のような例外としてはあるものの，本稿では主に内分泌疾患によってもたらされる全身症状が引き起こす眼疾患について述べていく．

全身症状が眼科領域に引き起こすのは血管の異常である．眼科領域における血管とは網膜への血管，脈絡膜への血管，視神経への血管，外眼筋およびその支配神経への血管ということになり，それぞれ網膜症，脈絡膜症，視神経症，眼球運動異常という臨床症状につながる．

高血糖に関連する眼疾患

高血糖を引き起こす代表的な内分泌疾患は**表1**のようなものがある．高血糖による網膜症は，主に網膜血管の内皮細胞や周皮細胞が脱落して血漿成分が漏出する滲出性変化による黄斑浮腫と，末梢へ十分な栄養を送れなくなる虚血性変化による新生血管の発生・出血・線維化・網膜牽引と進行していく増殖網膜症がある．黄斑浮腫は，中等度の視力低下あるいは歪視という症状であり，増殖網膜症は，出血による霧視や視力低下という症状を来す．なお，眼球内圧である眼圧は房水産生と排出によって制御されているが，その排出部位である隅角に新生血管が出現して閉塞性の高眼圧を来すことがあり，新生血管緑内障と呼ばれ，急激な霧視と後頭部痛という症状を示す．

表1 内分泌疾患による全身症状

疾患名	高血圧	高血糖	脂質異常
原発性アルドステロン症	○	○	
クッシング症候群	○	○	○
褐色細胞腫	○	○	
末端肥大症	○	○	
甲状腺機能亢進症		○	
グルカゴノーマ			
ソマトスタチノーマ		○	
糖尿病		○	○
甲状腺機能低下症			○
家族性脂質異常症			○
ネフローゼ症候群			○
肥満			○
閉塞性黄疸			○
原発性胆汁性肝硬変			○

高血糖でしばしば見られるのは眼球運動異常であり，これは複視という症状で出現する．外眼筋の支配神経への栄養血管が高血糖で障害されたものと推察されているが，3〜6か月程度で改善されることが多い．

また，まれではあるが，視神経への栄養血管が障害されて，視神経が蒼白となる虚血性視神経症を呈することがある．網膜症の進行末期に見られることが多く，重篤な視力低下を起こし，予後も悪い．

脂質異常症に関連する眼疾患

脂質異常症を引き起こす代表的な内分泌疾患は**表1**のようなものがある．脂質異常症が単独で網膜に異常を起こすことはまれである．ただし，高血圧や高血糖などと合併した場合，障害された血管から過剰の脂質が漏出され，組織に沈着することによって病態を重症化・遷延化させることがある．なお，脈絡膜からの漏出が網膜下に蓄積することで加齢

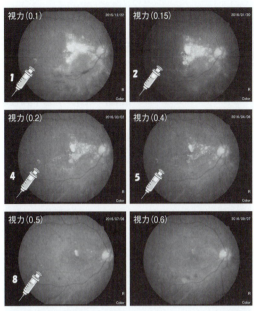

図1 糖尿病網膜症・黄斑症に対するVEGF阻害薬投与
68歳，男性．糖尿病網膜症に対しアフリベルセプト8回投与後．

黄斑変性の発症に関与するという報告もあり，眼疾患を増悪させる重大な因子と考えてよい．

甲状腺機能亢進による眼疾患

　バセドウ病による甲状腺機能の亢進により上眼瞼挙筋が刺激され眼瞼後退が起こり，眼球後方に存在する眼窩内脂肪織が炎症や代謝亢進によって膨化し，眼球を前方に圧迫することによって眼球突出が起こる．圧迫が高度になれば眼圧上昇を来すこともあり，炎症が外眼筋に及ぶことで複視を生じることもある．一方，眼瞼後退や眼球突出は閉瞼障害を生じることがあり，乾燥性角膜炎による眼痛を引き起こすこともまれではない．甲状腺ホルモンの増加による代謝亢進と，バセドウ病を引き起こしている自己抗体による炎症の両方の原因が考えられている．

内分泌疾患に関連する眼疾患の治療

　内分泌疾患に関連する眼疾患に対しては，個々の疾患の影響を考えるのではなく，原疾患の全身合併症の影響と考えれば，治療はそれほど難しく考えなくてよい．すなわち，高血圧，高血糖，脂質異常症の治療をすみやかに行えばよいからである．誤解を恐れずに言えば，内分泌疾患による全身合併症が眼科領域の血管に障害を起こすことが，眼合併症の病態である．しかしながら，この血管障害が不可逆性に陥ってしまった場合は非常に厄介である．血管の慢性的な障害は，不可逆的な組織の虚血や浮腫を生じるため，全身状態を改善させたからといって，眼疾患が改善することは少ないからである．
　このような場合は，局所すなわち眼球でそれ以上進行することを防止する姑息的治療が必要となる．代表的なものは増殖糖尿病網膜症に対する光凝固や硝子体手術である．光凝固は虚血領域を破壊して新生血管の発生を抑えるために，硝子体手術は発生してしまった新生血管による増殖膜を除去して牽引性網膜剥離を抑えるために行われる．なお，近年，虚血と浮腫の責任生理活性分子である血管内皮増殖因子(VEGF；vascular endothelial growth factor)の阻害薬が開発され，進行抑制に使われ始めている．
　VEGF阻害薬はヒトモノクローナル抗体であるラニビズマブと，融合タンパクであるアフリベルセプトがあり，眼内注射を毎月連続で行うことが多く，症例によっては著明な改善を見ることもある(図1)．光凝固のような視細胞障害や硝子体手術のような観血的介入でないため，患者の肉体的な負担の減少が期待されている．

III 感覚器疾患のみかた

視覚

2 循環器疾患に関連する眼疾患

福富 啓, 瓶井資弘

眼科医が日常診療で観察している網膜血管は解剖学的には細動脈および細静脈であり, 非侵襲的に直接観察できる生体内で唯一の血管である. さらに, 網膜血管は微小循環系を形成する血管の1つであるため, 循環器系疾患との関連が深く, 特に細動脈は抵抗血管とも呼ばれ, 高血圧の症例では特徴的な眼所見を呈するため, 網膜血管変化の有無や程度を把握することは臨床上重要である. また, 眼内では動静脈が網膜内を交叉して走行しており, 動脈硬化による影響は動脈血流の低下のみならず, 網膜静脈の閉塞にも関与する. 本稿では全身の循環動態と眼疾患の関連について, 高血圧網膜症, 網膜静脈閉塞症, 眼虚血症候群に焦点を当てて解説する.

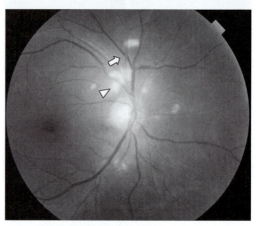

図1 高血圧網膜症の眼底写真
網膜全体に動脈の口径不同, 静脈の拡張を認める. 網膜の虚血を示す綿花様白斑が散在している(矢頭). 硬化した動脈が静脈を圧迫する交叉現象が認められる(矢印).

高血圧網膜症

細動脈は厚い平滑筋を有しており, 平滑筋が収縮することで血管抵抗が増加し, 高血圧・動脈硬化が発症する. 高血圧に合併する眼底所見は機能的(可逆的)な血管攣縮性変化と器質的(不可逆的)な硬化性変化に大別される. 機能的変化は概して褐色性細胞腫や腎血管性疾患, 妊娠高血圧症候群に代表される二次性高血圧で見られるような急性でかつ重篤な症例で観察され, 網膜出血や浮腫を来す.

一方, 器質的変化は慢性に経過した高血圧による血管抵抗の増大を主因とする血管内腔の狭窄であり, 眼所見としては細動脈の口径不同, 壁反射亢進, 硬化した動脈が静脈を圧迫する交叉現象が観察される(図1). 近年, 眼科領域ではデジタル技術の進歩により定量的な眼底評価が可能となってきている. 網膜血管の変化が, 他の臓器の障害を予測する因子になりうるとの報告もあり, 今後さらに高血圧治療の領域において眼科診療の重要性が増す可能性がある[1].

網膜静脈閉塞症

網膜静脈閉塞症は糖尿病網膜症についで多い網膜血管疾患である. 日本人における大規模臨床研究でもその発症は年齢と血圧に深く関与すると報告[2]されており, 前述のとおり, 高血圧や動脈硬化による変化は網膜動脈の血流低下のみならず, 網膜静脈を圧迫する交叉現象を引き起こし, 静脈の閉塞を生じる原因となる. 網膜静脈閉塞症は, 網膜中心静脈よりも中枢側で閉塞が生じる網膜中心静脈閉塞症と, 網膜静脈の一部が閉塞する網膜静脈分枝閉塞症(図2)に分類される. 両者とも黄斑浮腫に伴う視力低下や, 網膜虚血に引き続き生じる網膜新生血管・虹彩新生血管が臨床上問題となり, 抗VEGF薬の硝子体注射や網膜光凝固術, さらには硝子体手術などの眼科

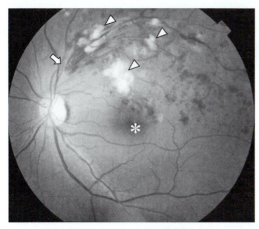

図2 網膜静脈分枝閉塞症の眼底写真
網膜の上半分に散在する網膜出血を認める．静脈血流が鬱滞する原因と考えられる動静脈の交叉部位が確認できる（矢印）．網膜の虚血を示す綿花様白斑を多数認める（矢頭）．黄斑部には浮腫を認め（＊），視力低下を引き起こしている．

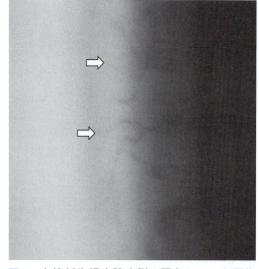

図3 血管新生緑内障症例の隅角スリット画像
（カラー写真は17頁参照）
隅角に新生血管を認める（矢印）．新生血管により房水排泄路が障害され，眼圧上昇を来している．

的な治療介入が必要となるため，適切な時期での眼科受診が望まれる．眼科治療に並行して，血圧コントロールが重要となってくるので，内科との連携が重要である．

眼虚血症候群

　眼虚血症候群は，眼球への血流が慢性的に低下することで生じる眼病変である．眼動脈は内頸動脈より分岐し血流を受けており，眼動脈の血流障害である眼虚血症候群は重症の内頸動脈閉塞患者の約5%に発症すると言われている[3]．視力障害は徐々に進行するが，中には突然発症を来す場合もある．急性期の主な症状は一時的に視力低下を来す一過性黒内障である[3]．急激かつ重篤な血流低下を来すと，黄斑部に特徴的なcherry-red spotsを生じ，視力予後は不良である．近年，細胞保護作用を持つ薬物を使用することで，虚血再灌流後の細胞死を抑制する治療方法が開発されてきており，実用化が望まれる．一方，完全閉塞を伴わない症例では，慢性的な網膜虚血により隅角に新生血管が生じ，眼圧上昇から最終的に失明に至る血管新生緑内障が，臨床上重要である（図3）．早急に汎網膜光凝固を密に施行すると共に，眼圧上昇に対しては点眼や手術加療で眼圧下降を得る必要があるが，内頸動脈ステント留置術を施行することで，血流の再灌流が得られ，視力が回復したとの報告もあり，眼科的治療のみではなく，循環器内科や血管外科との連携が重要である．

　循環器疾患に関連する眼疾患は多岐にわたる．視力低下など自覚症状のある症例はもちろんであるが，眼に症状が出現しうる疾患を疑った場合は，眼科所見を得ることで疾患の有無や程度が把握でき，予後を知るうえでも重要と考えられるため，早めの眼科受診を勧めることが必要である．

● 文献
1) Konstanitinidis L, Guex-Crosier Y : Hypertension and the eye. *Curr Opin Ophthalmol* 2016 ; 27 : 514-521.
2) Arakawa S, Yasuda M, Nagata M, et al : Nine-year incidence and risk factors for retinal vein occlusion in a general Japanese population : the Hisayama Study. *Invest Ophthalmol Vis Sci* 2011 ; 52 : 5905-5909.
3) Dugan JD Jr, Green WR : Ophthalmologic manifestations of carotid occlusive disease. *Eye* 1991 ; 5 : 226-238.

Ⅲ 感覚器疾患のみかた

視覚

❸ 中枢神経疾患に関連する眼疾患

溝田　淳

　眼疾患や症状は中枢神経疾患と関係していることがしばしば見られ，中枢神経疾患の初発症状として出現することもまれではない．中枢神経疾患に関係する眼疾患・症状には関連の仕方で，大きく分けて以下の3つのパターンに分類される．1)中枢神経疾患と同様の原因で発症する眼疾患．2)中枢神経疾患により眼科と関係する神経が障害されることによる眼疾患．3)中枢神経腫瘍が直接眼窩内に浸潤してくることによる眼疾患．これらの点を考慮して代表的なものを述べる．

視神経炎

　視神経の炎症でありさまざまな原因があるが，中枢神経疾患と関連するものとしては，多発性硬化症(MS)や視神経脊髄炎(NMO)などである．上記の1)中枢神経疾患と同様の原因で発症する眼疾患に相当する疾患である．

眼症状

　代表的な初発症状としては視力低下である．特に視神経炎として特徴的なのは，球後痛，特に眼球を動かしたときに強くなるのは炎症の特徴とされている．また対光反射に左右差のある相対性瞳孔求心路障害も片眼性の場合，視神経疾患の診断に有用である．

治療

　視神経炎としての治療は，今のところは副腎皮質ステロイドのパルス療法を行うとされているが，過去の報告では1年後の視力には有意差は見られないとされている．ほかの神経症状が発現するMSやNMOに関してはその治療を行うこととなる．通常の視神経炎やMSによる視神経炎の場合は，最初の発症ではかなり視力の予後は良いが，NMOの場合には，なかなか視力が回復せず，血漿交換などが必要となる場合もある．

鑑別が必要な疾患

　虚血性視神経症．発症はより高齢で，球後痛のないことも鑑別の重要な手掛かりとなる．

圧迫性神経症

症状

　視力低下や視野異常が見られる．腫瘍や，肥厚性硬膜炎のように，視神経が圧迫されているときに生じる．MRIなどの画像の診断が重要である．

眼球運動障害

　眼球運動に関係する脳神経は動眼神経，滑車神経，外転神経であり，この神経の中枢あるいはその走行経路の障害によって，眼球運動障害が生じる．主訴としては眼球運動障害による麻痺性斜視で，複視を訴えることが多い．斜視でも，麻痺による斜視のため見る方向によってずれの程度が変わる(図1)．そのために，複視を抑えるような顔の向きをしていることも多い．前述の2)中枢神経疾患により眼科と関係する神経が障害されることによる眼疾患に相当する．眼症状が最初で検査にて中枢神経疾患の見つかることもまれではない．より上位の眼球運動を制御する機構の障害も存在するがそれに関しては本稿では割愛し，単純なこの3つの神経の障害についてのみ述べる．

■ 動眼神経麻痺

症状

　動眼神経の関係している上・下直筋，内直筋，下斜筋，上眼瞼挙筋，瞳孔括約筋の麻痺という形で起こる．麻痺の程度はさまざまであるが，通常，眼瞼下垂が起こり，瞳孔が開

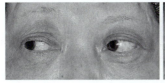 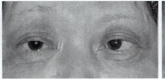 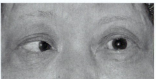

図1 左眼の外転神経麻痺の症例の眼位
右方視では斜視角が小さいが，左方視では斜視角が大きくなっている．

き，眼球は外転する．動眼神経麻痺で特に注意が必要なのは脳動脈瘤が原因となっている場合であり，この症状を見たらすぐに検査が必要である．

■滑車神経麻痺

症状

上斜筋の動きと関係する滑車神経麻痺の症状は基本的には複視であるが，水平筋の麻痺の場合と異なり診断は困難である．頭を麻痺側に傾けると複視が強くなり，反対の健側に傾けると複視が改善する．原因としては先天性のものが多いが，脳の血流障害や，外傷が原因となることがある．

■外転神経麻痺

症状

外転の麻痺のため，麻痺眼の外転障害が見られる．斜視の角度は麻痺眼が外転する方向で最も大きくなる．たとえば左眼の外転神経麻痺の場合は左方視のときが最も斜視角が大きく，右方視で最も斜視角が小さくなるため（図1），複視を小さくしようと顔面を左に向けていることが多い．上述の2つの神経と比べて外転神経の経路が最も長いため，最も障害されやすいとされている．

治療

基本的には，動脈瘤など神経障害となった原因に対する治療を行う．原因が落ち着いた後に残った眼球のずれに対しては外眼筋の付着部の位置をずらすなど，斜視の手術を行い，基本的には正面での眼位をなるべく改善しようと試みる．

鑑別が必要な疾患

眼球運動に制限のない共同性斜視．

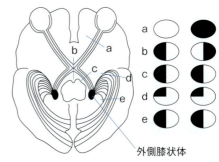

図2 視路の障害部位と視野の関係

視野障害

腫瘍や虚血など中枢神経障害が原因で，視路が障害されると特有の視野障害を生じる（図2）．視交叉よりも上位の中枢の障害では少なくとも何らかの形で両眼での視野障害が生じる．

治療

基本的には原疾患の治療．圧迫による場合は時期によっては回復することもある．

鑑別が必要な疾患

緑内障は頻度も高く両眼に視野障害を来すことが多いので鑑別が必要である．

中枢神経腫瘍眼窩内浸潤

前述の3）中枢神経腫瘍が直接眼窩内に浸潤してくることによる眼疾患に相当する．

症状

眼球運動障害や眼球偏位が見られる．画像による診断が重要である．

S 131

Ⅲ 感覚器疾患のみかた

視覚

4 悪性腫瘍に関連する眼疾患

近藤峰生

　悪性腫瘍に関連する眼疾患として，がん関連網膜症(cancer-associated retinopathy；CAR)を紹介する．CARとは，体内にがんが発生した患者において，がん組織の中に網膜組織と共通する抗原が発現することによって血清中に自己抗体が産生され，それが視機能障害を引き起こす疾患[1]の総称である．

疾患の特徴

　どのようながんでもCARの原因となりうるが，特に多いのは肺がん，中でも肺小細胞がんである．消化器系がん，婦人科系がんがこれに次ぐ．肉腫や血液系のがんによるCARも報告されているが，きわめてまれである．

　CARの血清から検出される抗体で頻度が高いものは抗リカバリン(recoverin)抗体であり，現在この抗体の検査は商業ベースでも依頼できる．このほかに，CARの抗原タンパクとしてS-arrestin, α-enolase, carbonic anhydrase II, heat-shock protein, rhodopsinなどが知られている．

　CARの症状は多彩であり，眼の症状ががんの発見に先行することも珍しくない(表1)．まず夜盲と視野欠損の症状が見られ，羞明(まぶしさ)や光視症(光がなくてもチカチカ光があるように見える)を伴うことが多い．症状が進行すると，中心視野も障害されて視力が低下し重度の視機能障害に至りうる．眼底検査では，初期では眼底はほとんど正常であり，進行すると網膜血管の狭細化や眼底の粗造化が見られる．網膜色素変性のように多数の色素沈着を伴うことはまれである．視野検査では，中間部の視野がリング状に欠損する輪状視野欠損が特徴的である．網膜電図(ERG)を施行すると，CARではa波もb波も著しく減弱する．

　以上のような患者を診た場合には，内科や外科の医師と連携して腫瘍の検索をしていく必要がある．全身MRIやガリウムシンチ，PETなどを用いて患者の体内に腫瘍がないかを調べる(図1)．また同時に血清中に網膜に対する自己抗体がないかをウエスタンブロット法あるいは免疫組織法で調べるが，これは専門の研究者に依頼することになる．

類する疾患

　CARの中で，特に悪性黒色腫に伴うものは悪性黒色腫関連網膜症(melanoma-associated retinopathy；MAR)という特別の名称が付けられている．MAR患者はCAR患者と同様に比較的急に夜盲や光視症を訴えるこ

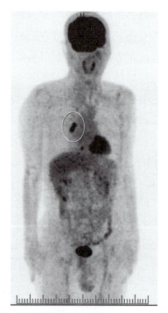

図1　がん関連網膜症の患者のPETの結果
肺門部と下部食道付近にFDG集積があり，悪性腫瘍が疑われた．

とが多い．特徴的なのはERG所見であり，視細胞機能を反映するa波の振幅は保たれるが，双極細胞の機能を反映するb波の振幅が著しく減弱してa波より小さくなり，陰性型（negative-type）と呼ばれる特徴的なERG波形を示す．

多くのMAR患者の血清中には双極細胞に対する抗体が存在し，その標的がON型双極細胞であることが分かっていた．しかしMAR患者の自己抗体がON型双極細胞のどのようなタンパクを標的としているのかは長い間不明であった．われわれは，2011年にMAR患者の血清にTRPM1というON型双極細胞のカチオンチャネルに対する自己抗体が存在することを発見した[2]．現時点で，MAR患者の血清から検出されているON型双極細胞に特異的な自己抗体はTRPM1抗体のみである．ただし，MARであってもTRPM1が検出されない患者も多くあり，MAR患者の中にTRPM1以外の自己抗体が存在するのかはまだ不明である．さらに，MAR患者でTRPM1抗体がON型双極細胞に作用した場合，その機能障害は可逆的なものなのか，それとも不可逆的な細胞障害となりうるのかについてもまだよく知られていない．これらについては，今後さらなる研究が必要である．

鑑別すべき疾患

CARの症状や検査所見は，網膜色素変性の症状によく似ているが，症状の進行速度はCAR症のほうがはるかに速い．網膜色素変性の患者における症状の進行はせいぜい年単位であるが，CARの症状は月単位で進行していくので鑑別できる．また，CARの眼底

表1　がん関連網膜症の主な特徴とポイント

1) 急に進行する夜盲および羞明
2) 高齢者に多い
3) 初期の視野は輪状暗点を示す
4) 網膜電図（ERG）が診断に重要
5) 全身検査で悪性腫瘍の検索が重要
6) 血清中に網膜に対する自己抗体が検出される

は網膜色素変性のような色素沈着は伴わないか，あってもごくわずかである．体内のがんの検索と血清中の自己抗体の検査により鑑別できる．

自己抗体網膜症（autoimmune retinopathy；AIR）もCARと類似した症状・検査所見を呈するが，AIRは体内にがんがなく網膜に対する自己抗体を生じて視機能異常を呈する．そこで，がんがない患者の血清に自己抗体が検出された場合にはAIRの可能性を考えるべきである．AIRは若年女性に多く，SLE，リウマチ，甲状腺機能亢進症などの自己免疫疾患を合併していることが多い．

急性帯状潜在網膜外層症（acute zonal occult outer retinopathy；AZOOR）も鑑別すべき疾患の1つに挙げられる．AZOORは急性に発症する網膜外層の疾患で，眼底が正常でありながら視野欠損や視力低下を来す．AZOORはほとんどの場合片眼性であり，また急性に発症することから鑑別が可能である．

● 文献

1) Adamus G：Autoantibody targets and their cancer relationship in the pathogenicity of paraneoplastic retinopathy. *Autoimmun Rev* 2009；8：410-414.
2) Kondo M, Sanuki R, Ueno, S, *et al*：Identification of autoantibodies against TRPM1 in patients with paraneoplastic retinopathy associated with ON bipolar cell dysfunction. *PLoS One* 2011；6：e19911.

Ⅲ 感覚器疾患のみかた

視覚

5 免疫アレルギーに関連する眼疾患

園田康平

　免疫アレルギーに関連する眼疾患の代表が「ぶどう膜炎」である．ぶどう膜は虹彩・毛様体・脈絡膜の総称で，眼球において中膜をなし，全体として1枚の「被膜」を形成する．眼球内での占有体積はわずかであるが豊富な血流があり，解剖学的特性から眼炎症の起点となりやすい．多くの膠原病・自己免疫疾患・自己炎症疾患で全身血管炎症が生じ，ぶどう膜を介して眼炎症を惹起する．また感染症やがんなどが眼に転移するのもぶどう膜である．「ぶどう膜炎」とは狭義には「ぶどう膜の炎症」だが，広義には「眼内すべての炎症」を指す．ぶどう膜炎の多くは再発する可能性のある慢性病であり，姑息的に眼炎症をコントロールするだけでなく，長期的観点から患者のquality of visionを考える必要がある．

疾患の特徴

　全身病であるぶどう膜炎は単一疾患ではなく，多種多様な原因疾患によって引き起こされる．中でも本邦における三大ぶどう膜炎と呼ばれるサルコイドーシス，ベーチェット病，Vogt-小柳-原田病は重要である．

■サルコイドーシス

　サルコイドーシスの診断は，厚生労働省びまん性肺疾患調査研究班による『サルコイドーシスの診断基準（2015年改訂）』による．これに加えて，眼科医の手によるサルコイドーシス国際診断基準が示されている[1]．国際基準は眼科医ができる範囲の検査で，サルコイドーシスの診断が付くことを目標にした画期的なものであり，ガリウムシンチグラフィや気管支肺胞洗浄検査が含まれていない．眼科臨床所見と臨床検査所見の組み合わせで診断され，この国際基準は概ね妥当であることがその後のわが国の調査で裏付けられた．今後さらに国際的な多施設検討によって妥当性を検証する必要がある．

■ベーチェット病

　ベーチェット病は，口腔粘膜のアフタ性潰瘍，外陰部潰瘍，皮膚症状，眼症状の4つの症状を主症状とする慢性再発性の全身性炎症性疾患である．本症は日本をはじめ韓国，中国，中近東，地中海沿岸諸国によく見られ，シルクロード病とも言われる．発病年齢は男女共20～40歳代に多く，30歳前半にピークを示す．特に眼病変は男性で重症化しやすい．病因は不明で，何らかの内因と外因が関与して白血球の異常が生じて病態が形成されると考えられている．

　ベーチェット病の診断はわが国においては厚生労働省特定疾患ベーチェット病調査研究班による『ベーチェット病の臨床診断基準（2010年小改訂）』に基づき，眼所見と全身所見から診断する．眼症状は診断上ウエイトの高い主症状であり，眼科医がベーチェット病患者の人生に大きく関与することを眼科医自身が認識しておく必要がある．

　TNF阻害薬であるインフリキシマブが2007年から保険収載され，ベーチェット病治療が大きく変わった．2016年にはアダリムマブがベーチェット病を含む既存治療抵抗性難治性ぶどう膜炎に対して適応拡大され，以前は高率に失明に至っていた本症の視力予後が改善された．抗TNFα生物製剤時代の治療薬の選択について2012年に日本眼科学会から診療ガイドラインが出された[2]．通常はコルヒチンから開始し，効果不十分であればシクロスポリンやアザチオプリンに変更，またはインフリキシマブまたはアダリムマブ

の導入を行うことが推奨されている．一方，副作用などのためシクロスポリンの導入が難しい症例や，視機能障害が懸念される重症例には TNF 阻害薬の早期導入を行う．

なお非感染性ぶどう膜炎に対する TNF 阻害薬使用指針および安全対策マニュアルが眼炎症学会 HP で公開されている（http://jois.umin.jp/guideline.html）．

■Vogt-小柳-原田病

Vogt-小柳-原田病は全身メラノサイトを標的にする自己免疫疾患である．有色人種に多く，白色人種には少ない．発症者のほとんどが HLA-DR4 陽性である．真の病因（トリガー）はいまだ不明であるが，ウイルス感染症などが考えられている．通常は機能制御されている（免疫トレランス状態である）メラノサイト抗原特異的 T リンパ球が，ウイルス感染した抗原提示細胞上の HLA-DR4 を介して活性化かつ異常増殖することによって，リンパ球を介した自己免疫病として発症する．最近の基礎研究で，本症発症にかかわる T リンパ球の抗原として，メラノサイトに含まれるチロシナーゼファミリータンパク等が判明している．また特定のメラノサイト抗原ペプチドで動物を感作することによって，ヒト Vogt-小柳-原田病と同様の病態を動物に誘発できることも知られている．

■急性前部ぶどう膜炎

前眼部を主体とする線維素性虹彩毛様体炎で，前房中にフィブリン析出や前房蓄膿を形成する．多くの全身病ではこの形のぶどう膜炎を呈することが多い．例えば強直性脊椎炎，Reiter 症候群，乾癬性関節炎，炎症性腸疾患，糖尿病などである．ステロイド局所治療で炎症をきちんとコントロールし，同時に散瞳して虹彩と水晶体の癒着を回避することが大切である．原疾患のコントロールが悪いと再燃を繰り返す．

類する疾患

三大ぶどう膜炎だけでなく，多くの膠原病・全身血管炎を来す疾患でぶどう膜炎を生じる．眼球は直接生体顕微鏡で浸潤細胞を観察できる部位であり，詳細な観察により細胞や集簇形態の把握を行い，情報を全身科にフィードバックすることが重要である．

鑑別すべき疾患

■眼感染症

前眼部・後眼部を問わず，原虫・細菌・ウイルスなどの感染症は，免疫アレルギー機序で生じるぶどう膜炎の重要な鑑別疾患である．中でもトキソプラズマ症，結核，梅毒，ヘルペスウイルス感染症は頻度が高く，宿主の免疫状態によっても病態が変化する．感染症を見誤ると治療によっては眼炎症が増悪する可能性があるため注意が必要である．

■眼内悪性リンパ腫

眼内悪性リンパ腫の遭遇頻度が増えている．ほとんどが大型 B 細胞リンパ腫であり，診断は病理検査，眼内液サイトカイン検査（IL-10/IL-6 比），免疫グロブリン遺伝子再構成検査などを組み合わせて行う．早期診断される機会が増え，眼局所的には眼内メトトレキサート注射で治療するが，生命予後改善のため，全身化学治療や放射線治療と絡めた治療プロトコールの策定が待たれる．

●文献

1) Herbort CP, Rao NA, Mochizuki M：members of Scientific Committee of First International Workshop on Ocular Sarcoidosis: International criteria for the diagnosis of ocular sarcoidosis：results of the first International Workshop On Ocular Sarcoidosis（IWOS）. *Ocul Immunol Inflamm* 2009；17：160-169.
2) ベーチェット病眼病変診療ガイドライン作成委員会：Behçet's 病（ベーチェット病）眼病変診療ガイドライン. 日眼会誌 2012；116：394-426.

III 感覚器疾患のみかた

視覚

6 小児で重要な眼疾患

吉田朋世, 仁科幸子

　小児の眼疾患には, 先天性のものが多く, 生後早期に発見・治療できなければ恒久的な弱視や高度の視覚障害となってしまう重篤なものもある. ここでは, 視覚の発達途上にある乳幼児期に発症し, 早期に発見すべき重要な疾患について, 症状および疾患の特徴, 診断, 治療の概略を述べる.

小児の視覚発達と弱視

　弱視とは, 「視覚の発達期において視性刺激遮断あるいは異常な両眼相互作用(斜視や屈折異常)によって起こる片眼または両眼の視力不良で, 眼科的検査で器質的病変を認めず, 適切な症例は予防や治療が可能なもの」と定義され, 眼鏡やコンタクトレンズでは矯正できない視力不良である. 視力が正常に発達するためには, 1)適切な視覚刺激があること, 2)正常な眼位と屈折状態を維持していること, 3)視覚器に異常がないこと, 4)視路や中枢に異常がないことが必須条件となる. この条件が満たされない場合, 弱視となってしまい, 感受性期間を過ぎると不可逆的な視覚障害となる. 特に乳幼児期(生後2か月〜2歳ごろ)は視覚刺激に対する感受性が高く重要である.

注意すべき症状・徴候

　小児, ことに乳幼児の場合, 症状を患児が訴えることは少ない. したがって, 両親や周囲が症状に気付き眼科へ受診しないと発見が困難である. 注意すべき具体的な症状としては, 視反応不良(固視・追視ができない, 物を近づけてみる, 眼が合わない), 斜視(図1), 眼振・異常眼球運動, 白色瞳孔(図2), 角膜拡大, 角膜混濁, 羞明, 瞼や瞳孔の異常など

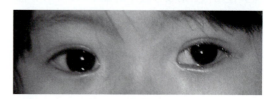

図1　先天白内障による斜視

が挙げられる. いずれも高度弱視や失明につながる可能性があるため, 早急に眼科を受診させる必要がある. 特に白色瞳孔は重篤な眼疾患の兆候であり[1], 表1に鑑別すべき疾患を示す[2]. Red reflex test(瞳に光を当て, 眼底から赤い光が反射してくるかどうかを見る)や, カメラでのフラッシュ撮影によって容易に発見できる.

代表的眼疾患

網膜芽細胞腫

　網膜芽細胞腫とは網膜から発生する悪性腫瘍であり, 頻度は1万5,000〜1万8,000人に1人程度とされている. 片眼性の場合と両眼性の場合があり, 両眼性と一部の片眼性のものに遺伝性があることが知られている. 一般的に, 斜視, 白色瞳孔などの症状で気付かれることが多い. 眼底検査および超音波検査・頭部CT・MRIで眼内に石灰化を伴う腫瘍があれば診断がつく. 治療は, 保存療法(全身化学療法, 放射線療法, 光凝固, 冷凍凝固など)と眼球摘出に大別され, 両眼性か片眼性か, 進行度によって選択が異なる. 眼球内に病巣が限局している場合, 5年生存率は95%以上と生命予後は良好である. 眼球外浸潤や転移の有無につき全身検索が必要である.

先天白内障

　出生時に水晶体に混濁を認める, もしくは

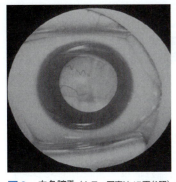

図2　白色瞳孔（カラー写真は17頁参照）

表1　白色瞳孔を来す疾患の鑑別診断

遺伝性疾患	家族性滲出性硝子体網膜症，ノリエ病，網膜異形成，Bloch-Sulzberger症候群（色素失調症），先天網膜分離症
発生異常	第一次硝子体過形成遺残（胎生血管系遺残）脈絡膜コロボーマ，先天網膜ひだ，朝顔症候群，網膜有髄神経線維
炎症性疾患	犬回虫症，トキソプラズマ症，ウイルス性網脈絡膜炎，眼内炎
腫瘍	網膜芽細胞腫，星状細胞過誤腫，脈絡膜血管腫
その他	コーツ病，未熟児網膜症，網膜剥離，硝子体出血

外傷・ステロイド薬の使用など他の外因なく乳児期に水晶体に混濁が出現するものを先天白内障という．両眼性の場合，遺伝性のほかに，染色体異常，先天感染や全身疾患に伴う場合があり，全身検索が必要となる．瞳孔領白濁，追視・固視不良，斜視，眼振などで気付かれることが多いが，片眼性の場合は症状が明らかになりにくく，発見が遅れることが多い．細隙灯顕微鏡検査によって白内障の形状や程度を診断し，視覚刺激遮断を来す場合には早期手術が必要となる．先天性の場合，片眼性であれば生後6週以内，両眼性であれば生後8〜10週以内に手術を行うと良いが，この臨界期を超えれば視力予後は不良となる．また術後に眼鏡あるいはコンタクトレンズを使用し，弱視訓練を行い視力の発達を促す必要がある．

■ 早発型発達緑内障（先天緑内障）

早発型発達緑内障とは，先天的な隅角形成異常により，出生直後もしくは乳児期に眼圧上昇を起こす疾患であり，放置すると不可逆的な視神経障害を来し，失明に至る．両眼性のことが多い．角膜の拡大・混濁，流涙，羞明などが主な症状となる．小児における正確な眼圧測定は非常に困難であり，疑わしい場合には全身麻酔下検査が必要である．治療は手術が第一選択であり，線維柱帯切開術が一般的である．早期発症であればあるほど，また他の眼異常を伴う場合ほど手術成績は悪く，術後に角膜混濁が残存して高度の弱視となりやすい．しばしば再手術や薬物治療の併用が必要となるため，術後は慎重に眼圧や視神経の観察を長期に行う．また弱視に関しても検査・治療を行っていくことが重要である．

■ 乳児内斜視

乳幼児期において急速に発達する重要な視機能として，両眼視機能がある．これは左右眼の視覚（単眼視）が大脳の視覚中枢で同時に認識される感覚（両眼単一視）であり，左右眼の視差によって認識される立体視は生後2か月〜5歳ごろまでに発達する．この期間に顕性の斜視がなく，視力の左右差や不等像視がないこと，視覚中枢に両眼視細胞が存在することが正常発達の条件であり，生後6か月未満に発症する乳児内斜視は，両眼視に障害を来す代表的な疾患である．乳児内斜視における立体視の発達の感受性は生後3〜4か月でピークに達することが知られているが，近年，生後6か月以内の超早期手術によって，これまで獲得困難とされてきた立体視の獲得が報告された[3]．早期発見・治療が重要であるため，左右眼の固視は良好でも，乳児期に内斜視を認めた場合には，本疾患を疑い精密検査を行うべきである．

● 文献

1) Shields CL, Schoenberg E, Kocher K, et al：Lesions simulating retinoblastoma（pseudoretinoblastoma）in 604 cases：results based on age at presentation. Ophthalmology 2013；120：311-316.
2) 仁科幸子：新生児期の眼疾患の鑑別　白色瞳孔など．周産期医学　2006；36：453-457.
3) Birch EE, Stager DR Sr：Long-term motor and sensory outcomes after early surgery for infantile esotropia. J AAPOS 2006；10：409-413.

III 感覚器疾患のみかた

視覚

7 健康診断で注意すべき眼疾患

柏木賢治

眼疾患の鑑別の特徴

健康診断で特に注意すべきことは緩徐に進行する慢性疾患と急性増悪の可能性のある眼疾患の検出である．いずれも患者の自覚は少ないために見逃されやすいが，これらの眼疾患の中には高度で不可逆性の視機能障害を来すものが少なくない．本稿では健康診断で通常得られる視力（多くは持参眼鏡による矯正視力，以下，矯正視力）と眼底写真，履歴，現病歴などの情報と簡単な問診や身体情報を活用した眼科疾患の検出法について記述する．

視力を指標とした眼疾患の検出

主な注意点は以下の3つである．1)矯正視力の低下，2)左右の矯正視力差，3)矯正視力と裸眼視力の差．眼科的健常者の場合，高齢者でも多くは1.0程度の最良矯正視力を有するが，矯正視力がそれ以下の場合，特に普通乗用車の運転免許の取得基準以下である0.6以下では何らかの問題がある場合がある．壮年期以降では，水晶体の変化などによる単純な近視化の進行の可能性があるが，問診によって，視力低下の自覚や悪化速度，眼鏡装用による視力向上の有無を確認することが，病的視力低下の鑑別には重要である．白内障による矯正視力の低下は，特に糖尿病合併例やステロイドの定期使用例などで強まることがあり，現病歴の確認が重要となる．白内障以外の原因による可能性もあるため眼科的精査が必要になる．

片眼性の矯正視力低下の場合，患者は眼疾患の存在に気が付かないことが多い．眼鏡矯正は通常，両眼同程度に合わせるため左右の矯正視力が概ね0.3以上異なる場合は，何らかの眼疾患の可能性が高い．頻度の高いものとしては片眼性の白内障の進行，網膜疾患，緑内障を含む視神経疾患，角膜混濁などである．病歴に片眼の視力低下を説明できるものがない場合は，眼科精査が必要である．

眼底写真を指標とした眼疾患の検出

通常の眼底写真で撮影が可能な領域は，視神経，黄斑部を中心とした撮影画角45°程度の眼底後極である．多岐にわたる眼科疾患の検出が可能であるが，頻度の高い眼疾患としては，緑内障，加齢黄斑変性や網膜前膜などの黄斑部疾患，糖尿病網膜症や網膜静脈閉塞症などの網膜血管疾患である．

緑内障では視神経乳頭部の陥凹と辺縁の狭細化が特徴であるが，初期の緑内障性視神経乳頭や近視が強く乳頭の変形が強い症例では判定が困難な場合がある．乳頭所見に加えて，図1に示すような乳頭から扇状に広がるやや暗赤色の神経線維層欠損や乳頭辺縁部に多い乳頭出血などを指標にすると検出力が向上する．緑内障性視神経障害は左右の重症度に差があることが少なくないため左右眼の比較も重要な鑑別点になる．加齢黄斑変性の場合は，自覚症状の発症する前に黄斑部を中心にドルーゼンの増加などの初期所見が認められる．この疾患も一旦発症すると改善が困難であるため，早期に検出する必要がある．網膜静脈閉塞症は黄斑部に病変が及び，視力低下を来さないと自覚が少ない疾患である．広範囲で虚血を来すと血管新生緑内障などの続発疾患を起こすことがある．

図2に示すように網膜出血が軽度でも網膜や乳頭部の異常血管を認めることがあり注意が必要である．黄斑部疾患や網膜疾患は眼

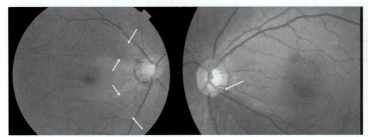

図1 緑内障性視神経障害眼底写真
左の矢印に挟まれた2つの部分は神経線維層欠損を示す．右の矢印は神経線維層欠損の境界部に出現した乳頭出血を示す．

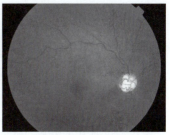

図2 網膜中心静脈閉塞症の出血消退例
網膜血管の蛇行と軽度の網膜点状出血，視神経乳頭部に血管新生が認められる．

底写真から検出は比較的容易であるが，通常の眼底撮影では，周辺眼底の直接的観察は不可能であり，周辺網膜裂孔などを見逃す可能性がある．飛蚊症や閃光を感じる光視症などの自覚がある場合は，眼底写真上異常がなくとも患者に注意を促す必要がある．

眼底写真は網膜を中心とした眼底の診断を行うものであるが，撮影は前眼部や中間透光体などの影響を受ける．このため，眼底画像が不鮮明である場合，周辺画像の描出が悪い場合などは前眼部中間透光体の異常や偽落屑症候群などの合併による散瞳不良があることがあり眼疾患発見のヒントとなる．

簡単な問診を活用した眼疾患のスクリーニング

眼底写真や矯正視力では異常がなくとも，眼科的には注意を要する疾患として閉塞隅角眼がある．閉塞隅角眼は進行すると閉塞隅角緑内障を来すが，緑内障性視神経障害は認められない．閉塞隅角眼を見逃さないためには，発症の危険因子に注意することである．患者の特徴としては，小柄の女性，遠視系の屈折障害を持つ症例が多く，眼は良くて若いときから眼科のお世話にはなったことがないが，老年後は強い度数の老眼鏡が必要な場合が多い．軽度の眼圧上昇発作を起こして自然解消している場合は，眼脂のない充血や，眼の霞みや重い感じの自覚を繰り返すことがある．さらに電灯の周囲ににじみが見えるなど虹視症の症状を来している症例は一過性の閉塞隅角症による眼圧上昇が起こっている可能性があるため，注意が必要である．緑内障や加齢黄斑変性など眼疾患の中には遺伝性要因を持つ患者が少なくないため家族歴，特に直系のチェックは重要である．

眼科疾患を見逃さないためには

健康診断の際に重要なその他の点を紹介する．片眼性の疾患の場合，自覚症状の発症は高度に進行するまでないことがある．そのため片眼による見え方のチェックを行うことが重要である．周辺部視野から障害される眼疾患は緑内障などに多く見られる．片眼視力チェックの際に視野のチェックを併せて指導することも非常に重要である．受検者との面談の際には，瞳孔の大きさ，左右差なども併せて観察することで眼疾患の検出につながる．

健康診断により眼疾患がスクリーニングされるケースは特に慢性の高齢者疾患で多い．健康診断で眼疾患患者を検出する能力を向上させることは長期の良好な視機能を維持するために非常に重要である．

III 感覚器疾患のみかた

聴覚・平衡覚

 外耳・中耳感染性疾患

伊藤真人

本稿では外耳・中耳の感染性疾患を挙げ（表1），各疾患の特徴からその鑑別について述べる．

外耳・中耳の感染性疾患とは

聴器の代表的な感染性疾患には外耳道炎・中耳炎があり，それぞれ急性期から慢性期までさまざまな病態を示す．外耳道炎には，外側の軟骨部外耳道の炎症である急性限局性外耳道炎と，深部の骨部外耳道の炎症である急性びまん性外耳道炎があり，前者は耳癤と言われる．中耳炎には，急性中耳炎，滲出性中耳炎，慢性中耳炎（慢性化膿性中耳炎，癒着性中耳炎，真珠腫性中耳炎など）があり，さらに重症化した乳様突起炎がある．これらの感染性疾患はすべての年齢層にわたって見られる疾患ではあるが，特に急性中耳炎，滲出性中耳炎は幼少児において罹患頻度が高く，小児難聴の大きな原因となる．このように，聴器の感染性疾患は単なる局所感染症ではなく，難聴などを引き起こす「感覚器の感染症」としての捉え方が必要である．

診断の流れ

図1に診断の流れを示す．問診では，痛みの発症時期・経過，難聴の有無を確認すると共に，特に幼少児では急性中耳炎の反復の有無についても確認する．随伴症状として，発熱・頭痛などの全身症状と，難聴，めまいなどの耳の局所症状を確認する．大多数において，正確な耳内所見が把握できれば診断は可能である．この際に顕微鏡や内視鏡を用いた拡大視による外耳道・鼓膜所見の観察が重要であり，外耳道の腫脹，鼓膜の発赤・膨隆，貯留液の存在を確認する．外耳道の腫脹は必

表1　外耳・中耳の感染性疾患

外耳疾患	先天性耳瘻孔化膿症 急性限局性外耳道炎（耳癤），急性びまん性外耳道炎
中耳疾患	鼓膜炎 急性中耳炎，滲出性中耳炎，慢性中耳炎（慢性穿孔性中耳炎，癒着性中耳炎，真珠腫性中耳炎など） 乳様突起炎（急性，遷延性，慢性）

ずしも外耳炎によるものばかりではなく，急性中耳炎やその重症化した乳様突起炎でも観察される．さらに，鼓膜所見の観察を困難にするのは耳垢であり，鼓膜が見えないときに急性外耳道炎と急性中耳炎を鑑別するには，耳介牽引痛の有無が参考になる．耳介牽引痛や圧痛が見られるのは外耳道炎の特徴であり，中耳炎では通常見られない．しかし，一旦重症化して乳様突起炎に至ると，耳介聳立と耳後部の腫脹と圧痛が見られる．乳様突起炎では，乳突蜂巣の骨破壊の有無をCTにより確認すべきである．

特に小児において頻度の高いのが急性中耳炎と滲出性中耳炎（図2）である．いずれの中耳炎も，ウイルスや細菌による中耳腔の感染・炎症が契機となっており，急性の炎症所見・症状があるものが急性中耳炎，急性炎症が消失したあとも液体が残存するのが滲出性中耳炎である．小児滲出性中耳炎の約50%は急性中耳炎罹患後に継続して発症するか，以前からあったものが発見され，急性中耳炎後の種々の遺残物によって惹起される炎症が原因と考えられている．滲出性中耳炎は"鼓膜に穿孔がなく，中耳腔に貯留液をもたらし難聴の原因となるが，急性炎症症状すなわち

問診：発症時期・経過，難聴の有無，随伴症状，感染症リスクファクター，急性中耳炎の反復の既往

耳内所見：外耳道・鼓膜所見（拡大視）
　　　　　外耳道の腫脹，鼓膜の膨隆・発赤，貯留液の存在
耳介牽引痛の有無，耳介聳立，耳後部腫脹・圧痛の有無

周辺器官（副鼻腔，上咽頭など）の所見（感染・炎症など）

聴覚検査：聴力検査，ティンパノメトリー，耳音響放射など

画像検査：乳突蜂巣の状態（単純X線，重症例ではCT）

図1　診断の流れ

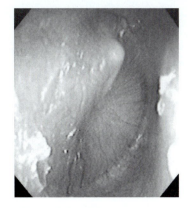

滲出性中耳炎の病期	発症後（発症時期が不明な場合，診断後）の期間
急性期	発症後3週以内
亜急性期	滲出液が3週間以上3か月未満
慢性期	滲出液が3か月以上持続

図2　滲出性中耳炎の鼓膜所見と病期

耳痛や発熱のない中耳炎"と定義される[1]．小児ではしばしば鼓膜所見だけでは急性中耳炎と滲出性中耳炎との鑑別が難しいこともある．耳痛や発熱などの急性症状出現後48時間以内に受診した場合には急性中耳炎と診断される．さらにそれらの中耳炎の後遺症でもある慢性中耳炎（慢性化膿性中耳炎，癒着性中耳炎，真珠腫性中耳炎など）へと進展する場合もある．

生後5〜6か月ぐらいから2〜3歳までは一生のうちで最も急性中耳炎に罹患しやすい時期である．小児が成人に比べて急性中耳炎になりやすいのは，1）この時期は患児の免疫能がまだ発達しておらず，抵抗力が弱いため感染しやすいことと，2）耳管が短く，太く，水平に近い構造で働きも未発達なため，ウイルスや細菌が鼻咽腔から耳管を通して中耳腔内に侵入しやすいためだと考えられている．

急性中耳炎は良好な経過であれば3〜4週間で完治するが，急性中耳炎起因菌の耐性化の進行によって，抗菌薬などの治療を行ってもなかなか改善しない「遷延性中耳炎」や，一旦治っても頻回に急性感染を繰り返す「反復性中耳炎」などの難治例が増加している．

さらに，急性中耳炎の重症な合併症として急性乳様突起炎があり，不適切な初期治療が原因となることもあるので注意が必要である．急性乳様突起炎は，さらなる合併症である錐体尖炎（膿瘍）や硬膜下膿瘍，髄膜炎，S状静脈洞血栓症などへと重篤化する危険があり，抗菌薬投与だけで完治する症例ばかりではないことに留意すべきである．

急性乳様突起炎は画像所見上3段階に分類される[2]．Stage1〜2の骨破壊を伴わない乳突蜂巣の炎症は抗菌薬の保存的加療で治癒可能な場合も多いが，乳突蜂巣の集簇性骨破壊を伴うStage3の急性乳様突起炎（coalescent mastoiditis）では重篤な側頭骨内合併症や頭蓋内合併症へと進展する危険が高いため，手術適応のある acute surgical mastoiditis（ASM）として，乳突削開術による排膿などの外科治療を検討すべきである．

● 文献
1) 日本耳科学会，日本小児耳鼻咽喉科学会編：小児滲出性中耳炎診療ガイドライン2015年版．金原出版，東京，2015.
2) Antonelli PJ, Garside JA, Mancuso AA, et al：Computed tomography and the diagnosis of coalescent mastoiditis. Otolaryngol Head Neck Surg 1999；120：350-354.

III 感覚器疾患のみかた

聴覚・平衡覚

2 急性感音難聴

神崎　晶

　本稿では急性感音難聴を来す疾患を挙げる（表1）[1]．各疾患の特徴からその鑑別について記載する．各疾患の詳細については別稿にゆずる．

急性感音難聴とは

　感音難聴とは内耳あるいは内耳より中枢側に異常を来した難聴の総称である．内耳に伴うものが多い．急性とは明確な定義はないが，突然発症するものから3日以内に発症したものを示すという報告がある[1]．

診断の流れ

　診断の流れを図1に示す．問診では，発症時期，誘因，反復性か変動性か，急性めまいなどの随伴症状の有無について確認する．急性低音障害型感音難聴であれば，難聴よりも耳閉感（耳のこもり感）を訴える例が多いので注意する．進行性難聴が元々存在している状況で急に増悪・反復する場合もある．疾患名を表2に示す．

　外耳道・鼓膜の観察も重要である．耳垢によって急性難聴を訴える場合は意外に多く，外耳道内をまず確認することが重要である．中耳炎など中耳疾患も否定するために鼓膜所見も併せて確認する．

　突然発症するもののうち，原因不明であれば突発性難聴が疑われる．突発性難聴は発症

診断に至るまでの検査の流れを示す．

1 問診（発症時期，誘因，反復性か変動性か，難聴，随伴症状の確認）

2 耳内・鼓膜所見（伝音難聴の除外）

3 純音聴力検査（他覚的聴力検査など）

4 頭部MRI（中枢疾患の除外）

1) 問診（難聴がめまいなどの随伴症状の確認）を実施する．
2) 耳内所見を確認し，耳垢の有無を観察する．
3) 純音聴力検査（周波数125～8,000 Hz）を行う．可能であれば，他覚的聴力検査として聴性脳幹反応（auditory brain-stem response；ABR）や耳音響放射検査（otoacoustic emission；OAE）を行う．もし，純音聴力検査結果と上記他覚的検査結果との乖離があれば，機能性難聴（器質的疾患がない難聴）ないし詐病（詐聴）の可能性がある．純音聴力検査が困難な場合は，指こすり法，音叉検査で難聴を確認する．
4) 頭部MRIにて表1に掲げられた中枢疾患を除外する．

図1　急性感音難聴疾患の診断の流れ

表1　急性感音難聴を来す疾患

内耳疾患	突発性難聴，メニエール病，遅発性内リンパ水腫，急性低音障害型感音難聴，自己免疫疾患に伴う難聴あるいはステロイド依存性難聴，外リンパ瘻，音響外傷，側頭骨骨折，内耳振盪，ムンプス難聴，ハント症候群，細菌性内耳炎，内耳梅毒，薬剤性難聴，前庭水管拡大症
中枢疾患	脳血管障害（延髄外側症候群など），聴神経腫瘍，錐体尖部腫瘍，髄膜炎，多発性硬化症
その他	機能性難聴，特発性難聴

（神崎　仁：ENT臨床フロンティア　急性難聴の鑑別とその対処，髙橋晴雄他編，中山書店，東京，2012：2-4）

表2　増悪・反復する急性感音難聴疾患

メニエール病，遅発性内リンパ水腫，自己免疫疾患に伴う難聴あるいはステロイド依存性難聴，内耳梅毒，前庭水管拡大症，聴神経腫瘍，特発性難聴

表3 内耳性難聴と後迷路性難聴の鑑別

	内耳性難聴	後迷路性難聴
補充現象	陽性	陰性
Jerger 分類	Ⅱ型（Ⅰ型やⅣ型）	Ⅲ型
語音明瞭度	聴力相応に低下	聴力に比べて著明に低下
耳音響放射	中等度難聴以上で消失	正常
聴性脳幹反応	軽度難聴ではⅠ波以降の遅延、中等度難聴以上でⅠ波が消失し、Ⅲ波またはⅤ波以降のみ出現、高度難聴ではすべての波が消失	障害部位以降の波が消失または潜時の遅延

（山岨達也：ENT 臨床フロンティア　急性難聴の鑑別とその対処，髙橋晴雄他編，中山書店，東京，2012：28-33）

表4 めまいを伴う可能性のある急性感音難聴疾患

末梢性	突発性難聴，メニエール病，外リンパ瘻，ハント症候群，細菌性内耳炎
中枢性	脳血管障害（延髄外側症候群など），聴神経腫瘍（小脳橋角部腫瘍）

後2週間以降に治療を行っても改善がほとんど認められないため，早期の診断と治療が重要である．

　純音聴力検査を実施し，低音域主体の難聴では急性低音障害型感音難聴かメニエール病を考える．高音域難聴では聴神経腫瘍を疑って頭部（造影）MRI 検査を要する．内耳性か，内耳よりも中枢側に異常を来す後迷路性であるかを鑑別するポイントを**表3**[2]に示す．

　ムンプス難聴，ハント症候群ではウイルス抗体価を調べる．

　急性感音難聴ではめまいを伴う疾患もある（**表4**）．めまいを伴う場合では，中枢疾患の鑑別に注意が必要であり，頭部 MRI 検査を要する．内耳障害に伴う例における典型的な眼振は水平回旋混合性であること，head impulse test が陰性であれば中枢性を示唆しうる．また，難聴とめまいが時間差で発症する例も想定しうるため，注意を要する．

　外リンパ瘻は，患側の内耳窓の膜が破綻し，外リンパ液が外部に漏出する疾患である．発症時，「水が流れる音がしたか」，「潜水や飛行機に乗るなど圧の変化があったか」など問診が重要である．耳孔に圧をかけるとめまいが出現し，眼振を認めることがある（瘻孔症状）．

治療

　総じて発症早期に治療を開始することが肝要である．ステロイドを投与する場合が多い．メニエール病では利尿薬を投与する．外リンパ瘻が疑われる場合は，試験的鼓室開放術にて外リンパ液の漏出を確認できた場合に瘻孔閉鎖を行う．

● 文献
1) 神崎　仁：急性難聴とは，髙橋晴雄，小林俊光，浦野正美編，ENT 臨床フロンティア　急性難聴の鑑別とその対処，中山書店，東京，2012：2-4.
2) 山岨達也：急性難聴をきたす疾患と鑑別のポイント．髙橋晴雄，小林俊光，浦野正美編，ENT 臨床フロンティア　急性難聴の鑑別とその対処，中山書店，東京，2012：28-33.

Ⅲ 感覚器疾患のみかた

聴覚・平衡覚

慢性感音難聴

和田哲郎

本稿では慢性感音難聴を来す代表疾患を挙げ(表1), 各疾患の特徴と鑑別について解説する.

慢性感音難聴とは

内耳～聴神経～聴覚中枢の経路のいずれかが障害されると感音難聴になる. その病態が慢性に生じるものを慢性感音難聴という. 慢性の定義は定められていないが, 通常3か月あるいはそれ以上の時間経過で徐々に進行する難聴を指すと考えられる. 本人も家族も, いつから生じた症状か明確に答えられない例も少なくない.

病変の部位を内耳性と後迷路性に分けたときには内耳性の頻度が高いが, 老人性難聴のように内耳のみならず中枢にも変化を伴い明確に病変の部位を1か所に特定できないものも含まれる.

疾患の特徴(原因・疫学など)

慢性感音難聴には種々の疾患が含まれ, 難聴の原因も多岐にわたる. 難聴の原因が単一とは限らず, たとえば騒音性難聴に老人性難聴が加わる等で相加的に難聴の程度が強くなることもある. 頻度については, 老人性難聴だけを取り上げてみても日本における有病率は男性では65～69歳:43.7%, 70～74歳:51.1%, 75～79歳:71.4%, 80歳以上:84.3%, 女性ではそれぞれ, 27.7%, 41.8%, 67.3%, 73.3%と算定されている[1]. これらを含む慢性感音難聴全体の有病率はきわめて高い.

診断の流れ

診断の流れを表2に示す.
病歴聴取はきわめて重要である. 本人が難

表1 慢性感音難聴を来す疾患

内耳性	騒音性難聴 中毒性内耳障害 (ストマイ難聴を含む) 特発性両側性感音難聴 若年発症型両側性感音難聴 遺伝性難聴の一部 自己免疫性疾患　など
内耳性(+後迷路性)	老人性難聴
後迷路性	聴神経腫瘍 変性疾患等中枢疾患に伴う難聴

聴発症時期を明確に答えられない場合は,「少なくとも〇歳のころは聴こえていたか」,「〇年前はどちらの耳でも電話を受けることができたか」など, 具体的な質問によって可能な限り経過を聞き出すことが診断の助けとなる. また, 本人が難聴を自覚した時期は必ずしも聴力低下が始まった時期とは限らない. 緩徐に進行する慢性感音難聴では自覚症状が乏しいからである. しかし, 難聴が平均聴力レベルでおおよそ50dBを超えると日常生活場面で不自由になることが増え, 自身の難聴を自覚, あるいは周囲から指摘されやすい.「〇年前ごろからだんだん聴こえが悪くなってきた」という訴えがあったら, 緩徐に進行し, その時期におおよそ50dB程度の平均聴力になっていた可能性があると推測しながら経過を判断するのも, 症例によっては有用である.

問診では既往歴, 家族歴, 職業歴の聴取も大切である. ストレプトマイシンやその他のアミノ配糖体系抗菌薬の影響は長期間を経た後に出現・進行する. 何十年も前の結核や髄膜炎の既往・治療内容は中毒性内耳障害診断の鍵となる. 血縁者に同様の経過の難聴者が

表2　診断までの流れ

問診	難聴の経過，発症時期，進行速度
	既往歴：アミノ配糖体系抗菌薬投与
	家族歴：血縁者の難聴の有無と経過
	職業歴：騒音曝露
診察	鼓膜所見など
検査	純音聴力検査など
追加検査	他覚的聴力検査
	画像診断，他科コンサルテーション，遺伝子検査など

表3　慢性感音難聴が初発症状となりうる代表疾患　合併する症状・所見

中毒性内耳障害	平衡障害
Alport 症候群	腎障害
Usher 症候群	網膜色素変性症
原田病	虹彩毛様体炎，髄膜炎
聴神経腫瘍	三叉神経症状，小脳症状など
多発性硬化症	多彩な神経症状

いる場合，遺伝性難聴の可能性が示唆される．一部の遺伝性難聴では出生時は健聴で遅発性・進行性に慢性感音難聴の病態を呈する例がある．職業等による騒音曝露歴は騒音性難聴の診断に欠かせない情報である．このような情報は問診で聞き出さない限り，本人から自発的に話してくれることは少ない．

鼓膜所見および純音聴力検査等で伝音難聴を否定し，感音難聴であることの診断，ならびに聴力型や聴力レベルを確認する．慢性感音難聴であると診断された場合，その難聴がどのような原因で生じたものかさらに鑑別を進める．症例によっては経過を見ることも必要となる．

類する疾患

聴覚に異常を認めないにもかかわらず本人は聴こえないと訴える機能性難聴，あるいは，

何らかの利益を得るために聴力を悪く偽る詐聴がありうる．聴覚検査の多くは被検者の応答に頼る自覚的検査であるため，疑義のあるときには他覚的聴力検査を追加して診断する．

鑑別すべき疾患

慢性感音難聴が先行し後にほかの症状・所見が現れてくる疾患があり(表3)，注意を要する．慢性感音難聴では，難聴自体は急激な変化でないため本人の訴えがそれほど強くないことも少なくない．しかし，難聴の原因診断を進めることによって，他の症状の出現を予測し，あるいは早めに対処できる可能性があり，鑑別の重要性が強調される．

● 文献
1) 内田育恵，杉浦彩子，中島　務他：全国高齢難聴者数推計と10年後の年齢別難聴発症率―老化に関する長期縦断疫学研究(NILS-LSA)より．日老医誌 2012；49：222-227.

III 感覚器疾患のみかた

聴覚・平衡覚

4 中枢神経疾患に関連する聴覚・平衡覚疾患

堀井　新

　脳血管障害や変性疾患，腫瘍など中枢性の聴覚・平衡覚疾患の多くは末梢性内耳疾患と比べ重篤な場合が多い．中枢性の聴覚・平衡覚障害の特徴に関して概説する．

中枢性聴覚障害

　蝸牛神経，脳幹の諸核（蝸牛神経核，上オリーブ核，外側毛帯，下丘），間脳（視床）の内側膝状体，側頭葉の聴皮質における脳血管障害，腫瘍，脱髄・変性疾患，炎症などにより，中枢性聴覚障害が引き起こされる．以下，聴覚伝導路を大きく3部位に分けて障害を概説し，表1に各部位の障害による症状，検査所見および主な原因疾患を示す．

■蝸牛神経～蝸牛神経核

　純音聴力閾値に比べて語音明瞭度の低下が顕著となる．内耳機能は正常であるため補充現象はなく歪成分耳音響反射（distortion product otoacoustic emissions；DPOAE）も正常だが，聴性脳幹反応（auditory brainstem response；ABR）では潜時の延長や反応の消失を来すことが多い．蝸牛神経核までの投射は同側性であり，上記の障害も同側性に見られる．auditory neuropathy，聴神経腫瘍，多発性硬化症，AICA（前下小脳動脈）症候群などが原因疾患となる．

■上オリーブ核～下丘

　蝸牛神経核より中枢では聴覚伝導路は交差があるため，この領域の一側の障害では純音聴力検査で大きな異常を認めることは少ない．2度目の脳梗塞などで両側性に障害されて初めて明らかな閾値上昇を両側性に認めることとなる．
　アブミ骨筋反射の反射弓は蝸牛神経—蝸牛神経核—上オリーブ核—顔面神経核—顔面神経であり，この領域の脳幹の障害により反射は消失する．また，上オリーブ核のニューロンは左右両方からの神経投射を受け，音の方向感の認知に働いており，その障害では方向感検査に異常を認める．ABRのV波は下丘由来であり，下丘の障害でV波の消失や潜時延長を認める．多発性硬化症などの脱髄・変性疾患や松果体腫瘍による圧迫，脳出血などが原因疾患となる．

■内側膝状体～聴皮質

　両側の聴皮質障害では聴覚失認＝音としては聞こえるが何の音か分からない状態となる．語音明瞭度は当初から大きく低下する．その後徐々に純音聴力閾値が上昇する場合が多いが，内側膝状体の逆行性変性によると考えられている．変性が進行し両側高度難聴となった場合，皮質聾と呼ばれる．隣接する優位半球側の感覚性言語野（Wernicke野）に障害が及ぶと感覚性失語となる．脳血管障害やヘルペス脳炎などが原因疾患となる．

中枢性平衡覚障害

　中枢性平衡覚障害を来す疾患の多くは脳幹や小脳の脳血管性病変であり，急性めまいで発症する．めまいの性状（回転性，非回転性）から末梢性と中枢性を鑑別することは困難であり，高齢者や高血圧，糖尿病などの危険因子を有する患者が急性のめまいを訴える場合は脳血管障害の可能性を考えながら診察に当たることが重要である．

■脳幹（中脳～橋～延髄）の障害

　延髄外側には前庭神経核が存在し，その梗塞（ワレンベルグ症候群）はめまいを引き起こす．この領域にはさまざまな脳神経の中枢が存在し，めまい以外にも構音嚥下障害，同側

表1 中枢性聴覚障害の症状・検査所見と主な原因疾患

部位	症状・検査所見	主な原因疾患
蝸牛神経〜蝸牛神経核	同側性に症状出現，語音明瞭度低下，ABR異常（I波以降），DPOAEは正常，補充現象なし	auditory neuropathy，聴神経腫瘍，多発性硬化症，AICA症候群
上オリーブ核〜下丘	語音明瞭度低下，両側障害で難聴出現，アブミ骨筋反射消失，ABR異常（V波），方向感検査で異常	多発性硬化症，松果体腫瘍，脳血管障害
内側膝状体〜聴皮質	語音明瞭度低下，両側障害で聴覚失認，のちに皮質聾，感覚性失語	脳血管障害，ヘルペス脳炎

表2 中枢性平衡覚障害の神経症状と眼振・眼球運動異常

部位	神経症状	眼振・眼球運動
脳幹	多彩な神経症状（構音・嚥下障害，同側顔面痛，対側温痛覚障害，ホルネル症候，四肢の失調）	注視方向交代性眼振，MLF症候群（単眼の内転障害）
小脳半球	四肢の失調，ジスメトリア，拮抗反復機能障害，企図振戦，難聴の合併（AICA症候群）	純垂直性，純回旋性の場合あり，視標追跡はsaccadic
小脳虫部	体幹失調のみの場合あり	方向交代性背地性眼振を認めることあり
末梢性	難聴の合併	方向固定性の水平回旋混合性眼振，ただしBPPVでは方向交代性眼振

の顔面痛や痺れ，対側の温痛覚障害，ホルネル症候群，四肢の運動失調など多彩な症状を示す．めまいと共にこのような多彩な症状を合併する場合は脳幹の障害を考える必要がある．中脳や橋には眼運動に関する中枢や線維束が存在しており，注視方向交代性眼振（眼位の保持困難による）や，内側縦束症候群（MLF症候群，単眼の内転障害と健側眼の健側向き眼振）が見られる．

■小脳の障害

　小脳病変は半球および虫部の障害に分けられる．AICAの灌流障害では小脳半球の梗塞を来し，四肢の運動失調，ジスメトリア，拮抗反復運動障害，企図振戦など，いわゆる小脳症状を伴う平衡障害が見られる．また，AICAは内耳動脈を分枝するためAICA梗塞では同側の難聴や健側向きの方向固定性の眼振などが見られ，一見内耳障害と見誤る場合もあるので注意が必要である．PICA（後下小脳動脈）の灌流障害では小脳虫部の梗塞を来すが，小脳半球の障害と比べると体幹の失調程度で，小脳症状が軽い場合もあるため注意を要する．

　眼振による末梢性と中枢性の鑑別に関して，

良性発作性頭位めまい症（BPPV）以外の末梢性めまいでは方向固定性の水平回旋混合性眼振が一般的である．一方，小脳の障害では眼球運動制御の脱抑制のため純垂直性や純回旋性の眼振が見られることがある．同様の機序で外側半規管クプラ結石症によるBPPVと似た方向交代性背地性眼振を認める場合もあり，中枢性頭位めまい症と呼ばれる．BPPVと比べて圧倒的に頻度は少ないものの，注意を要する．この場合も先に述べた体幹失調の有無が鑑別に有用である．これらのめまい発症様式，危険因子の有無，眼振以外の神経症状の有無，中枢性めまいに特徴的な眼振や眼球運動異常の有無から中枢性平衡障害を診断する．**表2**に中枢性平衡覚障害の神経症状と眼振・眼球運動異常を示す．

●参考文献

1. 加我君孝編，中枢性聴覚障害の基礎と臨床．金原出版，東京，2000.
2. 泉 修司，髙橋 姿：知っておきたい生理・病態の基礎 聴覚中枢．耳鼻・頭頸外科 2010；82：693-699.
3. 堀井 新：急性期のめまいの診断と治療．池田勝久，加我君孝，岸本誠司他編，耳鼻咽喉科診療プラクティス6 EBMに基づくめまいの診断と治療，文光堂，東京，2001；26-30.

聴覚・平衡覚

5 免疫・アレルギーに関連する聴覚・平衡覚疾患

岸部　幹，原渕保明

内耳に限局した免疫・アレルギーに関連する聴覚・平衡覚疾患

■ステロイド依存性難聴

　ステロイド依存性難聴は，ステロイド投与量によって聴力が変動する感音難聴である．平成5年疫学調査（厚生省特定疾患急性高度感音難聴調査研究班診断基準案）では，聴力の悪化時，副腎皮質ステロイドを投与することにより聴力が改善し，副腎皮質ステロイド投与中止後に聴力が悪化するが，再投与で再び改善するもの，もしくは，副腎皮質ステロイドの減量中，あるいは持続投与中に聴力が悪化するが，副腎皮質ステロイドの増量によって改善するもの，と定義され，副腎皮質ステロイドの投与に反応，あるいは依存して聴力が変動する臨床症状を含む疾患群である．原因は不明であり，同様の症状を呈しても原因が判明した場合には本疾患の名称は使われない．

■内耳自己免疫病（Autoimmune Inner Ear Disease；AIED）

　1979年にMcCabeがAutoimmune sensorineural hearing lossとして初めて提唱し，副腎皮質ステロイドとシクロフォスファミドの治療が有効であった自己免疫疾患の特徴を有する感音難聴として報告している[1]．30〜60歳代に多く，数週間から数か月をかけて急速に進行・変動する一側または両側の感音難聴を特徴とし，副腎皮質ステロイドや免疫抑制薬の治療に反応するとされる．病態としては内耳特異的タンパクに対する自己抗体による内耳障害と考えられている．ただし，この内耳自己抗体は聴力正常者でも10%未満に検出されることもあり，いまだ明確な診断基準は定まっていない．

全身性疾患に合併した聴覚・平衡覚疾患

■ANCA関連血管炎性中耳炎（OMAAV）

　ANCA関連血管炎（AAV）は，顕微鏡的多発血管炎（Microscopic polyangitis；MPA），多発血管炎性肉芽腫症（Granulomatosis with polyangitis；GPA），好酸球性多発血管炎性肉芽腫症（Eosinophilic granulomatosis with polyangitis；EGPA）に分類されている．そのいずれもが全身に多発する血管炎を引き起こし，多彩な臨床症状を引き起こしうる．AAVは，中耳炎から初発することもある．中耳に限局したAAVは，厚労省難治性血管炎に関する調査研究班によるGPA，EGPA，MPAの診断基準に合致しないことが多く，診断に難儀する．そこで，ANCA関連血管炎に伴う中耳炎は共通した臨床像を呈することから，"ANCA関連血管炎性中耳炎（Otitis Media with ANCA-Associated Vasculitis；OMAAV）"と呼ばれている．日本耳科学会では，2013年にANCA関連血管炎性中耳炎に関する全国調査を行い，OMAAV診断基準を提唱し，2016年には診療の手引きを発刊している[2]．

　OMAAVの特徴を以下に挙げる．1）抗菌薬または鼓膜換気チューブが奏効しない難治性中耳炎で，進行性の感音難聴，めまいが続発する．2）MPO-ANCA陽性が60%，PR3-ANCA陽性が20%，両ANCA陰性例も20%に認める．3）顔面神経麻痺を40%，肥厚性硬膜炎を30%に合併する．4）肺病変を40%，腎病変を30%に合併する．5）くも膜下出血による死亡例も見られる．診断は，中耳

に限局するような早期の OMAAV では血管炎などの特徴的な病理所見が 30% でしか得られず，20% では ANCA 陰性のため診断が困難なこともある．診断がつかず治療できないでいると，中耳以外の新たな病変の出現を見たり，不可逆的な感音難聴に進展したり，肥厚性硬膜炎からのくも膜下出血を来し死亡することもある．

■ 好酸球性中耳炎

中耳貯留液や中耳組織中に好酸球浸潤を伴う難治性中耳炎である．膠状と称される粘稠度の高い中耳貯留液を伴い，多くは気管支喘息や好酸球性副鼻腔炎を合併する．50～60歳代の女性に好発する．しばしば骨導閾値上昇を伴い，ときに急速に進行して聾になることもある．診断には Iino らが提唱した診断基準が用いられている[3]．中耳炎の臨床経過や局所所見が OMAAV ときわめて類似するため鑑別が必要となる．OMAAV との違いは喘息の合併，中耳貯留液への好酸球浸潤，ANCA 陰性の 3 点である．そのため喘息を合併する難治性中耳炎では，耳漏の細胞診や中耳粘膜の組織診で好酸球浸潤の有無を確認すべきである．ただし，EGPA は喘息を合併し，中耳貯留液への好酸球浸潤もあるため鑑別は難しい．当初，好酸球性中耳炎と診断していた症例が末梢神経炎などを発症し，最終的に EGPA と診断される症例も少なくない．

■ Cogan 症候群

侵される血管に優位性がなく，さまざまなサイズの血管（大，中，小）およびさまざまなタイプの血管（動脈，静脈，毛細血管）に血管炎を生じる．結膜炎，上強膜炎，強膜炎，ぶどう膜炎などの炎症性眼病変と，感音性難聴，前庭機能障害などの内耳疾患を特徴とする．眼の小血管炎は無血管である角膜実質に及び特徴的な角膜実質炎を呈する．大・中・小動脈の動脈炎，大動脈炎，大動脈瘤，大動脈弁膜炎，僧帽弁膜炎などの血管病変が生じる．

■ 抗リン脂質抗体症候群（Anti-phospholipid Syndrome；APS）

血清中に抗リン脂質抗体が証明され，動静脈血栓症，習慣性流産，血小板減少を来す自己免疫疾患である．感音難聴を来すことがあるが，その原因が自己免疫疾患によるものか血栓形成によるものか判断することは難しい．副腎皮質ステロイド，アスピリンで聴力が回復する症例がある．診断には，他の血栓素因の有無，他の妊娠合併症を来す疾患の有無，さらには二次性 APS を除外するために基礎疾患の有無を確認する必要がある．

■ Vogt・小柳・原田病

わが国では頻度の高いぶどう膜炎の原因疾患である．後期には脱色素症状（白髪，皮膚の白斑，夕焼け状眼底など）を伴うことが多い．メラノサイトを標的とした自己免疫疾患と考えられている．急性期の臨床像としては，全身では髄膜刺激症状や難聴，眼所見としては後極部を中心に漿液性剝離を伴った両眼性炎症を認める．耳症状は比較的多く随伴する症状で，発症から 4 週間以内に 80% の症例に何らかの難聴が見られる．

■ 傍腫瘍性神経症候群

悪性腫瘍に合併する神経障害の中で，自己免疫学的機序により生じたものが傍腫瘍性神経症候群であり，多くは腫瘍の発見に先行して発症する．約半数の症例で脳幹，小脳に対する抗神経抗体が同定される．異常眼球運動などの神経症状が出現し，めまいを契機に悪性腫瘍が発見されることもある．本症候群に併存する腫瘍としては，成人では肺小細胞がん，小児では神経芽細胞腫が最も多い．

● 文献
1) McCabe BF：Autoimmune sensorineural hearing loss. *Ann Otol Rhinol Laryngol* 1979；88：585-589.
2) 日本耳科学会 ANCA 関連血管炎性中耳炎全国調査ワーキンググループ：ANCA 関連血管炎性中耳炎（OMAAV）診療の手引き. 金原出版, 東京, 2016.
3) Iino Y：Eosinophilic otitis media：a new middle ear entity. *Curr Allergy Asthma Rep* 2008；8：525-530.

6 小児で重要な聴覚・平衡覚疾患

守本倫子

難聴

先天性難聴

先天性難聴の発症頻度は出生1,000人に1～1.5人程度とされている.

症候群性難聴

先天性難聴の60～70％は遺伝性であり，そのうち30％は症候群性難聴と呼ばれ，難聴のほかにも筋骨格系，腎尿路系，神経系など複数の疾患や症候を伴っている（**表1**）．聴力や視力の低下が緩徐に見られるものや，めまいを伴うものもある[1]．

遺伝性難聴

日本人患者に最も多いGJB2遺伝子変異は約15％を占めており（**図1**）[2]，ほとんどが常染色体劣性遺伝によるものである[2]．このため両親には難聴が認められない例も多く，家族歴に難聴がなくても調べると見つかることがある．

先天性ウイルス感染

約25％はサイトメガロウイルスなどの胎内感染によるものである．以前は母胎の抗体保有率が90％以上あったが，近年は先進国を中心に60％を切るようになっており，それと共に妊娠中に感染して胎児に影響を及ぼすとされ，わが国では出生300人に1人の発症率とされている．症候群性は小頭症や発達遅滞，肝脾腫などを伴い，25～30％に難聴を伴う．非症候性は6～16％に難聴を認め，2歳ごろから遅発性に難聴が進行してくることも多い．

その他の環境要因

黄疸，低酸素などの出生時の既往が関連するとされている．

後天性難聴

ムンプス難聴

耳下腺・顎下腺腫脹など明らかなムンプス症例で腫脹出現4日前より出現後18日以内に発症した急性高度感音難聴症例，または急性高度感音難聴発症直後から2～3週間後にかけて血清ムンプス抗体価が有意に上昇した症例をムンプス難聴と診断する．ムンプスウイルス感染による難聴発症率は最近の報告では0.1％とされているが，不顕性感染が30％程度とされているため，頻度はもう少し高い可能性がある．

肺炎球菌性髄膜炎

肺炎球菌による急性中耳炎から，髄膜炎を起こした症例において内耳性難聴を伴い，蝸牛内の骨化が進行する．肺炎球菌ワクチンにより，髄膜炎が起こりにくくなったため，髄膜炎による難聴症例は減少している．後天性難聴では，疾患罹患後急速に難聴が進行し，両側高度難聴となる症例もある．その場合，なるべく早く人工内耳埋め込み術などが必要となることもある．

平衡機能障害

小児の平衡機能障害では，先天性の内耳機能障害や中枢性の発達障害のために頸定や始歩が遅くなることもあり，また，特に日常生活にも支障がなかったものが腫瘍やウイルス感染などにより急に前庭機能障害を来し，「目が回る」「椅子から落ちる」などといった症状が認められるようになることもある．小児は自分の経験しているめまいを適切に表現できないため，養育者の観察をメモなどに記載してきてもらうことも重要である[3]．

表1　代表的な症候群の随伴症状と同定されている代表的な変異遺伝子

	主な随伴症状	遺伝子	難聴	めまい	聴力悪化
アッシャー症候群	遅発性網膜色素変性	MYO7A, CDH23,	感音	○	
BOR（鰓耳腎）症候群	腎形成不全，側頸瘻	EYA1, SIX1	感音・伝音		
Pendred 症候群	甲状腺腫	SLCA26A4	感音	○	○
Van der Hoeve 症候群	青色強膜，易骨折	COL1A1	感音・伝音		○
Waardenburg 症候群	色素異常　眼瞼乖離	PAX3 MITF, EDNRB SOX10	感音		
Treacher Collins 症候群	小顎　頬骨部の形成不全	TCOF1	伝音		
アルポート症候群	腎障害　白内障	COL4A5, COL4A3, COL4A4	感音		○

（中川尚志：小児耳鼻咽喉科，第2版，小児耳鼻咽喉科学会編，金原出版，東京，2017；138-142より改変）

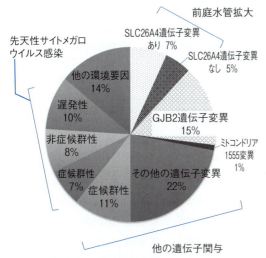

図1　4歳時の小児難聴の原因
（10万人に対して270人の難聴頻度）
（Morton CC, Nance WE：N Engl J Med 2006；354：2151-2164より改変）

表2　小児のめまいを起こす原因疾患

小児良性発作性めまい	
片頭痛	
起立性調節障害	
耳性めまい	遅発性内リンパ水腫，前庭神経炎，真珠腫，外傷性内耳障害　中耳炎性，突発性難聴
ウイルス性内耳障害	ムンプス，ハント症候群，先天性サイトメガロウイルス感染
内耳奇形	前庭水管拡大，上半規管裂隙症候群
中枢性めまい	小脳炎，髄膜炎，腫瘍，変性疾患
循環器障害	不整脈　心疾患
心因性めまい	
外傷	頭部外傷，迷路浸透症
その他	先天性眼振，遺伝子異常に伴うもの

（石川一夫，佐藤輝幸：小児耳鼻咽喉科，第2版，小児耳鼻咽喉科学会編，金原出版，東京，2017；151-159より改変）

■原因・頻度

小児のめまいの主な原因疾患を表2に示す．頻度的には，小児良性発作性めまいが多く，次いで起立性調節障害，内耳性めまい，中枢性めまいが続く．良性発作性めまいでは，家族に片頭痛の家族歴があり，乗り物酔いしやすいことなどが特徴であるが，検査所見に特徴はないため，他の疾患を除外して診断する．

■鑑別を要する疾患

小児良性発作性めまいは将来的に片頭痛に移行することがある．ハント症候群では顔面神経麻痺も高度であることが多く，初期から抗ウイルス薬を投与する必要があるため，耳介の発赤など，よく観察する必要がある．真珠腫性中耳炎や上半規管裂隙症候群では早期に外科的治療にて半規管の瘻孔を閉鎖しないとめまいが消失しないため，側頭骨CTにて適切に評価される必要がある．突発性難聴やムンプス難聴ではめまいと同時期に聴力低下も生じている可能性があるため，体を動かすことが可能であれば早期に聴力の評価を行う．

●文献

1) 中川尚志：5章　耳科，9 遺伝性難聴（症候群性）．小児耳鼻咽喉科学会編，小児耳鼻咽喉科，第2版，金原出版，東京，2017；138-142.
2) Morton CC, Nance WE：Newborn hearing screening -a silent revolution. N Engl J Med 2006；354：2151-2164.
3) 石川一夫，佐藤輝幸：5章　耳科，12 めまい・ふらつき．小児耳鼻咽喉科学会編，小児耳鼻咽喉科，第2版，金原出版，東京，2017；151-159.

III 感覚器疾患のみかた

嗅覚・味覚

1 嗅覚障害の病態と分類

春名眞一

嗅覚障害の定義

嗅覚(olfaction, sense of smell)とは、においを感じる感覚であり、化学感覚の1つである。嗅覚障害(olfactory dysfunction, olfactory disorders)とは、この嗅覚に何らかの異常が生じていることである。

病態別分類

嗅覚の伝道路である鼻腔内の嗅粘膜から大脳嗅覚野である眼窩前頭皮質までの異常によって、嗅覚障害の病態が分類される。一般的には、呼吸性嗅覚障害、嗅神経性嗅覚障害、混合性嗅覚障害、中枢性嗅覚障害の4つに分類され、嗅神経性はさらに嗅粘膜性と狭義の嗅神経性(軸索性)に細分類される。しかし、混合性には、慢性副鼻腔炎による呼吸性と嗅神経性との混合、加齢変化による嗅細胞の減少(末梢神経性)と中枢機能の低下(中枢性)の混合など、さまざまな原因が含まれ曖昧な内容になっている。本稿では、現在、米国、欧州において用いられている、conductive, sensorineural, central の3分類とも整合性が取れるように、日本鼻科学会の提示した嗅覚障害ガイドラインに沿って、以下の3つの病態に分類した(表1, 図1)。

■気導性嗅覚障害(conductive olfactory dysfunction)

従来、呼吸性嗅覚障害と呼称されていた。外鼻孔から吸入されたにおい分子が嗅裂部に存在する嗅細胞の受容体に到達できない状態で生じる嗅覚障害を意味する。その原因として、鼻ポリープや慢性副鼻腔炎が最も多く、次いでアレルギー性鼻炎や鼻中隔彎曲症が原因となる(図2)。

表1 嗅覚障害の病態別分類と原因疾患

分類	障害部位	原因疾患
気導性嗅覚障害（呼吸性）	鼻副鼻腔	慢性副鼻腔炎 アレルギー性鼻炎 鼻中隔彎曲症
嗅神経性嗅覚障害	嗅細胞	感冒 薬物 頭部外傷
中枢性嗅覚障害	嗅球〜大脳	頭部外傷 脳腫瘍、頭蓋内手術 神経変性疾患 　パーキンソン病 　アルツハイマー病

慢性副鼻腔炎患者の60〜80%に嗅覚障害が認められるとされる。鼻・副鼻腔粘膜の浮腫あるいは鼻茸などによりにおい分子が嗅神経の分布する嗅裂に到達しないことによる呼吸性嗅覚障害と、嗅粘膜に遷延化した慢性炎症が及ぶことによる嗅粘膜性障害が考えられるが、臨床的には両者をあわせ持つ混合性障害の場合も多く存在する。また臨床的に慢性化膿性副鼻腔炎では、病変の程度が進行してから嗅覚異常を訴える場合が多いが、好酸球性副鼻腔炎では、軽症から嗅覚障害を訴えやすい特徴がある。

アレルギー性鼻炎が原因の嗅覚障害と診断され治療される割合は少ない。その理由として鼻閉、鼻漏症状が強く患者自身の訴えが乏しいこと、症状が常に続くものではないなどの理由が挙げられる。一方、非アレルギー性鼻炎の有病率は少ないが、アレルギー性鼻炎と比較してその嗅覚障害の程度は強く、頻度は多いとされる。

また鼻副鼻腔腫瘍性病変でも鼻腔内の気流を障害させ嗅覚障害を起こす可能性があるが、通常、片側性病変では、嗅覚障害を訴える場

S 152

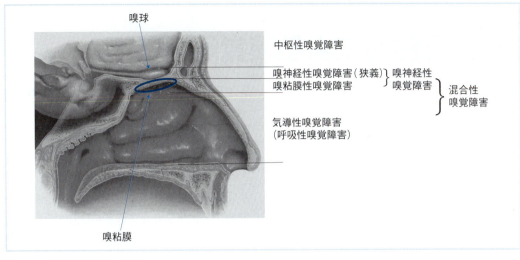

図1 嗅覚障害の部位別分類

合は少ない．

■嗅神経性嗅覚障害（sensorineural olfactory dysfunction）

　嗅細胞自体が何らかの障害を受け，嗅覚伝導路に支障を来す場合である．感冒時に嗅細胞へのウイルス感染により嗅細胞が傷害を受ける場合と，頭部や顔面の外傷により嗅神経軸索が傷害を受け（軸索性），結果的に嗅細胞が変性脱落する場合とがある．そのほか，薬物性では，嗅細胞の再生への影響あるいは薬物自体の毒性により嗅細胞の傷害が起こる場合がある．

■中枢性嗅覚障害（central olfactory dysfunction）

　嗅球から，嗅索，大脳前頭葉に至る頭蓋内の嗅覚路の障害により生じる場合である．原因は頭部外傷による脳挫傷が最も多い．そのほか，脳腫瘍，脳出血，脳梗塞も原因となる．パーキンソン病やアルツハイマー型認知症な

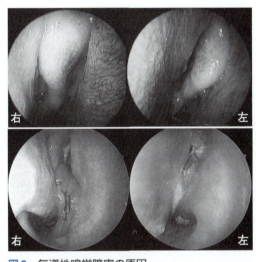

図2 気導性嗅覚障害の原因
上段：分泌過多の慢性副鼻腔炎
下段：両側鼻ポリープ

どの神経変性疾患にも嗅覚障害が合併し，特にこれらの疾患の主症状発症前に嗅覚障害が出現することが有名である．

III 感覚器疾患のみかた

嗅覚・味覚

副鼻腔炎による嗅覚障害

藤枝重治

　嗅覚障害の最も多い原因は，副鼻腔炎である．慢性副鼻腔炎の分類を**表1**に示す．副鼻腔炎には急性と慢性が存在する．症状発症後4週間以内のものを急性，12週以上症状が持続するものを慢性とする[1]．慢性副鼻腔炎は，鼻茸なしとありに分類され，鼻茸ありの場合，従来型慢性副鼻腔炎と難治性の好酸球性副鼻腔炎に分けられる．好酸球性副鼻腔炎はさらに軽症，中等症，重症に分類される．嗅覚障害が最も認められるのは中等症・重症の好酸球性副鼻腔炎である．

副鼻腔炎とは

　副鼻腔炎は，日本人において一般的な疾患であり，蓄膿症の名称のほうが普及している．おおよそ100万～200万人の患者が存在する．副鼻腔は上顎洞，篩骨洞，蝶形洞，前頭洞からなり，それぞれが狭い自然口によって固有鼻腔と連続している．それぞれの洞内は薄い粘膜で覆われており，空洞になっている．しかし鼻・副鼻腔に，ウイルス，細菌，真菌などの感染が起こると，粘膜に炎症反応が惹起される．炎症によって粘膜固有層から，粘液が分泌されると共に粘膜自体の浮腫が生じる．自然口付近では，浮腫により自然口が狭小化もしくは閉鎖してくる．洞内ではさらに粘液分泌が亢進すると共に，排出障害によって分泌物の貯留が起こる．低酸素状態，酸化ストレスによって，一旦生じた炎症はさらなる炎症の増悪を繰り返すことで治癒の遷延化を起こす．これが副鼻腔炎である．症状は，粘性や膿性鼻汁，鼻閉，頬部痛，歯痛，頭重感，嗅覚障害，後鼻漏を示す．

診断の流れ

　診断の流れを**表2**に示す．問診では，発症時期，風邪症状の有無など誘因，症状持続期間，特にアレルギー疾患の既往歴と現状，随伴する鼻症状・気道症状・全身症状，反復性などを問う．

　慢性副鼻腔炎には，従来型の好中球浸潤優位の慢性副鼻腔炎と好酸球浸潤の強い好酸球性副鼻腔炎が存在する．**表3**にその違いを示す．

　副鼻腔炎では，粘膜の浮腫や鼻茸により，におい分子が嗅神経の分布する嗅裂に到達しないことによる気導性嗅覚障害と，炎症により嗅神経が直接障害を受ける嗅神経性嗅覚障害の2つが考えられる．細菌の存在よりも嗅上皮に高度の好酸球浸潤が起こり，嗅覚障害を起こすとされる．そのため好酸球性副鼻腔炎の主訴は嗅覚障害が多い．

　副鼻腔炎の診断は通常，鼻副鼻腔内視鏡検査によって，鼻腔内に膿性ないしは粘性の鼻漏の存在，鼻茸の存在を証明し，画像診断（CT/MRI）で副鼻腔に陰影を認めることによって可能となる．鼻腔内所見を優先するので，MRIにて副鼻腔に粘膜肥厚を認めるも鼻内に問題ない場合には，副鼻腔炎の診断はつかない．

　好酸球性副鼻腔炎の診断は，**表4**に基づいて行う．JESREC（Japanese Epidemiological Survey of Refractory Eosinophilic Chronic Rhinosinusitis）スコアで11点以上あれば可能性が高い．最終診断は，鼻茸粘膜に1視野70個以上（400倍視野，接眼レンズ22）の好酸球が存在すれば診断できる[2]．

表1　慢性副鼻腔炎の分類

```
慢性副鼻腔炎──鼻茸なし
            鼻茸あり──従来型慢性副鼻腔炎
                      （非好酸球性）
                      好酸球性副鼻腔炎
                        軽症
                        中等症
                        重症
```

表2　副鼻腔炎の診断の流れ

診断に至るまでの検査の流れを示す．

① 問診（発症時期，誘因，鼻汁の性状と量，鼻閉の有無と程度，嗅覚障害，味覚障害の確認，既往歴，アレルギー疾患の合併など）
② 鼻内所見（前鼻鏡，鼻副鼻腔内視鏡検査）
③ 画像検査（単純 X 線，CT）
④ 嗅覚障害を認めれば嗅覚検査

1）問診（鼻の症状，嗅覚障害など随伴症状の確認）
2）鼻汁，鼻茸，粘膜浮腫の確認
3）単純 X 線で陰影を認め，悪性の可能性があるとき，治療を行って軽快しないときに CT 撮影をする
4）嗅覚障害の客観的評価

表3　好酸球性副鼻腔炎と従来型慢性副鼻腔炎の相違

	好酸球性副鼻腔炎	従来型慢性副鼻腔炎
好発年齢	成人以降の発症	全年齢で起こりうる
主症状	嗅覚障害	鼻閉，鼻漏，頭痛
鼻汁の性状	粘稠，ニカワ状	膿性，粘液性
鼻茸の状態	両側，多発性	片側，単発性
鼻茸の占拠部位	中鼻道，嗅裂	中鼻道
優位な病変部位	篩骨洞	上顎洞
優位な細胞浸潤	好酸球	好中球
合併症	気管支喘息 アスピリン不耐性 薬剤アレルギー	びまん性細気管支炎 気管支拡張症 副鼻腔気管支症候群

表4　好酸球性副鼻腔炎診断基準（JES-REC スコア）

項目	スコア
病側：両側	3 点
鼻茸あり	2 点
篩骨洞陰影 / 上顎洞陰影　≧ 1	2 点
血中好酸球（%）	
2% < 　≦ 5%	4 点
5% < 　≦ 10%	8 点
10% <	10 点

- スコアの合計：11 点以上を好酸球性副鼻腔炎とする．
- 確定診断は，組織中好酸球数（400 倍視野 3 か所平均，接眼レンズ 22）：70 個以上

治療

急性および従来型慢性副鼻腔炎において膿性鼻汁を認める場合には，ペニシリン系抗菌薬をまず投与する[1]．効果がなければ細菌感受性を調べて有効な抗菌薬を選択する．その後慢性副鼻腔炎では，マクロライド少量長期投与を行う．3 か月を目安に投与を行うが，臨床所見が改善したならばすみやかに内服を終了する．好酸球性副鼻腔炎の場合には，マクロライド少量長期投与に抵抗性であり，経口ステロイドを投与すると嗅覚障害の改善，鼻茸の縮小など，症状が急速に改善する．しかし内服を止めると症状と所見は再燃する．

鼻茸は，保存的治療で縮小することはなく，内視鏡下鼻副鼻腔手術を行い，摘出するしかない．手術後は自宅で鼻洗浄を行いながら一定期間通院治療する．

鑑別すべき疾患

罹患率の高いアレルギー性鼻炎との鑑別，もしくは合併が重要である．症状が軽快しないときにはダニ・花粉の抗原特異的 IgE を測定する．従来型鼻茸は，乳頭腫・過誤腫などの良性腫瘍，鼻副鼻腔悪性腫瘍との鑑別が重要である．

● 文献

1) 日本鼻科学会急性鼻副鼻腔炎診療ガイドライン作成委員会編：急性鼻副鼻腔炎診療ガイドラインの発刊に際して．日鼻科会誌 2014；53；103-209.
2) Tokunaga T, Sakashita M, Haruna T, *et al*：Novel scoring system and algorithm for classifying chronic rhinosinusitis： the JESREC Study. *Allergy* 2015；70：995-1003.

嗅覚・味覚

3 感冒後嗅覚障害

近藤健二

病態・疫学

感冒後嗅覚障害（postviral olfactory disorder）は感冒すなわち上気道のウイルス感染罹患後に上気道炎症状が消失したあとも嗅覚障害が持続する状態である．感冒罹患時には多くの人が急性鼻炎症状を呈し，しばしば嗅覚低下にも気付く．しかしその場合，嗅覚障害はほとんどが鼻粘膜の腫れや鼻汁の増加によってにおい物質が嗅神経まで到達できないために起こる気導性嗅覚障害であり，鼻炎症状の消失に伴って嗅覚が回復する．しかし少数の患者では鼻炎症状が消失したあとも嗅覚障害が持続する．本疾患はこのような嗅覚障害を指す言葉である[1]．

感冒後嗅覚障害は嗅粘膜および嗅覚伝導路にウイルスが感染し，組織を傷害し発症すると考えられており，神経性嗅覚障害の一種である．原因ウイルスはライノウイルス，インフルエンザウイルス，パラインフルエンザウイルスなどの関与が示唆されている．

発症は中高年齢の女性に多いとする報告がほとんどであるが，その背景にある原因は現時点では不明である．

臨床症状

患者は上気道炎症状が持続している間に嗅覚障害を自覚するが，多くの場合，嗅覚障害はいずれ改善するものと考え医療機関をすぐには受診しない．そのため発症と医療機関受診の間には数週間から数か月の時間差があり，受診時の鼻内の局所所見や画像検査で異常を認めないことが多い．したがって上気道炎罹患後に嗅覚低下を自覚したという病歴が本疾患の診断の決め手となる．

臨床的に味覚障害を訴える例が多い[1]．特に甘い，塩辛いなどの区別はつくが味が分かりにくい，薄くなったと訴えることが多く味覚低下を自覚するが味覚検査で異常を認めず，嗅覚低下のために味覚低下を自覚する，いわゆる風味障害であるとされている．

また感冒後嗅覚障害では異嗅症を自覚する症例が多い．異嗅症には本来のにおいとは異なるにおい（通常こげくさいにおい）を自覚する刺激性異嗅症（parosmia）や周囲においを発するものがないのに自発的に何らかのにおいを自覚する自発性異嗅症（phantosmia）があり，感冒後嗅覚障害では前者が多いと報告されている．異嗅症は嗅覚低下と同時に発症する場合と遅発性に生じる場合がある．

検査

臨床検査は他の原因による嗅覚障害を否定するための除外診断，および嗅覚障害の程度の評価目的となる．

内視鏡検査

硬性鏡や軟性ファイバースコープを用いて鼻腔内の病変の有無，特に嗅裂部の病変の有無を確認する．感冒後嗅覚障害では通常有意な異常所見を認めない．

画像検査

嗅覚障害の原因となりうる他疾患の除外診断を行うために鼻副鼻腔のX線検査を行う．特に慢性副鼻腔炎による気導性嗅覚障害は感冒罹患により悪化することがあり，鼻腔病変が顕著でない場合感冒後嗅覚障害との鑑別が困難なことが多いので，篩骨洞炎など不顕性の副鼻腔病変の有無の確認のためCT撮影を行うことが多い．感冒後嗅覚障害では通常有意な異常所見を認めない．

表1 嗅覚障害の原因疾患の鑑別

	鼻副鼻腔炎に伴う嗅覚障害	感冒後嗅覚障害	頭部外傷による嗅覚障害	特発性嗅覚障害
年齢性別	全年齢（特に40歳代以降）	女性に多い（特に50歳代以降）	全年齢（他の疾患と比べ若年に多い）	70歳代以降に多い
発症様式	通常長期間．日によって増悪と寛解がある	典型的には急性上気道感染後2週間以内に自覚	頭部外傷後すぐ	多くの場合発症時期は明確でない
随伴症状	風味障害少ない 異嗅症なし	風味障害多い 異嗅症多い（特に回復期）	風味障害多い 異嗅症多い（特に回復期）	風味障害はある場合とない場合がある．異嗅症なし
病態生理	嗅裂の閉塞による気導性嗅覚障害が主体	ウイルス感染による嗅覚伝導路の障害	嗅糸〜嗅球の外傷	嗅粘膜の変性，呼吸上皮への置換
一般検査所見	CTにて副鼻腔陰影，血中好酸球増多，嗅裂に粘膜浮腫，ポリープ形成	副鼻腔CTは通常異常なし	MRIにて前頭蓋底に脳出血，脳挫傷像（異常がないことも多い）	副鼻腔CTは通常異常なし
静脈性嗅覚検査	正常〜軽度の潜時の延長・持続時間の短縮	中等度〜高度の潜時の延長・持続時間の短縮 嗅感の消失	中等度〜高度の潜時の延長・持続時間の短縮 嗅感の消失	中等度〜高度の潜時の延長・持続時間の短縮 嗅感の消失

■ 嗅覚検査

　障害の程度を評価する．わが国では保険収載の嗅覚検査として基準嗅力検査と静脈性嗅覚検査が施行される．基準嗅力検査では現状の重症度を評価するが，感冒後嗅覚障害では中等症以上が大半で高度低下，脱失例が半分以上を占める．また静脈性嗅覚検査では潜時の延長や持続時間の短縮，嗅感の消失が見られる．臨床でよく見られる鼻副鼻腔炎に伴う嗅覚障害，外傷性嗅覚障害，特発性嗅覚障害との鑑別のポイントを**表1**にまとめた．

┃ 治療，予後

　現時点で国際的にエビデンスに基づいて感冒後嗅覚障害に用いられている薬物治療は存在しないが，わが国では経験に基づいて亜鉛製剤，漢方製剤，ステロイド点鼻および内服，ビタミン製剤，代謝改善剤などが使用されている．特に漢方製剤の当帰芍薬散が改善率を高めるという報告[2]や基礎研究があり，臨床で頻用されている．現在多施設共同研究が進行中である．また ヨーロッパを中心に嗅素を用いた嗅覚刺激療法（複数のにおい物質を自宅で反復して嗅ぐトレーニング）が感冒後嗅覚障害の改善に有用であるというデータが蓄積されつつある[3]．

　予後に関して，従来は回復が困難であると考えられてきたが，近年の検討ではかなりの症例で有意な嗅覚の回復があるとされる．一般に初診時の嗅覚障害が軽度の場合は半年程度で自覚的に治癒に至ることもあるが，中等度から高度の障害では発症後半年ほどたってようやく自覚的な改善が始まることが多い．この回復の初期の段階でまず異嗅症を自覚することが多く，その後異嗅症は次第に改善して正しく同定できるにおいが増加していく．全身の神経系の中で，嗅神経細胞は生理的状態，傷害時とも基底細胞の増殖により神経新生が起こり，新生した嗅神経細胞は軸索を嗅球に伸長して伝導路が再生するという特異な再生能力を維持している．感冒後嗅覚障害からの機能回復にはこのような神経再生が関与していると考えられる．

　わが国の報告では日本鼻科学会の嗅覚検査検討委員会の基準に基づいて60〜70%の改善率があるとされている．

● **文献**

1) 小林正佳：疾患と病態生理 感冒後嗅覚障害．*JOHNS* 2012；28：567-571.
2) 三輪高喜：神経性嗅覚障害．*ENTONI* 2010；110：30-35.
3) Hummel T, Rissom K, Reden J：Effects of olfactory training in patients with olfactory loss. *Laryngoscope* 2009；119：496-499.

III 感覚器疾患のみかた

嗅覚・味覚

外傷性嗅覚障害

石橋卓弥

疾患の特徴

　外傷性嗅覚障害は，頭部・顔面外傷に伴って発症した嗅覚障害と定義される．頭蓋骨骨折，脳挫傷，脳出血，意識障害を伴うような高度の外傷や，打撲程度の外傷でも発症する可能性がある．嗅覚障害の原因として，副鼻腔炎による嗅覚障害，感冒後嗅覚障害に次いで多く，全嗅覚障害患者のうち10％程度を占める．

　発症年齢は，嗅覚障害を来す他の病因と比べて若い年代での発症が多い．理由として，頭部・顔面外傷を受傷するきっかけとなる活動の多さが挙げられる．

　労働災害や自動車事故による場合，障害等級の判定を求められることがある．労災保険では，基準嗅力検査の平均認知域値が5.6以上（嗅覚脱失）の場合，第12級の12，2.6以上5.5以下（嗅覚減退）の場合，第14級の9を準用するように定められている．

病態

　外傷性嗅覚障害は，原因となる外傷の部位から大きく3つに分類される（図1）[1]．

■外鼻，鼻腔の骨折や鼻副鼻腔粘膜の障害

　吸気に伴って鼻腔内に入ったにおい分子が，鼻中隔軟骨や鼻骨の骨折によって嗅上皮に到達できないことや，嗅上皮の直接損傷によって生じる．

■嗅糸の損傷

　嗅神経細胞から頭蓋底方向に延びる嗅糸は，嗅粘膜固有層で軸索束を形成したのちに，前頭蓋底の篩板にある複数の小孔を通って嗅球に到達する．頭部・顔面外傷に際して，脳実質に動揺が生じた際に，嗅球と篩板との間にずれが生じて軸索が牽引され，軸索損傷や断裂が生じる．

■中枢の損傷

　頭部への高エネルギー外傷に際して，前頭蓋底を中心とした脳挫傷や出血が生じて，嗅球から嗅覚中枢に至る嗅覚伝導路の障害が起こる．

　以上の3つが外傷性嗅覚障害を来す病態とされるが，これらが単一の要因で発症するケースもあれば，複合して発症しているケースもある．また，頭部すべての方向からの外傷によって発症しうるが，特に脳実質の動揺が大きくなる前後方向への力を受けた場合に生じやすい．

診断

　外傷性嗅覚障害の診断は，問診，鼻内所見，CT，MRI（図2）によって行う．特に重要なのは問診である．鑑別すべき疾患は嗅覚障害を来すすべての疾患であるが，発症のきっかけは受傷に起因しているので，患者から過去に頭部外傷があった事実を確認する．患者は外傷歴と自身の嗅覚障害を関連づけられず，外傷歴を申告しないこともある．問診に際しては，医師側から頭部外傷歴の有無を確認することが重要である．

　鼻内は内視鏡を用いて観察し，骨折による偏位や鼻粘膜の癒着や浮腫，腫脹の状態などを評価する．

　CTは骨折の確認，MRIは中枢性病変の確認に優れており，前頭蓋底〜側頭葉にかけての所見に留意する．MRI撮影の際には，前頭蓋底部分をT2強調画像で，冠状断，2mmスライスでの撮影を依頼しておくと，嗅球，嗅索，嗅溝，眼窩前頭皮質にわたって詳細に評価することができる．

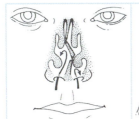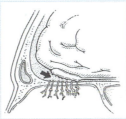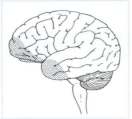

左：外鼻，鼻腔の骨折や鼻副鼻腔粘膜の障害
中：嗅糸の損傷（矢印）
右：中枢の損傷

図1　外傷性嗅覚障害の病態
（Reiter ER, et al：*Otolaryngol Clin N Am* 2004；37：1167-1184 より改変）

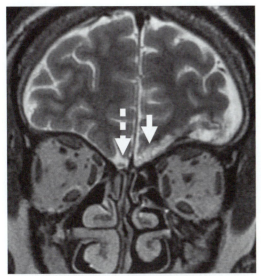

図2　外傷性嗅覚障害のMRI T2強調像
左側頭蓋底に脳挫傷が認められ，嗅球，嗅溝が同定できない（白矢印）．右側頭蓋底は脳脊髄内に嗅球，嗅溝の同定が可能である（白点線矢印）．

　CT，MRIにて嗅覚伝導路に異常所見がある場合は，外傷との因果関係を示唆する所見として診断することが可能だが，所見がない場合には，頭部外傷歴があることと，他の嗅覚障害を来す疾患が否定されることで，外傷性嗅覚障害と診断することになる．

治療

　外傷性嗅覚障害に対する治療は，嗅神経細胞が再生する性質を利用した内服治療が行われる．現在，医療用漢方製剤，ビタミン B_{12} 製剤，ATP，亜鉛製剤などが使用されているが，エビデンスレベルの高い報告は見られない．当帰芍薬散は，外傷性嗅覚障害患者に対して42％の改善率が報告されている[2]．

予後

　副鼻腔炎による嗅覚障害や感冒後嗅覚障害と比べると予後不良である．予後因子について，初診時の基準嗅力検査の脱失例では，非脱失例と比べて不良とする報告が多い．海外では頭部外傷の重症度や初回検査時の嗅覚障害の程度によって，改善率に有意差があるとするものとないとするものに分かれており，統一した見解は得られていない．近年では嗅覚刺激療法の有用性が報告されており[3]，嗅覚刺激療法の併用による予後の改善が期待される．嗅覚の改善には長期間を要するため，少なくとも1年以上の観察期間は必要で，経過によっては数年の経過観察を行う．

● 文献
1) Reiter ER, DiNardo LJ, Constanzo RM：Effects of head injury on olfaction and taste. *Otolaryngol Clin N Am* 2004；37：1167-1184.
2) 三輪高喜，塚谷才明，池野幸子他：感冒罹患後ならびに外傷性嗅覚障害に対する当帰芍薬散の治療効果．日味と匂会誌 2005；12：523-524.
3) Konstantinidis I, Tsakiropoulou E, Bekiaridou P, et al：Use of olfactory training in post-traumatic and postinfectious olfactory dysfunction. *Laryngoscope* 2013；123：E85-90.

Ⅲ 感覚器疾患のみかた

嗅覚・味覚

5 先天性嗅覚障害

岡野光博, 宮武智実

疾患の特徴

現代生活では，生存あるいは社会生活(コミュニケーション)における嗅覚の寄与は，聴覚や視覚などの感覚に比べ高くはない．したがって，他の先天性感覚器疾患に比較して，発見や診断が遅れがちになることが特徴である．嗅覚障害の自覚から先天性嗅覚障害との診断に至るまでに，平均で約13年を要するという報告もある．先天性嗅覚障害の頻度は約5千～1万人に1人とされているが，見逃されている例も多いと思われる．

先天性嗅覚障害は，関連する合併症を有する症候群性嗅覚障害と，合併症を有さない非症候群性(特発性)嗅覚障害に分けられる．一般には非症候群性嗅覚障害のほうが多い[1]．症候群性嗅覚障害としてはKallmann症候群，Klinefelter症候群，CHARGE症候群などがある．

Kallmann症候群は症候群性嗅覚障害の代表である．低ゴナドトロピン性性腺機能低下症を合併する．男子に多く発症し，その頻度は出生男子の1万人に1人，女子の5万人に1人とされる．多くは孤発例であるが，X連鎖性遺伝，常染色体優性遺伝，常染色体劣性遺伝を示す家族例も見られる．嗅神経とゴナドトロピン放出ホルモン(GnRH)発現細胞は，共に嗅原基より発生する．Kallmann症候群では*KAL1*，*FGFR1*などの遺伝子異常により，嗅神経の軸索伸張やGnRH発現細胞の前脳への遊走に関与するanosmin-1の発現や機能の障害が原因とされる．Anosmin-1は中枢神経系のみならず，内耳，網膜，腎臓，睾丸，皮膚，血管内皮細胞などにも発現する．したがって本症候群では嗅覚障害と性腺機能低下症のほかに，感音難聴，色覚異常，片腎や停留睾丸などの尿路系障害，口蓋裂などを合併しうる．一方，本症候群における遺伝子変異は患者の約30%でしか検出されておらず，詳細な原因は解明されていない．CHARGE症候群の責任遺伝子として*CHD7*が同定されている．本遺伝子は嗅上皮にも発現していることから，Kallmann症候群と同様に嗅覚障害と性器低形成を来すとされる[2]．

診断の流れ

通常は病歴，嗅裂所見，画像所見，嗅覚検査，内分泌検査などから総合的に判断し，副鼻腔炎や外傷など先天性以外の原因が否定的な場合に診断される．

先天性嗅覚障害の場合，"におい"の概念に乏しいため，嗅覚障害を早期に自覚することはまれである．家庭や学校で「カレー」や「ウンチ」など強いにおいに反応しないことで，保護者や他者に指摘されることが多い．あるいは会話の中で"におい"の概念を理解できず嗅覚障害を自覚する例もある．筆者の経験では診断できた最年少は7歳で，受診動機は保護者の指摘であった．5歳で嗅覚障害を自覚し，9歳で受診し診断された例も経験している．一方，鼻粘膜の知覚神経である三叉神経が正常であれば，「ガソリン」や「アンモニア」などの刺激臭は自覚できる．刺激臭検知の有無など，詳細な問診が必要である．CHARGE症候群では精神発達障害を生じるため，症状からの評価は甚だ困難である．

一般的な嗅覚検査(基準嗅力検査，静脈性嗅覚検査)では無反応を示すことが大半であるが，基準嗅力検査で残存嗅覚を認める例もある．わが国では小児を対象とした嗅覚検査

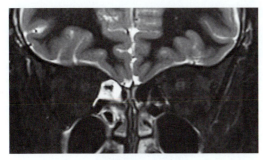

図1 Kallmann症候群のMRI所見
右嗅球の低形成と左嗅球の無形成が見られる.

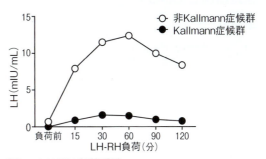

図2 LH-RH負荷試験
Kallmann症候群では非Kallmann症候群に比較して，LH-RH負荷によるLH値は低値を示すことが多い.

法が確立しておらず，開発の展開が望まれる.

MRI検査による嗅球・嗅溝の評価は本疾患の診断にきわめて有効である．特に高分解画像が得られる3テスラMRIでは，1.5テスラMRIに比較して嗅球や嗅溝の低形成や無形成がより明確に判別できる(図1)．副鼻腔炎の有無なども鑑別できる[3].

先天性嗅覚障害が疑われた場合，症候群性嗅覚障害を考慮し，性腺機能低下など合併症の有無を早期に診断することが重要である．特にKallmann症候群を疑う場合には，卵胞刺激ホルモン(follicle-stimulating hormone；FSH)，黄体化ホルモン(luteinizing hormone；LH)，テストステロンなどをチェックする．ただし血清ゴナドトロピン値は日内変動を示し，また姿勢・運動・ストレスなどの影響を受けやすい．したがって，偽陽性の可能性，すなわち測定値が低値であってもゴナドトロピン分泌に異常があるとは言い切れない.

低ゴナドトロピン性性腺機能低下症の診断には黄体化ホルモン放出ホルモン(LH-RH)負荷試験(LH-RH負荷試験)が有用である．本試験はLH-RHの投与によるFSHやLHの分泌を評価する．性腺に異常があれば負荷後のゴナドトロピンは上昇する．一方，Kallmann症候群やCHARGE症候群では負荷後のゴナドトロピン値は低値を示し，また分泌のピークが遅延することが多い(図2)．その他，聴力検査や腎・泌尿器系の超音波検査などが推奨される.

症候群性嗅覚障害の確定診断として，遺伝子検査が行われることもある.

鑑別すべき疾患

先天性嗅覚障害は前述のように発見が遅いため，真の先天性嗅覚障害か，幼小児期に生じた嗅覚障害との鑑別は困難である．MRI画像で嗅球や嗅溝の描出が良好であれば，幼小児期に生じた嗅覚障害は否定できない.

また小児では脊索腫や頭蓋咽頭腫などの脳腫瘍を生じることがあり，嗅覚障害を合併することがある．この点からもMRI検査は有効である.

治療法

現在のところ先天性嗅覚障害に対する有効な治療手段はない．ただし，Kallmann症候群などに随伴する性腺機能低下については，性ステロイド補充療法を行うことにより二次性徴の誘導を行うことが可能である.

謝辞：CHARGE症候群における嗅覚障害に関してご助言いただいた加我君孝先生に深謝いたします.

● 文献
1) 小河孝夫, 加藤智久, 小野麻友他：先天性嗅覚障害と診断した16例の臨床像とMRI所見. 日耳鼻会報 2015；118：1016-1026.
2) 佐藤直子：Kallmann症候群. 日本小児内分泌学会編, 小児内分泌学 II各論 第5章 思春期発来異常を来す疾患, 診断と治療社, 東京, 2016；285-291.
3) 三輪高喜：嗅覚障害. 日本小児耳鼻咽喉科学会編, 小児耳鼻咽喉科 6章 鼻科, 金原出版, 東京, 2017；199-201.

III 感覚器疾患のみかた

嗅覚・味覚

6 異嗅症

池田勝久

異嗅症とは

　嗅覚障害は，量的障害と質的障害に大別できる．量的障害とはにおいの感覚が減弱した状態で，嗅覚の脱失，低下，過敏に分類される．一方，質的障害はにおいを感じる様態に変化が生じた状態である．

　代表的な質的障害に異嗅症がある．異嗅症は，刺激性異嗅症と自発性異嗅症に分けられる．ある特定のにおいが分からない嗅盲も異嗅症として分類される．刺激性異嗅症とはあるもののにおいを嗅いだときに「そのもの本来のにおいと異なるにおいを感じる」「何のにおいを嗅いでも同じにおいとして感じる」など，におい刺激の存在下で感じる異常である．自発性異嗅症とは，周囲ににおい物質が存在しない状況で「常に鼻や頭の中ににおいを感じている」「何もにおいがないはずなのに突然においを感じる」というように，本人のみが自覚的ににおい感覚を有する状態である．これらの異嗅症は，その症状単独で生じることは少なく，量的障害，つまり嗅覚低下や脱失に伴って生じることが多い．広義の異嗅症として，後述する悪臭症，自己臭症，幻臭がある．表1に異嗅症の分類を示す．

診断の流れ

　異嗅症の原因となる疾患として，1)感冒，2)慢性鼻副鼻腔炎，3)頭部外傷，4)アレルギー性鼻炎または非アレルギー性鼻炎の順で頻度が高い(表2)．嗅覚障害部位別では気導性嗅覚障害に比べて中枢・嗅神経性嗅覚障害に多いことが知られている．異嗅症と鑑別すべき質的嗅覚障害の病態として，1)副鼻腔炎，扁桃炎，逆流性食道炎などの悪臭の元が存在

表1　異嗅症の分類

1. 異嗅症(狭義)
1) 刺激性異嗅症
2) 自発性異嗅症
3) 嗅盲
2. その他(広義)
1) 悪臭症
2) 自己臭症
3) 幻臭

表2　異嗅症を示す疾患

感冒
慢性鼻副鼻腔炎
頭部外傷
アレルギー性鼻炎
非アレルギー性鼻炎
脳腫瘍
統合失調症

し，それを感じる悪臭症，2)自己の口臭，体臭を病的に気にする状態である自己臭症，3)精神疾患や統合失調症，脳腫瘍などに伴う幻臭が挙げられる(表3)．

　診断・治療のアルゴリズムを図1に示す．問診で自覚症状を詳細に聴取することが異嗅症の原因や鑑別診断の手掛かりとなる．主訴や自覚症状は症例によってさまざまであるが，「どんなにおいを嗅いでも同じにおい，嫌なにおいまたは変なにおいに感じる」，「本来のにおいが別のにおいに感じる」，「焦げたにおいや変なにおいが鼻についてくる」などが代表的な表現である．異嗅症が疑われた場合は，嗅覚異常が，1)におい刺激の存在下で起こる状態，2)におい刺激のない状態，3)身体の内部(たとえば，副鼻腔，扁桃，消化管など)から発生した悪臭がある状態の中でどれに相当するかを問診によって判別する．同時に嗅覚の脱失や低下の有無，発症時期，他の鼻症状

表3 異嗅症の分類と鑑別の要点

異嗅症の分類	におい刺激の有無	悪臭源の有無	原因・随伴疾患
刺激性異嗅症	有	無	感冒，頭部外傷，鼻副鼻腔疾患
自発性異嗅症	無	無	感冒，頭部外傷，鼻副鼻腔疾患
悪臭症	両者	有	副鼻腔炎，扁桃炎など
自己臭症	両者	無	なし
幻臭	無	無	統合失調症，脳腫瘍など

の合併についても問診する．感冒のエピソードの有無や頭部外傷の有無と時期などを詳細に問診する．徐々に進行する場合は鼻副鼻腔疾患，神経変性疾患，加齢変化との関連を示唆する．アレルギー疾患の有無，嗅覚障害を引き起こす薬物の使用歴，喫煙や飲酒歴の聴取も必要な情報を提供する．

　臨床検査としては，嗅覚検査，副鼻腔内視鏡検査，鼻副鼻腔画像検査，鼻汁細菌・真菌培養，アレルギー検査などを施行する．副鼻腔内視鏡検査や鼻副鼻腔画像検査によって副鼻腔炎や鼻ポリープ，真菌性副鼻腔炎の有無を検討する．悪臭症の原因として鼻汁の嫌気性菌や真菌が挙げられるので，鼻汁の細菌ならびに真菌培養の結果を判断する．

治療

　原因が明らかな場合は原因疾患に対する治療を優先する．慢性鼻副鼻腔炎やアレルギー性鼻炎などによる気導性嗅覚障害では原因疾患に対する治療によって嗅裂が開存されているにもかかわらず異嗅症を訴える場合では，嗅神経性嗅覚障害の合併を考えて，ステロイド点鼻や漢方薬(当帰芍薬散など)の投与を行う．中枢・嗅神経性嗅覚障害による異嗅症

問診
- ・におい刺激の存在の有無
- ・感冒，頭部外傷の既往
- ・嗅覚の減弱の有無
- ・その他の鼻症状

臨床検査
- ・嗅覚検査
- ・副鼻腔内視鏡検査
- ・鼻副鼻腔画像検査
- ・鼻汁細菌・真菌培養
- ・アレルギー検査

原因疾患の診断 / 鑑別診断
- ・感冒罹患後
- ・慢性鼻副鼻腔炎
- ・頭部外傷後
- ・アレルギー性鼻炎，非アレルギー性鼻炎
- ・刺激性異嗅症
- ・自発性異嗅症
- ・悪臭症
- ・自己臭症

治療
- ・原因疾患に対する治療
- ・ステロイド点鼻
- ・漢方薬
- ・抗不安薬

図1　診断・治療のアルゴリズム

の予後は不良の場合が多い．

　自己臭症では前述した各種検査で異常所見を認めないことを十分に説明して経過観察する．症状の訴えが強い場合は抗不安薬などの投薬やメンタル科などの専門医への紹介を考慮する．

● 参考文献
1. 三輪高喜：質的嗅覚障害．*ENTONI* 2006；64：41-46.
2. 深澤啓二郎：異嗅症―その概念整理と原因．*JOHNS* 2007；23：772-774.
3. Hummel T, Whitcroft KL, Andrews P, *et al*：Position paper on olfactory dysfunction. *Rhinology* 2017；54：Suppl 1-30.

III 感覚器疾患のみかた

嗅覚・味覚

7 味覚障害の病態と分類

川内秀之

味覚障害の症状から見た分類

味覚障害を訴える患者の症状は多彩であり，味覚脱失（何を食べても味がしない），味覚減退（味が薄い），味覚乖離（特定の味が分からない），自発性味覚異常（何も食べていないのに特定の味を感じる），異味症（味を誤認する），味覚過敏（味が濃く感じる），片側性味覚障害（片側のみの味覚障害）などがある．

味覚障害の病態

味覚障害の病態としては種々のものがあるが，ほとんどの症例では末梢の受容器レベルである味蕾の障害であることが多い．血清中の亜鉛欠乏による末梢の味蕾細胞の代謝の遅延が原因となることが多いが，さらに亜鉛欠乏の原因としては，特発性，薬剤性，感冒罹患，全身疾患の影響などがある．亜鉛欠乏以外でも鉄欠乏性の味覚障害もある．特殊なものとしては，心因性や医原性のものもある．中枢性味覚障害の病態は不明であるが，外傷性味覚障害では，前頭葉に障害が認められるという報告がある．

疫学

疫学的な調査によると，2006年の日本口腔・咽頭科学会作成の味覚障害診療の手引きによる報告[1]では，耳鼻咽喉科施設を受診した味覚障害患者数は，2003年には1990年に比べ1.8倍に増加している．阪上らの報告では，2010年までの12年間の味覚障害患者1,059例では男女比は2：3，平均年齢は60.0歳で60歳代〜70歳代に多かったとしている．味覚障害の原因としては，特発性が18.2%，心因性が17.6%，薬剤性が16.9%，亜鉛欠乏性が13.5%，感冒後が12.5%，全身性6.0%であり，心因性が増加傾向にあると述べている[2]．

味覚障害の病態に基づいた分類

病態に基づいて味覚障害を分類すると，味覚神経障害，亜鉛欠乏性味覚障害，特発性味覚障害，薬剤性味覚障害，全身疾患により惹起される味覚障害など[3]に分けられる．

■ 味覚神経障害

味覚神経障害としては，末梢神経障害と中枢神経障害に分けられる．末梢神経障害としては，鼓索神経障害を来すものとして，中耳炎，中耳外傷，中耳手術後の医原性障害などがある．舌咽神経障害の原因としては，球麻痺，口蓋扁桃摘出後，喉頭微細手術後の症例も見られる．これらの術後の症例では，手術時の舌組織の過度の圧迫が原因の1つとして考えらえるが一過性のことが多い．中枢神経障害の原因としては，血管性病変，腫瘍，頭部外傷，多発性硬化症が原因となっている症例がある．

■ 亜鉛欠乏性味覚障害

亜鉛は，金属酵素の中でも種々の重要な生体組織や細胞の代謝に関係しており，その欠乏症状は多彩であり，味覚障害もその1つである[4]．舌の上皮細胞は亜鉛が豊富であり，糸状乳頭基底部や有郭乳頭部の味蕾を含めた上皮部分に亜鉛は高濃度に存在し，味蕾内，特に味孔周辺にはアルカリホスファターゼ，酸ホスファターゼ，cyclic AMP phosphodiesteraseなどの亜鉛酵素が多く含まれているため，亜鉛欠乏により，乳頭の扁平化，味覚受容体細胞の微絨毛の消失や空胞化などが容易に惹起され，味覚障害が出やすいと考えられている[4,5]．血清中亜鉛値における亜鉛

欠乏症の基準値は，亜鉛欠乏症の診療指針2016年版（日本臨床栄養学会編）では60μg/dL未満とされている．亜鉛欠乏の要因には亜鉛の摂取不足，吸収不全，需要増大，排泄増加などがある．妊婦や高齢者は亜鉛欠乏になりやすく，慢性肝障害，慢性腎不全，糖尿病，短腸症候群などの疾患や，亜鉛補充が不十分な静脈栄養・経管栄養も亜鉛欠乏の要因となる．

■ 特発性味覚障害

血清亜鉛値や種々の臨床検査項目において異常がなく，問診などでも味覚異常の原因や誘因が明らかでない症例である．これらの症例の味覚障害は，亜鉛製剤の内服治療により改善するため，潜在性の亜鉛欠乏が関与していると考えられている．

■ 薬剤性味覚障害

長期に服用していると味覚障害を生じうる薬剤として，キレート作用を有する薬剤が報告されている．キレート作用を持つ薬剤は，体内の亜鉛と結合して尿中に排泄されるので，尿中亜鉛排泄量が増加し亜鉛欠乏を来す．代表的な薬剤として，関節リウマチで使用されるD-ペニシラミン，インドメタシン，パーキンソン病で使用されるL-ドーパ，躁うつ病で使用される炭酸リチウム，うつ病で使用されるイミプラミンなどがあり，味覚障害が報告されている．

■ 全身疾患により生じる味覚障害

亜鉛の代謝に影響する疾患である腎不全，肝不全，糖尿病，腸疾患などの全身疾患で味覚障害が生じうる．腎不全患者では腎機能障害により，尿中への亜鉛排出量が増加し，血清亜鉛値の低下を来すことにより，味覚障害が生じる．肝不全症例では，血清亜鉛値の低下が起こる．血清中亜鉛量は，プレアルブミン，アルブミンおよびトランスフェリンの各濃度とそれぞれ有意の相関性が認められる．肝臓でのタンパク合成が低下することにより，血清タンパクが低下しタンパク結合亜鉛量が減少し，アミノ酸結合亜鉛が増加し，尿中への排泄が増えると考えられる．糖尿病患者で

は，重症度に応じて亜鉛の尿中排泄が増加しており，亜鉛欠乏状態になる．インスリンは2分子亜鉛を含有しており，インスリンの合成・分泌にも亜鉛が必要であると同時に，インスリン受容体の機能にも亜鉛が関与しているので留意が必要である．

■ 心因性味覚障害

心因性味覚障害は，その原因が味覚受容機構の障害や神経伝導路障害によらず，心因的要因が強く関与していると考えられる場合と定義されている．うつ病，神経症，転換障害の一症状と捉えられる．

■ 鉄欠乏性味覚障害

血清鉄が低下して味覚障害を愁訴として受診した患者は，高齢者や女性に多いと報告されている．女性に多い理由としては，血清鉄低下を来す子宮筋腫や月経過多などの疾患に罹患しやすいことが挙げられている．鉄剤の内服が有効とされている．

鑑別すべき疾患や原因

味覚障害は，口腔乾燥症などの口腔疾患やシェーグレン症候群などの全身疾患，あるいは口腔がん患者の放射線治療後などにより生じることもある．インフルエンザ罹患なども一過性の味覚異常を引き起こす．局所的要因に関しては，味覚異常として苦味（歯周膿瘍から出た膿），塩味（炎症組織の出血や滲出液の漏出），酸味（異種金属充填物間の電解質反応）などが知られており，これらの場合は歯科治療で原因が除去されると味覚異常が改善する．

● 文献

1) 愛場庸雅：味覚障害の疫学．池田　稔編，味覚障害診療の手引き．金原出版，東京，2006；11-12.
2) 阪上雅史：味覚障害の診断と治療．日耳鼻会報 2012；115：8-13.
3) 任　智美，梅本匡則，根来　篤他：当科における味覚障害321例の臨床的検討．日耳鼻会報 2006；109：440-446.
4) 池田　稔：味覚障害と亜鉛．治療 2005；87（別冊）：21-26.
5) Kobayashi T, Tomita H：Electron microscopic observation of vallate taste buds of zinc deficient rats with taste disturbance. *Auris Nasus Larynx* 1986；13（Suppl 1）：25-31.

III 感覚器疾患のみかた

嗅覚・味覚

 微量元素と味覚障害

田中真琴

微量元素とは，鉄，亜鉛，マンガン，銅，ホウ素，モリブデン，塩素など，微量であるが生体が摂取しないと障害が現れる元素を言う．本稿では微量元素と味覚障害の関連について，亜鉛，銅，鉄を中心に述べる．

亜鉛

ヒトの総亜鉛量は，成人で1.5～2.5gと非常に微量であるが，表1に示すような多岐にわたる生理作用を示す．亜鉛はすべての細胞に存在しているが，その濃度は組織によって異なり，約50％が筋肉，約30％が骨，約20％が皮膚などに分布している．血中亜鉛量は体内亜鉛総量の0.1～0.5％であり，また日内変動や食事の影響を受けやすいため，血清亜鉛値の正常範囲は70～130μg/dLであるが，その値は必ずしも全身の亜鉛の過不足を正確に反映していない．

味覚障害は，亜鉛欠乏の比較的早期に発症する症状とされる．亜鉛欠乏飼料で飼育されたラットは味覚障害が生じ，その味蕾では，味細胞の微細構造上の異常所見（微絨毛の断裂や空胞化など）が見られ，細胞が新生するまでのターンオーバー時間が延長することが知られている[1]．

厚生労働省が示す日本人の食事摂取基準（2015年版）（表2）では，亜鉛の1日摂取推奨量は，成人男性で10mg，女性で8mgである．2015年の国民栄養調査によると，実際の1日亜鉛摂取量は，男性8.9mg，女性7.3mgと推奨量より不足しており，日本の国民の約50％が亜鉛欠乏のリスクに晒されていると言える．亜鉛を多く含む食品（1回に食べる量）を図1に示す．また，白米はうどんの約4倍の亜鉛が含まれており，主食の選択によっても亜鉛摂取量は変化する．クエン酸（酢，レモンなど）や乳製品，発酵食品などの摂取は亜鉛の吸収を促進させる一方，食品添加物（ポリリン酸類やフィチン酸など）やカルシウムの過剰摂取は，亜鉛の吸収を低下させ，排泄を促進する．

表1 亜鉛の生理作用

- 約300種の酵素の活性化に関与
- 細胞分裂におけるDNA複製に関与
- 成長，骨代謝，創傷治癒の促進
- ホルモン分泌の活性化（生殖・妊娠の維持）
- T細胞・NK細胞の活性化（免疫形成）
- 皮膚の健康保持
- 精神の安定化（神経伝達の保持）
- アルコールの分解
- 糖代謝の常態維持
- 有害金属と拮抗
- 視力の保持
- 味覚・嗅覚の保全

銅

銅は，成人の生体内に約80mg存在し，その約50％が筋肉や骨，約10％が肝臓中に分布している．約10種類の銅依存性酵素の活性中心に結合して，エネルギー生成，鉄の代謝や，細胞外マトリックスの成熟などの機能に関与する．血清亜鉛値が上昇すると，血清銅値は低下する傾向がある．これは，亜鉛により腸管で生成誘導されたメタロチオネインが，食物中の銅と結合し糞便中に銅を排泄するためと考えられる．したがって，味覚障害に関しては，銅値は低めであることが望ましく，銅/亜鉛比が1.5以上の場合は，潜在性亜鉛欠乏を疑う．

表2 日本人の食事摂取基準(2015年版)

	18〜29歳		30〜49歳		50〜69歳		70歳〜	
	男性	女性	男性	女性	男性	女性	男性	女性
亜鉛(mg／日)	10	8	10	8	10	8	9	7
銅(mg／日)	0.9	0.8	1.0	0.8	0.9	0.8	0.9	0.7
鉄(mg／日)	7.0	6.0〜10.5	7.5	6.5〜10.5	7.5	6.5〜10.5	7.0	6.0

(女性の鉄は月経の有無で異なる)
(厚生労働省：日本人の食事摂取基準(2015年版)策定検討会報告書より)

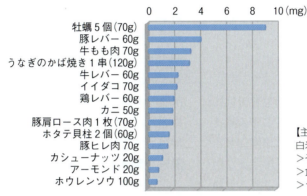

図1 亜鉛を多く含む食品(1回に食べる量)

鉄

鉄は成人の生体内に3.5〜5g存在し，そのうち2/3が赤血球のヘモグロビンに含有される．そのほか，約1gが貯蔵鉄として肝臓に存在する．亜鉛のように，味蕾での鉄の役割は明らかにされていないが，鉄欠乏によって小球性低色素性貧血，舌炎，さじ状爪が出現する前に，味覚障害が生じることがあると言われている[2]．

微量元素と味覚障害

これまで述べてきたように，微量元素(特に亜鉛，鉄)の欠乏が味覚障害の原因の1つと考えられている．主な味覚障害の分類と頻度を以下に示す[3]．

■亜鉛欠乏性味覚障害(15〜20％)

血清亜鉛値の低下以外に明らかな原因が見出せないものを言う(当科では血清亜鉛値＜70μg/dLとしている)．

■特発性味覚障害(15〜25％)

血清亜鉛値やその他の臨床検査に異常がなく，問診などでも味覚障害の原因や誘因を明らかにできないものを言う．亜鉛内服療法によく反応することから，潜在性の亜鉛欠乏が関与していると推測されている．

■薬物性味覚障害(10〜20％)

薬物の使用が味覚障害の原因と推定されるものを言う．その機序として，一部の薬剤は亜鉛のキレート作用が示されている．

■全身疾患性味覚障害(5〜8％)

糖尿病，腎機能障害，肝機能障害，消化器疾患などで認められる．亜鉛の吸収障害や代謝障害，排泄と増加などの関与が考えられている．

● 文献
1) 冨田 寛：味覚の病態．本庄 巌編，CLIENT 21 21世紀耳鼻咽喉科領域の臨床 10 感覚器，中山書店，東京，2000；422-434.
2) 生井明浩：微量元素の測定—亜鉛，銅，鉄．耳鼻咽喉科診療プラクティス 12，文光堂，東京，2003；106-109.
3) 三輪高喜：味覚障害の疫学と臨床像．耳鼻・頭頸外科 2015；87：626-633.

III 感覚器疾患のみかた

嗅覚・味覚

9 薬物性味覚障害

愛場庸雅

　味覚障害患者は増加し続けており，また高齢者に多い．その要因の1つと考えられるのが薬物性味覚障害である．各種の疾患に伴って長期に薬物を服用している人が多いためと思われる．

疾患の特徴

　発症の状況から分類すると，急性と慢性に分けられる．前者は抗がん剤などによる障害が代表的で，発症時期が明確で因果関係も比較的明らかである．一方後者は，降圧薬など長期に服用する薬物によりもたらされるもので，因果関係がはっきりしないことが多い．

薬物性味覚障害の頻度

　味覚障害患者における薬物性の占める割合は，4.0〜21.7%と施設により報告の幅がある．筆者の施設では，確実例と疑い例をあわせて，味覚障害患者全体の15.9%に薬剤の影響が考えられた[1]．薬物性味覚障害の診断は因果関係の証明が難しい．本来は，1)発症と原因薬物の使用の間に時期的な関係があること，2)薬物中止により改善すること，3)再現性があること，が揃う必要があるが，現実にこれを証明することは困難である．

　一方，各薬物が味覚障害を起こす頻度は，D-ペニシラミンは25〜30%，L-ドーパは4.5〜22%と報告されている以外，大半が不明である．特に長期投与により味覚障害を来すものの発症頻度を推定することはきわめて困難である．がんの治療に起因する味覚障害の頻度は，化学療法単独では56.3%，放射線併用では76%と言われている．

味覚障害を起こす薬物

　味覚障害を起こす薬物は多岐にわたっており，すべてを記載しきれないため，薬効分類名のみ表1に示す．実際の薬物名は，「味覚障害診療の手引き」[2]や「味覚障害の全貌」[3]といった成書もしくは，厚生労働省のホームページ「重篤副作用疾患別対応マニュアル　薬物性味覚障害」などを参照していただきたい．(http://www.mhlw.go.jp/topics/2006/11/dl/tp1122-1s01.pdf)

薬物性味覚障害の起こる機序

　薬物性味覚障害の起こるメカニズムについ

表1　味覚障害を起こす薬物の薬効分類名（下線は，苦みを誘発する可能性のある薬物が含まれるもの）

肝臓疾患用薬	習慣性中毒用薬	抗ヒスタミン薬
去痰薬	抗ウイルス薬	アレルギー用薬
血圧降下薬・血管拡張薬	抗原虫薬	抗血小板薬
血管収縮薬・片頭痛治療薬	抗真菌薬	生物学的製剤
解毒薬	ハンセン病治療薬	泌尿生殖器官用薬
解熱消炎鎮痛薬	抗菌薬・抗生物質	ほかに分類されない医薬品
高脂血症用薬	消化性潰瘍用薬	鎮痙薬
抗腫瘍薬	止瀉薬・整腸薬・その他の消化器官用薬	痛風治療薬
ホルモン・抗ホルモン薬		糖尿病用薬
抗てんかん薬	催眠鎮静薬・抗不安薬	不整脈用薬
抗パーキンソン病薬	精神神経用薬	利尿薬
骨格筋弛緩薬	ALS治療薬	麻薬
抗リウマチ薬		麻酔薬

表2 亜鉛キレート作用を持つ薬剤

チオール基(−SH)を持つ薬剤	チオプロニン，グルタチオン(肝疾患治療薬)，カプトプリル(降圧薬)，チアマゾール(抗甲状腺薬)，ペニシラミン(抗リウマチ薬)など
カルボキシル基(−COOH)，アミノ基(−NH₂)を持つ薬剤	L-ドーパ(抗パーキンソン病薬)，メチルドパ(降圧薬)，フロセミド，トリクロルメチアジド(利尿薬)など

表3 味覚障害の原因

亜鉛欠乏	食餌性亜鉛欠乏症，薬物性亜鉛欠乏症
全身疾患	糖尿病，腎障害，肝障害，甲状腺機能障害，鉄欠乏性貧血，Hunter 舌炎，ペラグラなど
口腔疾患	舌炎，口腔カンジダ症，口腔乾燥症，頭頸部がんの放射線治療など
末梢神経障害	顔面神経(鼓索神経，大錐体神経)の障害：ベル麻痺，Ramsay-Hunt 症候群，中耳疾患，外傷，聴神経腫瘍，中耳手術など 舌咽神経の障害：頸静脈孔症候群，球麻痺，扁桃摘出術，直達喉頭鏡下の手術など
中枢神経障害	脳血管障害，脳腫瘍，頭部外傷，神経変性疾患など
心因	うつ，神経症，転換ヒステリーなど
遺伝性疾患	偽性副甲状腺機能低下症，Turner 症候群，Riley-Day 症候群(家族性自律神経失調症)，嚢胞性線維症など

ては不明な点が多い．一部の薬物には亜鉛キレート作用があり(表2)，体内亜鉛欠乏から味覚障害を起こす．そのほかに，1)化学物質のレセプターまでの運搬の障害(唾液分泌障害など)，2)レセプター周囲での化学的環境の変化(唾液の成分など)，3)レセプターでの受容機構への影響(協働，拮抗)，4)神経細胞膜での電位発生の障害(Ca イオンチャネルへの影響など)，5)神経伝達物質への影響(シナプスでの再取り込みの障害など)，6)脳内神経ネットワークでの高次機能の変化，などさまざまな機序が考えられている．

類する疾患

薬物性味覚障害の症状には，味覚減退を来す場合と，異常味覚を呈する場合がある．後者の場合は，特に苦味を訴えることが多い．薬物の持つ成分や代謝産物が，直接中枢を刺激するかもしくは唾液中に分泌されることにより感じられるものと推測される(表1)．

また，味覚障害を来す薬物の 75% で，同時に口腔乾燥，口渇発生の副作用の記載がある．唾液分泌障害を起こしている可能性も考えられる．

鑑別すべき疾患

味覚障害を来す原因で，薬物以外には表3のようなものがあるが，複数の原因が同時に関与していることもある．また，これらの疾患の治療に使われる薬物が味覚障害を起こす場合もある．味覚障害が栄養状態の悪化を招き，さらに全身疾患を悪化させるという悪循環に陥っていることもある．

一方，慢性疾患に使われている薬物を中止することは，現実的には困難な場合が多く，治療上のネックになっている．悪性腫瘍の治療に伴って発症する味覚障害についても，それを予防・治療するための確立された方法はなく，栄養指導により味覚障害を最低限にとどめることが目標とされている．

薬物性味覚障害は，医原性疾患である．医師，薬剤師をはじめとする医療従事者は，薬物による味覚障害の存在を十分認識することが必要である．

● 文献
1) 愛場庸雅：薬剤と味覚・嗅覚障害．日医師会誌 2014；142：2631-2634.
2) 池田 稔：味覚障害の原因．池田 稔編，味覚障害診療の手引き，金原出版，東京，2006：13-25.
3) 冨田 寛：味覚障害の全貌．診断と治療社，東京，2011；316-345.

III 感覚器疾患のみかた

嗅覚・味覚

 全身疾患と味覚障害

山村幸江

糖尿病と味覚障害

　味覚障害と関連する全身疾患として最もよく言及されるのは糖尿病である．糖尿病患者の味覚機能については報告により異なるが，低下しているとするものが多い[1]．糖尿病モデルラットでも舌有郭乳頭の神経線維および味蕾の減少や味蕾の細胞アポトーシスが報告されている．

　糖尿病に伴う味覚障害の機序には糖尿病性ニューロパチーも想定されるが亜鉛の関与が重要である．インスリン生合成にかかわる膵β細胞が生体内で最も高い亜鉛含有量を示すことから，糖尿病と亜鉛との関連は古くから注目されてきた．亜鉛は膵β細胞においてインスリン結晶構造の形成に必要であり，酸化ストレスに対して抗酸化作用を示す[2]．糖尿病患者では血清亜鉛値は必ずしも低下しないが，尿中亜鉛排泄量は増加しており，組織亜鉛濃度は低下すると推測される．

　亜鉛摂取不足が糖尿病の発症リスク因子にもなりうることは前向きコホート試験でも示されている．米国における8万2,000人を対象とした試験においては，亜鉛摂取が最も少ない群では最も多い群と比較して糖尿病発症リスクが約17％高かった．一方で糖尿病患者に対する亜鉛補充療法は，軽度だが有意な空腹時血糖値の低下とHbA1cの低下をもたらす．

　糖尿病の発症には亜鉛代謝異常もかかわる．近年，膵β細胞のインスリン顆粒膜上の亜鉛トランスポーター8をコードする*SLC30A8*遺伝子の変異が2型糖尿病の発症リスク因子となることが明らかになっている[2]．

腎疾患と味覚障害

　腎疾患患者の味覚障害では特に透析患者における報告例が多い[3]．腎不全患者には亜鉛の摂取不足・吸収障害および代謝障害を生じやすい条件がある．亜鉛含有量の多い食品が主に肉類・魚介類であるため，タンパク質摂取制限が課せられる腎不全患者では亜鉛摂取量が不足しやすい．また亜鉛は血中においては60〜80％がプレアルブミン，アルブミン，トランスフェリンといった血清タンパクと結合して輸送されるため，低タンパク血症では組織への亜鉛輸送が障害される．降圧薬等の亜鉛キレート作用を有する薬剤の長期服用も薬剤性亜鉛欠乏の原因となる．ちなみに透析患者に対し亜鉛を投与した二重盲検試験やクロスオーバー比較試験では味覚が改善したとの報告がある．1回の透析前後でも味覚の改善を認めたとの報告があり，腎疾患における味覚障害には尿毒症性神経症の関与も可能性がある[3]．

肝疾患と味覚障害

　肝疾患に伴う味覚障害も亜鉛の関与が大きい[3]．C型肝疾患における血清亜鉛値は病状の進展に伴って有意に低下し，肝障害の程度をよく反映するとされる．肝硬変患者でも病変が進行した患者で高率に亜鉛欠乏を示し，肝がんやアルコール依存性肝障害患者でも血清亜鉛濃度は低値を示すという．肝疾患における亜鉛欠乏状態の機序は，門脈圧亢進症に伴う腸管機能障害による亜鉛吸収障害，肝への亜鉛取り込みの障害およびタンパク合成能低下に伴う低タンパク血症，治療薬による薬剤性味覚障害が想定される．

消化管疾患と味覚障害

消化管疾患では，鉄・亜鉛などの微量金属を含めた栄養素の吸収不良による味覚障害が生じうる．ビタミン B_{12} 欠乏による Hunter 舌炎では大球性貧血とともに舌痛や味覚障害を生じ，視診上は舌乳頭が萎縮した赤い平滑舌を呈する．経口摂取されたビタミン B_{12} は胃酸やペプシンによって遊離状態となり，胃壁細胞から分泌される内因子と複合体を形成したのちに回腸で吸収される．このため Hunter 舌炎は胃切除の数年後や慢性萎縮性胃炎に加えて，胃酸分泌を抑制する H_2 ブロッカー，プロトンポンプ阻害薬の長期内服例でも見られることがある．

食物中の亜鉛は主に十二指腸および空腸から吸収される．このため，腸管の術後や，coeliac病，Crohn病では味覚障害を併発した報告がある．Cronkhite-Canada症候群（CCS）は消化管に非腫瘍性のポリープが多発する原因不明の疾患で，鉄・亜鉛等の微量金属や各種栄養素の吸収不良とタンパク質漏出によって脱毛・爪甲萎縮などの皮膚症状，味覚障害，下痢などの消化器症状，体重減少が出現する．治療はステロイド投与が奏効する．CCS の報告例数は 1955 年以来世界で 400 例とまれだが，その 73% はわが国からの報告である．CCS の 80% は味覚症状が初発であったとも報告されており，下痢や爪甲萎縮を伴う味覚障害では本疾患も念頭に置く必要がある[4]．

● 文献
1) 平井良治，池田　稔：味覚障害診療ガイドライン作成に向けて　味覚障害の原因．口腔・咽頭科 2012；25：1-5.
2) 藤谷与士夫：糖尿病における亜鉛の役割．亜鉛栄養治療 2015；5：45-56.
3) 児玉浩子，板倉弘重，大森啓充他：亜鉛欠乏症の診療指針．日臨栄会誌 2016；38：104-148.
4) 任　智美，梅本匡則，福永明子他：味覚異常を呈した Cronkhite-Canada 症候群の4症例．口腔・咽頭科 2017；30：135-141.

III 感覚器疾患のみかた

嗅覚・味覚

 心因性味覚障害

平井良治

心因性味覚障害とは

いまだ定められた診断基準は存在しない．概ねのコンセンサスが得られる概念としては，「味覚障害の原因が味覚受容機構の障害や神経伝導路障害によらず，心身症，神経症，うつ，人格障害等の心理的要素が強く関与すると考えられる病態」である．

疾患の特徴

■疫学

1981〜1990年の冨田らの報告によると心因性味覚障害は味覚障害全患者の10.7%であったものが，2014年の根本ら[1]の報告によると16.8%となっており，心因性味覚障害患者数は増加傾向にあることが推測されている．

性差年代の特徴は，50〜60歳代の女性に多いとする報告[1-3]がある．

■原因

心因的な要因が強く関与し，心身症，神経症，うつ，人格障害，転換障害の一症状として考えられている．

■診断

明確な診断基準がないが，全身疾患に伴う障害など味覚障害を呈する疾患をしっかり除外することが必要となる．

詳細な問診

発症時エピソードや既往，日常生活における精神的ストレスの多さなど心因性をにおわせる事項はないかを問う．

耳鼻咽喉科領域の視診

耳鏡検査では中耳炎などの鼓索神経障害の有無，鼻鏡検査では嗅覚障害を来す鼻副鼻腔疾患の有無，口腔内は，適時顕微鏡を用い舌乳頭の終末血管を確認し，舌の色調や舌苔，乾燥の有無を観察する．

血液検査

血清亜鉛，銅，鉄，総タンパク，血糖値，脂質代謝，肝，腎，甲状腺機能，抗SS-A，B抗体，血算など．

味覚検査

電気味覚検査，濾紙ディスク法．

電気味覚検査と濾紙ディスク法が乖離する報告[3]がある．

唾液量

ガムテスト．

心理テスト

SDS(self-rating depression scale)，CMI(Cornell medical index)，GHQ28，CES-D(center for epidemiologic studies depression scale)，顕在性不安検査MAS(modified Taylor manifest anxiety scale)，状態特性不安検査(STAI；state-trait anxiety inventory)．

随伴(類)する疾患，症状

味覚の低下などの量的障害以外にも，表1に示すような多彩な症状を呈することがある．

■舌痛症

舌にヒリヒリ，ピリピリとした痛みを感じる．

表1 随伴する疾患，症状

舌痛症
異味症
自発性異常味覚
味覚過敏
部分的味覚障害
口渇感　　　　　　　　　　など

表2　鑑別すべき疾患

味覚受容器障害
亜鉛欠乏性，特発性，感冒性，薬剤性，そのほか微量元素によるもの，全身疾患に伴う味覚障害など
舌炎
鉄欠乏性（Hunter 舌炎，Plummer-Vinson 症候群），舌カンジダ症
唾液の減少（シェーグレン症候群，加齢変化）

日内変動があることもあり，食事をするときは痛みを感じない症例が多く見られる．訴える舌の痛みは舌尖部，舌縁，全体の順に多い．

心因性味覚障害の 34.9～56.1%[1, 3] に認められると報告がある．

■異味症

食事の際，本来の味と異なった味に感じてしまう．もしくは何を食べても同じ味に感じてしまう．

■自発性異常味覚

食事のとき以外に，口の中に何もないのに味覚を感じてしまう．

感じる味質は，苦味が一番多い[1, 2]．

■部分的味覚障害

特定の味覚だけ感じない．

■口渇感

「口が乾く」「ねばつく」などの訴えがある．

鑑別すべき疾患

本来の味覚障害を呈する疾患から除外する必要があり，代表的なものを表2に示す．

■味覚受容器障害

本来の味覚障害（亜鉛欠乏性，特発性，感冒性，その他全身疾患に伴う味覚障害など）．

■舌炎

発赤が強く平らな舌を呈する Hunter 舌炎，Plummer-Vinson 症候群や舌カンジダ症などでは疼痛も伴うことがある．

■シェーグレン症候群

更年期に好発する．シェーグレン症候群は，抑うつ傾向が高いものが見られるとの報告[4] があり鑑別を要する．

治療・予後

心因性味覚障害か否かをしっかり診断した後治療を行う．

罹病期間が長くなるほど，改善率が低下するとする報告[3] もあるので，心因性疾患が明らかであれば，精神科もしくは心療内科の早期介入が推奨される．

亜鉛製剤（硫酸亜鉛またはポラプレジンク），抗不安薬や抗精神病薬，漢方薬，口腔乾燥に対する唾液分泌促進薬，食事療法，心理療法（認知行動療法）などを症状・経過に応じて治療する．

亜鉛欠乏性，薬剤性，全身疾患性等に比べて，改善率や通院継続率が低いことが報告[1] されている．

●文献

1) 根本純江，冨田　寛：心因性味覚障害患者における心理的治療法の効果の検討．口腔・咽頭科 2014；27：165-172.
2) 島崎伸子，冨田　寛，山森徹雄他：味覚と疾患 心因性味覚障害．*Clin Neurosci* 2010；28：1280-1281.
3) 前田英美，任　智美，福永明子他：心因性味覚障害 298 例の臨床検討．口腔・咽頭科 2016；29：237-243.
4) 宮内清子：更年期に好発するシェーグレン症候群の患者の生活と健康 ミックスメソッド法による実態調査．更年期と加齢のヘルスケア 2017；16：19-25.

嗅覚・味覚

12 舌痛症・味覚異常

山村幸江

舌痛症とは（特徴，疫学や原因）

舌痛症は舌に一見して器質的な異常がないにもかかわらず慢性的な舌の痛みや灼熱感を訴える病態である．国際頭痛分類第3版では「慢性的な痛みを訴えるが，3か月を超えて，かつ1日2時間を超えて連日再発を繰り返す口腔内の灼熱感あるいは異常感覚で，臨床的に明らかな原因病変を認めないもの」が口腔灼熱症候群（burning mouth syndrome；BMS）と定義され，中枢性顔面痛の1つとして分類される．原因は，従来はがん不安などの心理的要因が主体と考えられていたが，近年になり舌生検組織の神経変性所見や機能的MRIやPETでの痛み関連脳部位の機能的変化を示唆する所見などの器質的変化が報告され，現在ではBMSは心理的要因に加えて末梢および中枢神経障害性疼痛が複合して関与する病態と考えられている．

BMSは主に更年期から閉経後の中高年女性に見られ，性比は女性が男性の2.5～7倍で，30歳代以下の発症はまれである．痛みの部位は舌の前方2/3が最も多く，口蓋粘膜や歯肉，口腔内全体に及ぶこともあるが，頬粘膜や口腔底は少ない．痛む場所は日や時間帯によって移動することもある．痛みの性質はヒリヒリする，痺れたよう，あるいは灼熱感と表現される．痛みを自覚する状況は特徴的で，一般に安静時に悪化する一方で会話や摂食中，ほかのことに集中している間には痛みが和らぎ，睡眠にもほとんど影響しない．

BMSおよび舌痛症では口腔乾燥感や味覚の異常を訴えることも多い．味覚異常はBMS患者の11～69%に生じ，特に口腔内に呈味物質がない状態で苦味や塩味などを感じる自発性異常味覚が多く見られる[1]．味覚異常の中でも自発性異常味覚や異味症，悪味症といった質的異常の発症機序は十分に解明されていないが，舌痛症と共通する可能性がある．

鑑別すべき疾患

一見して異常所見がない舌痛が器質的要因によって生じている場合があり，二次性舌痛症と呼んで区別して対応する．頻度は二次性のほうが多い．大学病院歯科口腔外科外来受診における検討[2]では，口腔カンジダ症や口腔乾燥症（ドライマウス）に伴う舌痛では視診上の異常や乾燥感の自覚のない例が少なくなく，結果として104例のうち器質的異常のない狭義の舌痛症と診断されたのは16例（15.4%）にとどまったという．

二次性舌痛症の要因を表1に示す．悪性腫瘍の除外診断も重要で，特に口腔底や舌根部の病変は見落としやすい．

口腔カンジダ症の病型のうち二次性舌痛症と主に関連するのはカンジダが粘膜下に増殖した紅斑性カンジダ症である．紅斑性カンジダ症では，無症状が多い偽膜性カンジダ症と対照的に口内痛や灼熱感などを訴える．義歯床下粘膜のほか唾液分泌減少例で好発し，舌乳頭の萎縮や口腔粘膜の乾燥と紅斑，口角炎などを生じる．診断には培養検査を行うが，口腔常在菌としてのカンジダとの判断に迷う場合は診断的治療としてポビドンヨード含嗽や外用抗真菌薬も有用である．

口腔乾燥症は唾液分泌減少あるいは口呼吸などによる口腔粘膜水分の喪失で生じる．口腔乾燥症では唾液による粘膜保護機能低下により口腔粘膜微小外傷が生じ，口内痛・舌痛を生じる．唾液分泌機能検査としては安静時

唾液量の測定および10分間ガムを噛む間に分泌された唾液量を測定するガムテストが簡便である．安静時唾液量は1mL/10分間，ガムテストは10mL/10分間以上が正常値である．いずれも摂食の影響を除くため検査時刻は食前後1時間を避け，日を変えて3回程度行う．

舌痛を訴える患者に対しては貧血および血清鉄・亜鉛の確認も必要である．鉄欠乏性貧血に伴う舌炎はよく知られているが，亜鉛欠乏症でも味覚障害のみならず舌痛がしばしば見られる．胃切除後や萎縮性胃炎症例，プロトンポンプ阻害薬の長期内服例ではハンター舌炎を念頭に血中ビタミンB_{12}測定も検討する．

治療法

二次性舌痛症に対しては原因疾患の治療を行う．舌で歯を触るといった口腔習癖があれば中止させ，補綴物や歯牙の鋭縁があれば歯科に治療を依頼する．口内炎用外用薬は病変部粘膜の保護による接触痛緩和に有用だが，ステロイド含有のものを長期間は用いない．唾液分泌減少に伴う舌痛など広範囲の粘膜微小外傷が想定される場合はアズレンスルホン酸など消炎成分を含む含嗽薬を用いる．漢方薬では抜歯後疼痛に保険適用を持つ立効散や，口内炎に適用を持つ半夏瀉心湯が有用である．いずれの薬剤も服用法は局所に高濃度となるよう，顆粒製剤を白湯に溶かし10秒程度口に含む，もしくは10秒間程度含嗽するのが良い．

器質的要因を伴わない舌痛症には一般的な口内炎用薬や鎮痛薬は無効で，神経障害性疼痛に対する薬物療法もしくは認知行動療法を行う．生活指導としては食事中には痛みが軽減する現象を利用して，シュガーレスのガムや飴を口に含んでおくことを勧める．薬物療法では三環系抗うつ薬が有効だが，抗コリン作用やふらつき，眠気，体重増加といった副作用も強いため，長時間作用型ベンゾジアゼ

表1　二次性舌痛症を起こしうる要因

局所的要因	
物理的刺激	舌突出癖などの口腔習癖，舌ディスキネジア，歯列不整，鋭縁のある補綴物，歯牙鋭縁，洗口剤，歯磨粉（エタノール，発泡剤），香辛料
感染症	単純ヘルペス，帯状疱疹，紅斑性カンジダ症
歯科材料アレルギー 扁平苔癬	
舌・下歯槽神経障害	歯科治療後, 帯状疱疹後神経痛など
悪性腫瘍	口腔底・舌根がん（腺様嚢胞がんなど）
唾液分泌減少	シェーグレン症候群，薬剤性，放射線照射後など
全身的要因	
鉄欠乏性貧血	
悪性貧血	ビタミンB_{12}欠乏症，葉酸欠乏症
亜鉛欠乏症	
糖尿病	
高血圧・動脈硬化	
中枢神経障害	脳血管障害，脱髄性疾患，ギランバレー症候群等

ピン系薬のロフラゼプ酸エチルや，選択的セロトニン取り込み阻害薬（SSRI）のパロキセチン，抗痙攣薬のカルバマゼピンなども選択される．抗痙攣薬のクロナゼパムは局所投与も二重盲検法で有用と報告されている．方法は，クロナゼパム1mg錠を口に入れて唾液で溶かし，その唾液を痛みのある部位を中心に3分間含んだのちに飲み込まずに吐き出す[3]．他の薬剤では，胃粘膜防御因子増強薬のラフチジンも舌痛症に対する有効性が報告されている．漢方薬では加味逍遙散や紫朴湯，半夏厚朴湯なども用いられる．

●文献

1) Kolkka-Palomaa1 M, Jääskeläinen SK, Laine MA, *et al*：Pathophysiology of primary burning mouth syndrome with special focus on taste dysfunction：a review. *Oral Diseases* 2015；21：937-948.
2) 桃田幸弘，高野栄之，可児耕一他：舌痛などの舌症状を主訴とする患者の臨床統計学的検討 －舌痛症の特異性について－．日口腔顔面痛会誌 2012；5：27-35.
3) Gremeau-Richard C, Woda A, Navez ML, *et al*：Topical clonazepam in stomatodynia：a randomised placebo-controlled study. *Pain* 2004；108：51-57.

III 感覚器疾患のみかた

触覚

1 全身疾患に伴う皮膚感覚異常

端本宇志

瘙痒(痒み)とは

「瘙痒(痒み)」は「搔破行動を伴う，あるいは誘発する不快な感覚」と定義される．

全身疾患に伴う痒みの特徴

痒みを生じうる原因を**表1**に示す．非皮膚疾患に由来する痒みの16%に何らかの基礎疾患があった，という報告がある．

全身疾患を伴って皮膚疾患・皮膚症状が出現することをデルマドロームと称するが，この中で痒みを伴うものがある．内臓悪性腫瘍に伴うものには，紅皮症，痒疹，丘疹紅皮症がある．肝疾患には尋常性乾癬，扁平苔癬，痒疹，晩発性皮膚ポルフィリン症が生じやすい．腎障害には痒疹や穿孔性皮膚症が併発しやすく，HIVには好酸球性膿疱性毛包炎などが関連する．

非皮膚疾患に伴う痒みでは，原発となる皮膚症状は見られにくいが，搔破行動に伴った二次的なびらんや痂皮などの皮膚症状は出現していても良い．なお，蕁麻疹は膨疹の出没を特徴とし，診察時に皮膚症状を確認できないこともあるので注意を要する．

腎臓疾患では，腎不全に伴い痒みが出現し，維持透析患者の約60%が痒みを訴える．痒みの重症度と透析に至る基礎疾患や透析開始からの期間との間に相関はない．抗ヒスタミン薬が効果を示さないことも多い．内因性オピオイド物質が主原因の1つとされ，オピオイド受容体拮抗薬が治療に用いられている．

肝・胆道疾患では，胆汁うっ滞に伴って痒みが出現しやすい．掌蹠に痒みが生じやすく，黄疸が出現する前に痒みを訴える例が多い．

内分泌・代謝疾患では，糖尿病と甲状腺機能障害が重要である．糖尿病患者では健常人の約4倍の頻度で皮膚症状を伴わずに痒みが出現し，糖尿病性神経障害と有意に相関している．甲状腺機能障害では，機能亢進の1割弱に痒みが出現し，機能低下でも皮膚乾燥による痒みを伴う．

血液疾患では，水との接触により惹起される痒み(aquagenic pruritus)や，入浴後などの急激な温度変化時などに数十分持続する，刺されるような痒み(pricking skin discomfort)が，真性赤血球増加症に特徴的である．aquagenic pruritusは真性赤血球増加症患者の約7割に出現し，その6割程度が本症診断前に発症していると言う．また，ホジキン病でも激しい痒みが出現し，痒みと予後に相関があるという報告もある．

中枢神経疾患では，多発性硬化症に痒みが出現しやすい．増悪期の初期症状で見られやすく，髄節性に突発的に出現し，発作性瘙痒感(paroxysmal itching)と呼ばれる．

末梢神経疾患では，絞扼性ニューロパチーで痒みが生じうる．部位により，notalgia paresthetica(片側上背部)，meralgia paresthetica(大腿外側)，brachioradial pruritus(腕橈骨部)と称される．また，帯状疱疹後神経障害では分節性に痒みが出現する．

妊娠中にも痒みが生じうる．妊娠性痒疹，妊娠性疱疹などの妊娠に特異的な皮膚疾患のほかに，発疹を伴わず妊娠後期に出現する妊娠性瘙痒症という痒みもある．ほかに，HIV感染症や精神疾患に痒みが生じうる．

疼痛(痛み)とは

「疼痛(痛み)」は「組織損傷が生じたとき，生じそうなとき，あるいはそのような損傷の

表1　痒みを生じうる原因

皮膚疾患に伴う痒み　原発性の皮膚症状がある
多種の皮膚疾患が痒みを伴うデルマドロームとして，全身疾患に伴い皮膚疾患が出現することもある

非皮膚疾患に伴う痒み　原発性の皮膚症状がない
(1) 全身疾患 　腎臓疾患：尿毒症・腎不全など 　肝・胆道系疾患：胆汁うっ滞症など 　血液疾患：真性赤血球増加症など 　内分泌疾患：甲状腺機能障害，糖尿病など 　中枢神経疾患：多発性硬化症など 　そのほか：妊娠やHIV感染症，薬剤性瘙痒症など (2) 末梢神経疾患 　notalgia paresthetica 　meralgia paresthetica 　brachioradial pruritus 　帯状疱疹後瘙痒症 (3) 精神疾患 　薬物乱用 　寄生虫妄想 　強迫性障害

表2　痛みを伴う疾患

感染症
丹毒，蜂窩織炎，ガス壊疽，帯状疱疹，単純疱疹など
皮膚腫瘍
血管脂肪腫，グロムス腫瘍，血管平滑筋腫，血管芽細胞腫，エクリン螺旋腺腫　など
物理・化学的皮膚障害
光線・温熱・寒冷などによる皮膚障害，放射線皮膚障害，外傷　など
炎症性皮膚疾患
結節性紅斑，好中球性皮膚症
脈管疾患
末梢動脈疾患(閉塞性動脈硬化症)，バージャー病，皮膚紅痛症，レイノー症
神経障害
帯状疱疹後神経痛，糖尿病性神経障害，複合性局所疼痛症候群，その他神経障害

際に表現されるような，不快な感覚体験および情動体験」と定義される．皮膚に痛みを来す疾患を**表2**に示す．

全身疾患に伴う痛みの特徴

　結節性紅斑は，圧痛・自発痛を伴う紅色皮下結節が主に両下腿に出現する．感染症やベーチェット病，炎症性腸疾患，サルコイドーシスなどに伴うことがある．類似の症状を呈する疾患に硬結性紅斑があり，これは結核との関連が知られる．

　好中球性皮膚症は疼痛を伴う紅斑や潰瘍が出現し，臨床形態からスイート病や壊疽性膿皮症などに細分される．骨髄増殖性疾患などの血液疾患や炎症性腸疾患に伴って出現することがある．

　虚血痛も皮膚に現れやすい．末梢動脈疾患

やバージャー病では冷感や皮膚の菲薄化とともに虚血痛が出現し，進行すると潰瘍や壊疽に至る．皮膚紅痛症は主に温熱負荷により自発痛や接触痛が生じる．レイノー症では寒冷や情動などで血管が攣縮して蒼白となり，疼痛が生じる．強皮症など膠原病に注意が必要である．

　帯状疱疹や糖尿病，血管炎，膠原病などによる神経障害でも皮膚の疼痛が経験される．複合性局所疼痛症候群では皮膚の発赤やチアノーゼ，発汗異常，皮膚温異常，萎縮，筋骨格系の萎縮・拘縮なども併発する．遺伝性疾患であるファブリー病では，小児期に四肢に「燃えるような」疼痛が，特に運動時や入浴時に出現する．

● **参考文献**
1. 端本宇志：全身疾患と痒み．アレルギー免疫 2016；23：1244-1250.

Ⅲ 感覚器疾患のみかた

触覚

心因性の皮膚感覚異常

池田政身

皮膚感覚異常とは

皮膚感覚異常とは皮膚感覚の幻覚を訴えるものを指し，その症状は痛み，痒み，熱感，冷感，触感などさまざまな言葉症状を訴えるが，日常的範囲から逸脱しておらず，了解可能な訴えであり，基本的には皮膚症状は認めない[1]．口腔内に限局したものは口腔異常感症と呼ばれる．皮膚感覚異常は初老期以降に発症することが多い．

一方，皮膚の感覚異常のみならず身体のさまざまの部位に異常な感覚を訴え，その訴えが奇妙で執拗であり，了解不能なものがセネストパチー（体感異常症）と呼ばれ，そのうち口腔内に限局したものは口腔セネストパチーと呼ばれる[2]．いずれも難治性である．

また，皮膚の感覚異常を来すものとして皮膚寄生虫妄想もあり，この疾患は中高年，独居者に好発し，皮膚表面や体内に虫がいると確信し，チクチク，もぞもぞ，刺す感じ，這う感じがするなどの皮膚の感覚異常を訴え，訂正不能である．自分で「虫」を取ろうとして搔破や自傷することによる皮膚病変を伴うことも多い．皮膚科を受診し，「虫」と称してゴミを持参し，虫を殺すための治療を要求し，虫はいないと説明しても説得不能である．患者本人は「虫」を認知しているため，「虫」の性状を微細に述べることもある[3]．

これら3つの疾患の関係を表1に示す．症状としての皮膚の感覚異常としては類似しているため，これら3つの疾患の厳密な鑑別は困難なことがある．いずれも患者の苦痛は大きく，本来は精神科で扱うべき疾患であるが，しばしば患者は精神科受診を拒み，皮膚科を受診し，しつこく検査や治療を要求する．しかし皮膚科では対応できず，診断と治療に苦慮する．患者に対し「気のせいだ」とか「皮膚科的には異常はない」と説明し，鎮痛薬や痒み止めなどの対症療法を行っても効果はない．患者は苦痛を取り除いてほしいため，ドクターショッピングを繰り返すが，適切な対応と薬剤投与を行えばこれらの患者たちの苦痛を取り除くことが可能である．

鑑別すべき疾患

■うつ病

うつ病の際も，その症状の1つとして皮膚感覚異常が出現することがあるが，うつ病では皮膚感覚異常のほかに，抑うつ気分，興味の低下，食欲の低下，不眠，疲労感，思考力の低下，自殺企図などの症状を伴うため，診断は容易である．

■統合失調症

統合失調症でもその症状の1つとして皮膚感覚異常が出現することがあるが，さらに重い症状である幻覚や妄想を伴い，感情表出が乏しくなり，適切な思考や判断が欠如してくる．病気の初期では皮膚感覚異常と鑑別が必要となることがある．

■その他

痒みの感覚としては蕁麻疹，皮膚瘙痒症などがあり，痛みの感覚としては帯状疱疹後神経痛や下肢血流障害，温かい感覚としては接触皮膚炎，冷たい感覚としてはレイノー症状を呈する疾患などの血流障害などが鑑別診断として挙げられる[1]．

治療

皮膚感覚異常やセネストパチーや皮膚寄生虫妄想では，患者の訴えを支持し共感的態度

表1　皮膚感覚異常，皮膚寄生虫妄想とセネストパチーの関係

	皮膚感覚異常	皮膚寄生虫妄想	セネストパチー
表現	皮膚感覚の幻覚で了解可能な表現	「皮膚や体内に虫がいる」ための異常な感覚	皮膚のみならず身体の異常で奇妙な感覚について了解不能な表現
訴え	痛み，痒み，灼熱感など	「虫」によってさまざまな症状が生じると主張する	奇妙で執拗な訴え
特徴	心気症に準ずるものや，初老期うつ病に伴うことが多い	訂正不能な確信を持つ	訴える部位の固定化
治療	支持的精神療法 抗うつ薬，抗不安薬など	ピモジド，非定型抗精神病薬	基礎疾患に準じるが難治

で接することで患者との間でラポール（信頼関係）を構築することが必要である．投薬に当たっても患者の理解と同意が必要なので，投与する薬剤により患者の苦痛を取り除き，QOLを高めることができると納得していただく必要がある．

　皮膚感覚異常の投薬では主に抗うつ薬を用いるが，抗うつ薬のみでは効果の発現に時間がかかるため，抗不安薬との併用を行う．抗うつ薬では副作用の比較的少ない薬剤である選択的セロトニン再取り込み阻害薬（selective serotonin reuptake inhibitors；SSRI）やノルアドレナリン作動性・特異的セロトニン作動性抗うつ薬（noradrenergic and specific serotonergic antidepressant；NaSSa）が使いやすい．SSRIは現在日本ではエスシタロプラム（レクサプロ®），フルボキサミン（ルボックス®，デプロメール®），セルトラリン（ジェイゾロフト®），パロキセチン（パキシル®）の4種類が承認され，またNaSSaにはミルタザピン（リフレックス®/レメロン®）がある．いずれも主に眠前や夕食後に少量から投与開始し，徐々に増量する．副作用としては悪心，傾眠，倦怠感，頭痛などが見られることがあり，急に服用を中止すると体調が悪くなることがあるので注意が必要である．

　抗不安薬としては中時間作用型のロラゼパム（ワイパックス®），ブロマゼパム（レキソタン®），アルプラゾラム（コンスタン®），超長時間作用型のロフラゼプ酸エチル（メイラックス®）などが使いやすく，眠気などの副作用の少ないものとしてタンドスピロン（セディール®）などが挙げられる．これらの治療に反応しない場合やセネストパチーおよび皮膚寄生虫妄想では非定型抗精神病薬が第1選択薬となる［皮膚寄生虫妄想では以前はピモジド（オーラップ®）が第1選択薬であったが，眠気などの副作用が強く最近ではわが国での使用は減っている．しかし欧米では依然使用されている］．

　非定型抗精神病薬としてはリスペリドン（リスパダール®），ペロスピロン（ルーラン®），オランザピン（ジプレキサ®），クエチアピン（セロクエル®）などがあり，いずれも統合失調症に使用する量より少量で効果が期待できる．オランザピンとクエチアピンは糖尿病に禁忌であり，ペロスピロンも高血糖の副作用があり，注意が必要である．

● 文献
1) 羽白　誠：皮膚感覚異常症─皮膚科から．久保千春，宮地良樹編，皮膚心療内科，第1版，診断と治療社，東京，2004；230-236.
2) 大久保恒正，安藤寿博：口腔内セネストパチーの位置付けと診断．高山赤十字病院紀要 2012；36：9-15.
3) 池田政身：寄生虫妄想．*Derma* 2014；218：57-62.

触覚

3 薬剤性の皮膚感覚異常

小豆澤宏明

　薬剤による皮膚感覚異常は，主に瘙痒と疼痛であり，皮膚における紅斑や膨疹といった可逆的な一過性の変化や壊死性皮膚障害など器質的な変化を伴う場合，あるいは臨床的にそれらの変化が明らかではない場合がある．薬剤性の瘙痒・疼痛を伴う代表的な疾患について解説する．

薬剤性の瘙痒

■薬剤性皮膚瘙痒症

　皮膚瘙痒症は発疹を認めないにもかかわらず痒みを訴える疾患である[1]．ほぼ全身に痒みを生じる汎発性と体表面の限られた部位に痒みを生じる限局性があるが，薬剤性の場合は汎発性であることが多い．クロロキン，オピオイド，降圧薬，抗がん剤など原因薬剤は多岐にわたる．薬剤性皮膚瘙痒症のメカニズムの多くは不明であるが，肝障害に伴うものやヒスタミンの遊離やμ受容体の活性化が関連しているものがある．添付文書情報では，特に抗がん剤では瘙痒の頻度が高く記載されているが，何らかの皮膚障害を伴うことが多い(表1)．

■蕁麻疹型薬疹

　薬剤により即時型反応が誘導されると，蕁麻疹，血管性浮腫，喘息といった症状を呈し，アナフィラキシーでは，血圧低下，低酸素血症のため重篤な場合死に至る場合がある．薬剤による蕁麻疹は，痒みを伴うことが多い．一方で，蕁麻疹様の皮疹や血管性浮腫を伴うにもかかわらず痒みの訴えが乏しい場合には，NSAIDs不耐症やACE阻害薬による血管性浮腫，あるいは遺伝性血管性浮腫(HAE)などのIgEを介さない病態の鑑別が重要である．

表1　瘙痒を伴う抗がん剤

薬剤	瘙痒の頻度
アファチニブ	10.9%
ゲフィチニブ	10%以上
パニツムマブ	0.5%以上10%未満
セツキシマブ	10%以上
モガムリズマブ	10%以上
ブレンツキシマブ ベドチン	10%以上
ペムブロリズマブ	10%以上
ニボルマブ	5%以上
イピリブマブ	5%以上
ダブラフェニブ	1〜10%未満
トラメチニブ	1〜10%未満
ソラフェニブ	10%以上
レゴラフェニブ	1〜10%未満
ダサチニブ	10%未満
ゲムシタビン	1〜10%未満
テモゾロミド	10%未満
レナリドミド	1〜5%未満
パクリタキセル	5%未満
ドセタキセル	5%未満

添付文書情報において，瘙痒の頻度が高い代表的な抗がん剤を示す．

■光線過敏型薬疹

　薬剤性光線過敏症は，血圧降下薬のヒドロクロロチアジドをはじめ，抗菌薬などが原因となる．主に紫外線に曝露される露出部に痒みを伴う紅斑を認めるが，炎症が遷延すると色素沈着のみならず，色素脱失により白斑を伴い症状は多彩である．薄い衣服を着用している場合は非露出部にも皮疹を生じる場合がある．

■接触皮膚炎，光接触皮膚炎

　フラジオマイシンなどの外用薬による接触皮膚炎は，使用した部位に痒みを伴う紅斑が出現する．またケトプロフェンを含有する湿布薬は，貼付後の部位への紫外線により光接触皮膚炎が誘発され，貼付部位に一致した痒みを伴う紅斑のみならず，全身の光線過敏症による紅斑や痒みが誘発される場合がある．

瘙痒 ← → 疼痛

播種状紅斑丘疹型薬疹　　固定薬疹　　スティーヴンス・ジョンソン症候群
多形紅斑型薬疹　　　　　　　　　　　中毒性表皮壊死症
薬剤性過敏症症候群
光線過敏型薬疹
接触皮膚炎
光接触皮膚炎
蕁麻疹型薬疹

図1　薬剤性の瘙痒と疼痛

■ 播種状紅斑丘疹型薬疹・多形紅斑型薬疹

薬剤による遅延型過敏反応により，体幹を中心に左右対称性の紅斑が誘発されることがあり，半米粒大程度の紅斑は播種状紅斑丘疹型，多形滲出性紅斑に類似した皮疹の場合は多形紅斑型と呼ばれる．特に後者は高熱を伴う場合，重症薬疹への進展に注意が必要である．これらの薬疹は，痒みを訴える場合が多いが，全く痒みのない症例もある．近年はピロリ除菌の際，内服終了後数日以内に紅斑が高頻度に見られ，強い痒みを伴うことがある．

■ 薬剤性過敏症症候群

カルバマゼピン，アロプリノール，ラモトリギンなど限られた薬剤の投与後，数週間程度で，全身の紅斑，肝機能障害に加え，顔面の浮腫や膿疱をしばしば認める．著明な好酸球増多に加え，血清 TARC の上昇（保険適用外）が報告されており，しばしば強い瘙痒を伴う．

薬剤性皮膚障害による疼痛

■ 固定薬疹

市販感冒薬などに含まれるアリルイソプロピルアセチル尿素をはじめ，多様な薬剤により，限局性に紅斑が誘発され，反復投与により，色素沈着が持続し，重症では水疱形成を伴うことがある．内服後数時間以内に色素沈着部に痒みやピリピリした痛み・灼熱感が誘発され，その後紅斑が再現される（図1）．

■ スティーヴンス・ジョンソン症候群/中毒性表皮壊死症

多くの場合，薬剤によって発症すると考えられる疾患であり，発症時は播種状紅斑丘疹型薬疹・多形紅斑型薬疹と同様に紅斑として始まるが，数日以内に暗赤色となり水疱・びらんを形成する[2]．初期では水疱形成は明らかでなく，擦過により容易にびらんを形成することで本疾患が疑われることが多い．高熱を伴って全身に紅斑・水疱・びらんと眼・口腔・陰部粘膜にびらん・出血が出現するが，通常の薬疹とは異なり，紅斑の出現時に痛みを訴えることが多い．スティーヴンス・ジョンソン症候群/中毒性表皮壊死症は表皮角化細胞の壊死のため，表皮全層の壊死に至ることが多く，紅斑の時点でも，ある程度の表皮壊死が起きているため，痒みよりも痛みを自覚するものと考えられる．表皮壊死によるびらんが広範囲になると，強い疼痛を伴うため，上皮化するまでの間，疼痛コントロールのため，オピオイドを必要とする場合がある．

● 文献

1) 佐藤貴浩，横関博雄，片山一朗他：日本皮膚科学会ガイドライン　汎発性皮膚そう痒症診療ガイドライン．日皮会誌 2012；122：267-280.
2) 塩原哲夫，狩野葉子，水川良子他：日本皮膚科学会ガイドライン　重症多形滲出性紅斑　スティーヴンス・ジョンソン症候群・中毒性表皮壊死症診療ガイドライン．日皮会誌 2016；126：1637-1685.

4 皮膚感覚異常を来す皮膚腫瘍

触覚

爲政大幾

診断に際して

皮膚の腫瘍そのもので痒みや痛みを生じることはそれほど多くはないが，中にはこれらが臨床的特徴の1つとして挙げられる疾患もあり，診断に至る所見として大きな役割を果たす場合がある．皮膚腫瘍の診断においては病理組織診断が最も重要で，多くの場合には最終診断となりうるものである．しかし，皮下腫瘍では生検が容易でない場合もあり，そういった場合には感覚異常の把握が臨床診断と治療適応決定に大きな役目を果たすこととなる．したがって，実臨床においては感覚異常に関する愁訴の聴取や視診・触診などを軽視してはならない．

診断の流れ

腫瘍の感覚異常には，腫瘍そのものが感覚障害を引き起こす場合と何らかの合併症による場合とがあり，臨床診断に当たっては両者を鑑別する必要がある．また，後者においては，あらゆる腫瘍に普遍的に生じるものと，特定の腫瘍に特徴的なものとがある．

診断においてはまず丁寧な問診から行っていく必要がある．痒みの場合は局所性か全身性かといった発生部位や持続時間が重要である．痛みの性状としては，圧痛なのか自発痛なのか，神経に沿って走る痛みかなどの性状や持続時間を聴取する必要がある．続いて視診と触診を行ってある程度診断の候補を挙げ，生検による病理組織検査や画像検索の必要性を決定することとなる．

痒みを生じる皮膚腫瘍(表1)

腫瘍に特異的な痒みの場合として，痒みを引き起こす物質を有する細胞が皮膚に浸潤増殖して症状を生じる疾患がある．皮膚での神経線維腫の多発が特徴的臨床症状の1つである神経線維腫症1型においては，腫瘍部皮膚に肥満細胞が存在し，その脱顆粒による痒みを伴うことがあり，特に，色素斑を伴って巨大な軟らかい腫瘤を呈するびまん性神経線維腫において顕著である．木村病は顔面，頸部などを中心とする皮内から皮下に著明な好酸球の浸潤を特徴とする腫瘤や腫脹を形成し，皮膚はオレンジの皮様を呈して痒みを伴うことがある．悪性リンパ腫や白血病などの血液疾患では，全身至るところに痒みを生じる腫瘍随伴性皮膚瘙痒症を合併することが多い．また菌状息肉症をはじめとする皮膚T細胞リンパ腫(cutaneous T cell lymphoma)や成人T細胞白血病/リンパ腫(adult T cell leukemia/lymphoma；ATL/L)などでは，皮疹や腫瘤のみに痒みを伴う場合もある．

皮膚腫瘍に非特異的に生じる痒みの原因としては，内服薬の副作用，アレルギー性皮膚疾患の合併，腫瘍部位に使用している消毒薬や外用薬による刺激やアレルギーによるもの，潰瘍化した腫瘍からの滲出液などによるものなどが挙げられる．

痛みを生じる皮膚腫瘍(表2)

後述する神経浸潤や圧迫を除けば，腫瘍特異的に痛みを伴うものは決して多くなく，意外なことにその多くが良性腫瘍である．皮膚悪性腫瘍のうち皮膚有棘細胞がんでは腫瘍が小さくても自発痛を生じることがあるが，悪性黒色腫では痛みを生じることは比較的まれであるとされている[1]．良性腫瘍の診断においては，腫瘍自体の形態や発生部位だけでなく，痛みの有無やその性状が診断情報として有用な場合が多く，これらの情報を検討する

表1 痒みを伴うことの多い皮膚腫瘍

腫瘍特異的な（腫瘍に一致した）痒みを伴う皮膚腫瘍	
良性腫瘍	神経線維腫（神経線維腫症） 木村病 肥満細胞症 脂漏性角化症 色素性母斑 ケロイド
悪性腫瘍	リンパ・血液腫瘍 　皮膚T細胞性リンパ腫（CTCL） 　成人T細胞白血病/リンパ腫（ATLL） 腫瘍随伴性皮膚瘙痒症 　節性・節外性悪性リンパ腫 　白血病 　ATLL 乳房外Paget病 悪性末梢神経鞘腫瘍（MPNST） 内臓悪性腫瘍の皮膚転移

表2 痛みを伴うことの多い皮膚腫瘍

腫瘍特異的な痛みを伴う皮膚腫瘍	
良性腫瘍	皮膚付属器腫瘍 　平滑筋腫　血管平滑筋腫 　　　　　　立毛筋性平滑筋腫（単発性， 　　　　　　多発性） 　（エクリン）らせん腺腫 　副乳（異所性乳腺） 間葉系腫瘍 　血管脂肪腫 　神経鞘腫 　外傷性神経腫 　神経鞘粘液腫 血管系腫瘍 　グロムス腫瘍 　血管芽細胞腫（中川） 　血管内乳頭状内皮細胞増殖症 その他 　ケロイド（側圧痛） 　異所性（皮膚）子宮内膜症
悪性腫瘍	皮膚有棘細胞がん カポジ肉腫 悪性末梢神経鞘腫瘍（MPNST）

ことによって，診断候補をある程度絞り込むことが可能である．

　これに対して，腫瘍に非特異的な痛みの多くは炎症や感染の合併によるものであり，腫瘤の腫脹や増大，発赤，滲出液の増加や排膿，腫瘤周囲の発赤腫脹や圧痛などを伴う場合が多い．これらの変化は，表皮嚢腫（粉瘤）をはじめとする嚢腫病変に生じている場合が最も多い．また，皮膚腫瘍（多くは悪性腫瘍）が増大ないしは下床へ浸潤増殖して，神経を圧迫ないしは神経に沿って増殖する場合などでも，圧痛や自発痛，放散痛などを引き起こす場合がある．

■診断

問診

　痒みや痛みに関する程度，どのように感じるのか，出現時期と持続時間などを尋ねる必要がある．

触診

　圧痛，接触痛，放散痛などの痛みの性状を知ることができる．また，腫瘤の形態（辺縁が平滑か凹凸不整か），硬さ，局在の深さ（皮内か皮下か），下床や周囲との癒着の有無などの触診で得られる情報から，腫瘍の種類が推測可能である．

画像検査

　外来で最も簡便に行えるものは超音波検査である．ほかにCTやMRIも有用だが，それぞれの検査法の特徴と限界を理解しておく必要がある．

病理組織検査

　検体を得る方法としては，針生検，パンチ生検，開放生検，生検を兼ねた切除などがあり，対象病変と局在部位，得る必要のある検体の量などに応じて使い分ける必要がある．

　痒みや痛みといった自覚症状はその感じ方や訴え方に個人差が大きいため，先入観を持って病歴を聴取すると，診断が思わぬ誤った方向へ向かってしまいかねない．診断過程すべてを丁寧に行い，かつ見落としや見誤りがないかを常に検討していく必要がある．

● 文献

1) Yosipovitch G, Mills KC, Nattkemper LA, *et al*：Association of Pain and Itch With Depth of Invasion and Inflammatory Cell Constitution in Skin Cancer：Results of a Large Clinicopathologic Study. *JAMA Dermatol* 2014；150：1160-1166.

Ⅲ 感覚器疾患のみかた

触覚

 皮膚感覚異常を来す感染症，虫刺症，寄生虫

井川 健

感染症

■帯状疱疹

疾患の特徴（疫学，原因）

　帯状疱疹は，水痘の原因ウイルスである，水痘・帯状疱疹ウイルス（varicella-zoster virus；VZV）の再活性化によって生じるウイルス性感染症である．水痘に罹患後，VZVは知覚神経を伝わって三叉神経節や脊髄後根神経節のサテライト細胞に感染し，数年〜数十年の潜伏感染の状態になる．その後，何らかの誘因により，このVZVが再活性化することによって帯状疱疹が発症する，ということになる．体の左右どちらかの神経支配領域に一致した，帯状の病変が特徴であり，しかも，ほとんどの症例において，同部位を中心とした疼痛を伴う．さらに，感染症そのものが改善したあとも，同部位を中心とした疼痛，違和感などが長期にわたって残存することもあり，その場合は，帯状疱疹後神経痛（post herpetic neuralgia；PHN）と称され，さまざまな治療を要することが多い．

　疫学的には，1980年ごろのアメリカにおける統計によると，人口10万人当たり500人程度の発症率であり[1]，また，生涯に帯状疱疹を発症する頻度は人口の10〜20％で，その頻度は増加傾向であるとされる．

類する疾患ならびに鑑別すべき疾患

　ときに類似する臨床を呈し，鑑別すべき疾患として，単純疱疹と丹毒を挙げる．単純疱疹はヒト単純ヘルペスウイルス（herpes simplex virus；HSV）による感染症（こちらも多くは再活性化）である．帯状疱疹に比べて，自覚症状，他覚所見とも重症感はないことが多い．また，帯状疱疹のような，広範な領域にわたる病変を呈することはほとんどない．また，疼痛を感じる領域も限局する場合がほとんどであり，また疼痛自体が軽度である．

　丹毒は，細菌（連鎖球菌が多い）による皮膚の浅層（ほぼ真皮レベル）における感染症である．比較的境界明瞭な板状の硬結を触れる紅斑であり，片側に限局するような臨床を呈することが多く，水疱形成は多くないものの，帯状疱疹との鑑別が必要になることがある．

虫刺症

■蚊刺症

疾患の特徴（疫学，原因）

　ここでは，特に，蚊類による皮膚炎について述べることとする．

　一般に蚊は体長5mm程度で，日本全国に広く分布する．ヒトスジシマカやアカイエカなどによる被害が最も多い．蚊は，産卵のためにメスが吸血するが，吸血の際に皮膚内に注入される唾液腺物質に対するアレルギー反応が起こることによって臨床症状が出現すると考えられる．個人差が多いのみならず，個人の中でも，年齢による反応の変化が見られることが通常である．すなわち，乳児では無反応であることが多いが，年齢を経て，蚊による刺咬の回数が多くなるにつれて遅延型反応や即時型反応，さらにはそれらの混在した反応が見られるようになってくるとされる[2]．

　最も一般的な臨床症状は以下のようである．即時型反応が起こる場合は，刺咬直後から痒みを伴う膨疹・紅斑が出現するが，遅延型反応が起こる場合は，刺咬後1〜2日で痒みを伴う紅斑，丘疹が出現し，ときに小水疱を生じる．

S 184

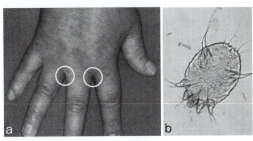

図1 疥癬の臨床像（a）と原因となるヒゼンダニ（b）

類する疾患ならびに鑑別すべき疾患

　臨床像や経過から虫刺症である，とする診断は，比較的容易と考えられるが，実際に刺されている場面を確認できないことも多く，原因となる虫の確定は困難である．蚊刺症と類する疾患，ならびに鑑別すべき疾患の第1には，ほかの虫による虫刺症がある．また，炎症反応が強く，また水疱形成などが起こる場合には，類天疱瘡など，自己免疫性水疱症の鑑別は重要と考えられる．自己抗体の存在や，組織学的所見など総合的に判断する．亜急性痒疹も鑑別すべき疾患と考えられる．虫刺症も亜急性痒疹の原因の1つと考えられるが，薬剤，あるいは何らかの全身性疾患に伴う痒疹反応の可能性もあり，長期で改善がない症例などは注意すべきである．

寄生虫

■疥癬

疾患の特徴（疫学，原因）

　疥癬はヒトを固有宿主とするヒゼンダニが，ヒトの皮膚の角質層に寄生して起こる皮膚の感染症の一種である．終生ヒトの皮膚に寄生し，ヒトの皮膚から離れると比較的短時間で死滅する．したがって，感染の経路としては直接経路（皮膚と皮膚の接触による）であることが多く，このことから，本疾患は性感染症（sexually transmitted diseases；STD）の1つとされている．必ずしも性行為と関係ないことも多く，その大部分は，生活の場を同じくする家族内における発症，あるいは老健施設における発症である．

　疥癬は，感染後約1か月の潜伏期間をおいて発症する．一般的には，非常に激しい痒みを伴うことが特徴であり，個疹は小さな紅色丘疹を呈することが多い．

　手指では，これらの紅色丘疹と共に，指間部に「疥癬トンネル」と呼ばれる数mmの線条の皮疹が見られる（図1a）．これらより検体を採取し，光顕的に観察すると，虫体や虫卵が観察され（図1b），確定診断は比較的容易である．

類する疾患ならびに鑑別すべき疾患

　疥癬を疑って診断をすること自体は上述の通り比較的容易である．それでも複数回の検体採取，場合によっては経過を見て複数回のチェックが必要なことがある．

　問題は，最初の鑑別疾患として疥癬が頭に浮かばない場合である．難治性湿疹や痒疹，重症薬疹，自己免疫性疾患など，多くの疾患を疑われ，実際に精査，治療（ステロイドをはじめとする免疫抑制薬物による）を受けても改善がなく，紹介受診される症例も少なくない．

　治療による修飾もあり，臨床的にかなり難しい症例が多く，偶然の鏡検（白癬の鑑別など）や，直近の同様症例の経験から鏡検を行うなどにより，虫体や虫卵が検出されることにより，ようやく診断されることもある．

●文献

1) Ragozzino MW, Melton III LJ, Kurland LT, et al：Population-based study of herpes zoster and its sequelae. Medicine (Baltimore) 1982；61：310-316.
2) Oka K, Ohtaki N：Clinical observations of mosquito bite reactions in man：A survey of the relationship between age and bite reaction. J Dermatol 1989；16：212-219.

IV

感覚器疾患の検査法

1 視力検査・屈折検査

鳥居秀成

視力検査・屈折検査は眼科の日常診療において基本的かつ必須の代表的な検査として挙げられる．本稿では代表的な視力検査・屈折検査について述べる．

視力検査

視力は2点を識別する眼の能力のことである[1]．かろうじて判別できる2点が眼に対してなす角度を最小可視角（単位：分）と言い，最小可視角の逆数が視力である．視力は自覚的に分離できる最小の閾値（最小分離閾）を指し，わが国の視力検査では一般的にはランドルト環指標（図1a）を用いている．欧米ではSnellen文字やE字指標（図1b）が主流である．たとえばランドルト環の切れ目の大きさが1.5mmで，5mの検査距離では視角は1分に相当するため視力は1.0となる．また，その他の有名な視力表としてはETDRS（early treatment diabetic retinopathy study）チャートがある．アルファベットはAからZまで26文字あるが，判別しやすいもの・しにくいものがあるため認識しやすさがほぼ同じ10文字を選んで指標にしており，さらに可読文字数で視力が算出されるなど，よく練られた指標であるため世界中の多くの研究で使用されている．

視力の検査方法は年齢によって異なる．新生児期のスクリーニングや，固視・視反応がはっきりしない小児には定性的な検査ではあるがOKN（optokinetic nystagmus）などを用い，乳児期には縞視力を用いるPL（preferential looking法）やteller acuity cardsなどを用いる．8歳ごろまでは字づまり指標ではなく字ひとつ指標を用いて視力検査を行う[2]．2歳ごろで字ひとつ指標での検査が困難なと

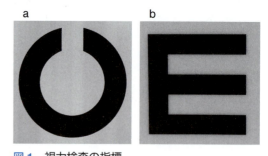

図1 視力検査の指標
ランドルト環指標（a）とE字指標（b）．

きには，近方視力として森実ドットカードなどを使用する．8歳ごろより大きい年齢では通常の字づまり指標を用いた視力表を用いて視力検査を行う．

視力の記載法として，矯正レンズをかけての矯正視力は裸眼視力と区別するために括弧内に記載する．視力の数値の後にp（partial）が付いていることがあるが，視力は5列中3列以上の正解でその視力値とされ，1～2列の正解の場合に数値の後にpが付けられる（表記例：1.0p）．視力0.01未満の表記法としては，指数弁・手動弁・光覚がある．指の本数が分かる場合には分かった距離と共に表記（例：30cm/指数弁），指の数が分からない場合には手を動かして手の運動方向を聞き，分かった距離と共に表記（例：30cm/手動弁），手の運動方向が分からないときには光覚を調べる．暗室内で瞳孔に光を入れて明暗が判別できるかを見て，分かる場合には光覚（＋），分からない場合には光覚（－）と記載する．

屈折検査

大きく分けて他覚的屈折検査と自覚的屈折検査に分けられる．

他覚的屈折検査は，オートレフラクトメー

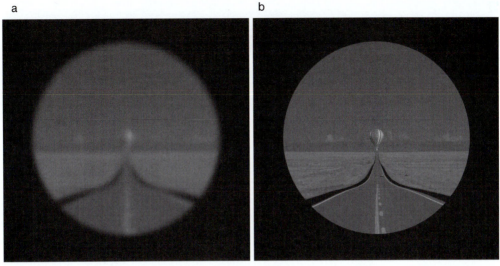

図2 オートレフラクトメータ（ARK-1s, NIDEK）を覗き込んで見えた画像
調節の影響をある程度とるために気球がぼやけ（雲霧）(a)，その後はっきりする（b）．この風景は実際に存在するアリゾナ州の原野の写真で，気球の写真と合成したものである．

タや検影法などで測定されるが，最近はほとんどがオートレフラクトメータで測定される．眼科を受診し，「気球が見える検査」を行ったという人は多いと思われる（図2）．これはオートレフラクトメータを覗き込んで見える画像例であり，この検査を行うことでその眼の屈折値を他覚的に，そして自動的に測定することができる．この値を基に，遠視・近視・乱視などの屈折異常が把握でき，矯正視力の測定もできる．その際，屈折値が全く異なる個人個人が機械を覗くときにみな最初に気球にピントが合うのは，機械がプレ測定により基準位置を算出しているからである．その後気球がぼやけ（図2a），そしてはっきりする（図2b）．これは雲霧という方法を用いているために起こる現象で，ヒトは調節により屈折の値が変わってしまう．

　調節の影響をしっかり取るためには調節麻痺薬を使うのが良いが，調節麻痺薬を使ってしまうと近くが見づらくなり，薬の種類にもよるが数時間から1週間程度不便になってしまう．そこで調節麻痺薬を使わなくてもその調節の影響をできるだけ取り除くために，測定時に接眼部と指標の間に凸レンズ（+ 1.6D

など）を入れるような光学的な仕組みを作り雲霧状態（「気球がぼやけて見える」状態）にしているのである．ただしこの一瞬の雲霧状態のみでは調節を取るには不十分であることが知られているため，特に小児で眼鏡処方などを行う際には調節麻痺薬を用いてから屈折検査を行うことが一般的である．ただしオートレフラクトメータでは赤外線を使用し測定しているため，赤外線が入らない状態である角膜・水晶体・硝子体などの混濁がある場合などでは測定できないこともある．

　自覚的屈折検査は，他覚的屈折検査結果などを参考にしながら，被検者の応答に基づき自覚的な屈折異常を定量化し，最良矯正視力を測定する．その最良矯正視力が得られる検眼レンズから球面度数，円柱度数，乱視軸を求める．遠視では最良視力が得られた最も強い凸レンズの度数，近視では最良視力が得られた最低の凹レンズの度数が屈折度となる．

● 文献
1) 大鹿哲郎：屈折異常と眼鏡矯正．大鹿哲郎編，専門医のための眼科診療クオリファイ1，初版，中山書店，東京，2010；81-84.
2) 太刀川貴子：視神経膠腫．田野保雄，樋田哲夫編，今日の眼疾患治療指針，第2版，医学書院，東京，2007；613-615.

IV 感覚器疾患の検査法

視覚

2 眼圧測定・隅角検査

富田剛司

　眼圧は緑内障の最も重要な危険因子であり，また現時点で眼圧下降が唯一確実な治療法である．一方，隅角所見は，緑内障の病型診断，特に開放隅角緑内障と閉塞隅角緑内障の判別に重要であり，隅角検査は眼科における基本的な検査の1つである．本稿においては，日本緑内障学会の緑内障診療ガイドライン（第4版）に準拠しながら解説する．

眼圧検査

　多数例を対象とした調査結果により，眼圧値の分布は，高い値への歪みを示し，完全な正規分布を示さない．日本人の緑内障有病率算出を目的として実施された大規模疫学調査である多治見スタディにおいては，対象者の眼圧分布は，右眼圧は 14.6 ± 2.7mmHg，左眼圧は 14.5 ± 2.7mmHg であり，正常眼圧を平均値 ± 2x 標準偏差で定義すると，正常上限は 19.9〜20.0mmHg となる．眼圧の正常値はこのようにして決められており，正常値を超えるということは，緑内障発症のリスクは上昇するが病的な意味合いに直結するものではない．

　眼圧には血圧と同じく日内変動があり，さらに季節変動もある．また，眼圧に関連する因子として，年齢，性別，屈折，人種，体位，運動，血圧，眼瞼圧および眼球運動などが挙げられ，種々の薬物も眼圧変動に影響を与える．

　眼圧は，眼内圧のことであり，眼内にプローブ等を挿入して直接測定することが事実上不可能なため，眼圧計による眼圧測定結果は眼内圧の推定値である．多くの眼圧計は，角膜を変形させて，その変化が生じる前の眼圧を推定する．したがって，眼圧測定値は角膜

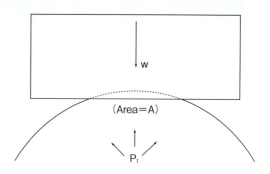

図1　圧平眼圧測定の原理（Imbert-Fickの法則）
内圧(Pt)＝W(力)/A(圧平される面積)の関係がある．

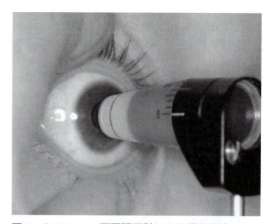

図2　Goldmann圧平眼圧計による眼圧測定

の厚さ，曲率半径，剛性や粘性など生体力学的要素の影響を受ける．圧平眼圧計は，物理の Imbert-Fick の法則（図1）を基に，平面を角膜に押し当てて一定面積が圧平される力から眼圧値を推定する．Goldmann 圧平眼圧計がその代表である（図2）．臨床的にも精度が高く，標準的に使用されている眼圧計である．

　角膜に直接触れない非接触型眼圧計は，噴射された空気で角膜を圧平して眼圧を測定する．測定手技は簡単であるが，脈波の影響を受けやすく，3回以上測定を繰り返す必要がある．誤差が3mmHg以内ならば平均値を

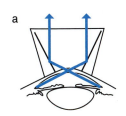
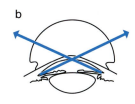

図3 隅角鏡検査
反射鏡を内蔵し，隅角からの光を反射させて外に導き出す間接型隅角鏡の光線経路(a)．隅角からの光を反射させることなく，屈折させることにより観察する直接型隅角鏡の光線経路(b)

眼圧値として採用する．

反跳式眼圧計は，点眼麻酔なしで眼圧測定が可能なポータブル眼圧計である．小さなプローブを角膜に向かって射出し，その跳ね返りの速度から眼圧値を推定する．Goldmann圧平眼圧計とよく相関するが，少し高い数値が示されることが多いと報告されている．測定値の信頼性は高く，小児の眼圧測定に使いやすい．

隅角検査

隅角検査は，前房水流出路が存在する隅角の状態を評価する重要な検査であり，特に緑内障の病型診断に重要である．隅角は直接観察することができないので，隅角鏡を用いて細隙灯顕微鏡下で観察する．隅角鏡検査には直接型隅角鏡による直接法と間接型隅角鏡による間接法がある（図3, 図4）．隅角閉塞の正確な診断には，できるだけ低い光量で瞳孔を収縮させることなく自然散瞳状態での隅角開大度を評価する静的隅角鏡検査と，光量を上げて縮瞳させた状態で，眼球を動かせたり，軽度の圧迫をかけることで隅角を開大させて，器質的隅角閉塞の有無や範囲，結節や新生血

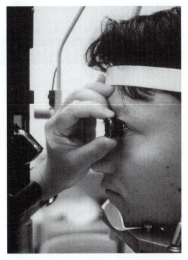

図4 間接型隅角鏡による隅角検査

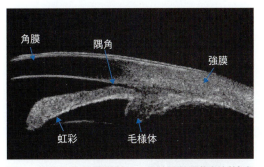

図5 超音波生体顕微鏡による前眼部画像解析検査
虹彩根部と角膜輪部で形成される部分を隅角と呼ぶ．この例では，虹彩表面から角膜裏面までの距離が狭く，狭隅角眼と判定されるが隅角閉塞は起こしてないことが分かる．

管の有無などを判断する動的隅角鏡検査の両方行うことが望ましい．

隅角検査の補助診断に有用な機器として，超音波生体顕微鏡（図5）や前眼部光干渉断層計などがある．前眼部組織の微細構造を断面として観察することがきる診断機器で，緑内障診療における有用性が報告されている．

IV 感覚器疾患の検査法

視覚

3 細隙灯顕微鏡検査

堀 裕一

細隙灯顕微鏡とは

細隙灯顕微鏡(図1)はスリットランプ(通称スリット)と言い,細隙灯顕微鏡検査は眼科診療の基本中の基本である.眼科医になって最初に習得する技術が細隙灯顕微鏡(スリットランプ)の使い方である.基本的には,眼球の前方の部分(前眼部:眼瞼,角膜,結膜,虹彩,水晶体)の観察を行う検査であるが,観察用レンズを用いることで,網膜や視神経乳頭の観察が可能となり,隅角鏡を用いると隅角検査も可能となる.つまり,細隙灯顕微鏡1台で,眼球のほとんどの部分を観察することができる.さらに最近では細隙灯顕微鏡に付属のCCDカメラにモニターを接続させて,診察者だけでなく,モニターを通じてほ

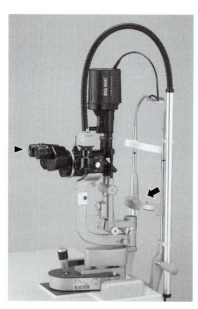

図1 細隙灯顕微鏡
矢印の部分に患者に顎を載せてもらい,診察者は矢頭の部分から双眼で覗いて観察する.

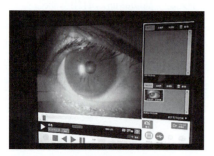

図2 細隙灯顕微鏡検査での映像
細隙灯顕微鏡に接続したCCDカメラからモニターに映像を映しているところ.写真は細隙灯顕微鏡の映像を動画として記録するソフトの画像である.静止画を電子カルテに送ることも可能である.

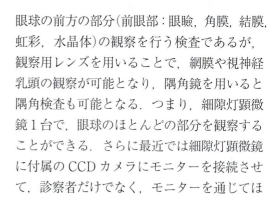

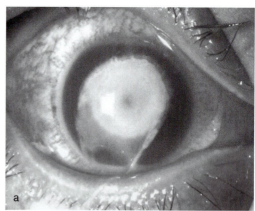

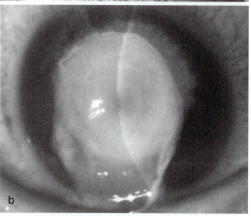

図3 細隙灯顕微鏡の画像
コンタクトレンズ関連の緑膿菌による細菌性角膜炎患者.まずは低拡大で充血の様子や眼瞼の様子も含めて全体像を観察する(a).それから拡大率を上げて,角膜膿瘍の詳細な観察を行う(b).

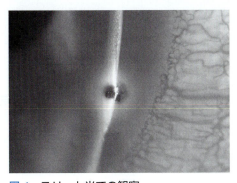

図4 スリット光での観察
細いスリット光を斜めから当てることで，角膜の深さを観察できる．症例は鉄片が刺さった患者である．鉄片が角膜中層まで刺入している．

かの医師やスタッフと同時に観察できるようになっている．静止画像を電子カルテへ直接取り込むことで記録を行えるのはもちろんのこと，医学部学生の卒前・卒後教育やスタッフへの教育，日常臨床における患者・家族への説明にも有用である(図2)．

検査の実際

細隙灯顕微鏡を挟んで椅子に座った患者と対面し，患者に顎台に顎を載せてもらい，診察者が顕微鏡を覗く．細隙灯顕微鏡は，双眼の顕微鏡であり眼球を立体的に観察できる．実験用の顕微鏡のように拡大率を上げることができる．まずは拡大率を下げて大まかに観察し，その後拡大率を上げて詳細を観察するのが一般的である(図3)．

細隙灯顕微鏡の「細隙灯(スリットランプ)」というのは細い光(スリット光)を当てて観察することからきている．角膜や前房，水晶体などは透明であるため，細いスリット光をやや斜めから当てることで，病変が角膜のどの深さにあるかを観察することが可能となる(図4)．

フルオレセインという蛍光色素を点眼して

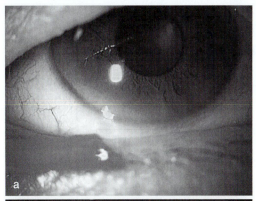
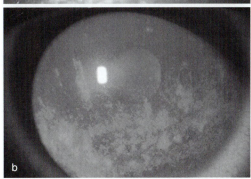

図5 蛍光色素検査(カラー写真は17頁参照)
点眼で濡らしたフルオレセイン試験紙を下眼瞼に触れさせてフルオレセインを点眼し(a)，細隙灯顕微鏡の青色光で観察する．蛍光色素検査では角膜上皮障害がある部分が緑色に染色される．症例はシェーグレン症候群患者で，ドライアイのために角膜上皮障害(点状表層角膜症)を生じている(b)．

青色光を当てて観察することで，角膜上皮の状態や涙液の状態を観察することができる．青色光は細隙灯顕微鏡には必ず内蔵されている(図5)．シェーグレン症候群の診断基準の1つである「蛍光色素検査」とは，この検査のことである．

観察用レンズをスリット光と眼球の間に置くことで，眼底検査を行うことも可能である．一度に見える範囲は通常の倒像鏡を用いた眼底検査に比べて狭いが，顕微鏡の拡大率を変えることで病変部を詳細に観察することが可能となる(次稿の眼底検査を参照)．

IV 感覚器疾患の検査法

視覚

4 眼底検査

辻川明孝

糖尿病の患者では自覚症状がなくても網膜症が発症している可能性がある．視力低下や飛蚊症などの自覚症状があっても，網膜・硝子体は肉眼で直接観察することはできない．そこで，器具を使って網膜・硝子体を観察する検査を眼底検査という．

眼底検査の種類

眼底検査は直像鏡検査，倒像鏡検査，前置レンズを用いた細隙灯顕微鏡検査に大きく分けることができる（表1）．

直像鏡検査では非散瞳下での眼底後極部の観察が可能であり，神経眼科では視神経乳頭の観察によく用いられる．拡大率は高いが，周辺部網膜の観察ができないこと，立体視ができないことが欠点である．

倒像鏡検査では集光レンズ〔＋14D（ジオプター）～＋28D〕を併用して，非散瞳下・散瞳下での眼底全体の観察が可能となる．散瞳下では周辺部まで観察ができるため，周辺部の病変を探しだしたり，網膜の全体像を捉えたりするのに適している．

細隙灯顕微鏡検査では立体視が可能である．使用する前置レンズにより拡大率を調節することができ，詳細な観察が可能である．

一方，近年，臨床現場に広角眼底撮影が導入されつつある．非散瞳で広範囲の眼底の撮影が可能である．眼底検査ではないが，眼底の記録，大まかな観察には非常に有用であり，今後，普及することが予測されている．

眼底検査の用具

■直像鏡（図1a）

バッテリーを内蔵したタイプが一般的であり，非散瞳下で検査を行うことができるので

ベッドサイドでも用いることができる．眼底周辺部まで観察はできず，視神経乳頭周囲の観察に主に用いられる．

■単眼倒像鏡（図1b）

外来診察でも手軽に行うことができるメリットがあるが，通常の単眼倒像鏡では立体視はできない．十分な散瞳下では眼底周辺部まで観察が可能である．最近はバッテリーを内蔵したタイプが一般的である．

■双眼倒像鏡（図1c）

頭に倒像鏡をかぶって検査を行うため，外来での診察には不自由である．立体的な観察が可能であり，十分な散瞳下では眼底周辺部まで観察が可能である．片手を自由に使うことができるメリットがある．空いた手で圧迫子を用いて，眼球を圧迫しながらの最周辺部網膜の観察も可能である．未熟児網膜症に対するレーザー光凝固にも用いられる．

■集光レンズ・前置レンズ（図1d）

種々の度数の集光レンズが市販されているが，最も一般的に用いられるのは20Dのレンズである．14Dのレンズは観察野が明るく，拡大率も高いが，周辺部の観察には不向きである．未熟児の観察には28Dのレンズが用いられることが多い．見える範囲は広いが，観察野が暗く小さく見える．78D，90Dの前置レンズは細隙灯顕微鏡を使って眼底を検査するのに用いられる．

実際の方法

観察に際しては十分に散瞳させることが重要である．散瞳状態が悪いと立体視が難しくなる．角膜での反射や中間透光体の混濁の影響を受けやすくなり，最周辺部の観察は難しい．しかし，狭隅角の患者さんで散瞳を行う

表1 眼底検査の種類と特徴

	直像鏡検査	倒像鏡検査 単眼	倒像鏡検査 双眼	細隙灯検査	広角眼底撮影
像	直像	倒像	倒像	レンズにより さまざま	直像
散瞳	不要	要	要	要	不要
観察範囲	後極部・視神経乳頭	周辺部まで	周辺部まで	周辺部まで	周辺部まで
立体視	不可	不可	可	可	不可
拡大率	大	小	小	小〜大	小

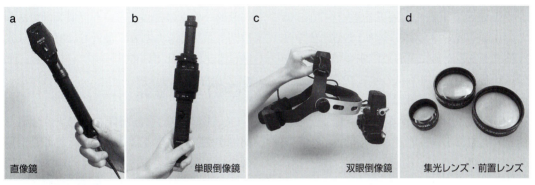

図1 倒像鏡の種類

と急性緑内障発作を誘発するリスクがある．まず，細隙灯顕微鏡検査にて，散瞳が可能かどうか前房・隅角の状態の評価を行ってから散瞳を行う必要がある．

光量が多いほうが観察野が明るくなる一方，被検者にとってはまぶしくなるので，逆に検査が行いにくくなることもある．そのような場合には黄色フィルターを用いることもある．また，緑色フィルターは神経線維束欠損を観察するのには有用である．

被検者には両眼を開瞼するように指示する．被検者がまぶしがったりして，開瞼が難しい場合には集光レンズを持った手で開瞼を行いながら検査を行うことも多い．通常は上眼瞼を軽く上げる程度にとどめ，適度に瞬目ができるようにするようにするほうが観察が容易になることが多い．

観察の目的

視神経乳頭
乳頭浮腫，うっ血乳頭，緑内障性乳頭陥凹の拡大の有無などを観察する．

硝子体
後部硝子体剥離の有無，硝子体出血，硝子体の牽引，硝子体内の炎症細胞などを観察する．

黄斑部網膜
糖尿病網膜症，加齢黄斑変性などの網膜疾患の有無・状態を観察する．

周辺部網膜
網膜裂孔，網膜剥離などの網膜疾患の状態を観察する．

IV 感覚器疾患の検査法

視覚

5 光干渉断層計

伊藤逸毅

光干渉断層計とは

光干渉断層計(optical coherence tomography；OCT)は微弱な点光源で組織をスキャンすることで組織の断層像を約2〜7μmほどの高解像度で撮影する検査である。光を使う検査であるためにきわめて安全であり、かつ、超音波検査よりもはるかに高速、高解像度で組織の断層像が撮影できる。

1996年に初めて市販機が登場してからは、開発の進展により性能が大きく向上した。現在では、OCTにより疾患の病態がきわめて簡便に、そしてきわめて詳細に把握できるようになり、眼科診療はOCTにより大きく変化した。現在OCTは保険収載された眼科の一般的な検査の1つ、という位置付けであり、専門医試験はもちろん、最近では医師国家試験にも出題されている。

OCTの諸機能

OCTは基本的に断層像を撮影する装置であるが(図1)、現在はそれに加えて非常に多数の機能が搭載されている。1つは、高速撮

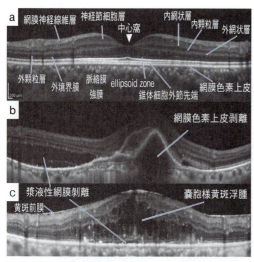

図1 OCT網膜断層像

a：正常眼の縦スキャン(スキャン長, 9mm)．網膜層構造が詳細に描出されている．撮影時間は約3〜4秒程度である．b：加齢黄斑変性．滲出性網膜剝離や網膜色素上皮剝離が描出されている．c：糖尿病黄斑浮腫．検眼鏡的には検出不能なかすかな漿液性網膜剝離も観察できる．加齢黄斑変性や糖尿病黄斑浮腫の病状、治療の評価は網膜浮腫がどの程度減ったかどうかで判定する．網膜のこのような変化は眼底カメラや検眼鏡による検査で見ると手前に盛り上がってくるような前後の変化であり、わずかな浮腫の増減などの変化は検出が難しい．しかし、OCTを使えばわずかな変化でも検出が可能であり、定量評価も可能である．

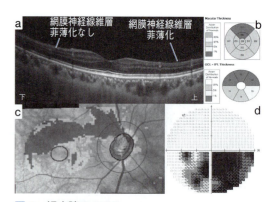

図2 緑内障のOCT

a：網膜断層像(縦スキャン)．図1aと比べるとよく分かるが、画像右方の黄斑部上方の部分で網膜神経線維層、神経節細胞層が菲薄化している．b：上が網膜全層厚、下が網膜内層厚の各セクターの自動判定．各区画の数値はその区画の平均厚みであり、異常値になると、その区画に自動で色が付けられて一目で分かるようになっている．ここでは上半分が菲薄化していることが示されている．c：眼底上での網膜内層厚の自動判定．色の濃くなっているところが網膜内層の菲薄化部分．緑内障は網膜の神経線維層、神経節細胞層の網膜内層が神経線維層の走行に沿って特異的に障害され菲薄化する疾患であるため、このようなマップ解析を使うと検出がより容易になる．このケースでは黄斑上方の領域に網膜内層の菲薄化があることが分かる．d：静的視野検査．下方視野が欠損している．眼球の光学特性のため、上方の網膜が障害されると下方の視野が欠損する．

S196

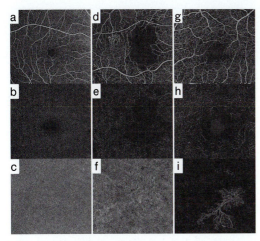

図3 OCT angiography
a, b, c：正常眼．a が網膜浅層，b が網膜深層，c が網膜外層．OCT angiography では眼底の毛細血管ネットワークがこのように層別に表示可能である．
d, e, f：糖尿病網膜症．d が網膜浅層，e が網膜深層，f が網膜外層．黄斑部の毛細血管密度が低下し，中心窩無血管領域が拡大し形も不整である．網膜深層のほうが網膜浅層より障害の程度が大きい．
g, h, i：加齢黄斑変性．g が網膜浅層，h が網膜深層，i が網膜外層．加齢黄斑変性の脈絡膜新生血管は網膜外層に位置するので，網膜外層の画像内に脈絡膜新生血管が観察される．

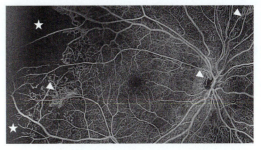

図4 糖尿病網膜症の広角 OCT angiography
最近は撮影画角が大きくなってきており，広角撮影が必要な糖尿病網膜症でも使えるようになってきている．この画像は 15×9mm を 1 回のスキャンで撮影したものである［Swept-source OCT（PLEX® Elite 9,000, Carl Zeiss Meditec）］．☆印：無灌流領域，△印：網膜新生血管

影により可能になった面状のスキャン（ボリュームスキャン，あるいはマップスキャン）である（図2）．撮影した画像を立体再構築することにより，眼底を立体構造物として捉えることができ，1本のスキャンでは分からないことが容易に検出可能である．OCT ではこの網膜の立体的な構造変化の理解には，セグメンテーションの技術が使われる．セグメンテーションとは，網膜の層構造に沿ってソフトウェアが境界線を引いて網膜を層別に定量的に解析する，という技術である．これにより，眼底のどの部分で萎縮や菲薄化が起きているかが一目で分かる．さらに現在はこれらのマップスキャンの撮影結果は正常データベースで自動的に異常かどうか判定されるため，採血結果を見ると異常値の部分にマークが付くのと同様に，一目で異常個所が分かるようになっている（図2b, c）．

OCT angiography

さらに最近登場し 2018 年 4 月から保険収載され急速に普及しつつある追加機能が OCT angiography である．これは同一部位を何回か撮影してその画像内の動きのある部分，つまり眼底の血流を抽出して画像化する技術である．OCT の解像度はもともと非常に高いため，この技術により網膜毛細血管までもが詳細に描出される．この結果，これまでフルオレセイン蛍光眼底造影（FA），インドシアニングリーン蛍光眼底造影（IA）でしか捉えることができなかった網膜の血管異常が非常に簡便に検出可能となり，糖尿病網膜症，加齢黄斑変性などの疾患の診療精度は大きく向上した（図3, 4）．通常の断層像撮影との違いは，撮影にかかる時間がやや長い，という程度のものである．したがって，今後は眼底の網膜血管の評価は，まずは OCT angiography，必要時に蛍光眼底造影，というスタイルになっていくと思われる．

6 血管造影検査

吉田茂生

現在眼科領域で行われている血管造影検査には，フルオレセイン蛍光眼底造影（FA；主に網膜循環）とインドシアニングリーン蛍光眼底造影（IA；主に脈絡膜循環）とがある．両色素に特殊なフィルターを通した光を当てると蛍光を発する性質を利用している．最近では撮影装置の進歩が著しく，両色素の同時撮影や動画での撮影が可能である．さらに，超広角眼底撮影装置では，1回の撮影で眼底を超広角で撮影できる（図1）．血管造影検査により，毛細血管瘤，血液網膜柵破綻，新生血管，網膜内細小血管異常，無血管領域，腕網膜循環時間，動静脈通過時間などを把握できる．網膜静脈閉塞症，糖尿病網膜症，加齢黄斑変性，ぶどう膜炎，内頸動脈閉塞など，多くの疾患において大変重要な検査である．眼底血管造影実施基準[1]をふまえて，検査を行う．

検査室の整備

検査室は暗室である．空調に配慮し，患者に不快な気分を与えないように環境を整備する．また，酸素ボンベなどの救急用器具とベッド，アドレナリンなどの薬剤を準備する．

検査の必要性の判断

患者の診断にとって得られる利得と検査の副作用とを勘案し，検査の必要性を検討する．

投与量

フルオレセインナトリウム（フルオレサイト®）は通常，10％溶液の3〜5mLが静脈内に投与される．インドシアニングリーン（オフサグリーン®）は，蛍光眼底造影には25mgを2mLの添付溶解液に溶解して用いる．

既往症の聴取，副作用予測を含む全身状態の検討

アレルギー歴

造影剤の重篤な副作用には，アレルギー反応が関与することが多い．1）薬物アレルギー，2）食物アレルギー，3）アレルギー疾患（気管支喘息，蕁麻疹，アトピーなど），4）造影検査の際にアレルギーによる副作用の既往などの問診を行う．

全身病

蛍光眼底造影を行う症例には，全身病を合併している者が少なくない．糖尿病，高血圧症と動脈硬化症，心疾患，肝・腎障害，脳血管異常などの疾患は特に注意が必要である．

検査の説明

造影剤を静脈に点滴投与すること，連続撮影を行うこと，FA注射後に真黄色な尿が出ること，皮膚の黄染が2〜3時間続くこと，尿の着色が翌日も続くことを説明する．また，検査中に嘔気，瘙痒感などの異常があれば直ちに知らせるように告げる．

インフォームドコンセントの実施

検査の必要性，副作用の可能性を十分に説明したうえ，書式による承諾を得る．現状では，アレルギー反応を含む副作用を予知することは不可能であることに言及する．

検査前の血圧測定，血管確保

重篤な副作用が発生した際，血管確保は不可欠である．血管を確保し，側管より造影剤を注入する．また，実施前の血圧測定は必ず実施する．

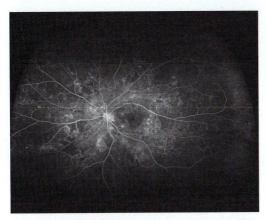

図1 超広角眼底撮影装置（Optos）を用いた糖尿病網膜症患者のフルオレセイン蛍光眼底造影（左眼，中期）．
毛細血管瘤，網膜血管透過性亢進と血管閉塞を認める．撮影されたFAG画像は任意の場所をその場でスムーズに拡大することができる．

注入速度

血管確保が困難なこと・全身の循環状態の悪いことが予想される例では，注入速度を緩やかにする．

被検者の観察，副作用に対する対策

■アナフィラキシーの診断と留意点

時間の経過 心停止までの時間は発症後5分〜15分である．ほとんどの症例で30分以内に発症するので，少なくとも投与後30分間から1時間は厳密に患者を観察する．治療時にアドレナリンの使用を要するようなアナフィラキシーが発症した場合には二相性アナフィラキシーの危険性を考慮し，少なくとも8時間は厳密に経過観察し，可能であれば24時間は入院して経過を観察する．さらに48時間は連絡がつく体制をとる．

臨床所見と症状 軽度なものとして，悪心（3.8%），嘔吐（0.43%），迷走神経反応（1.18%），皮膚の腫脹紅斑，痒みなどのアナフィラキシー反応（1.48%），高度なものとして，高血圧急性増悪，胸骨後部痛（0.27%）などが見られる．同時に血圧低下，気管支痙攣の確認が重要である．予後不良例では消化管が持続的な標的臓器となりうる．

検査 造影剤投与後にアナフィラキシーを疑わせる症状・所見が見られたら，採血を行い，血中ヒスタミンとβトリプターゼを測定し肥満細胞の活性化の有無を確認したほうが良い．

■アナフィラキシーなど副作用の治療

軽度の発疹や蕁麻疹，発赤などの皮膚症状は通常治療の必要はなく，経過観察とする．重篤な瘙痒や全身性蕁麻疹には副腎皮質ステロイドと抗ヒスタミン薬（H_1遮断薬）を投与する．軽度の症状でも重篤な反応の前駆症状の場合があるため，症状が完全に落ち着くまで血管を確保しておく．重篤なアナフィラキシーと診断したら，直ちに院内救急蘇生チームを召集する．第1選択薬はアドレナリンと補液，酸素である．血圧が低下しているときには下肢を挙上する．第2選択薬は抗ヒスタミン薬と副腎皮質ステロイドである．

検査後の血圧測定

蛍光眼底造影検査終了後に血圧測定を行う．

副作用報告

より確実な副作用対策および実施基準の作成には副作用報告が必須である．重篤な副作用については，厚生労働省への医療安全情報報告を確実に実行する．

● 文献
1) 湯澤美都子，小椋祐一郎，高橋寛二他：眼底血管造影実施基準（改訂版）．日眼会誌 2011；115：67-75．

IV 感覚器疾患の検査法

視覚

7 涙液・涙道検査

横井則彦, 田中 寛

涙液・涙道検査

　涙液は，眼瞼縁に沿って帯状に広がる涙液メニスカスに貯留する涙液と瞼裂部の眼表面を1枚のフィルムのように覆う涙液層とに分けられる．開閉瞼は，涙液交換や涙液層の形成の契機となり，開瞼によって，涙液メニスカスおよび涙道に涙液が流れ込むことで涙液交換がなされると共に，眼表面に涙液層が形成される．

　涙液層の最も重要な特性は，角膜上に平坦に広がって，容易に破壊(breakup)しないことであり，健常眼ではこの特性が保たれるために，ドライアイに比べて長い開瞼維持が可能となる．一方，涙液層が容易に破壊すると角膜上皮表面が露出し，眼不快感や視機能異常の原因となる．涙液層の破壊は，涙液減少で生じやすくなる(涙液減少型ドライアイ)が，涙液減少がなくても生じることがあり(BUT短縮型ドライアイ)，ドライアイのコア・メカニズムを構成する．

　一方，涙液量が個人の許容閾値を越えて多いと，ドライアイと同様，眼不快感や視機能異常の原因となり，疾患としての流涙症の原因となる．

　したがって，涙液検査としては，涙液の量的検査と涙液層の安定性の検査が基本となる．また，涙道検査とは，流涙症の原因としての涙道の通過障害の検査を基本とする．

涙液の量的検査

　涙液量の検査としては，反射性涙液分泌量を調べる検査と，眼表面における涙液貯留量を調べる検査がある．前者は，眼表面になんらかの障害が生じた際に，涙液の視点からそれを修復する力が備わっているか否かという潜在能力(涙液による自己修復システムの機能)を調べる検査としての性格を持ち，一般に，シルマーテストI法が行われる．

　シルマーテストI法では，シルマー試験紙を5分間，下眼瞼外側1/3の眼瞼縁にかけ，自然瞬目下で，濾紙の折り目(先端から5mm)から涙液で濡れた濾紙の長さを計測する(異常値の例：5mm以下)．

　一方，貯留涙液量は，涙液メニスカスの高さや曲率半径で計測される．市販の前眼部光干断層計を用いれば，涙液メニスカスの高さ，曲率半径，奥行き，断面積が計測可能であるが，一般には高さの評価がよく用いられる．一方，メニスコメトリ法では曲率半径の計測が可能であるが，市販機はない．ドライアイでは，高さと曲率半径がそのスクリーニングに有用とされ，一般にメニスカスの曲率半径は高さと相関し，眼表面全体の涙液貯留量と一次相関することが知られている．

涙液層の安定性の検査

　涙液の安定性の検査は，フルオレセイン試験紙に水分を滴下した後，よく振り切って眼瞼縁に触れることで涙液を染色し，数回の自然瞬目の後，開瞼維持を指示し，角膜上に広がったフルオレセインの中に見られるdark spot(フルオレセインの破壊に相当し，液層の菲薄化を意味する)の出現までの時間を3回計測し，その平均値を求める(涙液層破壊時間；異常値の例：5秒以下)．涙液層が完全に破壊する(破壊部が上皮表面に達する)までの時間は，ビデオインターフェロメータDR-1™(興和社製)による涙液層の直接観察やビデオポグラフィによるマイヤーリング

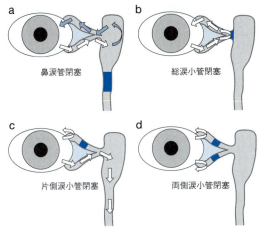

■：閉塞部位　⇨：透明な粘性のない逆流物
⇨：透明から白色の粘稠な逆流物

図1　涙管通水検査
涙点より通水検査を行った場合，正常や逆流物の性状により閉塞部位を推測・判断する．
a：もう片側の涙点より透明から白色の粘稠な逆流物を伴う場合は鼻涙管閉塞を疑う．
b：もう片側の涙点より生理食塩水が逆流すれば総涙小管閉塞を疑う．
c：通水した側のみから逆流があれば片側の涙小管閉塞と診断する．
d：両涙点側より逆流があれば両側の涙小管閉塞と診断する．

の乱れとして評価することができ，非侵襲的涙液層破壊時間（non-invasive breakup time）と呼ばれる．後者を自動化した装置としてKeratograph 5M（OCULUS社製）があるが，その測定精度は明確ではない．

涙道の検査

　涙液は眼表面に広がった後に，涙道から排出されることで涙液量が安定する．その涙道は涙点，涙小管，総涙小管，涙嚢，鼻涙管から構成されており，加齢や炎症などによりその排出路が狭窄・閉塞すると眼表面の涙液が過剰になり流涙症を引き起こす．流涙症は涙道疾患のみならず角結膜疾患や眼瞼部の異常により生じることがあり，確定診断には通水検査を行う．点眼麻酔後に涙道に生理食塩水を専用の鈍針を用いて流し込み，逆流の量，性状を確認することで閉塞の部位や程度を確認・推測することができる（図1）．また近年，涙道内視鏡が普及してきており，涙点から涙道内腔を直視下に確認することが可能となった．それにより涙道内の病変の確認，また治療を高い精度で行うことが可能となった．

　小児の流涙症として先天鼻涙管閉塞はよく見かける疾患である．一般的には鼻腔近くの膜様閉鎖により生じ，生後まもなくより持続的な流涙，また眼脂を伴う．その診断方法として蛍光色素（フルオレセイン）で染色した涙液が時間経過と共に排出されるか否かを判定する色素残留試験が簡便かつ感度の高い有用な検査である．実際の方法としては，フルオレセイン試験紙に点眼液を1滴垂らし，余分な水分を切った後，下眼瞼縁に接触させ涙液と混合する．約5分後に観察した際に，蛍光色素が残留していれば閉塞しており，蛍光色素がなければ閉塞がなくターンオーバーが行われていると判断する．

　また成人の涙道閉塞として流涙症状に加え，眼脂の訴えが多い患者は鼻涙管閉塞による慢性涙嚢炎が疑われる．その場合，目頭のやや下方の涙嚢部を圧迫することで涙点より透明から白色のゼリー状の逆流物が確認されることがある．また，近年問題になっているのは抗がん剤の継続的な内服による副作用である涙道閉塞である．顕微鏡下で涙点の狭窄化や閉塞を認め，また涙小管を主とし鼻涙管閉塞を来すことがある．内服2〜3か月から発症することがあり，進行すれば非常に強固な涙道内の線維化を引き起こし治療に難渋することが多い．

IV 感覚器疾患の検査法

視覚

視野検査

橋本茂樹，松本長太

眼球から視中枢までの一連の視覚情報処理の流れが何らかの原因で障害されると，視野異常が出現する．これを定量的に評価する視野検査は，眼科診療において原因病巣の探求，疾患の機能面からの経過観察においてきわめて重要な検査である．視野の測定方法には大きく分けて，視標を動かしながら等感度曲線（イソプタ）を描く動的視野検査，ならびに視標の位置を固定して輝度を変化させ各測定部位での感度を求める静的視野検査がある．

動的視野検査

被検者に片眼で1点を見ておいてもらい，明るさや大きさを一定にした視標を用意し，これを視野の周辺部から中心部へ動かし，視標が見えた部位を記録していく検査である．この方法では，同じ感度を持つ部位が順に記録されていき，これを線で結ぶことで地図の等高線のようなイソプタを描くことができる．刺激強度の強い視標（大きい視標，明るい視標）から弱い視標（小さな視標，暗い視標）を順に用い，それぞれのイソプタを描き視野の全体像を把握していく．この検査方法は，測定中に検査視標を動かしながら測定するために動的視野検査と呼ばれている（図1a）．代表的な検査機器として手動にて測定を行うGoldmann視野計がある．

静的視野検査

感度を測定したい網膜上（対応する視野上）に，さまざまな明るさの視標を順次呈示し，その部位における見えるか見えないかのぎりぎりの明るさ（閾値）を決定していく検査である．これを視野の複数個所で行い，視野全体の感度分布像をマッピングしていく．個々の測定点で視標輝度のみを変化させて計測が行われるために静的視野検査と呼ばれている（図1b）．現在はコンピュータ化された自動視野計（Humphrey，Octopusなど）に採用され広く普及している．

その他の視野検査

■対座法

対座法とは，特別な装置を用いず検者と被検者が対面して行う視野検査法で，大まかな視野異常を捉えることができる．測定手順としては，お互い片眼を自分の手で遮蔽し，検者が被検者の固視を確認しながら指先や，ペン先，点眼瓶などを用い視野の広がりを確認していく．被検者と検者が測定している視野を共有していることがこの検査のポイントとなる．また常に被検者の固視を確認しながら検査を進める必要がある．診察室やベッドサイドでも行える簡易的な視野検査であるが，検査の性格上，細かな視野変化を捉えることは困難である．しかし垂直経線を挟んで点眼瓶のキャップの色の違い（赤など）などを問うことで，半盲性病変の有無などをある程度定量評価することができ，また求心性視野狭窄を含め左右眼での視野の大まかな広がりの相違も評価することが可能である．

■アムスラーチャート

アムスラーチャートは全7表から構成されている．基本となる第1表は中心視野20°×20°に1°おきに引かれた碁盤目から構成されている．黄斑部疾患（中心性漿液性網脈絡膜症，加齢黄斑変性，新生血管黄斑症，特発性黄斑円孔，黄斑上膜など），視神経疾患（球後視神経炎など），そのほか，中心視野異常を呈する疾患が対象となる．検査手順として

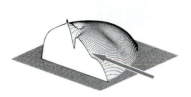
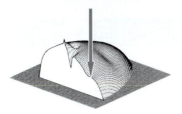

図1 動的視野検査と静的視野検査
動的視野検査では主に周辺から中心に向かって視標を動かし，静的視野検査ではあらかじめ定められた部位に視標を呈示し視野測定を行う．

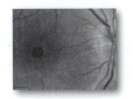
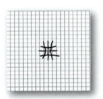

図2 特発性黄斑円孔の眼底写真とアムスラーチャートの結果
アムスラーチャートでは，基盤の縦横の線が歪んで見える．

は，片眼を遮蔽し必要ならば矯正レンズを装用し，28〜30cmの距離で，検査表の中心を固視させたうえで設問に従って検査を進めていく．正常ではすべての碁盤目が歪まず鮮明に見えるが，黄斑部疾患では線の歪みを主とする変視や中心部に暗点が検出されることが多い（図2）．また視神経炎では中心，傍中心暗点が検出されることが多く，軽症では線が部分的にとぎれて見える．近年増加傾向にある加齢黄斑変性においても，黄斑病変のわずかな変化を早期に検出することができる．ただ検査の性格上定量的評価は困難である．

視野検査の問題点と将来

自動視野計の進歩により，どの眼科施設においても一定のクオリティを有する視野測定が可能となった．しかしながら，現状の視野検査にはまだ多くの課題が存在する．たとえば，国民の40歳以上の約5%が罹患していると言われる緑内障[1]を例にとってみると，現在の標準的な視野検査において異常が検出された時期には，すでに約50%もの視神経が障害を受けているとの報告がある[2]．また，視野検査のもつ本質的な問題点として，患者応答に頼る自覚検査であることが挙げられる．近年，視野検査を他覚的に測定する取り組みも進められており，光刺激に対し他覚的に計測可能な生体反応として，網膜電位，脳波，瞳孔反応，functional MRI，MEG（megnetoen-cephalography）などの生体信号を用いた他覚的視野検査がある．これら他覚的視野検査の精度は，まだ現在の自覚的な応答による視野検査には及ばないが，今後の技術進歩が期待される．

● 文献
1) Iwase A, Suzuki Y, Araie M, et al：Tajimi Study Group, Japan Glaucoma Society. The prevalence of primary open-angle glaucoma in Japanese：the Tajimi Study. *Ophthalmology* 2004；111：1641-1648.
2) Quigley HA, Addicks EM, Green WR：Optic nerve damage in human glaucoma. III. Quantitative correlation of nerve fiber loss and visual field defect in glaucoma, ischemic neuropathy, papilledema, and toxic neuropathy. *Arch Ophthalmol* 1982；100：135-146.

Ⅳ 感覚器疾患の検査法

視覚

⑨ 網膜電図・視覚誘発電位

町田繁樹

網膜電図・視覚誘発電位とは

網膜に光が当たると，視細胞が光を電位に変換し，それが視神経，視交叉，視索，外側膝状体および視放線を通り後頭葉に電位変化をもたらす．網膜での電位変化を捉えたものが網膜電図（ERG）であり，後頭葉視覚野の電位変化つまり脳波を記録したのが視覚誘発電位（VEP）である．

ERGの波形と起源

ERGは網膜で生じた電位を角膜上に設置したコンタクトレンズ型の電極で記録する（図1a）．最近は，ERGは1/4程度に小さくなるが下眼瞼縁に沿って皮膚電極を設置しても記録できるようになっている（図1a）．小児からのERG記録には非常に有用である．通常は，網膜全体を光刺激するのでERGは網膜全体の機能を反映している．ERGの基本波形を図1bに示した．光刺激直後に陰性波が出現し，陽性波がこれに続く．陰性および陽性波をそれぞれa波およびb波と呼んでいる．注意深く見ると，b波は数個の小さな尖った波を伴っており，これらを律動様小波と呼んでいる．

ERGは網膜各層からの電位の合成波である．a波は視細胞，b波は双極細胞およびミューラー細胞，律動様小波はアマクリン細胞に由来する．つまり，ERGの波形から病変の部位を類推することができる．図1c上段に示したように，a波を含めたすべての反応が極端に小さくなっていれば，視細胞の広範な障害を考える．a波が保たれているのにb波が小さくなっている場合（図1c中段）は，網膜循環障害および視細胞と双極細胞のシナプス

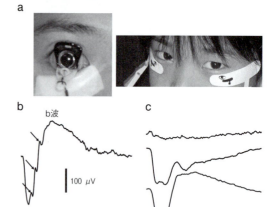

図1 網膜電図
a：コンタクトレンズ型の電極と皮膚電極
b：ERGの正常の波形（矢印は律動様小波）
c：ERGの波形変化

伝達障害を考える．さらに，律動様小波の低下（図1c下段）は，アマクリン細胞を含んだ網膜内層の障害で見られ，糖尿病網膜症の所見として有名である．

網膜全体がびまん性に障害される網膜疾患については，上記のERGが診断に威力を発揮するが，局在性の病変を捉えることはできない．特殊な刺激記録システムを用いると，眼底のあちこちから反応を短時間に記録する．多局所ERGと命名されており，たとえば61か所からの反応を記録し，その結果をトポグラフィーで表すことができる（図2）．

ERGが役立つ疾患

中間透光体の混濁，先天性の網膜疾患のタイプ分類，一見すると眼底が正常な眼底疾患の網膜機能評価などに役立つ．

たとえば，高度の白内障があると眼底を検査することができない．つまり，眼底の視機

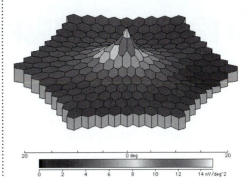

図2 多局所ERGの正常波形とトポグラフィー
左：各刺激部位からの波形，右：応答密度のトポグラフィー．中央部では錐体視細胞が密集しているため高い応答密度が得られる．

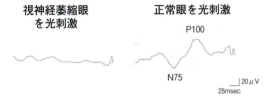

図3 正常眼および視神経萎縮眼を光刺激して得られたVEP波形

能に著しい影響を与える疾患があるかどうか判断できない．このような場合に，白内障手術の適応を決定するうえでERGは有用である．

先天性の網膜疾患は，視細胞の変性疾患（網膜色素変性など），視細胞の機能障害（暗順応障害を来す疾患など），視細胞以降の伝達に問題を来す疾患（先天性網膜分離症など）などが挙げられる．いずれの疾患の診断の際にもERGが必要である．

眼底所見に乏しい眼底疾患の場合は，視神経疾患との鑑別が必要であり，ERGが有用である．

VEPの波形と起源

VEPは後頭結節の少し上に電極を設置して記録する．すなわち，電位のほとんどは後頭極に由来する．後頭極は黄斑部からの入力を受けているので，黄斑部から大脳皮質視覚領に至るまでの機能を反映するもので，網膜周辺からの電位は含まれていない．

VEPが役立つ疾患

網膜の機能異常はERGで，視神経の機能異常はVEPで検出可能である．視神経疾患としては視神経炎，圧迫性視神経症，虚血性視神経症，薬剤や栄養不良による視神経障害が挙げられる．VEPは刺激してから75 msで出現する陰性波（N75）と100 msで出現する陽性波（P100）から構成されている（図3）．VEPの振幅は個体差が大きいために，所見の読み方に注意を要する．振幅を見る場合は図3に示したように，左右の眼を刺激した際の波形を比較する．片眼性の視神経萎縮では，罹患眼を刺激して得られたVEP振幅が，正常眼のそれと比較すると著明に低下している．頂点潜時は個体差が少ないことから，個体間での比較に有用である．たとえば，多発性硬化症に伴った視神経炎では，電位の伝達が遅れることからP100の頂点潜時間が延長する．

VEPの代表波形をご提供いただいた埼玉医科大学眼科教授・篠田啓先生に深謝いたします．

視覚

10 眼位・眼球運動検査

長谷部 聡

眼位検査には，角膜反射法(Hirschberg法)や遮閉試験があり，眼位ずれの方向や角度を調べ，また斜視と運動性融像で代償された斜位との鑑別を行う．眼球運動検査では片眼遮閉下，両眼開放下に眼球の動きを調べ，麻痺性(非共同性)斜視では罹患筋や病因を推定する．

角膜反射法

近距離(約 0.3m)でペンライトを患者に注視させ，観察者はペンライトのすぐ後方から片眼で(僚眼を閉じ)，患者の角膜に映るペンライトの反射像を観察する[1, 2]．正位か斜位であれば，角膜反射はほぼ瞳孔中心に見える．斜視があれば，視線のずれと逆方向に反射像が偏位する．反射像が強角膜輪部にあれば約45°，瞳孔縁にあれば約 15°，その中間であれば約 30°，眼位にずれがある(図 1)．

正位
左眼
内斜視(45°)
右眼
外斜視(15°)
右眼
下斜視(30°)
偽斜視
右眼
左眼

図 1　角膜反射法の例

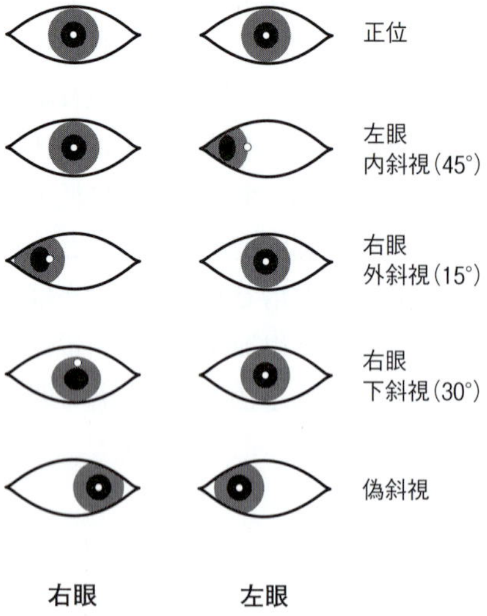

遮閉試験

眼位ずれを詳しく検査する場合は，遠方(5m)に置いた固視目標または近方(0.3m)に置いた調節視標を患者に注視させ，各種の遮閉試験を行う．

交代遮閉試験では遮閉眼を左右交代しながら，眼球運動を観察する．運動が見られなければ，眼位は正位である．遮閉に応じて固視交代運動が起これば，眼位ずれが存在する．

眼位ずれが治療を要する顕性の斜視か，融像運動で代償された斜位かを鑑別するには，遮閉・遮閉除去試験を行う．まず片眼を遮閉し，次いで遮閉を取り除く．遮閉時に固視交

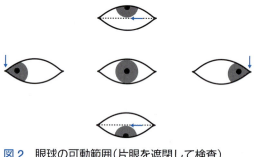

図 2　眼球の可動範囲(片眼を遮閉して検査)

右眼下斜筋の過動
右眼下直筋または
上斜筋の運動
右眼内直筋の遅動
右眼外直筋の遅動

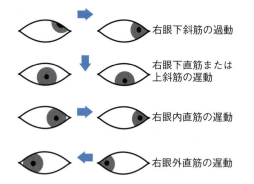

図 3　共同性眼球運動が障害された例(両眼開放下での検査)
矢印は注視方向を示す．

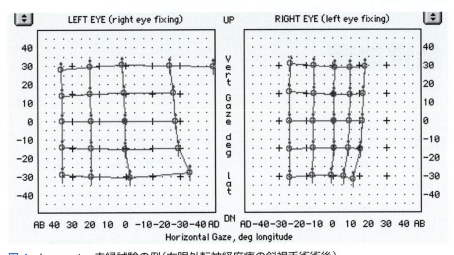

図4 Lancaster赤緑試験の例（右眼外転神経麻痺の斜視手術術後）
パターンが狭いほう（右眼）が麻痺眼．麻痺筋の作用方向（右眼の外転位）で，視標（＋）と知覚される視標の方向（○）のずれが最大となる．正面視で内斜視は矯正されている．

代運動が見られれば，僚眼に顕性の斜視がある．斜位であれば，遮閉除去時に融像のための輻湊または開散運動が見られる．

眼位ずれの定量

眼前に適当なプリズム（またはプリズムバー）を置き，眼位ずれを補正（中和）する．角膜反射法では両眼の角膜反射がほぼ正中に見えるとき（Krimsky法），交代遮閉試験（プリズム交代遮閉試験）では固視交代運動が見られなくなるときの，プリズムの度数（プリズムジオプター，Δ）が眼位ずれの角度（斜視角）である．1Δは約2°に相当する．

眼球運動検査

視標（ペンライトなど）を患者に注視させ，正面視，左右，上下，斜めの方向（9方向診断的向き眼位）に視線を誘導し，眼球運動を観察する．片眼遮閉下と両眼開放下で検査を行い，それぞれ単眼の眼球運動制限，両眼間の共同性（comitant）を調べる[2]．

片眼遮閉下では，垂直方向では強角膜輪部が内眼角または外眼角に達するかどうか，垂直方向では強角膜輪部が内眼角と外眼角を結ぶ線に達するかどうか見る．図2の矢印の位置に達しない場合は，眼球運動制限があると判断する．

明らかな眼球運動制限が見られなくても，両眼間の共同性が失われている場合がある．両眼開放下で眼球運動を観察すると，麻痺筋の作用方向で共同性が損なわれ，眼位ずれが現れたり，正面視に比べて眼位ずれが増大したりする（図3）．

眼球運動障害の定量

診断的向き眼位におけるプリズム交代遮閉試験，Hess赤緑試験，Lancaster赤緑試験（図4），大型弱視鏡などを用いる．眼球運動の動的特性を調べる方法としては，電気眼振図，強膜サーチコイル法，ビデオ画像計測法などがある．

輻湊運動の検査では，固視視標を患者に両眼で注視させながら，鼻根部に近付ける．融像が破れ一眼が輻湊運動から開散運動に転ずる距離（cm）を測る．これを輻湊近点と呼び，輻湊障害があると近点は延長する．

● 文献
1) Krimsky E: *The corneal light reflex. A guide to binocular disorders.* Thomas, Springfield, 1972.
2) 長谷部聡：両眼視機能の生理と病態．吉田晃敏，谷原秀信編，現代の眼科学，12版，金原出版，東京，2015．

IV 感覚器疾患の検査法

視覚

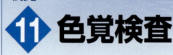
11 色覚検査

中村かおる

　健康診断における色覚検査は，雇入時健康診断では 2001 年の規則改正により，小学校での健康診断でも 2003 年から必須項目ではなくなり，ほとんど行われなくなっていた．

　しかし先天色覚異常の色誤認は自覚することが難しく，周囲に気付かれることも少ない．一方，一部の職種では現在も色覚による制限が行われている．不当な差別はほぼ姿を消したが，微妙な色識別を要する職種や業務などでは現在も採用時に色覚検査を行ったり診断書を求めたりする．そのため，検査を受けず色覚異常の事実を知らないまま成長し，学校生活や就業中に不測の不利益や誤解を生じたり，就職時に突然進路を絶たれたりする青少年が増えた．

　これを受け 2016 年度から，文部科学省の指導により学校での色覚検査や配慮が積極的に勧められ，現在は全国の小中学校などで一斉に色覚検査が行われている．

　先天色覚異常の確定診断にはアノマロスコープが必要であるが，これを備える施設は少ない．通常は眼科でもスクリーニングに仮性同色表（色覚検査表）を用い，異常が認められたらパネル D-15 で型や程度を判定する（表1）．本稿では，学校や一般医療機関で広く用いられる石原色覚検査表の実際を主に，そのほかの色覚検査についても解説する．

先天色覚異常の色誤認

　先天赤緑色覚異常で混同しやすい色の組み合わせ例は，赤－緑，オレンジ－黄緑，緑－茶，青－紫，ピンク－白・灰色，緑－灰色・黒，赤－黒，ピンク－水色などである．また 1 型色覚と 2 型色覚ではその特徴が若干異なる．そして，見る対象が小面積，低彩度，短

表1　先天色覚異常の検査の流れ

1）仮性同色表によるスクリーニング
　石原色覚検査表Ⅱなどで異常の有無を判定する．
2）色相配列検査による程度判定
　パネル D-15 により強度か弱度か，強度の場合には 1 型色覚か 2 型色覚かを判定する．
3）アノマロスコープによる確定診断
　確定診断が必要な場合にはアノマロスコープが必要であるが，実施可能な施設は少ない．

時間のときに誤りやすい．色覚検査はこの特徴を理解していると進めやすい．

石原色覚検査表Ⅱ

　仮性同色表には数種類あるが，中でも石原色覚検査表の精度は高く評価され，世界で最も使用されている．国内では 2013 年に版が変わり，石原色覚検査表Ⅱとなっている．

　眼科診療には国際版 38 表が，それ以外の施設ではコンサイス版 14 表が用いられている．

　環境などにより結果が変わるので，解説に指定された条件を遵守する（表2）．また屈折異常や老視などでは検査距離に合わせた眼鏡が必要である．

　通常は数字表と環状表を用い，国際版 38 表の曲線表は数字を読めない場合の参考程度にする．環状表は数字の読めない幼児にも便利である．正読と誤読の両方の切痕が見えてしまうときには，より見やすいほうを選択させる．

　正常色覚と先天色覚異常とで読みが異なる表が設けられているが，先天赤緑色覚異常ではデモンストレーション表（デモ表）以外ほとんど読めない場合も多く，ストレスを感じやすい点に注意する．デモ表も読めない場合には，視力障害や視野障害，そのほか，先天赤緑色覚異常以外の原因を考える．

表2 石原色覚検査表Ⅱの注意点
- 自然光や昼光色蛍光灯のもとで行う
- 呈示距離は75cm，1表につき3秒以内に読ませる
- コンサイス版14表はすべて読ませる
- 精神面に配慮し穏やかに淡々と進める
- 応答が不安定であった場合は数か月以上の期間をおいて再検する
- 褪色する前に交換する

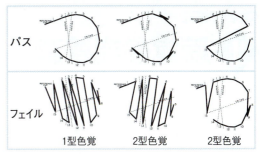

図1 パネルD-15の結果例

初めの2，3表を正読する先天色覚異常がときにあり，必ずすべての表を読ませる．結果の判定は，コンサイス版14表では，第1〜8表と第14〜11表の計12表のうち，誤読1表以下を正常とする．第8表は正常色覚には読めない表で，読んでしまったら誤読とする．第12・13表は1型色覚か2型色覚かを分類する表であるが，信頼度がやや低い．誤読2表以上では異常を疑い，眼科に二次検査を依頼すべきである．

小児では表の点々をつないで数字と認識することが難しく，うまく答えられないことが多い．心因性視覚障害など精神的に不安定な場合にも検査表を読まないことが多い．また，先天色覚異常の保因者は，正常色覚であっても数表を誤ることがある．したがって，精神面に配慮し，応答が不安定であった場合には，成長や精神面の鎮静を十分に待ったうえで再検する．

露光により褪色するので注意し，5年以内に交換するのが望ましい．

仮性同色表ではこのほか，SPP標準色覚検査表第1部先天異常用もよく用いられる．

パネルD-15

先天色覚異常では異常型と程度の分類に用いられ，日常生活や職務遂行上の支障の程度を反映しやすい．

15個の色票をばらばらに無彩色の背景の上に置き，箱に固定された色票から似ている順に並べさせると，正常色覚では概ね色票番号1から15の順に並べる．判定は，記録用紙に記載された型別の傾きに平行な横断線が2本以上認められたかどうかで決定する．2色覚と異常3色覚の一部がフェイルし，合わせて強度色覚異常と分類される（図1）．

小児では検査の理解が難しく，無秩序な横断線が混在して判定に迷うことがあるが，その場合はある程度の期間を置いて再検する．

アノマロスコープ

器械の混色目盛は上半分の光が緑から赤に，単色目盛は黄色光の輝度が変化する．上下の光が同じ色に見える等色値を求めることによって，先天色覚異常の異常型と程度の確定診断を行う．

後天色覚異常

後天色覚異常は網脈絡膜疾患や視神経疾患，緑内障，大脳性疾患などによって起こり，青黄色覚異常と赤緑色覚異常とに分類されるが，通常，程度の差はあれ両者が合併しており，単独で現れることは少ない．原疾患の視機能評価は視力や視野などが主で，色覚までは眼科でも行われていないことが多いが，子細に問診すると，人生半ばで色覚が変化したことに戸惑っている事例は意外に多い．

スクリーニングにはSPP標準色覚検査表第2部後天異常用を用いる．後天青黄異常か後天赤緑異常かを概ね分類するにはパネルD-15が用いられる．

● 参考文献
1. 中村かおる：色覚．大鹿哲郎編，眼科学，第2版，文光堂，東京，2011；725-743.
2. 中村かおる：色覚検査の進め方．眼科グラフィック 2017；6：486-493.

IV 感覚器疾患の検査法

聴覚・平衡覚

1 聴覚機能検査

佐藤宏昭

耳の聞こえが悪い，あるいはなにかほかの耳症状を訴えている場合に，1）聴力に異常があるか否か，2）聞こえが悪い場合，どの程度悪いか，3）聴覚伝導路のどの部位の障害か，4）原因となる疾患は何か，5）治療により改善が期待できるか，などを判断するために聴覚機能検査を行う．

聴覚機能検査とは

聴覚検査とは難聴の程度，障害部位の鑑別診断を行う検査である．難聴は原因となった障害部位に応じて図1のように分類される．難聴は純音聴力検査により大きく伝音難聴と感音難聴に分類されるが，感音難聴はさらに内耳性，神経性，中枢性，後迷路性に細分され，その鑑別診断には標準純音聴力検査のほかにさまざまな聴覚機能検査を併せて行う必要がある．

聴覚機能検査の分類

最も基本的な聴覚機能検査は純音聴力検査だが，これは周波数や音圧を一定の手順に従って変えた検査音をヘッドホンや骨導受話器にて提示し，被検者に聴こえるか否か押しボタンを押して答えてもらう聴覚心理的検査である．したがって乳幼児や意識レベルの低下した成人，検査の説明が理解できない認知症患者などでは施行できない．また，心因性難聴や詐聴などの非器質性難聴の診断には他覚的聴覚検査などほかの聴覚機能検査が必要になる．現在日常臨床で行われている聴覚機能検査を表1に示す．

純音聴力検査

純音聴力検査は最も基本的な聴覚機能検査で，気導音，骨導音と2種類の音刺激を用い

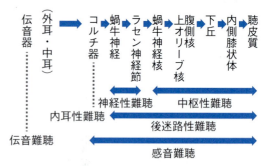

図1 難聴の分類

てそれぞれの閾値を調べる検査である．本検査には国際標準化機構（ISO）の規格に準拠し，日本工業規格（JIS）を満たし，正しく校正されたオージオメータを用い防音室にて測定する．気導閾値は両耳に装着したヘッドホンから一側ずつ音を出力し，外耳道-鼓膜を経由して検査音（気導音）を聴かせ，骨導閾値は耳後部の乳突部に装着した骨導受話器から頭蓋骨を介して検査音（骨導音）を聴かせ，それぞれ聴こえる最小の聴力レベル（最小可聴閾値）を測定する．

検査音の音の強さはdB（デシベル）で表され，測定する周波数は気導音では125Hz（ヘルツ），250Hz，500Hz，1,000Hz，2,000Hz，4,000Hz，8,000Hzの7周波数，骨導音では125Hz，8,000Hzを除く5周波数の閾値を測定し，オージオグラムとして図示し評価する．気導閾値は右耳が○と実線，左耳は×と点線，骨導閾値は右耳が[，左耳は]でオージオグラムに表示する．

オージオグラムの横軸は検査音の周波数を対数目盛で表示し，縦軸は検査音の聴力レベルをdBで示し，隣接する1オクターブの周波数の幅と20dBが等間隔となるように記載する．例として伝音難聴，感音難聴のオージオグラムを図2に示す．

伝音難聴とは伝音機構の障害により生ずる

表1　聴覚機能検査の名称と分類

聴覚心理的検査
　　純音聴力検査
　　自記オージオメトリー
　　閾値上聴力検査
　　語音聴力検査

乳幼児聴力検査
　　聴性行動反応聴力検査（BOA）
　　条件詮索反応聴力検査（COR）
　　遊戯聴力検査

インピーダンスオージオメトリー
　　ティンパノグラム
　　アブミ骨筋反射

他覚的聴覚検査
・電気的反応聴力検査（聴性誘発反応）
　　蝸電図（EcochG）
　　聴性脳幹反応（ABR）
　　聴性定常反応（ASSR）
・耳音響放射検査（聴性音響反応）
　　誘発耳音響放射（TEOAE）
　　自発耳音響放射（SOAE）
　　歪み成分耳音響放射（DPOAE）

難聴で，オージオグラムでは気導聴力の閾値上昇はあるが骨導閾値は正常に保たれ，気導骨導差を示す（**図2右**）．伝音機構とは，音波の物理的エネルギーを外耳・中耳から内耳へ効率よく伝える仕組み（音響インピーダンス整合）で，具体的な病変としては外耳道の閉鎖，中耳炎による鼓膜穿孔や中耳貯留液，鼓室硬化症や耳硬化症による耳小骨固着などである．一方，感音難聴とは伝音機構は正常だが，内耳から聴覚中枢に至る経路の障害で生ずる難聴で，気導閾値，骨導閾値がいずれも上昇し，気導骨導差は見られない（**図2左**）．

難聴の程度は会話音域（500Hz，1,000Hz，2,000Hz，4,000Hz）の4分法平均値で分類され，軽度難聴（25dB以上40dB未満），中等度難聴（40dB以上70dB未満），高度難聴（70dB以上90dB未満），重度難聴（90dB以上）の4種に分類され，正常聴力は25dB未満と規定されている．

自記オージオメトリー

2種類の検査音（断続音，持続音）を連続的に周波数と音圧を変化させながら聴かせ，得られた鋸歯状の記録波形の型から感音難聴の鑑別診断を行う検査である．波形は5つの型に分類され，I型は主として正常，伝音難聴に認められ，II型は内耳性難聴，III型，IV型は後迷路性難聴，V型は機能性難聴に多く認められる．

閾値上聴力検査

閾値上の比較的大きな音を聴いたときに，内耳性難聴では正常耳に比べて異常に大きく聴こえる現象（補充現象）が見られる．補充現象が認められれば内耳性難聴と診断され，閾値上検査は主に補充現象の有無を評価するための検査である．主な検査法には前述の自記オージオメトリーのほかにバランステスト，強さの弁別検査，SISI（short increment sensitivity index test）検査などがある．

音を閾値より強くしていくと，音が大き過ぎもせず小さ過ぎもせず，快適に聴こえる大きさがあり，これを快適レベル（most comfortable loudness level；MCL）と呼ぶ．さらに音を強くしていくとうるさく，これ以上耐えられない不快な音となるが，これを不快レベル（uncomfortable loudness level；UCL）と言う．MCLとUCLの差（ダイナミックレンジ）が正常値より小さければ補充現象陽性と判定するが，現在は補充現象の測定にはほとんど用いられない．しかし，補聴器を適合する際には必要な検査で，音響利得の調整や補聴器の出力の上限を決める目的で用いられている．

語音聴力検査

語音聴力検査は語音を検査音として用いる聴力検査である．語音聴力検査にも「閾値の検査」と「閾値上の検査」があり，前者が語音聴取閾値検査，後者は語音明瞭度を評価するための語音弁別能検査になる．検査用の語音は日本聴覚医学会の作成したCDの再生機をオージオメータに接続して行う．語音弁別能検査には/ア/，/カ/など無意味の単音節リストを用い，語音聴取閾値検査には，一桁

IV
感覚器疾患の検査法

S 211

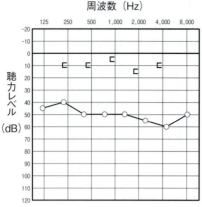
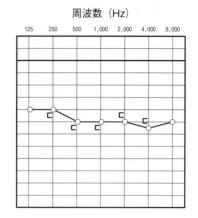
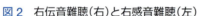

図2　右伝音難聴(右)と右感音難聴(左)

数字リスト(2, 3, 4, 5, 6, 7の6種)を用いる．伝音難聴では最高語音明瞭度は100%近くまで到達するのに対し，感音難聴ではこれが低下し，特に後迷路性難聴では語音弁別の高度の低下や，提示音圧を上げることにより逆に明瞭度が低下してしまう roll over 現象が認められる場合がある．語音聴取閾値は純音聴力検査の閾値とは異なり，一桁数字リストを聴取させ，正答率が50%となる聴力レベル(dB)を閾値としている．

乳幼児聴力検査

新生児や乳幼児では音を聴かせ応答してもらうという聴覚心理的検査は困難なため，聴性反射や行動の観察による聴力検査を行う．乳幼児の難聴の評価を本検査単独で行うと再現性，信頼性に問題を生じやすいので，通常は他覚的聴力検査を併せて行う．なお，乳幼児聴力検査は被検児の月齢に対応した検査法から適したものを選択する．

音に対する原始反射(聴性反射)は生後3か月まで認められ，Moro 反射や耳性眼瞼反射にて聴力を評価する．3～12か月の月齢では聴性反応(音源に振り向く)を用いた聴性行動反応聴力検査(behavioral observation audiometry；BOA)を行う．ただ，60dB 以下の刺激音では出現しにくいので軽中等度難聴の検出は困難である．

条件詮索反応聴力検査(conditioned orientation response audiometry；COR)は，音に対する定位反応または探索反応を視覚刺激によって強化し，音と条件づけられた反応を観察して聴力を測定する検査法である．生後6～24か月の乳幼児が適応となる．年齢が2歳を過ぎた被検児では COR は単純過ぎて飽きてしまうため，2～3歳の年齢になれば遊戯聴力検査により評価する．

インピーダンスオージオメトリー

インピーダンスオージオメトリーは中耳伝音機構の音響インピーダンスを測定する検査で，ティンパノメトリーと音響性耳小骨筋反射検査の2種類の検査法からなる．ティンパノメトリーは外耳道に装着したプローブより226Hz の検査音を与えながら空気圧を200daPa 加減圧させ，中耳のコンプライアンス(インピーダンスの逆数で振動しやすさを表す)の変化を測定する検査である．鼓膜の穿孔や癒着のない伝音難聴の原因検索に有用だが，聴力を調べる検査ではない．結果はティンパノグラムとして表され，正常，感音難聴(A型)，耳小骨連鎖離断(Ad型)，耳硬化症，アブミ骨固着(As型)，滲出性中耳炎(B型)，耳管狭窄症(C型)などの型に分類される．信頼性については十分とは言えないが，補助診断としてこれらの型分類は参考になる．音響性耳小骨筋反射は音刺激により生じたアブミ骨筋の収縮運動を，鼓膜のインピーダンスの

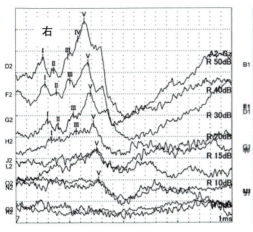
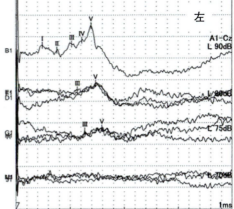

図3　左感音難聴のABR

変化として捉える検査である．正常範囲の幅は広く，正常耳での検出閾値は反対側刺激の場合70〜100dBで，一側の刺激で両側性に生ずる．軽度の感音難聴では検出されるが，高度の感音難聴では消失する．一方，伝音難聴ではアブミ骨の固着や耳小骨の離断があれば難聴が軽度であっても消失することが多い．

他覚的聴覚検査

他覚的聴覚検査とは被検者の応答を介することなく音刺激で誘発される反応を記録し，聴覚機能を評価する検査である．主として電気的反応聴力検査と耳音響放射検査に大別され，新生児・乳幼児の聴覚評価や機能性難聴の確定診断のために行われる．

電気的反応聴力検査(聴性誘発反応)

臨床応用されている検査は蝸電図，聴性脳幹反応，聴性中間反応，頭頂部緩反応，聴性定常反応の5つで，最も広く用いられているのは聴性脳幹反応(auditory brainstem response；ABR)と聴性定常反応(auditory steady-state response；ASSR)である．ABRは睡眠深度や意識レベルの影響を受けず安定性，再現性に優れる．刺激音には反応を得やすいクリック音が用いられ，最も振幅の大きいV波を指標として聴覚閾値を求める．図3に左感音難聴(1歳，女児)のABR波形を示す．右耳V波は10dBnHL，左耳は75dBnHLと左右差を認め片側性難聴と判明した．ただし，クリック音は2,000〜4,000Hzの聴力レベルを反映しており，低音部に残聴があっても検出できない．

ASSRは刺激音にクリック音ではなく，周波数特異性の高い振幅変調に同期させて周波数変調をかけた混合変調音やCE-Chirp®音などが用いられる．本検査は特に小児例で，閾値評価，補聴器の調整および機能性難聴の除外において重要な検査である．

耳音響放射検査(聴性音響検査)

耳音響放射検査(otoacoustic emissions；OAE)は内耳(蝸牛外有毛細胞)由来の音響現象であり，外耳道に挿入した音響プローブから与えたクリックや短音刺激の5〜15ms後に記録される．OAEには音刺激を行う誘発耳音響放射，歪成分耳音響放射と行わない自発耳音響放射の3種類あるが，最も広い周波数域の記録が可能な歪成分耳音響放射(distortion product OAE；DPOAE)が主に用いられる．一般に中〜高度の内耳性難聴では耳音響放射は記録されない．記録される場合は心因性難聴や後迷路性難聴を疑う．

● 参考文献
1. 日本聴覚医学会編，原　晃監，山岨達也，岡本牧人編：聴覚検査の実際．改訂4版，南山堂，東京，2017．
2. Katz J (ed)：*Handbook of Clinical Audiology*. Seventh ed, Wolters Kluwer, Alphen aan den Rijn, 2015.

IV 感覚器疾患の検査法

聴覚・平衡覚

2 平衡機能検査

將積日出夫

めまい・平衡障害を客観化する平衡機能検査には，一般の診療所あるいは外来診察室で行うことのできる簡易(第一次)平衡機能検査と，大学病院や特殊設備を持つめまいの専門病院で必要に応じて行う精密(第二次)平衡機能検査に分けられる．簡易平衡機能検査は，特殊な器機を必要とせず，短時間にめまい平衡障害患者の病巣診断のスクリーニングなどや重症度の推定に役立つ．本項では，日常の外来診療における簡易平衡機能検査(視標追跡検査，眼振検査および head impulse test；HIT)を紹介する．

視標追跡検査(eye tracking test；ETT)

患者と対面したらまず行う検査である．用手法(被検者の眼前約 50 cm のところでゆっくりと動かす検者の指先を追跡させ眼球運動を観察)が簡便である．健常人では視標に対応した円滑な眼球運動が観察されるが，大脳，脳幹，小脳障害で異常が見られ，平滑さが障害され階段状ないしは失調様のパターンを示したら異常と判定する．

眼振検査

眼振(図1)は緩徐相と急速相の2相からなる律動的な眼球運動であり，急速相の方向を眼振の方向とする．フレンツェル眼鏡もしくは赤外線 CCD カメラを用いて非注視下に観察すると，より大きな眼振が観察される．

■自発眼振検査

自発眼振検査は，通常，坐位にて正面位で行う．眼振の方向により水平性，垂直性，回旋性，水平回旋性などが見られる非注視下の自発眼振が注視下で抑制されない場合には，

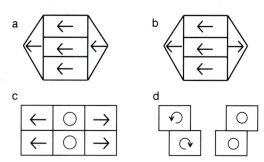

図1　眼振検査で観察された眼振
a：右向き定方向性眼振(注視眼振検査)，b：注視方向交代性注視眼振(注視眼振検査)，c：方向交代下向性眼振(頭位眼振検査)，d：右反対回旋性頭位変換眼振(頭位変換眼振検査)

中枢性平衡障害の可能性が考えられる．

■注視眼振検査

注視眼振は，被検者の眼前約 50 cm のところで検者の手指先などを両眼で注視させ，正面および右，左，上，下に視角で 30° 視標を偏位させ，注視させる．水平回旋性眼振は急性期の末梢前庭障害(メニエール病，前庭神経炎など)に最も顕著に認められる．垂直性眼振は下眼瞼向きがほとんどで，Arnold-Chiari 奇形や脊髄小脳変性症など小脳正中部症状を呈することが多い．回旋性眼振は Wallenberg 症候群や延髄空洞症などの下部脳幹障害で見られる．注視方向により急速相の方向が変化する注視方向性眼振では，後頭蓋窩疾患で見られる左右側方注視眼振がある．

■頭位眼振検査

頭位眼振検査は非注視下に観察する．臥位検査では，仰臥位で右下頭位，左下頭位，懸垂頭位，右懸垂頭位，左懸垂頭位の順に観察する．頭位を変化しても眼振の方向が常に一定である定方向性眼振には，末梢前庭障害に認められる水平回旋混合性眼振と後頭蓋窩の障害で見られる下眼瞼向き垂直眼振がある．

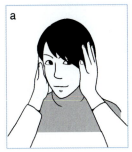 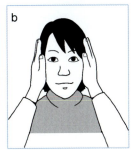 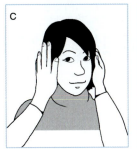 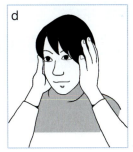

図2 head impulse test（HIT）
a～c：健常人のHIT．検者の鼻先を注視するよう指示（b）後に，被検者の頭部を一方向に10～20°素早く振る．右向き（a）または左向き（c）の頭部回転時には前庭動眼反射により眼球は頭部の回転をキャンセルするため鼻先を注視し続けることができる．d：右前庭神経炎患者のHIT．前庭動眼反射障害により眼位と視標のずれが生じ，鼻先を注視し続けることができない．このずれを補正するため左向きにサッケードが生ずる．

頭位変化により方向が変化する方向交代性眼振では，方向交代上向性眼振，方向交代下向性眼振がある．方向交代上向性眼振は，右下頭位で左向き，左下頭位で右向きに急速相を持つ水平性頭位眼振である．外側半規管のクプラ結石による良性発作性頭位めまい症（Benign paroxysmal positional vertigo；BPPV）と中枢障害で観察される．方向交代性下向性眼振は，右下頭位で右向き，左下頭位で左向きに急速相を持つ水平性頭位眼振である．外側半規管の浮遊耳石によるBPPVで見られる．

■頭位変換眼振検査

頭位変換眼振検査は非注視下に観察する．一連の頭位変換では，1.坐位→2.懸垂頭位→3.坐位→4.右懸垂頭位→5.坐位→6.左懸垂頭位の順に変化させる．反対回旋性頭位変換眼振は，後半規管型BPPVで認められる．懸垂頭位で認められた回旋性眼振の向かう方向が患側である．垂直性頭位変換眼振では主に懸垂頭位で下眼瞼向き垂直眼振が誘発され，後頭蓋窩の障害の所見である．

■頭振り眼振検査（head-shaking nystagmus；HSN）

頭位変換眼振検査が終わり，患者を坐位に戻した後で頭振り眼振検査を行う．頭振り眼振は頭部に早い反復刺激を加えることで誘発される眼振である．フレンツェル眼鏡または赤外線CCDカメラを用い，頭部を左右に10～20回程度振る．左右の外側半規管が同時に刺激され，一側性末梢性前庭障害では健側向きに眼振が誘発される．前庭機能の左右差を検出することが可能であり，スクリーニング検査として有用性が認められている．

head impulse test（HIT）

検者の鼻先を固視するように指示をした後に，検者が被験者の頭部を一方向に10～20°素早く振る（図2）．健常成人では前庭動眼反射により眼球が頭部回転速度に追いつき鼻先を固視したままでいられる．半規管機能障害があると前庭動眼反射の障害のために眼球が頭部回転速度に追いつかず，眼位と視標との間にズレが生ずる．このズレを補正するために早い眼球運動（catch up saccade）が生ずる．HITは温度刺激検査に比べて検出感度が低く，末梢性めまいでは前庭神経炎のように高度CPでないと異常を示さない．一方，椎骨脳底動脈系の脳血管障害では高率（91%）にHITが正常を示す．

● 参考文献
1. 日本めまい平衡医学会編：「イラスト」めまいの検査．診断と治療社，東京，2009．
2. 小松崎篤：眼振の検査法とその診断学的意義．脳と神経 1975；27：369-378．
3. 鈴木 衞：方向交代性頭位眼振の臨床．耳鼻臨床 2000；93：177-183．
4. 竹森節子，神崎 仁，加藤 功他：visual suppression test 検査と臨床応用．篠原出版新社，東京，1988．
5. 千原康裕：Head Impulse test．臨床検査 2008；52：1479-1482．

聴覚・平衡覚

3 顔面神経機能検査

萩森伸一

顔面神経は第7脳神経であるが，その機能が低下した状態がBell麻痺やHunt症候群などの顔面神経麻痺であり，表情筋運動低下のほかにもさまざまな症状を来す．顔面神経機能検査は現状での顔面神経機能を評価するものと，麻痺の予後を推定するものに大別される[1]．

顔面神経機能評価

■顔面表情筋スコア

柳原40点法(図1)とHouse-Brackmann法が広く用いられている．柳原40点法は安静時の左右対称性1項目と表情筋運動9項目をそれぞれ4点(ほぼ正常)，2点(部分麻痺)，0点(高度麻痺)の3段階で評価し，その合計スコア(40点満点)を求める．2016年に評価基準が改定され，合計10点以下を完全麻痺，12点以上を不全麻痺とする．麻痺の回復過程で38点以上に回復，かつ中等度以上の後遺症がなければ治癒と判定する．House-Brackmann法は顔面の表情運動を包括的に評価する方法で，正常(grade I)から高度麻痺(grade VI)の6段階で評価する．病的共同運動など後遺症の有無もgradeに反映されるが，部位別評価には適さない．治癒はgrade Iまたはgrade IIへの回復例である．これらの評価法ではいずれも評価者の主観がある程度反映されることは不可避であり，注意を要する．

■涙液分泌機能検査(シルマー試験)

顔面神経麻痺では顔面神経膝部から分かれる大錐体神経が支配する涙腺の機能が低下し，涙液分泌が減少することがある．シルマー検査は5mm幅の濾紙を両下眼瞼外側1/3の位置に5分間かけ，濾紙が涙液で湿った長さを計測する．正常は10～30mmで，5mm以下は涙液分泌低下と診断する．

■味覚検査

顔面神経から分枝する鼓索神経の機能である味覚が，麻痺ではしばしば低下する．鼓索神経は舌の同側前2/3の味覚を司る．味覚検査には濾紙ディスク法と電気味覚検査がある[2]．濾紙ディスク法は舌表面に甘味，塩味，酸味，苦味など，一定濃度の呈味溶液を含ませた濾紙ディスクを置き，各味覚の認知閾値を薄いほうからI～Vの5段階で評価する．正常はIIまたはIIIとされる．電気味覚検査は舌表面を微弱直流電流で刺激し，味として感じる最小の電流量を測定する．単位は8μA＝0dBとして換算したdBを用い，正常閾値は8dB以下で左右差は4dB以内である．鼓索神経分枝部より中枢側での顔面神経障害では，同側の閾値が上昇する．

顔面神経麻痺の予後評価

電気生理学的検査が予後評価に有用である．いずれも発症後10～14日での検査結果が最も信頼性が高い[1]．

■神経興奮性検査(nerve excitability test；NET)

茎乳突孔から側頭骨外へ出た顔面神経本幹を乳様突起直下で経皮的に電気刺激し，肉眼で表情筋収縮が確認できる最小の電流量を患側・健側で比較する．(患側電流量)－(健側電流量)が3.5mA以内では予後良好，3.5mA以上では予後不良と判定する．

■electroneurography(ENoG)

顔面表情筋上の皮膚に皿電極を貼付し(図2)，NETと同様，乳様突起直下で顔面神経を電気刺激し，表情筋の複合筋活動電位

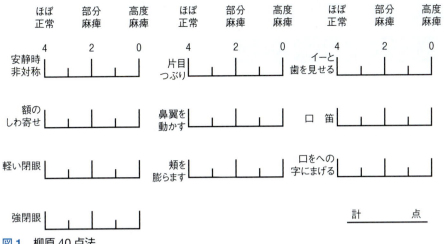

図1 柳原40点法

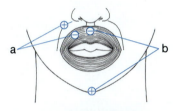

図2 ENoGにおける記録電極設置
a:従来法, b:正中法. 従来法では左右対称に電極を貼付する. 正中法では一対の電極で左右の表情筋活動電位が測定できる. ＋:陽極, －:陰極

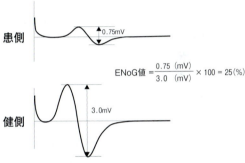

図3 ENoG値の算出法

(compound muscle action potential；CMAP)を測定する. 表情筋運動の閾値を観察するNETとは異なり, CMAPが最大となる大電流量で刺激する. 得られたCMAP電位を患側・健側それぞれ測定し, 以下の計算式に代入してENoG値を求める(図3).

ENoG値(%) ＝［患側CMAP(mV)］/［健側CMAP(mV)］× 100

ENoG値は患側の神経軸索変性を免れた顔面神経線維の割合を表す. ENoG値が40%以上であれば, 麻痺は後遺症なく1か月以内に治癒する. 20%以上40%未満であれば, 2か月以内に治癒するが, 病的共同運動などの後遺症が生ずる可能性がわずかながらある.

10%以上20%未満であれば, 4か月以内に治癒するが, 後遺症の可能性が高まる. 10%未満であれば, 半数は治癒せず, 治癒しても6か月以上要し, 後遺症が高率に生ずる. 0%であれば治癒は望めない. 高度麻痺例にはENoGによる予後診断を行い, 顔面神経減荷術やリハビリテーションなど追加治療の必要性を検討する.

● 文献
1) 萩森伸一：顔面神経麻痺の重症度と予後診断. *ENTONI* 2015；179：86-95.
2) 池田 稔：味覚検査. 小林俊光編. CLIENT 21 21世紀耳鼻咽喉科領域の臨床 2 機能検査, 中山書店, 東京, 2000；295-304.

Ⅳ 感覚器疾患の検査法

聴覚・平衡覚

4 聴器の画像検査

小川 洋

聴器の画像検査の現状

聴器は側頭骨内に存在する外耳，中耳，内耳から構成されるが，その構造は緻密で複雑である．近年，画像診断装置の空間分解能，コントラスト分解能が向上し，微細な構造が可視化できるようになっている．聴器の画像検査法はCT(computed tomography)とMRI(magnetic resonance imaging)が中心であり，病態に応じて両者を選択し画像診断を行う．しかしながらCT，MRIを持たない診療所などでは，単純X線による側頭骨領域の画像診断は簡便で安価なことから，実際の臨床の場においていまだにその意義が残っている．単純X線撮影として代表的なものにシューラー法，ステンバース法，経眼窩法がある（図1）．CTでは，側頭骨内の構造物を詳細に検討できる．通常骨条件のウィンドウで画像評価を行う．全身型多列検出器CT(multidetector-row CT；MDCT，multislice CT；MSCT)の普及により高速で薄いスライス厚の画像撮影が可能となり，多断面再構築画像(multiplanar reconstruction 画像；MPR画像)によりさまざまな方向から対象の評価ができるようになった．さらに頭頸部領域に特化した小照射野コーンビームCT(cone-beam CT；CBCT)が登場し，低被曝

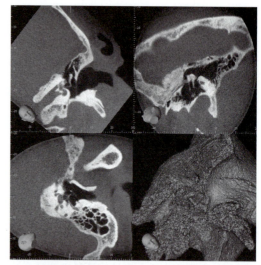

図2 CBCT画像
撮影された画像データは任意の断面を三次元的に表示することが可能である．この画像では耳小骨連鎖が正常に保たれる状態を示している．

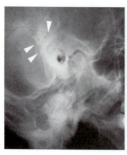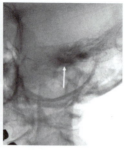

図1 右耳
シューラー法画像．この症例では乳突蜂巣の気胞化が抑制されている(矢頭)．左耳ステンバース法画像により人工内耳電極が蝸牛内に挿入されていることが分かる(矢印)．

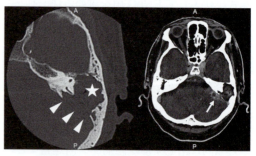

図3 左側頭骨CT画像および頭部CE-CT画像
側頭骨画像では大きな軟部組織陰影(☆印)が認められ真珠腫の存在が疑われる．後頭蓋窩の骨欠損が認められている(矢頭)．CE-CTを施行することで硬膜外膿瘍の存在が疑われた(矢印)．
(画像提供：寿泉堂綜合病院 山辺 習先生)

S 218

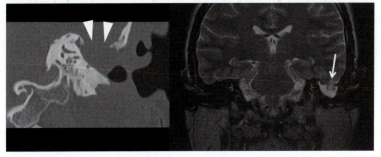

図4 側頭骨CT冠状断画像およびMRI画像
側頭骨CT冠状断画像では天蓋の骨欠損が認められ（矢頭），乳突洞内には軟部組織陰影が認められる．軟部組織陰影と頭蓋内との関連性はCTでは判断することができずMRIを施行したところ脳組織が側頭骨内に逸脱していることが確認された（矢印）．

線量で微細な骨構造の評価が可能となり側頭骨領域での有用性が報告されている（図2）．MRIでは軟部組織の評価，内耳膜迷路，内耳道内の神経を評価できる．聴神経腫瘍が疑われる患者には第1選択の画像検査であり，めまい患者における脳幹，後頭蓋下病変の評価には不可欠な画像検査である．耳性頭蓋内合併症を疑う症例では造影CT，MRIを組み合わせることで詳細な評価を行うことができる（図3, 4）．

CTを第1選択として評価すべき疾患，病態

中耳炎，伝音難聴を来す疾患（鼓室硬化症，耳硬化症，中耳外耳奇形など），内耳奇形（骨迷路の形態異常），外傷（外傷性耳小骨連鎖離断，外傷性顔面神経麻痺）など．

MRIを第1選択として評価すべき疾患，病態

聴神経腫瘍，感音難聴，めまい，耳鳴など．

CTとMRIの組み合わせによる評価が必要となる疾患，病態

錐体部病変，頭蓋底と連続する病変，顔面神経病変，腫瘍性病変（聴器がん，グロームス腫瘍など），高度感音難聴患者における人工内耳適応決定，耳性頭蓋内合併症例など．

IV 感覚器疾患の検査法

嗅覚・味覚

1 基準嗅力検査

都築建三

日本で診療報酬請求が可能な嗅覚検査は，T&Tオルファクトメーターを用いた基準嗅力検査と静脈性嗅覚検査の2つの自覚的検査である．これらは，嗅覚障害の診療で標準検査として使用されている．T&Tオルファクトメーター(第一薬品産業株式会社，東京)(図1)は，1970年代に日本で開発された嗅覚検査であり，開発者の豊田文一(金沢大学)と高木貞敬(群馬大学)の両名の頭文字に由来する[1,2]．

検査方法

T&Tオルファクトメーターは，5種類の嗅覚測定用基準臭として単一のにおい分子(A, B, C, D, E)からなる(図1)．各基準臭は，10倍希釈で−2(最薄)から5(最濃)までの8段階の溶液(Bのみ−2から4までの7段階)で構成される．検者は，7mm幅・140mm長の専用濾紙(におい紙)の一端を持ち，他端の10mm程度を基準臭に浸してから被検者に手渡す．Aから始めてB，C，D，Eの順に薄い濃度から段階的に濃度を上昇させて提示する．被検者は基準臭の付いた濾紙の先端を鼻先約1cmに近づけ，においを嗅いで回答する．

感知できる最も弱い測定値「いきちthreshold」は，生理学的方法で厳密に求めた場合は「閾値」，臨床的手技で実用的に測定した場合は「域値」と表記される．基準嗅力検査の結果においては，「域値」が適用される[2]．被検者がにおいを初めて感じた番号を検知域値(なにかにおうが何のにおいか分からない)とする．さらに濃度を上げて，どのようなにおいか表現(または近い表現)できた番号を認知域値とする．検知域値は○印，認知域値は×印として，オルファクトグラムに記入する．図2に記入例(中等度の嗅覚障害例)を示す．最高濃度で分からない場合はスケールアウトとし，下向き矢印(↓)を付記

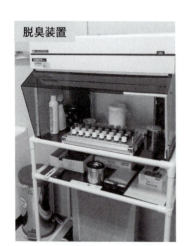
検査キット

脱臭装置

基準臭：一般名	においの性質
A：β-phenylethyl alcohol	バラの花のにおい・軽くて甘いにおい
B：methyl cyclopentenolone	焦げたにおい・カラメルのにおい
C：isovaleric acid	腐敗臭・古靴下のにおい・汗くさいにおい
D：γ-undecalactone	桃のカンヅメ・甘くて重いにおい
E：skatole	糞臭・野菜くずのにおい・いやなにおい

図1 T&Tオルファクトメーター

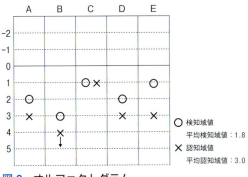

図2 オルファクトグラム

表1 嗅覚障害の重症度分類

平均認知域値	重症度
～1.0	正常
1.2～2.4	軽度
2.6～4.0	中等度
4.2～5.4	高度
5.6以上	脱失

表2 治療効果の判定

治癒：平均認知域値が2.0以下に改善
軽快：平均認知域値が1.0以上改善
悪化：平均認知域値が1.0以上悪化
不変：上記以外

する．スケールアウトは，それぞれの最大の番号に1を足す(A, C, D, Eは6，Bのみ5)．5種類の基準臭の平均値(A+B+C+D+E)/5を，それぞれ平均検知域値および平均認知域値とする．分母が5であるため，小数点第1位は偶数となる．すべての基準臭がスケールアウトの場合は，平均検知域値および平均認知域値は共に(6+5+6+6+6)/5＝5.8となる．

検査時の注意

基準臭の使用期限に注意する．検者は香水・コロンを控える．室内自体に，においがないことを確認する．基準臭が室内に広がらないように検査前後の室内の十分な換気を心がけ，専用の脱臭装置の使用が望ましい(図1)．溶液中の嗅素の放散が温度による影響を受けるため，室温20～25℃の一定条件で検査を行う．極端に寒い部屋と暑い部屋では検査結果に影響が出る可能性がある．基準臭は冷所保存するが，検査時には室温に近い温度で行う．使用した濾紙は1回(1本)嗅ぐごとに直ちにポリ袋に入れ，検査終了後に袋を封して蓋のある汚物入れに廃棄する．被検者が回答に悩むときは，におい語表を被検者に提示する[1,2]．検者も被検者の応答に対して正誤の判定に迷うときは，検者の経験から判断する[1,2]．

検査結果の判定

においを感じても何のにおいか分からなければ正確な嗅覚を評価できないため，嗅覚は平均検知域値ではなく平均認知域値により5段階で評価される(表1)[1,2]．日本鼻科学会嗅覚検査検討委員会により，平均認知域値から見た治療効果判定基準が作成されている(表2)[1,2]．労災保険の障害認定では，平均認知域値が5.6以上(嗅覚脱失)は第12級の12，2.6以上5.5以下(嗅覚減退)は第14級の9を準用するよう定められている[3]．本検査は自覚的検査であるため詐病の判定は困難であるが，詐病を疑った場合は，目隠しして強い不快なにおい(基準臭C5など)を提示して被検者の反応を観察すると良い[1,2]．

嗅覚障害の多くは，認知域値が検知域値と近似した値となる．両者に乖離が見られる場合は，においの認知機能や同定能力の低下(においは感じるがどのようなにおいか分からない状態)を示し，中枢性嗅覚障害，アルツハイマー病やパーキンソン病などの神経変性疾患の可能性も念頭に置いて診療に当たる[1]．

● 文献

1) 三輪高喜：耳鼻咽喉科・頭頸部外科の検査マニュアル─方法・結果とその解釈 鼻・副鼻腔の検査 嗅覚検査. 耳鼻・頭頸外科 2010；82：155-160.
2) 三輪高喜：検査をどう読むか？鼻・副鼻腔領域の検査 基準嗅力検査. JOHNS 2013；29：1587-1589.
3) 厚生労働省：労災保険 障害等級認定基準の一部改正について. http://www.mhlw.go.jp/new-info/kobetu/roudou/gyousei/rousai/061013-1.pdf (2018年2月23日閲覧)

IV 感覚器疾患の検査法

嗅覚・味覚

2 静脈性嗅覚検査

古田厚子

　現在，日本における保険診療で診療報酬請求が可能な嗅覚検査の1つである静脈性嗅覚検査はプロスルチアミン(アリナミン®注射液，10mg/2mL)を静脈内に注射し，注射開始からにおいを感じるまでの時間(潜伏時間)と，においを感じてから消失するまでの時間(持続時間)を測定する検査である．検査に用いる注射液の名前からアリナミンテストとも呼ばれている．

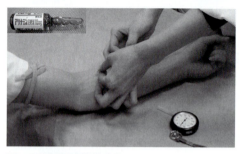

図1　静脈性嗅覚検査

検査方法

　ストップウォッチで時間を計測しながらアリナミン®注射液2mLを被検者の正中皮静脈へ等速度で20秒かけて注入し(図1)，潜伏時間および持続時間を測定する．被検者にはほぼ2秒間に1回の安静鼻呼吸をしてもらい，においの消失判定は安静鼻呼吸の状態を続けて2〜3呼吸の間ににおいがしなくなった時点で行う．においを感じた場合にはどのようなにおいとして感じたかを回答してもらうことも必要である．本検査は専用の装置は必要なく，アリナミン®注射液，ストップウォッチそして一般的な静脈注射の準備があれば一般病院や診療所で行うことが可能な検査である．

　検査上の注意点として，静脈注射という侵襲を伴う検査であると共に，アリナミン®注射液がpH3.0〜4.0と酸性であるためか注射部位から肩にかけての血管痛を訴えることもあり，事前に十分な説明をする必要がある．またフルスルチアミン(アリナミン®F注射液)も注射液として存在するが，これはにおいの強度を弱めた製品であり，本検査への使用は適していない．

検査のメカニズム

　静脈注射後，血液循環時間を経てプロスルチアミンの分解産物の混合ガスが肺で拡散し呼気中に排泄され，上咽頭から後鼻孔経由で嗅上皮に至り，嗅細胞を刺激してにおいが生じるのが主なメカニズムと考えられている．

　静脈注射後，呼気中の分解産物の濃度が嗅覚閾値を超えてにおいを感じた時点までが潜伏時間，その後ゆっくり呼気中濃度が低下し，さらに嗅覚疲労現象が生じて嗅覚閾値が上昇してにおいを感じなくなる時点までが持続時間となる．潜伏時間は被検者の嗅覚閾値の上昇に伴い延長し，持続時間は嗅覚閾値の上昇と嗅覚疲労現象の起こりやすさの両者により短縮すると考えられている(図2)[1, 2]．

検査結果

　健常者の測定値は，潜伏時間は6〜10秒(平均8秒)，持続時間は45〜95秒(平均70秒)で[2]，ニンニクやタマネギ臭として感じる．潜伏時間の延長や持続時間の短縮を認めた場合や，ニンニクやタマネギ臭として感じられない場合は嗅覚低下が考えられ，全くにおいを感じない場合は嗅覚脱失と判定することもある．本検査でにおいを全く感じない場合に

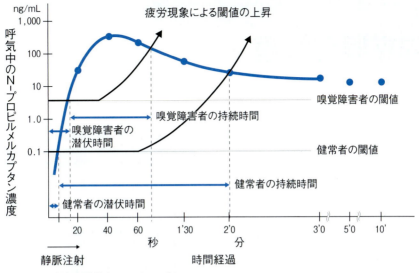

図2 静脈性嗅覚検査のメカニズム
N-プロピルメルカプタンはプロスルチアミンの代謝産物で，静脈注射後の呼気のニンニク臭は特にメルカプタンによるものと考えられる．
(調所廣之：日耳鼻．1978；81：562-568，調所廣之：耳鼻咽喉科診療プラクティス12 嗅覚・味覚障害の臨床最前線，坂上雅史編，文光堂，東京，2003：20-23より改変)

は嗅神経性や中枢性嗅覚障害が考えられ，基準嗅力検査の結果が不良でも本検査の結果が良好であれば慢性副鼻腔炎などを原因とする伝導性嗅覚障害が考えられる．

残念ながら本検査で嗅覚閾値や嗅覚同定能，弁別能を判定することはできない．しかし本検査でにおいを感じる場合には治療により嗅覚の改善を認めることが多いため，嗅覚の予後判定に有用な検査と考えられる．ただし本検査でにおいを全く感じなくても治療により嗅覚が改善する症例も認めることから，本検査のみでは嗅覚障害の予後を判定することも困難である[3]．本検査は問診や視診，基準嗅力検査，嗅覚同定検査，画像検査などの他の検査とあわせて嗅覚障害の診断および治療に役立てると良い．

● 文献
1) 調所廣之：静脈性嗅覚試験における域値ならびに疲労現象の検討．日耳鼻会報 1978；81：562-568.
2) 調所廣之：静脈性嗅覚検査(アリナミンテスト)．坂上雅史編，耳鼻咽喉科診療プラクティス12 嗅覚・味覚障害の臨床最前線，文光堂，東京，2003：20-23.
3) 篠 美紀：嗅覚に関する検査 静脈性嗅覚検査．JOHNS 2010；26：1123-1127.

Ⅳ 感覚器疾患の検査法

嗅覚・味覚

3 嗅覚同定検査

志賀英明

わが国で開発された嗅覚同定検査に，においスティック（odor stick identification test for the Japanese；OSIT-J）と嗅覚同定能力研究用カードキット（Open Essence）がある．両者は共に保険収載されておらず，あくまで研究目的での使用に限られる．ほかにも海外ではさまざまな嗅覚同定検査が行われているが，わが国では普及していない（**表1**）．

表1 国内外の代表的嗅覚同定検査

	嗅素数	開発元
においスティック（OSIT-J）	12	産業技術総合研究所（日本）
Open Essence（オープンエッセンス）	12	産業技術総合研究所（日本）
University of Pennsylvania Smell Identification Test（UPSIT）	40	ペンシルバニア大学（米国）
Sniffin' Sticks-Screening 12 Test	12	ドレスデン工科大学（ドイツ）
Connecticut Chemosensory Clinical Research Center（CCCRC）olfactory function test	10	コネチカット大学（米国）

においスティック（OSIT-J）

OSIT-J（第一薬品産業株式会社，東京）は日本人に馴染みのある12種の嗅素を用いて斉藤らによって開発された[1]．におい物質をマイクロカプセル化し，スティック糊様の容器に納められている（**図1**）．

OSIT-Jは冷蔵保存を要するが，検査前に冷蔵庫から取り出して常温で30分〜1時間ほど静置する．検者はスティックを1本取り出し，専用の薬包紙の半分に直径2cmの円で塗り付け，塗った側を内側にして半分に折り，被検者に手渡す．におい物質は紙を擦り合せることでマイクロカプセルから発散される．被検者は紙を擦り合わせ，6個の選択肢が書かれたカードを見ながら紙を鼻に近付け開いてにおいを嗅ぎ，回答する[1]．

回答はそれぞれのにおいに対して正解を1個含む4個のにおいの名前と「分からない」「無臭」の6個の選択肢が書かれた文字カードまたは絵カード（**図1**）から選択する．感じたにおいに最もあてはまる選択肢を選び，もし4個のにおいの選択肢の中にあてはまるものがないか，なにかしらにおいを感じた場合は「分からない」を，また無臭であると感じた場合は「無臭」を選択する．全12種の嗅素について同じ手順で検査を行う[1]．

T&TオルファクトメーターとOSIT-Jの検査結果を比較すると，強い負の相関が見られることが報告されている．健常者を用いた検討において，50歳代から本検査のスコアが加齢とともに低下することが明らかとなっている[1]．1本あるいは数本のスティックを用いて，嗅覚障害のスクリーニングへの応用が可能である[2]．さらに，パーキンソン病など神経変性疾患の早期発見のためにも有用であることが報告されている．

嗅覚同定能力研究用カードキット（Open Essence）

Open Essence（和光純薬工業株式会社，大阪）はOSIT-Jを簡便にする目的で開発されたカード型の嗅覚同定検査である（**図2**）[3]．OSIT-Jに使用されている嗅素と同じ12種の嗅素を使用している．名刺サイズの2つ折りカードの内側にマイクロカプセル化した嗅素が直径3.5cmの円に特殊印刷されており，カードを開くとマイクロカプセルからにおいが放散される．開いたカードの右側には正解を含む4個のにおいの名前と「分からない」

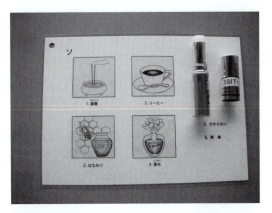

図1 においスティック(OSIT-J)と選択肢が書かれたカード

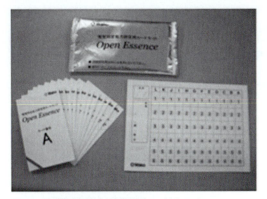

図2 嗅覚同定能力研究用カードキット (Open Essence)

「無臭」の計6個の回答選択肢が印刷されている．1回の測定分12枚ずつ個別包装されている(図2)．

被検者はカードを開き，カード内側のにおいを嗅ぐ．測定カード右側に印刷された6個の選択肢より正解と思われるにおいの番号を選び，回答用紙の数字を塗りつぶす．同様に全12枚のカードについて検査を行う．1回の操作でにおいが分からなかった場合は，開いたカードの内側を擦り合わせると再度においを放出させることができる．

本キットは，OSIT-Jのようにスティックを薬包紙に塗り付ける手間がかからず，被検者自身で検査が行える．また室温保存が可能である．OSIT-JとOpen Essenceの点数には非常に強い相関を認め，Open Essenceの正答率は日常のにおいアンケート，基準嗅力検査，静脈性嗅覚検査の各検査結果と有意な相関を有することが明らかとなっている．Open EssenceもOSIT-Jと同様に，嗅覚障害スクリーニングならびに神経変性疾患の早期発見における有用性が報告されている．

海外で行われている嗅覚同定検査

米国においてはUniversity of Pennsylvania Smell Identification Test(UPSIT)やConnecticut Chemosensory Clinical Research Center Test(CCCRC test)などが汎用されている．一方で欧州ではドイツで開発されたSniffin' Sticks(Burghart Messtechnik GmbH, Wedel, Germany)が一般的に用いられている．いずれの検査もわが国では保険収載されていない．また日本人にはなじみのないにおいを含んでいることもあり，わが国では普及していない．

●文献

1) Saito S, Ayabe-Kanamura S, Takashima Y, et al : Development of a smell identification test using a novel stick-type odor presentation kit. *Chem Senses* 2006 ; 31 : 379-391.
2) Shiga H, Toda H, Kobayakawa T, et al : Usefulness of curry odorant of odor stick identification test for Japanese in olfactory impairment screening. *Acta Otolaryngol Suppl* 2009 ; 562 : 91-94.
3) Fujio H, Doi L, Hasegawa T, et al : Evaluation of card-type odor identification test for Japanese patients with olfactory disturbance. *Ann Otol Rhinol Laryngol* 2012 ; 121 : 413-418.

IV 感覚器疾患の検査法

嗅覚・味覚

4 鼻腔通気度検査

内藤健晴

通常，ヒトは鼻腔を通じて呼吸をしており，下気道保護のため鼻腔内粘膜の適度な抵抗によって外気の加温，加湿，除塵作用を行っている．鼻閉でこの生理機能が破綻すると種々の障害が生じる．

鼻閉による障害

鼻閉により正常鼻呼吸が障害されると下気道に弊害が生じるだけでなく，嗅覚障害，副鼻腔炎併発，口呼吸による口腔乾燥，睡眠障害，頭痛，集中力低下，作業効率低下などを来すことがあり，日常生活に支障が出る．そのため鼻閉を的確に評価することは実地臨床において大変重要なことである．

鼻腔通気度検査の歴史

鼻腔通気は当初，冷えた金属板を両側前鼻孔の前に置き，鼻呼気での曇り具合を見て判定していたが（図1），外気温，外気湿度で結果が大きく異なり，また測定結果を記録できないという欠点もあった．そこでこれらを解決すべく日本鼻腔通気度標準化委員会，国際鼻腔通気度標準化委員会などが議論を重ねて発展してきたのが今回紹介する鼻腔通気度測定法である．

鼻閉の検査法

鼻腔通気度検査は客観的に鼻腔通気性を評価できる方法とされる．日本での標準的な検査法についてはガイドラインに示されており[1]，鼻腔抵抗（鼻の空気の通りにくさ）として表現されている．

鼻腔通気度計

鼻腔通気度検査として日本ではJIS規格の

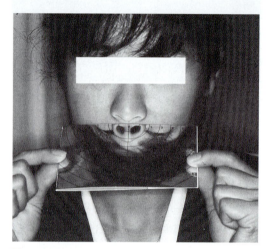

図1 Glatzel nasal mirror

鼻腔通気度計が保険適用の機器として認められている（図2）．安静鼻呼吸中の鼻気流（cm³/秒）を鼻腔前後圧差（⊿P：Pa）で除した抵抗（Pa/cm³/秒）を鼻腔抵抗として表現している．いわゆる鼻を通り抜ける空気がどれぐらいの抵抗を受けているか（鼻の空気の通りにくさ）を示すことができる検査法である．日本のガイドラインではアクティブ・アンテリオール法で測定し，⊿P100Paでの抵抗値を読むことが標準的な方法として推奨されている．

その他の測定機器

鼻腔通気度測定法は鼻腔内を通過する呼吸気流の通り難さを客観的に表現したものであるが，他方，鼻腔音響測定法（Acoustic Rhinometry）といって鼻腔内の断面積を前鼻孔から後方に順次測定できる新しい機器も開発された（図3）．また鼻腔内の一定の部位の容積も計測できる．この機器はヒトに応用できる薬事承認は受けているが保健適応はない．

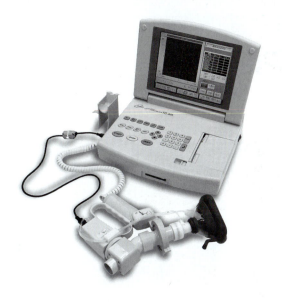

図2 鼻腔通気度計
チェスト社製 電子スパイロメーター HI-801 鼻腔通気度ユニット

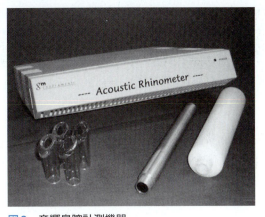

図3 音響鼻腔計測機器
Acoustic Rhinometer GM社製

測定結果判定

ガイドラインによると安静鼻呼吸時の日本人正常成人の標準的な両側鼻腔抵抗は男女で，吸呼気共に $0.25 Pa/cm^3/$秒 とされている．小児はこれより高く，高齢者は若干低くなる．鼻閉感の程度と鼻腔抵抗値との大まかな関係は表1に示したような指標があるが，鼻閉感は本人の主観的な感覚なので，客観的なこの数値と，ときに乖離することがあることには注意を要する．鼻閉感を訴える高齢者で抵抗値が異常に低い場合は萎縮性鼻炎が疑われる．

睡眠呼吸障害の患者で鼻腔抵抗が高い場合は，口腔咽頭だけの原因ではなく鼻呼吸の影響も考慮に入れると良い．特に経鼻的持続陽圧呼吸療法 (nasal continuous positive airway pressure；nCPAP) の装着にもかかわるので，耳鼻咽喉科医による鼻腔の精密な診察が重要となる．

表1 鼻閉の程度と両側鼻腔抵抗値

0.25 未満	通気性良好
0.25 以上 0.5 未満	鼻閉なし，あるいは軽い一側性または両側の鼻閉，あるいは間歇的な症状を認める
0.5 以上 0.75 未満	一側の頻回または高度な鼻閉，他側は十分または不十分な通気性である
0.75 以上	中等度から高度な鼻閉が両側にある

単位：$Pa/cm^3/$秒
(内藤健晴他：日鼻科会誌 2001；40：327-331)

●文献
1) 内藤健晴，宮崎総一郎，野中 聡：鼻腔通気度測定法 (Rhinomanometry) ガイドライン．日鼻科会誌 2001；40：327-331.

●参考文献
1. Naito K, Iwata S：Clinical review, Current advances in rhinomanometry. Eur Arch Otoehinolaryngol 1979；254：309-312.

IV 感覚器疾患の検査法

嗅覚・味覚

5 嗅覚障害の画像診断

吉川 衛

嗅覚障害の診断において，画像検査は客観的な評価を行う検査項目として非常に重要である．内視鏡による鼻内の観察や，CTやMRIによる画像検査を行うことによって，嗅覚障害の原因を把握することが可能である．しかし，すべての原因を把握できるわけではなく，嗅裂の閉塞を伴う炎症性ないしは腫瘍性病変，頭部外傷による嗅覚障害，先天性嗅覚障害のカルマン症候群，アルツハイマー病などにおいては異常所見を捉えることが可能だが，感冒後嗅覚障害などでは異常所見は認められない．

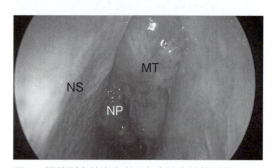

図1 慢性副鼻腔炎患者の左鼻腔内視鏡所見
ポリープ様に腫脹した中鼻甲介（MT）と鼻中隔（NS）との間隙に，鼻腔ポリープ（NP）が充満し，嗅裂が閉塞していることを確認できる．

内視鏡検査

鼻内の観察は，鼻副鼻腔疾患を鑑別するうえで最も重要な診察項目であるが，嗅裂の所見を正確に把握する必要のある嗅覚障害の診察においては，従来の前鼻鏡を用いた肉眼的な観察だけでは不十分となることが多い．そのため，嗅覚障害の診断においては，診察時に必ず内視鏡検査を行い，嗅裂部に存在する病変を詳細に観察しなければならない．嗅裂の閉塞を伴う慢性副鼻腔炎患者の左鼻腔内視鏡所見を図1に示す．

単純X線撮影検査

CT検査と比べると被曝量も少なく，ほぼすべての医療機関で行えるという利点のある検査で，副鼻腔炎の診断においては有用である．しかし，上顎洞や前頭洞の病変の診断には適しているものの，篩骨洞や蝶形骨洞，さらに嗅裂部の病変の診断には適しておらず，嗅覚障害の画像診断としては以下に述べるCT検査やMRI検査が推奨される．

CT検査

鼻副鼻腔領域における閉塞性病変の有無を把握するには最適な検査で，特に，冠状断CT画像が嗅裂部の評価に適している．そのため，呼吸性嗅覚障害の診断に有用で，嗅裂部や篩骨蜂巣内に限局した病変のように，内視鏡検査だけでは十分な評価ができない病変も検出することが可能と言われている．健常者および嗅裂の閉塞を伴う慢性副鼻腔炎患者の冠状断CT画像を図2に示す．

MRI検査

前述した内視鏡検査やCT検査で鼻副鼻腔に明らかな病変を認めない場合，頭蓋内の病変を検索するうえでMRI検査が必要となる．MRI検査においてもCTと同様に冠状断撮影が有用で，先天性嗅覚障害患者における嗅球，嗅溝のような嗅脳の異常や，神経変性疾患においては嗅覚野の眼窩前頭皮質，あるいは二次中枢である大脳辺縁系などの病変を把握することができる．

たとえば，カルマン症候群は先天性嗅覚脱

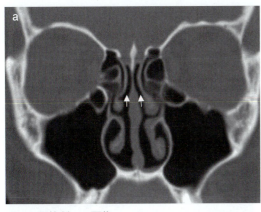
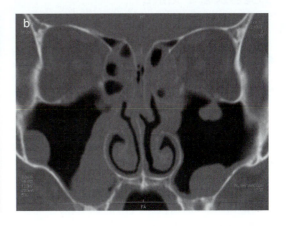

図2　冠状断CT画像
a：健常者の冠状断CT画像においては，副鼻腔の含気は良好で，嗅裂の開存を認める(矢印)．b：慢性副鼻腔炎患者の冠状断CT画像においては，篩骨洞や上顎洞などの副鼻腔と嗅裂部に軟部濃度陰影を認め，嗅裂は閉塞している．

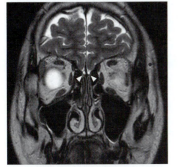

図3　先天性嗅覚障害(カルマン症候群)患者の頭部MRI画像
カルマン症候群患者の冠状断T2強調像においては，嗅球の無形性(矢頭)を認める．なお，この症例においては，嗅溝の低形成や無形性は認められなかった．

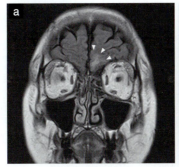

図4　外傷性嗅覚障害患者の頭部MRI画像(a：冠状断，b：矢状断)
脳挫傷などの頭部外傷による嗅覚障害例においては，前頭葉下面の病変(矢頭)を認めることが多いため，冠状断だけでなく矢状断も診断に有用である．

失と性腺機能低下を特徴とする遺伝性疾患であるが，冠状断T2強調像により嗅球の無形性や低形成を認める(図3)．嗅溝の深さも健常者と比較して短縮していることが多く，まれに無形性となる症例も存在する．また，神経変性疾患のアルツハイマー型認知症では，早期から嗅覚障害が出現すると言われており，特に海馬を中心とする萎縮をMRI検査で確認することができる．

その他，頭部外傷に伴う嗅覚障害の原因病変の検索においては矢状断撮影も有用で，最も多く見られる嗅球や前頭葉下面の眼窩前頭皮質の病変を把握することができる(図4)．ただし，篩板と嗅球との間の嗅神経軸索断裂による嗅覚障害の場合は，MRI検査では異常所見を全く認めないこともあり，診断が困難である．

IV 感覚器疾患の検査法

嗅覚・味覚

6 濾紙ディスク法

大島猛史，田中真琴

現在保険適用となっている味覚機能検査法は，電気味覚検査と濾紙ディスク法による検査である．本稿で述べる濾紙ディスク法は，味覚神経支配領域別の"味覚定量検査"としてわが国で開発された[1]．

濾紙ディスク法による味覚機能検査

■準備するもの
テストディスク® 検査キットとして市販されている（図1）．
ピンセット 濾紙を把持する．
舌ガーゼ 舌を前方に引き出す際に使用する．
うがい用の水，コップ，膿盆

■検査方法
直径5mmの濾紙にテストディスク®の味溶液を浸してから検査部位に置いて，味質を認知できる最小濃度を測定する．甘味，塩味，酸味，苦味の4味質（うま味はキットに含まれない）で，5段階の濃度系列で測定できる．
閾値の測定 低濃度からの上昇法で行う．
測定部位 左右の鼓索神経領域，舌咽神経領域，大錐体神経領域を測定する（図2）．
刺激時間 濾紙の上に，味溶液を1滴垂らし，3秒間測定部位に付着させる．濾紙は，検者が除去する（図3）．
応答 被検者が，味質指示表を指さして答える（同一味質の間は，口は閉じさせない）．
測定順序 塩味→酸味→甘味→苦味．
必ずしも上記の順序でなくても良いが，苦味は味が残りやすいので，最後とする．
測定間隔 同一味質は考慮しなくて良い．他の味質に移るときは，口をすすぐ．
記録 結果を記載用紙に記入する（図4）．

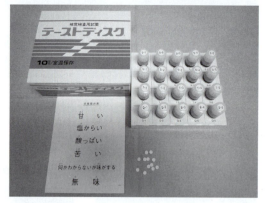

味溶液の濃度（%）

濃度番号	1	2	3	4	5
甘味 S（ショ糖）	0.3	2.5	10	20	80
塩味 N（食塩）	0.3	1.25	5	10	20
酸味 T（酒石酸）	0.02	0.2	2	4	8
苦味 Q（塩酸キニーネ）	0.001	0.02	0.1	0.5	4

図1 テストディスク®（三和化学研究所）

■評価
濾紙ディスク法の正常範囲を表1に示す．臨床的には，濃度番号3以下であれば正常とする．味覚障害の重症度や治療効果判定の基準に明確なものはないが，当科で採用している基準例を表2に示す．

濾紙ディスク法による味覚機能検査は，支配神経ごとに味質別の評価が可能である一方，21段階で評価可能な電気味覚検査に比べて，5段階と定量性に劣ることもある．

また，検査に時間がかかり，実際に行っている施設は，現状では限られていると言わざるをえない．味覚機能の評価は，患者の訴えている味覚異常について，その程度や治療の必要性を判断するうえで必要であり，簡易的にでも味覚機能検査を行うことが推奨される．大錐体神経領域の検査の省略，酸味の省略，治療経過中で左右差がない場合は一側のみ測

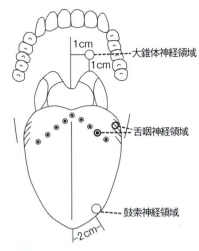

図2 味覚機能検査の測定部位
・鼓索神経領域：舌尖中央から2cm側方の舌縁
・舌咽神経領域：有郭乳頭直上または葉状乳頭直上
・大錐体神経領域：正中から1cm離れた硬口蓋と軟口蓋の境界の軟口蓋側

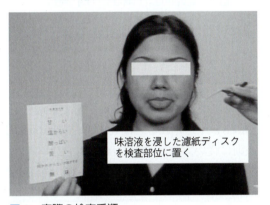

図3 実際の検査手順

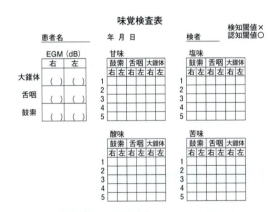

図4 検査結果の記載表例

表1 濾紙ディスク法の正常範囲

	鼓索神経・舌咽神経領域	大錐体神経領域
60歳未満	濃度番号2〜3	濃度番号3〜4
60歳以上	濃度番号 〜4	平均閾値は濃度番号5以上

表2 当科で採用している基準例

◎味覚障害の重症度の評価

正常	総平均値が，3.5未満のもの
軽症	総平均値が，3.5以上4.5未満のもの
中等症	総平均値が，4.5以上5.5未満のもの
重症	総平均値が，5.5以上のもの

濃度5で認知しない場合，6として平均を算定

◎味覚障害の治療効果の判定

治癒	総平均値が3.0以下になったもの
改善	総平均値が1以上改善したもの
悪化	総平均値が1以上悪化したもの
不変	上記いずれの基準も満たさないもの

定するなどで時間の短縮が可能[2]であり，施設の状況や症例に応じて，検査時間を短縮する工夫も必要である．

2015年に，臨床検査技師の業務とされている厚生労働省令で定める生理機能検査に，味覚検査および嗅覚検査が追加された．検査施行者の分担で，今後の検査の普及が期待される．

● 文献
1) Tomita H, et al : Basis and practice of clinical taste examinations. *Auris Nasus Larynx* 13 (suppl) : 1986 ; 1-15.
2) 池田 稔，河本英敏，浜田敬永他：味覚障害の検査と治療—検査の簡略化と亜鉛剤治療の有効性の検討—. 口腔咽頭科 1992 ; 4 : 51-57.

Ⅳ 感覚器疾患の検査法

嗅覚・味覚

7 電気味覚検査

太田伸男, 東海林 史

電気味覚検査とは

近年, 味覚障害の患者数が増加傾向である. これは, 1)高齢化に伴った老人性味覚障害, 2)生活習慣病などの内科的全身疾患を有する症例の増加, 3) 2)の治療のために亜鉛キレート作用のある薬物治療を受ける症例の増加, 4)唾液分泌減少による口腔内病変を持つ症例の増加などが原因と考えられる. 味覚障害の診療においては問診, 舌の観察に加えて定性的および定量的な検査が重要であり, 電気味覚計(TR-06, リオン社製)による検査が必要となる(図1).

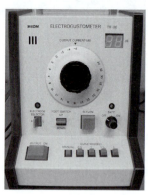

図1 電気味覚計(TR-06, リオン社製)

電気味覚検査の方法

電気味覚検査は, 測定部位に刺激導子を当てて電気的に刺激し味覚を感じる閾値を測定する. 単一の味覚刺激であるが, 左右別・神経領域別に簡便に迅速に味覚を評価できる利点がある. 測定結果はdBで定量的に評価する. 測定法は, 最初に刺激導子の感触と適度な電気刺激時の金属を舐めたときのような味を感じてもらう. その後, −6dBからダイヤルを上げていき, 上昇法で閾値を調べる. 閾値の左右差が6dB以上を有意とする. 測定部位は舌前方3分の2(鼓索神経領域), 舌後方3分の1(舌咽神経領域), 軟口蓋(大錐体神経領域)について左右で測定する(図2, 3). 正常値は部位によって異なり, 鼓索神経領域は8dB以下, 舌咽神経領域は14dB以下, 大錐体神経領域は22dB以下である.

電気刺激で味覚が生じる機序については, 1)舌を通過する電流が直接的に味細胞または神経線維を刺激する説, 2)電気刺激によりイオンが電気泳動的に味覚受容サイトに強制的にはめ込まれる説(電気泳動強制結合説)などがある.

ヒトの電気味覚は1～300μAで正常の閾値は8μAとされる. 電気味覚も感覚の対数法則に従い, 電気刺激の目盛りは21ステップのデシベル表示されており, 基準値0dBは正常者の閾値の8μA, 最大の34dBは400μAに対応している. 味覚の識別閾は4dBであることから, 2dBごとの刺激目盛りとなっている. 不関電極は頸部に当てて測定する. また, ペースメーカーの患者は原則禁忌であるが, 特に検査の必要性が高い場合は, 患者を注意深く観察しながら不関電極の位置をペースメーカーと反対側の頸部のなるべく高い位置に当てるよう配慮する必要がある.

電気味覚検査で分かること

顔面神経が麻痺すると, 1)表情運動, 2)咀嚼, 3)発語, 4)味覚, 5)眼の保護作用なども障害される. 顔面筋麻痺, 涙分泌低下, アブミ骨筋反射および味覚障害の検査結果を総合して評価することによって顔面神経麻痺の

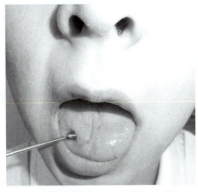

図2　電気味覚計による測定の様子

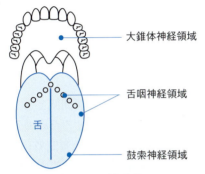

図3　電気味覚計の測定位置

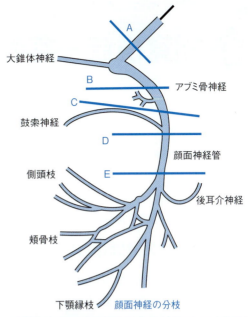

図4　顔面神経麻痺の障害部位診断

障害部位診断が可能となる（図4）．また，濾紙ディスク法との併試でより詳細な患者情報を得ることによって正確な味覚障害の診断と治療が進むものと考えられる．

● 参考文献
1. Krarup B : Electro-Gustometry. A method for clinical examinatios. *Acta Otolaryngol* 1958 ; 49 : 294.
2. 冨田　寛，富山紘彦，奥田雪雄他：味覚の電気的計測値．日耳鼻会報 1970 ; 73 : 1158-1159.
3. 冨田　寛：Decibell 単位の電気味覚計．医学のあゆみ 1971 ; 77 : 691-696.

IV 感覚器疾患の検査法

触覚

1 知覚検査—疼痛の評価

杉本真理子, 關山裕詩

「痛み」は多くの要因が絡んで成立している主観的感覚であり，身体，精神・心理，社会的側面など総合的に評価する必要がある．本稿では日常診療で用いられる痛みの評価法と今後の展望について述べる．

痛みの強さの評価（図1）

痛みの強さを連続的な10cmの線上の位置で表現するVAS（visual analog scale；視覚的アナログスケール），痛くないから最悪の痛みまでの11段階に分けて数字で示すNRS（numerical rating scale；数値評価スケール），痛みがない，軽い痛み，中等度の痛み，強い痛みの4段階の言葉で表すVRS（verbal rating scale；言語式評価スケール），平穏から涙を流して痛がるまでの6段階の表情から痛みに相当するものを選択するFRS（face rating scale；表情尺度スケール）などがよく用いられる[1-3]．VASは痛みの経時的変動の評価に便利であるのに対して，FRSは3歳からの小児や高齢者に使用しやすい．BPS（behavioral pain scale；行動による疼痛評価）は人工呼吸器を装着された患者などで行動を指標とした痛みの評価法である．睡眠時間，鎮痛薬の使用量なども比較的客観的な痛みの指標となりうる．

患者の痛みを「電気刺激による感覚」に置き換え，より定量的に評価するのが知覚・痛覚定量分析装置（PainVision®PS-2100，ニプロ社製）である[3]．患者が感じる最小の皮膚への電流を「最小感知電流」，電流を徐々に強くし痛みと同等と感じられる量を「疼痛対応電流」とする．疼痛指数＝疼痛対応電流／最小感知電流，疼痛度＝100×（疼痛対応電流－最小感知電流）／最小感知電流と定義される．

痛みの質の評価

慢性的な痛みの多くは複合的な要因から成るが，個々の患者において侵害受容性，神経障害性，心理社会的痛みの3要素の寄与の程度を把握して適切な治療法を選択する．また，慢性痛を完全に取り除くのは困難な場合が多く，痛みがある中で患者がそれなりの生活ができることを治療目標とするため生活の質や活動性の評価も行う．

痛みの質の評価のための質問票として，感覚と情動面から痛みを把握するための評価法の代表であるMcGill痛みの質問票（McGill pain questionnaire；MPQ）とその簡易版，元々がん性疼痛評価のために作成され疼痛による心理・行動面の影響を11段階で評価する簡易痛み評価法（brief pain inventory；BPI），神経障害性疼痛のスクリーニング法であるpainDetect, DN-4，慢性痛患者の日常生活の中での疼痛の影響を具体的な質問で評価する疼痛生活障害尺度（pain disability assessment scale；PDAS）などが挙げられる[1-3]．このほかに患者のQOLを包括的に評価するEQ-5D（EuroQol 5-dimension）や不安・うつ尺度（hospital anxiety and depression scale；HADS），痛み経験を過度に否定的に捉える傾向である破局化を評価する痛みの破局化尺度（pain catastrophizing scale；PCS），ミネソタ多面人格目録（Minnesota multiphasic personality inventory；MMPI）などの心理テストが用いられる[1-3]．

また痛みの機序を評価する治療的診断として，限局した部位や機序の除外が可能である神経ブロックを試す試験的神経ブロック，鎮痛機序が明らかな薬物への反応性を確認する

図1 痛みの強さの評価

5. BPS (behavioral pain scale；行動による疼痛評価)		
項目	説明	スコア
表情	穏やか	1
	一部硬い	2
	全く硬い	3
	しかめ面	4
上肢	全く動かない	1
	一部曲げている	2
	指を完全に曲げている	3
	ずっと引っ込めている	4
呼吸器との同調性	同調している	1
	ときに咳嗽	2
	呼吸器とのファイティング	3
	呼吸器の調節がきかない	4

薬理学的疼痛機序判別試験（ドラッグチャレンジテスト）が挙げられる．

神経障害性の痛みが疑われた場合に用いられる神経選択的電流知覚検査（Neurometer® NS3000, Neurotron社製）は，3種類の知覚神経（Aβ，Aδ，およびC線維）を異なる周波数の経皮的電気刺激により選択的に活性化し，各神経線維の電流知覚閾値（current perception threshold；CPT）を測定する方法である[3]．CPT高値は知覚鈍麻を，低値は知覚過敏を示す．各神経線維の機能を定量的に評価して痛みに関係する神経線維の障害を推測する．

新しい痛みの客観的指標

機能的磁気共鳴画像法（fMRI）などの脳機能イメージングの急速な発達により，痛み刺激に対する脳活動や慢性痛での脳機能の変化が可視化できるようになった[1]．慢性痛患者では，視床の血流減少や自発活動の低下，体性感覚野・島皮質・前帯状回・扁桃体などの過剰な活性化，さらに海馬や前頭葉での灰白質の萎縮・幻肢痛での体性感覚野の再構築といった脳構造の変化，安静時の基本的な脳活動の変化が示されている．また痛みが改善すると，これらの画像変化が正常化するとの報告もあり，今後有望な評価法である．

現時点では採取が容易で感度・特異度および汎用性の高い実用的な慢性疼痛のマーカーは存在しない．Proton magnetic resonance spectroscopy（^{1}H-MRS）を用いた測定により，慢性痛患者の脳において，神経細胞のマーカー N-acetyl-aspartate（NAA）レベルの減少，神経伝達物質［グルタミン酸，γ-アミノ酪酸（GABA），ドパミン］や内因性オピオイド，オピオイド受容体の局所濃度の変化が示されている．また，脊髄後角におけるミクログリアのP2X4受容体や転写因子IRF8が脊髄における痛みの中枢性感作に関与するとの報告もあり，これらは難治性疼痛のバイオマーカーとして有望である．これらの分子の量的変化を検出できるイメージング技術の進歩が期待される．

● 文献
1) 日本疼痛学会 痛みの教育コアカリキュラム編集委員会編：痛みの教育コアカリキュラム．第1版，真興交易医書出版部，東京，2016．
2) 石川理恵，井関雅子：慢性痛では痛み以外の評価が重要．池本竜則編著，慢性疼痛診療ハンドブック，第1版，中外医学社，東京，2016．
3) 大瀬戸清茂監：ペインクリニック診断・治療ガイド―痛みからの解放とその応用．第5版，日本医事新報社，東京，2013．

IV 感覚器疾患の検査法

触覚

 知覚検査—痒みの評価法

髙森建二，石氏陽三

痒みは皮膚を搔破したいという欲望を起こさせる不快な感覚と定義されている．痒みは皮膚疾患において最も多い愁訴でもあるが，皮膚疾患だけでなく肝疾患，腎疾患など，全身疾患においても生じることから，身体の異常を知らせるシグナルであると考えられている．このように重要な感覚である痒みの発生メカニズムについては，痒いという主観的な感覚を客観的に評価する方法が確立していなかったこと，動物モデルがなかったことなどからその解明が遅れていたが，痒みの研究は近年急速に進展してきている．本稿では痒みの評価法について解説する．痒みの評価法にはさまざまな方法があるが，特に統一された方法はなく，国際痒み研究会(international forum for the study of itch；IFSI)でも検討中である．痒みの評価方法は痒みの強さと質を患者の自己申告から評価する方法と，搔破痕や搔破行動などを間接的に評価する方法の2つに大きく分類される．

自己申告による主観的な痒み評価法

■Visual analog scale(VAS)

従来痛みの評価法として用いられていた最も一般的で簡便な方法である．10cmのスケールを用いて痒みの強さを定量化する．痒みのない状態を0，これまで経験したことのないような痒みの強さ(worst itch imaginable)を10として，一定期間の中で最も強かった痒みの強さをスケール上に申告させる方法である．日常診療において多く用いられている．

■Numerical rating scale(NRS)

痒みの強さを10点満点で表す方法である．これまで経験した一番強い痒みの強さを10

表1 搔痒の程度の判定基準(川島ら)

スコア	日中の症状	夜間の症状
4点	いてもたっても いられない痒み	痒くて ほとんど眠れない
3点	かなり痒くて， 人前でも搔く	痒くて 目が覚める
2点	ときに手がゆき， 軽く搔く	搔けば 眠れる
1点	ときにむずむずするが， 搔くほどではない	搔かなくても 眠れる
0点	ほとんど痒みを 感じない	ほとんど痒みを 感じない

(江畑俊哉：Progress in Medicine 2007；27：1765-1768)

点として，現在の痒みの強さがどのくらいかを数字で答えてもらう方法である．簡便なため日常診療に応用しやすい．

＊ VASやNRSは痒みの強さのみを数値化したものであるから，痒みの性質，持続時間，部位などはその値に反映されていない．

■Verbal rating scale(VRS)

言葉で痒みの程度を5段階に点数化して表す評価法で，白取の痒みスコアとそれを改変・改良した川島らの方法があり，治験や臨床研究に広く用いられている．表1に川島らの痒みスケールを示す．

■5D itch scale

痒みを持続時間(Duration，1日における痒みの持続時間の総和)，強度(Degree，痒みの強さの程度)，経過(Direction，前月と比較した痒みの臨床経過)，QOL障害(Disability，痒みによる睡眠，余暇・社会活動，家事・雑用，仕事・学業への影響)，分布(Distribution，痒みのある部位)の5つの構成要素に分けてアンケートにて5段階評価(1〜5点，最少5点，

最大25点）する方法で，過去2週間の痒みの情況を自己評価して記載する．設問は簡便で数分以内に回答でき，VASよりも痒みの程度を表現しやすいとされている．

間接的な痒み評価

間接的な痒み評価は掻破痕の観察と掻破動作の測定により行われる．

掻破痕の評価

皮疹を詳細に観察して，掻破痕や掻破により形成された表皮剥離，びらんなどを観察する．皮疹のほかに光沢ある爪 pearly nail も掻破の結果生じたものである．

掻破行動の評価

掻破行動の測定は掻き動作に伴う手・足の動きやベッドの動き，掻破音などを測定する方法と掻き動作を映像化する方法が行われる．

加速度センサー（wrist activity monitor）による測定

加速度センサーを腕時計のように手首に装着して，手の動きを加速度変化として測定する．器具としては Actigraph，Actiwatch，Pruritometer，ActiTrac などがある．本法は睡眠・覚醒の検出と日内リズムの把握，不随意運動の評価などに用いられている．夜間就寝中の測定は，睡眠中には手の動きはほとんどないので検出される手の動きは掻破によるものと考えられる．成人アトピー性皮膚炎の夜間掻破の測定値は赤外線ビデオによる掻破時間の測定値と高い相関が認められることから今後本法は使用されるものと思われる．

赤外線ビデオカメラによる測定

赤外線ビデオカメラを寝室に設置し，就寝中に掻破する様子を記録する．5秒間以上持続する掻き動作を有意な掻破として，一晩におけるその総計の全就床時間に対する割合を掻破量定量化の指標とする．物理的に睡眠を妨げずに，簡便で，確実に掻き動作を捉えることが可能であり，掻破している部位や様式を観察できるという長所を有している．しか

し，寝具に隠れて観察しづらいことがあること，ビデオ再生による解析が煩雑である点などが欠点として挙げられる．

音響を用いた方法

掻破の際に生じる掻破音を記録する方法である．被験者の腕に集音マイクを装着し，ICレコーダーで睡眠中の掻破音を録音することにより評価する．掻破は指先だけで掻くこともあり，手首の動きだけですべての掻破を評価することはできないので，掻破音を集音する本法はより幅広い評価法である．本法による睡眠中の掻破時間は，ビデオカメラ撮影による評価および腕時計型加速度センサーによる評価と同等の結果が得られている．本法は痒み発生時の音を評価する方法であるので，痒みの質の評価は困難である．

脳機能画像による評価

痒み発生時の脳機能（脳血流量）をfMRIを用いて評価する方法である．痒み発生時に特に活動している脳部位として，前部，前障があり，体性感覚野の活動は主に痒みの感覚的な側面を，運動野，運動前野の活動は掻破行動を反映している．これら痒みと関連した脳機能を可視化することにより，痒みの中枢による評価が可能となり，今後痒みの質が定量化されるようになることが期待される．

痒みは主観的な感覚であるため，個人によりその感覚の程度，質は異なっている．現在，痒みを定量化する試みが種々なされているが，いまだ決定的な評価法はない．国際痒み研究会では痒み評価法ワーキンググループを組織し，提唱されている種々の痒み評価法の検証と新たな評価法の検討が行われている．

● 参考文献
1. Wallgren J：*Pruritus*, eds Misery L, Staender S, Springer, Berlin, 2010；45-50.
2. 石氏陽三：かゆみの評価方法. 臨牀と研究 2015；92：402-406.
3. 江畑俊哉：かゆみの臨床的評価法. *Progress in Medicine* 2007；27：1765-1768.

S 237

V

感覚器疾患の治療

V 感覚器疾患の治療

視覚

1 網膜疾患―非観血的治療

大越貴志子

網膜疾患の非観血的治療は薬物療法とレーザー光凝固術に大別される．薬物の全身投与は眼内への移行が不良であり，全身投与による副作用も考慮し後部テノン囊下注入，硝子体注射など眼局所療法がしばしば用いられる．

薬物治療

■副腎皮質ステロイド

網膜の炎症性の疾患や黄斑浮腫の治療に用いる．黄斑浮腫の治療ではステロイドの懸濁液であるトリアムシノロンアセトニドを後部テノン囊下投与，もしくは硝子体注射として投与する．

■血管強化薬，止血薬，血管拡張薬

網膜出血や硝子体出血を来す疾患では，血管強化薬であるカルバゾクロム，ビタミンCや止血薬であるトラネキサム酸を投薬する．網膜静脈閉塞症などの網膜血管閉塞を来す疾患では循環改善薬(カリジノゲナーゼ，トコフェロールニコチン酸エステル)や血管拡張薬(プロスタグランディン製剤)が用いられる．カルバゾクロムは血管強化薬であり，血液凝固を亢進させないので抗血小板薬と同時に投薬可能である．トラネキサム酸は糖尿病網膜症や網膜静脈閉塞症など凝固亢進を控えるべき疾患では使用しない．

■血栓溶解薬，抗血小板薬

網膜血管閉塞病変に血栓溶解目的に，あるいは二次閉塞を抑制する目的で用いられる．網膜中心動脈閉塞症などの血栓性閉塞の急性期では全身検査の後，ウロキナーゼなどの線維素溶解剤の点滴静注を必要に応じて行う．抗血小板薬は二次閉塞の予防や僚眼に対する予防目的で用いられる．

■血管内皮増殖因子(vascular endothelial growth factor；VEGF)阻害薬

VEGF阻害剤は眼内の新生血管や黄斑浮腫を抑制する目的で使用される．VEGF阻害薬はラニビズマブまたはアフリベルセプトの硝子体注射が用いられ，1か月ごとの導入期治療の後必要に応じて，または計画的に病状が安定するまで投与継続する．VEGF阻害薬の適応疾患は，滲出型加齢黄斑変性，網膜静脈分枝閉塞症または網膜中心静脈閉塞症に伴う黄斑浮腫，糖尿病黄斑浮腫，近視性脈絡膜新生血管である．

レーザー治療

■裂孔閉鎖術

レーザーで網膜裂孔を閉鎖し，網膜剝離の進行を防止する．

■汎網膜光凝固，選択的網膜光凝固

糖尿病網膜症や網膜静脈閉塞症において虚血に陥った網膜組織をレーザーで破壊し，間接的に眼内の新生血管を抑制させる治療である．汎網膜光凝固は黄斑部を除く網膜全体に豆まき状に凝固斑を置く方法である．

■直接凝固

糖尿病黄斑症の原因となる毛細血管瘤を閉鎖したり網膜細動脈瘤を閉鎖するレーザー治療である．

■格子状凝固

糖尿病黄斑浮腫などの黄斑浮腫に対し，網膜色素上皮層にターゲットを置いた弱いレーザーを施し，間接的に浮腫を引かせる．

■閾値下レーザー

黄斑浮腫を非侵襲的に治療したり中心性漿液性脈絡網膜症において中心窩に近い漏出点を閉鎖するのに用いる．

■光線力学的療法

光感受物質であるベルテポルフィンを静脈注射した後に弱いレーザーを当て脈絡膜新生血管を非侵襲的に治療する方法である.

代表的な網膜疾患の治療法

■糖尿病網膜症

糖尿病網膜症は網膜から硝子体中に増殖した新生血管が破綻することによって硝子体出血を来し,さらに増殖組織による牽引性網膜剥離を来し失明に至る疾患である.

糖尿病網膜症のレーザー治療は増殖停止目的にて行われる汎網膜光凝固(PRP)[1]と,黄斑浮腫を軽減させ,視力を維持することを目的とした黄斑局所光凝固がある.PRPは蛍光眼底撮影にて網膜毛細血管床の閉塞領域が広範囲に及ぶ場合に,黄斑部を除く網膜全体に豆まき状にレーザーを当てる方法である.糖尿病黄斑浮腫の発症初期は毛細血管瘤に対する直接凝固や格子状光凝固を局所的に行う.浮腫が重症化した場合は,抗VEGF薬の硝子体注射[2]を浮腫と視力の状態に応じて施行する.その他トリアムシノロンアセトニドを後部テノン囊下,もしくは硝子体内に注射する方法がある.

■網膜静脈分枝閉塞症,網膜中心静脈閉塞症

網膜静脈が分岐部または中心静脈で閉塞することにより閉塞領域の網膜出血を来す疾患である.虚血型と非虚血型に分類され,虚血型では眼内に新生血管が発生し硝子体出血や血管新生緑内障に移行しやすく,予防目的で閉塞領域に対する散発凝固を行う.また,非虚血型は黄斑浮腫が遷延することで視力が低下しやすく,浮腫軽減目的にて抗VEGF硝子体注射を必要に応じて施行する.

■網膜中心動脈閉塞症

網膜中心動脈が突然血栓性の閉塞を来し,視力が急激に低下し失明のリスクが高い疾患である.急性期(24時間以内)は眼球マッサージを行い,血栓の移動を図るほか,アセタゾラミドで眼圧を低下させる.また,血管拡張薬である硫酸イソソルビドの舌下錠を投与する.また,血栓溶解を期待してウロキナーゼの点滴静脈注射も用いる.慢性期は抗血小板剤を投与し二次閉塞を予防する.

■加齢黄斑変性

萎縮型と滲出型に分類され,萎縮型の治療薬はない.滲出型加齢黄斑変性は,黄斑部またはその近傍の網膜下に新生血管が発生し,出血や滲出を来すことにより黄斑部の視細胞が障害され恒久的な視力低下を来す.中心窩下に新生血管を来した場合,抗VEGF薬の硝子体注射が第1選択となる.注射は初回3回連続で毎月投与,その後は必要に応じ,あるいは計画的に期間を延長しながら投与する.

■近視性脈絡膜新生血管

強度近視に伴う脈絡膜新生血管が原因で視力が低下する疾患である.治療は加齢黄斑変性に準じて抗VEGF療法を行う.

■中心性漿液性脈絡網膜症

中心窩下に液成分が貯留し視細胞が障害され中心暗点が出現する疾患である.自然軽快する場合もあるが,遷延すると恒久的な視力低下をもたらす.治療は網膜下液の漏出個所を蛍光眼底撮影で確認しレーザーで閉塞する.漏出点が不明瞭な場合や中心窩近傍の場合は光線力学的療法(保険適用なし),または閾値下レーザーが用いられる.

■網膜細動脈瘤

網膜細動脈が分岐部などで瘤状に拡張し周囲に出血や滲出を来す疾患である.黄斑部に出血が及ぶと視力が低下する.治療はレーザーで血管瘤を閉鎖することである.

● 文献

1) Early Treatment of Diabetic Retinopathy Study Research Group：Eearly photocoagulation for diabetic retinopathy. -ETDRS report number 9. *Ophthalmology* 1991；98：766-785.

2) DRCR Network, Elman MJ, Aiello LP, *et al*：Randomized trial evaluating ranibizumab plus prompt or deferred laser or triamcinolone plus prompt laser for diabetic macular edema. *Ophthalmology* 2010；117：1064-1077.

2 網膜疾患―観血的治療

前野貴俊

網膜疾患は不可逆的な視機能障害を来すことが多く，治療の結果次第で社会的失明につながると言っても過言ではない．本稿では網膜疾患の中で観血的治療が必須の，裂孔原性網膜剝離(図1)，増殖糖尿病網膜症(図2)，特発性黄斑円孔(図3)について解説する．

裂孔原性網膜剝離

■概念

人口1万人あたり約3人の頻度で生じる重症網膜疾患で，発見後早期の手術加療が唯一の治療である．

■原因

加齢に伴う後部硝子体剝離が網膜脆弱部の網膜格子状変性を牽引して網膜裂孔が形成され，液化硝子体が網膜裂孔から網膜下へ迷入し生じる．

■症状

飛蚊症の多くは生理的症状であるが，光視症を伴えばその約10％で網膜裂孔が発症すると言われている．網膜剝離へ進展することで視野欠損，さらに黄斑部網膜剝離を伴えば視力低下を生じる．

■治療

手術術式として，強膜バックリング術と硝子体手術がある．

強膜バックリング術

後部硝子体未剝離または単一の周辺部網膜裂孔に伴う網膜剝離の症例が適応となる．経強膜的なアプローチで眼内操作を伴わない術式である．術中眼底検査下に網膜裂孔部を冷凍凝固し，シリコーンスポンジを強膜に縫着して裂孔を閉鎖する．網膜下液は経強膜的に脈絡膜を穿孔して眼球外部へ排液する．

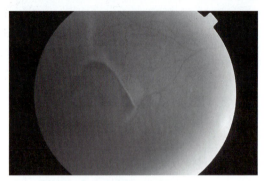

図1　裂孔原性網膜剝離の眼底写真

硝子体手術

強膜バックリング術の対象以外の多くの網膜剝離症例が適応となる．毛様体扁平部に手術器具挿入創を3か所作成し，眼内操作が中心の術式である．網膜裂孔を牽引する硝子体を網膜から切除し，眼内を空気で気圧伸展し既存の網膜裂孔から網膜下液を吸引して内部排液を行う．網膜裂孔閉鎖のため裂孔周囲へ眼内光凝固を施行し，眼内を気体もしくはシリコーンオイルでタンポナーデする．術後に患者は網膜裂孔の部位を上にした安静位が数日必要となる．

増殖糖尿病網膜症

■概念

糖尿病網膜症において眼内虚血が増悪すると眼内新生血管を生じて増殖糖尿病網膜症へと進展する．線維血管膜による硝子体出血や牽引性網膜剝離を生じれば失明に至る可能性がある(図2)．わが国の中途失明原因の第2位の疾患である．

■原因

血糖コントロール不良と眼科受診の遅れにより網膜光凝固治療が不十分となり，網膜血

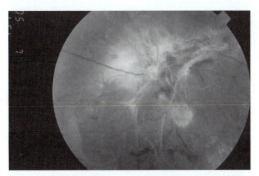

図2 増殖糖尿病網膜症に伴う線維血管膜と牽引性網膜剥離

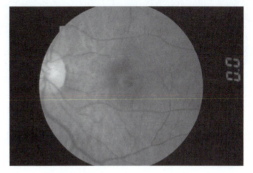

図3 特発性黄斑円孔の眼底写真(カラー写真は17頁参照)

管閉塞によって生じる網膜無灌流域に新生血管が発育し線維血管膜を形成する．

■症状

牽引性網膜剥離が生じれば変視や視力低下を，硝子体出血が生じれば飛蚊症の増悪や突然の視力低下を生じる．

■治療

硝子体手術が必要で，硝子体出血の除去や牽引性網膜剥離の原因である線維血管膜を網膜から分層する．線維血管膜の分層には，硝子体カッターのほかに硝子体剪刀を用い，新生血管からの術中出血を生じれば眼内ジアテルミー凝固にて止血する．眼内レーザーを用いて光凝固を施行し，網膜剥離症例では気体もしくはシリコーンオイルにてタンポナーデを行う．

特発性黄斑円孔

■概念

人口5,000人あたり約1人の頻度で生じる網膜疾患で，女性が男性の約3倍好発する．黄斑部に直径300〜1,000μm程度の円孔を生じるが(図3)，特発性の場合は網膜剥離を伴うことはほとんどない．最強度近視に黄斑円孔を生じた場合は網膜剥離を伴うこともある．

■原因

加齢に伴う後部硝子体内の液化ポケットと網膜との界面で黄斑部への接線方向の牽引が生じて，黄斑部網膜に亀裂が生じることで発症する．その後の牽引によって円孔は拡大する．

■症状

stage1〜4に分類され[1]，切迫円孔のstage1では軽度視力低下，全層円孔形成したstage2以降では中心視力低下ならびに変視を生じる．

■治療

黄斑円孔の閉鎖を得るためには硝子体手術が必要で，その閉鎖率は95％以上である．硝子体手術により，人工的後部硝子体剥離や後部硝子体皮質除去，さらに網膜最内層の内境界膜剥離を行い黄斑円孔への接線方向の牽引を除去する．その後，気体によるタンポナーデを施行して，術後数日で円孔の閉鎖を得ることができる．

● 文献

1) Gass JDM : Reappraisal of biomicroscopic classification of stages of development of a macular hole. Am J Ophthalmol 1995 ; 119 : 752-759.

V 感覚器疾患の治療

視覚

3 白内障

黒坂大次郎

水晶体の光学的な性能が低下し，視機能障害を来す場合を白内障と言う．多くの場合には混濁していることが多いが，一部白内障では透明で小さな泡粒や線状の部位が出現し，レンズ機能を低下させる場合もある．多くは加齢に伴う加齢白内障であるが，他の眼疾患に伴う併発白内障や小児に生じる小児白内障などがある．

加齢白内障

■概念

加齢に伴い生じる水晶体の混濁を言う．50歳代から徐々に生じ80歳以上ではほぼ全員に認められる．ただし，混濁が認められても軽度の場合には視機能低下にはつながらない．

■原因

酸化ストレスなどによる水晶体タンパク質の異常凝縮が関与すると考えられている．喫煙・紫外線などが代表的な危険因子である．

■症状

混濁が進行すると，光の明暗のみしか分からない程度にまで視力が低下する．しかし初期の混濁では，その混濁部位により症状が異なる．水晶体前面中央部を中心に白濁した混濁を認める前囊下白内障では，視力低下や羞明を訴える．中央部が混濁する核白内障では，タンパク質の凝集により屈折率が増加し近視化する．加齢白内障患者は年齢的に老視であるが，近視化によって近方が見やすくなり，老視が治ったと感じる患者も多い（老視は，調節力障害であり，近視化して近方が見やすくなっても調節力が改善されたのではないので，実際には老視は軽減していない）．水晶体の後囊中央部に接して混濁が広がる後囊下白内障では，明所や近方視などで瞳孔径が小

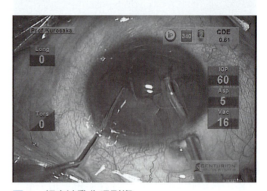

図1 超音波乳化吸引術
2.2mmの切開から挿入したUSチップにより水晶体核を分割し破砕吸引して除去しているところ．

さくなると光が中央部の混濁部のみを通過するので，見にくくなる．一方，暗所で瞳孔径が大きくなると混濁部の周辺を光が透過できるようになり，見え方が改善する．

■治療・経過

初期の白内障では，点眼薬や内服薬による薬物治療が行われる．ある程度混濁が進行し，患者が支障を感じ改善を望む場合には，観血的に超音波乳化吸引術と眼内レンズ挿入術が行われる．約2.4mm程度の切開から挿入した器具により水晶体内容物を除去し，残った水晶体囊内に眼内レンズを挿入する（図1）．

挿入する眼内レンズは，光学部直径が6mmのものが多く，折りたたんで眼内に挿入する．眼球（角膜と合わせた）の光学的な性能を向上させるために，球面収差を減らす非球面レンズ，乱視を軽減するトーリックレンズがあり，必要に応じて挿入される．また，通常の眼内レンズは，一点にのみ焦点があるため，老視の改善につながらないが，この点を改善するために多焦点眼内レンズがある．遠近，遠中の2焦点など最も焦点を合わせる

距離によって複数の種類がある．術後にコントラスト感度が低下し，なんとなくにじんで見えるような症状を訴える場合や，夜間に光がハレーションを起こすなどの場合があり，適切な症例選択が必要となる．

術直後の早期の合併症に，一過性の高眼圧，炎症などがあるが，経過とともに多くは軽快する．重篤な合併症としては，術後細菌性眼内炎があり，術後数日から2週間くらいで起こることが多く，急速で著しい視力低下（数時間で急激に悪化する），充血などを主症状とする．早期の薬物治療や手術が必要であり，また，適切な治療が行われても起炎菌によっては重篤な視機能障害を残すことも多い．

術後炎症に伴って，術後数か月で嚢胞状黄斑浮腫が生じる場合があり，非ステロイド性抗炎消薬の点眼治療が数か月間続けられる．数年後に後嚢上に水晶体線維の再生が生じ，光学的に不整となり視機能が低下する後発白内障を数割の症例に発症する．Nd：YAGレーザーによる後嚢切開術にて，視軸の透明性が回復し，視力が改善する．

併発白内障

■概念

ぶどう膜炎など他の疾患に伴って生じる白内障を併発白内障と言う．

■原因

眼疾患では，ぶどう膜炎などの炎症性疾患，網膜色素変性などの網膜疾患，硝子体手術後に白内障が生じやすい．全身疾患に伴うものでは，糖尿病，アトピー性皮膚炎，ミオパチーなどに伴うものが有名である．

■症状

多くのものでは，加齢白内障と同様の症状を来し，徐々に進行する．ぶどう膜炎など他の部位による視機能障害と白内障による視機能障害が合併する場合，その程度を明確に区別することはできないが，加齢白内障での混濁程度と視機能に与える影響から白内障が視機能に与えているおおよその影響を推測する．

■治療・経過

原疾患の治療を優先し，それぞれに応じた治療がなされる．そのうえで，加齢白内障に準じて白内障手術が行われる．糖尿病網膜症の眼底管理でレーザー光凝固が必要な場合，白内障があって十分に行えない場合など，レーザー光凝固を行うために白内障手術を行う場合がある．アトピー性皮膚炎患者では，白内障に加え，網膜剝離を来しやすく，両者が合併する場合があり，白内障手術時に周辺部まで含めた眼底検査を行い，同時に網膜剝離の手術が行われることもある．術後は，加齢白内障の管理に加え，原疾患の経過観察・治療が重要となる．

小児白内障

■概念

乳幼児期から15歳くらいまでに生じる白内障を小児白内障と言う．

■原因

生下時より混濁のある先天白内障では両眼性が2/3で，その多くが遺伝性のものである．また，Down症候群，Lowe症候群などの小児科疾患や第一次硝子体過形成などの眼疾患を伴う例も多い．

■症状

片眼性では，視機能障害を訴えないことも多く，斜視，白色瞳孔などで発見されることが多い．両眼性では，乳幼児期でも光を追わないなどの症状から発見されることが多く，混濁が強いと眼振が生じる．

■治療・経過

生下時より混濁のある先天白内障では，片眼性で生後6週以内，両眼性で12週以内の手術加療が必要になる．この時期から遅れると良好な視機能は得られにくくなる．術後は眼鏡かコンタクトレンズで管理され，学童期以後に眼内レンズの二次挿入が検討される．術後は，緑内障などの合併症管理と共に眼鏡などの屈折矯正，片眼例では視能訓練が視機能予後に大きく影響する．

V 感覚器疾患の治療

視覚

4 緑内障

山本哲也

　緑内障は2017年現在，視覚障害原因として第1位にある眼疾患であり，視機能の不可逆性を大きな特徴としている．ここでは，緑内障の各病型の特徴と治療法について述べる．

緑内障とは

　緑内障は緑内障性視神経症と呼ばれる特異な視神経症を生じ，視機能障害が発生する．緑内障性視神経症では視神経の構造変化と対応する視野異常(図1)を共通に有する．眼圧は緑内障性視神経症を生じる最も確実なリスク因子であり，また，治療の良否の大事な目安とされている．

代表的な緑内障病型

　緑内障は，原発緑内障[原発開放隅角緑内障(広義)と原発閉塞隅角緑内障]，続発緑内障，小児緑内障に分類される[1]．

■原発開放隅角緑内障(広義)

　原発開放隅角緑内障(広義)は，正常開放隅角と緑内障性視神経症の存在を主要所見とする．眼圧が正常値(10～20mmHg)を超える狭義の原発開放隅角緑内障と常に正常範囲内にある正常眼圧緑内障に細分類される．原発開放隅角緑内障と正常眼圧緑内障は1つのスペクトルに属し本質的な差はないという考えから，まとめて原発開放隅角緑内障(広義)と呼ばれる．原発開放隅角緑内障に似て眼圧が高いながら視神経障害のない症例は高眼圧症と言われる．

■原発閉塞隅角緑内障

　眼球の構造的特徴から，隅角が狭く，また，閉塞して眼圧上昇を来す病型．まだ緑内障性視神経症を生じていない症例は原発閉塞隅角症と呼ばれ，生じると原発閉塞隅角緑内障とされる．隅角閉塞が急激に生じるといわゆる緑内障発作を起こす．緑内障発作(急性原発閉塞隅角症/急性原発閉塞隅角緑内障)では高度の眼圧上昇(40～80mmHgぐらい)となり，眼痛，頭痛，視力低下，吐気，嘔吐などの自覚症状と対光反応消失，結膜充血，散瞳，角膜浮腫などの他覚所見を示す．急性症状を示さない慢性原発閉塞隅角緑内障のほうが多い．

■続発緑内障

　緑内障以外の眼疾患，外傷，薬物投与などにより，続発性の眼圧上昇が生じる病型．多数の独立した疾患を含む総称である．落屑緑内障，ぶどう膜炎性緑内障，血管新生緑内障，ステロイド緑内障などがある．

■小児緑内障

　小児期に生じる緑内障は近年「小児緑内障」として別に分類されることになった．先天的な隅角の形成異常により眼圧が上昇する原発先天緑内障と先天眼疾患やその他の原因による続発小児緑内障に大別し，後者はさらに細分類される．成人発症の緑内障では見られない眼球の拡大，角膜径増大，角膜混濁などを生じるなど，重症度の高い病型である．

緑内障の治療

　緑内障は視神経疾患であり，将来的には視神経に対する直接的な治療(神経保護治療)が可能となると思われるが，現時点では，眼圧下降を介して視神経障害の進行を抑制することにより治療されている．続発緑内障で眼圧上昇の原因に対して対処可能なもの(例：ぶどう膜炎性緑内障に対する抗炎症治療，ステロイド緑内障におけるステロイド中止)はそれを行うのが原則である．原発閉塞隅角緑内

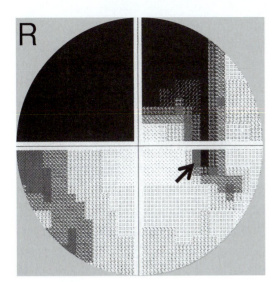

図1 緑内障の視野(右眼)
上半ではマリオット盲点から連続する視野欠損(黒色)が広範に存在し，下半では鼻側(左側)に視野の沈下を認める．矢印：マリオット盲点．

表1 緑内障の治療方針決定の際に考慮する事項

A. 緑内障の状態
視機能(視野・視力)の現状と進行状況の評価
視神経病変(乳頭および網膜神経線維層)の程度
眼圧
病型
緑内障治療歴

B. 患者とその環境
患者の生活環境：職業，家庭，趣味，日常生活
緑内障および緑内障治療に対する理解の程度(本人，家族，介護者)
年齢(余命)
緑内障以外の眼疾患の存在：白内障，強度近視，ほか
全身疾患

C. 薬物療法の得失
眼圧下降効果
副作用
薬物アドヒアランス
薬物の視機能への影響

D. 外科的治療(観血手術およびレーザー治療)の得失
眼圧下降効果の予測(下降幅，成功確率)
眼圧下降による視機能保持効果の評価
合併症とそれによる視機能への影響の評価

障や原発先天緑内障では手術による眼球の構造的異常の修正が早期に行われる．それ以外の大部分の緑内障では，薬物療法が第1選択であり，手術療法(レーザー治療を含む)は薬物治療が不十分な症例を対象として施行される．緑内障の治療方針決定の際に考慮する事項を表1に挙げる．

■薬物治療

現在は，8系統の薬物(プロスタグランジン関連薬，β遮断薬，炭酸脱水酵素阻害薬，$α_2$刺激薬，Rhoキナーゼ阻害薬，$α_1$遮断薬，交感神経刺激薬，副交感神経刺激薬)が使用され，併用効果の認められることが多いため2剤以上の併用療法も頻度が高い．また，2種類の薬物を含む配合点眼薬も2系統の6製剤が存在する．これらの点眼薬は眼圧下降効果，副作用，利便性を考慮のうえで個々の眼の状況に合わせて処方される．

■レーザー治療

線維柱帯にレーザー照射することにより眼圧下降を得られることがあり，病型や病状によっては適応とされる．

■手術治療

生理的な房水流出路の活性化を目的とする術式と，新たな房水流出路を作成する濾過手術が主なものである．前者は合併症のリスクが低いが眼圧下降効果にやや劣り，後者は眼圧下降効果は高いが合併症とそれに伴う視機能への影響が多いという特徴を持つ．濾過手術では，線維柱帯切除術とインプラント手術が代表である．

● 文献
1) 日本緑内障学会緑内障診療ガイドライン作成委員会：緑内障診療ガイドライン(第4版)．日眼会誌 2018；122：5-53．

視覚

⑤ 角膜疾患

島﨑　潤

　角膜は，眼球の最前面に位置しており，1)外界と眼球内の境界を形成する(バリア機能)，2)光を眼内に通す(透明性)，3)光を屈折させる(屈折)，という3つの役割を持つ．これらの機能が損なわれたときに治療が必要となる．

バリア機能の障害

　代表的な疾患と治療法としては，ドライアイと角膜潰瘍・穿孔が挙げられる．

■ドライアイの原因

　涙液は，角結膜上皮に働きかけて正常な増殖，分化を促す．ドライアイは，涙腺や結膜，角膜，眼瞼などの眼局所，点眼薬やコンタクトレンズなどの外因，さらに糖尿病やシェーグレン症候群などの全身疾患により，涙液および角結膜上皮の慢性障害を来したものであり，以前考えられていたよりも広い概念で捉えられるようになっている．

■ドライアイの治療法

　ドライアイの治療は長らく，人工涙液，ヒアルロン酸製剤などにより外から水分を補うことが主流であった．しかし2010年に発売されたジクアホソル点眼(ジクアス®点眼液3％，参天製薬)と2011年に発売されたレバミピド点眼(ムコスタ®点眼液UD2％，大塚製薬)によって，ドライアイ治療戦略は大きく変わった．いずれも患者自身の細胞に働きかけてドライアイを治療するところが，従来の治療と大きく異なる点である．さらに重症の涙液分泌低下を来す例では，涙液の出口である涙点を閉塞させる「涙点プラグ」も治療の手段として広まっており，治療の選択肢が増えている．

■角膜潰瘍・穿孔の原因

　角膜実質が融解，欠損すると角膜潰瘍を生じ，前房内と交通すると角膜穿孔となる．角膜潰瘍・穿孔は，感染性と非感染性がある．感染性角膜炎の起炎菌は，緑膿菌，肺炎球菌，ブドウ球菌などが主なものであり，免疫状態の低下した場合には真菌感染を起こすこともある．また，コンタクトレンズ装用者ではアカントアメーバによる角膜炎を起こすことがあり難治である．非感染性角膜炎としては，関節リウマチやシェーグレン症候群などの全身性自己免疫疾患や膠原病によって引き起こされることが多い．そのほか，モーレン潰瘍などの角膜組織に対する自己免疫疾患によって生じることもある．感染性角膜炎が角膜中央部に生じることが多いのに対し，非感染性角膜炎(潰瘍)は角膜周辺部に好発する．

■角膜潰瘍・穿孔の治療法

　細菌性・真菌性角膜炎に対しては，原因菌の同定を行うとともに局所の抗菌剤，抗真菌薬投与で感染の沈静化を図る．角膜中央部まで感染が及ぶ場合には，治癒後も混濁や不正乱視が残存して視力が十分に回復しない場合も多い．非感染性角膜炎・角膜潰瘍に対しては，ステロイド点眼による治療が中心となるが，免疫抑制薬の投与や，角膜移植などの観血的治療が必要となる場合もある．

透明性の障害

　透明性の低下を来す代表的な疾患としては水疱性角膜症が挙げられる．

■水疱性角膜症の原因

　角膜の含水率は，内側の角膜内皮のポンプ機能により含水量が一定に調整されている．角膜内皮は，正常では1mm平方あたり約2,500個存在するが，損傷を受けると隣接する細胞が面積を増大させて機能を保つ．内皮

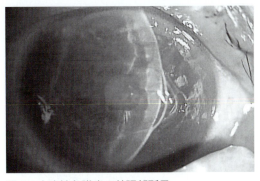

図1 水疱性角膜症の前眼部所見
角膜内皮機能が損なわれることで実質浮腫が生じ，上皮下に水疱を形成することでこの名前が付けられた．

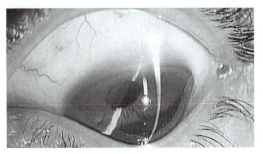

図3 円錐角膜の前眼部所見
円錐角膜が高度となると，下方視時に突出した角膜により下眼瞼が三角形に変形する（Munson徴候）

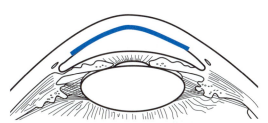

図2 水疱性角膜症に対する角膜内皮移植の模式図
前房内にドナー角膜の内皮細胞および深層実質組織を入れ，その下に空気を入れて浮力でホスト角膜に押し付けて固定させる．

細胞密度が約500個/mm^{2}以下になると角膜浮腫を来し，視力が低下するだけでなく角膜上皮側に水疱ができるため「水疱性角膜症」という名称が付いた．角膜内皮障害の最大の原因は眼内手術であり，近年の眼科手術の増加と共に水疱性角膜症も増加傾向にある．

水疱性角膜症の治療法

治療の基本は角膜移植となる．かつては角膜全層を切除した後にドナー角膜を縫着する「全層角膜移植」が行われたが，現在では内皮細胞と深層実質のみを移植する「角膜内皮移植」が第1選択となっている（図1，2）．角膜内皮移植では，薄く成形したドナー角膜を前房側に挿入し，その下に空気を入れて浮力でホスト角膜に押し付けて固定する．移植する組織量が少ないことに加えて縫合に伴う感染や不正乱視などが少ないため，術後合併症が少なく長期予後の改善が期待できる．

屈折の障害

屈折の異常を来す代表的な疾患としては円錐角膜が挙げられる．

円錐角膜の原因

角膜の菲薄化と前方突出を来す疾患であり，角膜形状異常の進行により視機能異常が生じ（図3），大半は思春期に発症し，近視や乱視の悪化を来して医療機関を訪れることが多い．

円錐角膜の治療法

初期には眼鏡で矯正視力が得られるが，中等度以上ではハードコンタクトレンズによる矯正が基本となる．さらに進行すると角膜移植の適応となるが，近年いくつかの新しい治療法が開発された．角膜クロスリンキングは，ビタミンB$_2$を点眼した後に紫外線を照射することで，角膜実質のコラーゲンを架橋させて円錐角膜の進行を抑制する治療である．2003年に発表されて以来世界的に広く行われ，2016年にはアメリカでも認可されて一段と広がりを見せているが，わが国ではいまだ臨床研究もしくは自費診療として行われている．このほか，角膜実質内にPMMA（ポリメタクリル酸メチル樹脂）製のリングを入れて形状を平坦化させる「角膜内リング」も行われている．これらの治療法が広く行われることで，角膜移植が必要となる円錐角膜患者が減少することが期待されている．

V 感覚器疾患の治療

視覚

 涙道疾患

白石　敦

涙道は，涙点，上下涙小管，総涙小管，涙囊，鼻涙管からなる涙液の排出経路である．涙道通過障害を来すと，流涙症状が認められ，細菌感染を併発すると眼脂を伴うようになる．通常は片側性であるが，ときに両側性に認める．

先天鼻涙管閉塞

■ 概念・原因
出生直後から持続する流涙，眼脂を特徴とし，鼻涙管開口部のHasner弁が閉鎖していることが原因である．

■ 症状・診断
診断は，問診と視診により比較的容易に推測されるが，涙管通水検査や，色素残留試験により診断を行う．小児では風邪に伴う鼻炎により下鼻道が容易に閉塞して流涙や眼脂症状を呈するので，注意して問診を行う必要がある．

■ 治療・経過
一般的に治療は先天鼻涙管閉塞開放術（プロービング）とされているが，生後3か月までに約70％，生後1年では約90％が自然治癒すると報告されており，自然経過観察をするか，プロービングを行うか，またどの時期にプロービングを行うかについての統一見解は得られていない．

治療上の注意点としては，抗菌薬は漫然と長期使用するのではなく，眼脂の多いときに限って使用する．また，プロービングの初回成功率は比較的高いと報告されているが，2回目以後の成功率は低く，医原性の閉塞や狭窄を生じる可能性があるため，複数回のプロービングは控えることが肝要である．近年では，内視鏡を用いたプロービングも行われるようになり，確実に開放することができるようになっているため，初回プロービング不成功例では専門医へのコンサルトが望ましい．

涙点・涙小管の狭窄・閉塞

■ 概念・原因
眼瞼・結膜炎の二次的変化として涙点や涙小管の狭窄・閉塞を来すことがある．点眼などの薬剤性，腫瘍，外傷に加え，涙点プラグや涙道ブジーなどの医原性が原因となることもある．近年，抗がん剤のTS-1の副作用として，涙点や涙小管の狭窄・閉塞が高頻度で起こることが問題となっている[1]．

■ 症状・診断
眼脂を伴わない強い流涙を訴えることが多く，涙液メニスカスが高くなっている．涙管通水試験にて容易に診断可能である．上下片方だけの涙小管閉塞の場合には，正常涙小管からの涙液排出があるために症状を認めないことが多い．

■ 治療・経過
治療を行うに当たっては，涙小管の閉塞部位，閉塞している距離により，治療方法・治療成績が大きく異なる．涙管通水テストで上下交通も認める．Grade 1は頻度も高く，プロービング＋涙管チューブ挿入術を行うことにより，治療成績は良好である．ただし，盲目的プロービングでは穿破できないことや，仮道形成の確率が高いため，涙道内視鏡を用いたプロービングが望ましい．Grade 2以上の涙小管閉塞ではプロービングによる穿破はほぼ不可能となるため，結膜涙囊鼻腔吻合術などの特殊な手術方法が必要となる．

S 250

涙小管炎

■概念・原因

発生機序は不明であるが，涙小管内での慢性持続感染により菌石(結石)が形成される．嫌気性菌である放線菌が起炎菌であることが多いが，培養では多種多様な菌が同定されることがある．

■症状・診断

難治性の眼脂を主訴として，慢性結膜炎として治療されていることが多い．特徴的な所見として涙点周囲眼瞼部の充血腫脹，涙点の拡張やポリープ形成があり，涙点からの菌石の排出を認めることにより診断がなされる．

■治療・経過

保存的治療では一時的に軽快することがあっても，治癒することはないため，外科的に菌石の除去を行う必要がある．菌石の除去方法は，圧出法，鋭匙による掻爬，涙道内視鏡による排出がある．菌石の大きさや量によりそれぞれの手技を組み合わせると良いが，圧出法では，菌石の完全な排出は困難であり，鋭匙による掻爬は涙小管粘膜を損傷し，術後の涙小管狭窄・閉鎖を起こす可能性があるので注意を要する．菌石除去後に閉塞や狭窄を認めた場合には涙管チューブ挿入術を併用する．

鼻涙管閉塞・涙嚢炎

■概念・原因

鼻涙管閉塞にも先天性と後天性があるが，本稿では後天性鼻涙管閉塞について述べる．鼻涙管閉塞により涙嚢内に粘液が貯留して感染した状態が涙嚢炎であり，急性涙嚢炎と慢性涙嚢炎に分けられる．結膜炎や鼻炎，鼻腔手術，外傷，腫瘍などが原因となるが，原因不明な場合も多い．

■症状・診断

急性涙嚢炎は涙嚢周囲の蜂窩織炎を併発した状態であり，涙嚢部の発赤，腫脹と疼痛を認める．慢性涙嚢炎では疼痛や腫脹はほとんど認めず，涙嚢部の圧迫により粘液や膿の逆流を認める．多くの症例で流涙症状と眼脂を認める．

急性涙嚢炎は臨床所見から診断は比較的容易であり，涙管通水検査は症状の悪化を招くために禁忌である．まずは，抗菌薬の全身投与により消炎を行う．膿瘍を形成している場合には皮膚側より切開排膿を行う．

慢性涙嚢炎では涙管通水検査でも閉塞部位の推測は可能であるが，涙道内視鏡検査により，詳細な閉塞部位の特定を行うことが望ましい．

■治療・経過

鼻涙管閉塞の根治には外科的治療が必要となり，本来の涙道を再建する涙管チューブ挿入術と，涙嚢と鼻腔の間にバイパスを作成する涙嚢鼻腔吻合術(dacryocystorhinostomy；DCR)がある．鼻涙管閉塞症の標準治療はDCR鼻外法であり，手術成績は90％以上であり，DCR鼻内法や涙管チューブ挿入術は，美容面や，侵襲性の問題から，DCR鼻外法の代用手術法としての位置付けであった．しかしながら近年の鼻内視鏡手術の発展に伴いDCR鼻内法の手術手技が向上し，DCR鼻外法とほぼ同等の手術成績が報告されるようになっている．一方，涙管チューブ挿入術も涙道内視鏡の登場により，手術成績が飛躍的に改善している[2]．DCR鼻内法や涙管チューブ挿入術の手術成績の向上により，手術方法の選択に明確な基準はなくなったが，急性涙嚢炎後，外傷や鼻腔手術後，腫瘍が疑われる症例などはDCR鼻外法が望ましい．

●文献
1) 坂井　譲，井上　康，柏木広哉他：TS-1による涙道障害の多施設研究．臨眼 2012；66：271-274.
2) 井上　康：テフロン製シースでガイドする新しい涙管チューブ挿入術．あたらしい眼科 2008；25：1131-1133.

視覚
7 視神経炎

中尾雄三

視神経炎とその分類

視神経炎は急性に重篤な視機能障害を生じる眼科疾患である．従来はおおまかに1つの疾患と考えられていたが，最近は主に免疫学的な研究から発生機序・病態が明確に区別され，新たに分類されてきた．原因が明らかにされない予後良好な特発性視神経炎（idiopathic optic neuritis；IDON），ほかの中枢神経も脱髄性に障害し再発を見る多発性硬化症（multiple sclerosis；MS）の視神経炎（MSON），視神経脊髄炎の自己抗体である抗Aquaporin4（AQP4）抗体が陽性の視神経炎（AQPON），髄鞘の構成成分の自己抗体である抗Myelin-oligodendrocyte glycoprotein抗体（MOG）が陽性の視神経炎（MOGON）の4疾患がある．

眼所見・画像所見[1, 2]

4疾患の共通の眼所見では，急激で重篤な視力低下，中心限界フリッカ値低下（35Hz未満），中心暗点，瞳孔対光反応異常，視神経乳頭の浮腫（または異常なし）であり，MRI画像検査ではShort TI inversion recovery（STIR）法で視神経の炎症部位が高信号である．

各視神経炎の特徴と治療法[1-3]

IDONの治療予後に関して，米国Optic Neuritis Treatment Trial（ONTT）ではステロイドパルス治療が有効だが，偽薬でも数年後には回復し，両群間の改善率に差はないと報告している．脳内に脱髄斑のある例はMSへ移行しやすい．

MSONは若い女性に多く発生し，脊髄症状をはじめ，中枢神経系の障害があり，再発寛解が見られる．髄液中のオリゴクローナルバンドや脳内の脱髄斑がMSの診断に有用である．ステロイドパルス治療に良く反応して視機能の改善が見られるが，しばしば再発する．経過中に入浴や運動による体温上昇で一過性に視機能が低下するUhthoff現象を見ることがある．寛解期には再発予防と進行抑制の目的で疾患調整薬のインターフェロンβ（1a,1b），フィンゴリモド，ナタリズマブ，グラチラマー酢酸塩，フマル酸ジメチル，または免疫抑制薬のアザチオプリン，シクロフォスファミド，ミトキサントロンが処方される[3]．

抗MOG抗体陽性視神経炎は若い年齢層で男性にやや多く発生する．急性散在性脳脊髄炎（acute disseminated encephalomyelitis；ADEM）の視神経炎に抗MOG抗体陽性を見ることがある．しばしば両側性で眼底所見では視神経乳頭の浮腫を示し，MRIでは視神経全長の腫大を見ることが多い．ステロイドパルスに良く反応するが，再発例では免疫抑制薬を考慮する．

抗AQP4抗体陽性視神経炎は高齢女性に多く，視野は中心暗点のほかに両耳側半盲や水平半盲が見られる．MRIでは眼窩内以外にも頭蓋内視神経（図1），視交叉に病変が描出される．ステロイドパルス治療は無効例が多く短時間で視神経萎縮になるため，直ちに血漿交換を行う．免疫グロブリン大量静注療法（IVIG）が有効との報告もある．寛解期には再発予防の目的で副腎皮質ステロイド低用量と免疫抑制薬（アザチオプリン，タクロリムス，シクロスポリンA）の併用が行われる[3]．

治療指針

重要なポイントは抗AQP4抗体の有無を

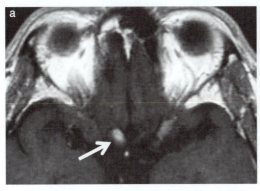
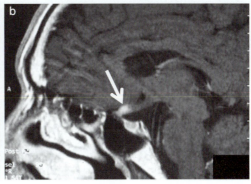

図1 抗AQP4抗体陽性視神経炎（63歳，女性）
T1強調画像造影で右頭蓋内視神経に造影剤の増強（矢印）あり（a：軸位断，b：矢状断）

念頭に置いて治療方針を決定することである．筆者が現在行っている視神経炎の治療指針のフローチャートを図2に示し，解説する．

■初診時

視神経炎の初診時に，すべての症例について抗AQP4抗体の検体を提出する．抗AQP4抗体有無の判明までに約1週間を要するので，その間にステロイドパルス治療（1クール目）を行う．

■抗AQP4抗体陽性の場合（抗AQP4抗体陽性視神経炎）

1）ステロイドパルス（1クール目）が有効な場合には引き続き2，3クール目を行う．視機能改善後には，再発予防に副腎皮質ステロイドの低用量（たとえばプレドニゾロン5〜10mg/日）を内服する．

2）ステロイドパルス（1クール目）が無効な場合には直ちに血漿交換治療を行う（またIVIG治療も治験中である）．その後，再発予防に副腎皮質ステロイドの低用量と免疫抑制薬の併用を行う．

■抗AQP4抗体陰性の場合（特発性視神経炎，抗MOG抗体陽性視神経炎，多発性硬化症の視神経炎）

1）特発性視神経炎では，引き続きステロイドパルスの2，3クール目を行う．改善した後にはなにも治療はしない．

2）抗MOG抗体陽性視神経炎では，引き続きステロイドパルスの2，3クール目を行う．

図2 視神経炎の治療指針

改善した後に再発例では再発予防に免疫抑制薬を使用する．

3）多発性硬化症の視神経炎では，引き続きステロイドパルスの2，3クール目を行う．改善した後には，再発予防と進行抑制に免疫調整薬や免疫抑制薬を使用する．

●文献

1) 中尾雄三，山本 肇，有村英子他：抗アクアポリン4抗体陽性視神経炎の臨床的特徴．神経眼科 2008；25：327-342.
2) 三村 治，不二門尚，植木智志他：抗アクアポリン4抗体陽性視神経炎診療ガイドライン．日眼会誌 2014；118：446-460.
3) 多発性硬化症・視神経脊髄炎診療ガイドライン作成委員会：多発性硬化症・視神経脊髄炎診療ガイドライン2017．日本神経学会編，医学書院，東京，2017.

V 感覚器疾患の治療

視覚

8 眼感染症

井上幸次

代表的な疾患

■麦粒腫

睫毛の脂腺，汗腺の細菌感染による急性化膿性炎症を外麦粒腫，マイボーム腺の細菌感染による化膿性炎症を内麦粒腫と言う．外麦粒腫では睫毛根部を中心として痛みを伴った発赤・腫脹を生じる．内麦粒腫では外麦粒腫より広い範囲に痛みを伴った発赤・腫脹を生じ，結膜側も充血する．グラム陽性球菌，特に黄色ブドウ球菌が主要な起因菌である．

■細菌性結膜炎

結膜には常在菌叢が存在するが，そのバランスが崩れたり，他から病原菌が入って，結膜の炎症を惹起する．結膜の充血と眼脂を認める．黄色ブドウ球菌や肺炎球菌が主な起因菌である．小児ではインフルエンザ菌によるものが多い．最近，methycillin-resistant *Staphylococcus aureus*（MRSA）やコリネバクテリウムによる結膜炎が注目されている．

■流行性角結膜炎

主にアデノウイルスによって生じる結膜炎であり，角膜にも多発性角膜上皮下浸潤を生じることから角結膜炎と言われる．非常に感染性が強く，流行し，しばしば院内感染する．

■細菌性角膜炎

細菌が直接角膜に感染して炎症を生じたもので，充血・眼痛・眼脂・視力低下を伴い急性に発症する．起因菌にもよるが，無治療なら急速に進行し，角膜穿孔などを引き起こす．感染の契機として外傷があるが，最近はコンタクトレンズに関連した例が若年層で増えている．主な起因菌として，グラム陽性球菌として黄色ブドウ球菌，肺炎球菌，グラム陰性菌として緑膿菌，モラクセラなどがある．

■真菌性角膜炎

真菌が直接角膜に感染して炎症を生じたもので，細菌感染に類似しているが，進行がより緩徐で，ときに炎症を伴わないこともある．しかし，より難治である．感染の契機として外傷があるが，特に植物による外傷で起こりやすい．主な起因菌としては，酵母状真菌としてカンジダ，糸状真菌としてフザリウム，アスペルギルスなどが挙げられる．

■角膜ヘルペス（単純ヘルペスウイルス角膜炎）

三叉神経節に潜伏感染した単純ヘルペスウイルス（herpes simplex virus；HSV）が何らかの誘因（発熱・感冒・ストレス・紫外線など）で再活性化し，三叉神経を伝って角膜局所に伝播し，各種の病変を生じる．上皮型はウイルス増殖，実質型はウイルスに対する免疫反応を主体とした病態である．上皮型では異物感と充血，実質型では視力低下と充血が主症状である．治療に反応して軽快はするが，再発を起こすことが大きな特徴である．

■感染性眼内炎

感染性眼内炎は細菌・真菌などによって生じる眼内の炎症であり，放置すれば失明に至る重篤な眼疾患である．体の他の部位からの転移で生じる転移性眼内炎（metastatic endophthalmitis）と，眼科手術によって生じる術後眼内炎（postoperative endophthalmitis）に大きく分けられる．視力低下，充血，眼痛が主な症状であるが，真菌性転移性眼内炎の場合は，初期は症状が軽く，眼底検査で発見される場合もある．術後の細菌性眼内炎では，手術後，良好な経過であったものが，数日〜1週後に急激な眼内炎症を伴って悪化する．

転移性眼内炎で最も多い起因菌はカンジダ

であり，血行性に転移する．頻度は低いが細菌性の転移性眼内炎もあり，肺炎桿菌による肝膿瘍からの転移性眼内炎などが代表的である．術後眼内炎のわが国における4大起因菌としてcoagulase-negative *Staphylococci*・MRSA・腸球菌・アクネ菌が知られている．

治療法

■麦粒腫

外麦粒腫では抗菌薬点眼，内麦粒腫では抗菌薬点眼と内服を処方することが多い．点眼としてはフルオロキノロン系，セフェム系が選択される．

■細菌性結膜炎

抗菌薬点眼1剤を選択して使用する．MRSA広域の抗菌薬点眼（セフェム系やフルオロキノロン系）を使用するのが一般的である．コリネバクテリウムによるものにはフルオロキノロン系は効きにくくセフェム系を選択する．MRSAではクロラムフェニコール点眼やバンコマイシン眼軟膏が有効である．

■流行性角結膜炎

アデノウイルスに効果のある治療薬は現在なく，対症的に炎症を抑制するステロイド点眼と混合感染予防に抗菌薬点眼を使用する．特に多発性角膜上皮下浸潤で視力低下や羞明を生じたときはステロイド点眼が必要となる．

■細菌性角膜炎

分離された細菌に対して感受性を有する抗菌薬を投与するのが基本である．しかし，初診の時点ではこれは不明であるので，スペクトルの広い抗菌薬を2種組み合わせて使用する．グラム陽性球菌の場合はフルオロキノロン系（特にモキシフロキサシン）とセフェム系の組み合わせ，グラム陰性桿菌の場合はフルオロキノロン系（特にレボフロキサシン）とアミノグリコシド系の組み合わせが推奨される．選択した薬剤に対する反応や分離菌の薬剤感受性を見たうえで，次の治療薬を選択していく．重症例においては，点眼に加えて点滴静注を併用する．

■真菌性角膜炎

ピマリシン点眼・眼軟膏が唯一市販で使用できる局所の抗真菌薬である．効果が強くスペクトルも広いが，充血や角膜上皮障害などの副作用も強い．アゾール系薬剤は点眼の用剤はないものの，静注用の製剤を生理食塩水に溶解して点眼として使用することができる．

アゾール系の薬剤は効果が静菌的で緩徐ながら，局所点眼の副作用は少ない．アゾール系のうちフルコナゾールは酵母状真菌には良いが，糸状真菌では効果が低い．ボリコナゾールはフザリウムでも株により効果がある．

■角膜ヘルペス（単純ヘルペスウイルス角膜炎）

上皮型では，アシクロビル眼軟膏の5回/日の投与が原則である．

実質型はアシクロビル眼軟膏の投与のみでは困難で，ステロイド点眼による免疫反応の抑制が必要である．ステロイド点眼を急にやめると再燃するので，ゆっくりと漸減していく．アシクロビル眼軟膏を使用せずステロイド点眼のみで対処すると当初は軽快するが，再発・再燃が生じやすく，経過中に上皮型を発症することもある．

■感染性眼内炎

細菌性眼内炎では抗菌力が強く抗菌スペクトルの広い薬剤の使用が推奨される．術後眼内炎にはバンコマイシンとセフタジジムの硝子体注射が推奨されている．進行が早い例，重症例では即日の硝子体手術を考慮する．

真菌性眼内炎では，多くはカンジダがその原因菌であるため，ホスフルコナゾールやボリコナゾール，ミカファンギンなどの投与が治療の原則である．眼科初診時においてすでに眼底が透見不能な例や，薬物治療に反応しない例では硝子体手術の適応となる．

● **参考文献**
1. 井上幸次，大橋裕一，浅利誠志他：感染性角膜炎診療ガイドライン．第2版．日眼会誌 2013；117：467-509.
2. 井上幸次：単純ヘルペスウイルス角膜炎．臨眼 2016；70：180-185.

V 感覚器疾患の治療

視覚

9 眼内炎症性疾患

後藤　浩

眼内に生じる炎症性疾患は「ぶどう膜炎」と総称されることが多いが，厳密には網膜に炎症が限局した病態なども存在するため，ここでは眼内炎症性疾患と表現し，診断と治療のポイントを解説する．

眼内炎症性疾患の分類

■ 病因・病態に基づいた分類

眼内の炎症性疾患は，主に自己免疫や自己炎症などの関与が推定される非感染性の炎症と，何らかの病原微生物によって発症する感染性の炎症に分類される．病理組織学的には肉芽腫性炎症と非肉芽腫性炎症に分類されることがあるが，この分類は臨床所見からもある程度の推定は可能であり，診断や治療の指針となる(図1)．

■ 炎症の局在に基づいた分類

眼内の炎症はその局在に応じて，1)前部ぶどう膜炎，2)中間部ぶどう膜炎，3)後部ぶどう膜炎，4)汎ぶどう膜炎の4パターンに分類される．この病型分類は原疾患を推定，診断していくうえで重要であるが，炎症の局在は病期によって変化する可能性があることに留意する．

■ 頻度[1,2]

過去2回実施された国内の大学附属病院を対象とした眼内炎症性疾患(ぶどう膜炎)の調査によれば，全体の40%近くは独立した疾患として同定できない，いわゆる分類不能の炎症である．分類が可能な疾患の中ではサルコイドーシスの頻度が最も高く，次いでメラノサイトを標的とした炎症を生じるVogt-小柳-原田病(VKH病)，種々の全身疾患が背景に潜んでいることの多い急性前部ぶどう膜

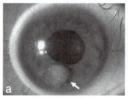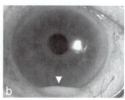

図1　眼内炎症性疾患
a：サルコイドーシスにみられる虹彩結節(矢印)．類上皮細胞からなる肉芽腫である．
b：ベーチェット病にみられる前房蓄膿(矢頭)．前房内に浸潤した多核白血球が下方に沈殿し，ニボーを形成している．

炎などが続く．かつて上位を占めていたベーチェット病は，新規に診断される症例数の減少とともに，重症例もやや減少傾向にある．病因として何らかの病原微生物の関与が明らかな感染性の眼内炎症は全体の14～15%程度を占め，ヘルペスウイルス，トキソプラズマ，梅毒，結核，細菌，真菌など，あらゆる微生物が眼内に感染し，炎症を惹起する可能性がある．

診断

眼内炎症性疾患の診断に際しては，各疾患の臨床的特徴を把握しながら必要に応じて診断の補助となる検査を選択し，治療開始後はその反応を評価しつつ総合的に判断していく．診断のポイントは以下のとおりである．

■ 問診

1)初発か再発か，2)炎症は発作性(急性)か持続性(慢性)か，3)既往歴を含む眼外症状の有無，4)出身地，生活習慣，海外渡航歴など．

■ 眼所見

1)角膜後面沈着物・虹彩結節・虹彩萎縮・隅角結節・前房蓄膿や線維素・周辺虹彩前癒着の有無，2)併発白内障や硝子体混濁(限局

性かびまん性か），3）網膜滲出斑，出血，網膜血管炎，黄斑浮腫，網膜剥離などの有無.

■画像診断検査

光干渉断層計（optical coherance tomography；OCT）・フルオレセイン蛍光眼底造影・インドシアニングリーン赤外蛍光眼底造影，超音波断層検査などで網膜の浮腫や血管炎の有無，炎症による脈絡膜の肥厚の評価などを行う.

■全身検査

血算・肝機能・腎機能・CRP・血沈・血糖などの一般的な検査のほか，血清アンギオテンシン変換酵素・リゾチウム・sIL-2受容体，ツベルクリン反応，感染性ぶどう膜炎が疑われる場合は梅毒血清反応・抗ヘルペスウイルス抗体・抗HTLV-1抗体・抗トキソプラズマ抗体・β-D-グルカンなどを検索する. 間質性腎炎に伴う炎症では，β_2ミクログロブリンやN-アセチル-グルコサミニダーゼなどを調べる. そのほか，髄液検査，聴力検査，頭部造影MRIや，必要に応じてリウマチ膠原病内科，皮膚科，婦人科，整形外科などへの診察依頼を随時行う.

■眼内液を用いた検査

主に感染性ぶどう膜炎の診断を目的に行われる. 前房水や硝子体液を用いた培養・塗抹鏡検などのほか，最近は短時間で網羅的に微生物DNAの検出が可能なPCR（polymerase chain reaction）も普及しつつある.

主要なぶどう膜炎のうち，ベーチェット病，サルコイドーシス，VKH病などについては国内外で定められた診断基準やガイドラインがあり，あるいは現在，作成に向けて準備中である.

治療方針

■非感染性ぶどう膜炎の場合

前眼部炎症には副腎皮質ステロイド薬（ステロイド）の点眼が中心となる. ベタメタゾン等の点眼回数を症状に合わせて増減する. 症状が強ければ結膜下注射を行う.

硝子体混濁，網膜滲出病巣および血管炎な

どの後眼部炎症にはプレドニゾロン30mg/日前後からの内服を行うが可能な限り診断がついてから投与を開始する. ステロイドの減量とともに炎症の再燃を繰り返す非感染性ぶどう膜網膜炎には免疫抑制薬（シクロスポリン）や，最近はTNF阻害薬であるアダリムマブの使用が可能となっている. 併発症である黄斑浮腫にはステロイド（トリアムシノロンアセトニド）の後部テノン嚢下注射が行われる.

■感染性ぶどう膜炎の場合

抗ウイルス薬（アシクロビル，ガンシクロビルなど），抗真菌薬（フルコナゾールなど），抗菌薬（セフタジジム，ペニシリンなど），抗原虫薬（スピラマイシン，クリンダマイシンなど），抗結核薬の全身投与を原因となる病原微生物に応じて行う. 消炎目的に適宜，ステロイドの全身投与も併用する.

代表的な疾患の治療

VKH病には発症初期からステロイドの大量全身投与（含パルス療法）を行う. 炎症遷延例などには免疫抑制薬（シクロスポリンなど）の併用も考慮する.

サルコイドーシスは治療指針に従って，激しい前眼部炎症，高度な硝子体混濁や網膜血管炎，黄斑浮腫などにはステロイドの全身投与が適応となる. 通常，プレドニゾロン30〜40mg/日から開始し，漸減していく.

頻回に炎症発作を繰り返し，視機能に影響を及ぼす可能性のあるベーチェット病にはコルヒチンの内服（1.0mg/日）を行う. 反応に乏しければシクロスポリンの内服（3〜5mg/kg/日），あるいはインフリキシマブ5mg/kg/日の定期的な点滴静注を行う.

◉参考文献

1. Goto H, Mochizuki M, Yamaki K, *et al*：Epidemiological survey of intraocular inflammation in Japan. *Jpn J Ophthalmol* 2007；51：41-44.
2. Ohguro N, Sonoda KH, Takeuchi M, *et al*：The 2009 prospective multi-center opidemiologic survey of uveitis in Japan. *Jpn J Ophthalmol* 2012；56：432-435.

V 感覚器疾患の治療

視覚

10 最新のコンタクトレンズ・屈折矯正

下村嘉一，宮本裕子

近視・遠視・(正)乱視

■日中矯正

　屈折矯正手段の1つにコンタクトレンズ（CL）がある．CLはソフトコンタクトレンズ（SCL）とハードコンタクトレンズ（HCL）に大きく分けられ，乱視が軽度以下の場合はどちらのレンズでも矯正可能であるが，中等度以上の乱視がある場合はトーリックSCLまたはHCLを使用する．しかし，トーリックSCLで矯正できる乱視度数には限界がある．レンズの選択方法など詳細は成書に譲る．

　近年のSCLは，使い捨てのものやケアして再使用し開封後の使用可能期限が決められているレンズが主流になっている．一方HCLは，2017年10月現在，寿命が来るまで使用するものしかないが，最長3か月ごとに新しいレンズに交換して使用するタイプのHCL[1)]もすでに厚生労働省の承認が得られているので，早く市場に出ることを期待している．さらに，素材の変遷によって，SCLもHCLも酸素透過性の非常に高いものが多くなってきている．

■夜間矯正

　通常の屈折矯正は日中に行うが，特殊な形状をしたHCLを就寝前に装着して（図1）近視矯正を行うオルソケラトロジーがある[2)]．就寝中にリバースジオメトリーHCLを装着して角膜形状を変化させ，朝起きると裸眼で良好な視力が得られるというものである．毎日施行し，約2週間でほぼ安定した視力が得られることが多い．小児に対する近視進行抑制効果の報告もあるが，角膜感染症を発症した例もあり，適応などガイドラインに沿って慎重に施行する必要がある．

不正乱視

　不正乱視を呈する疾患として，円錐角膜（図2），ペルーシド角膜変性，角膜外傷後，角膜移植術後などがある．角膜の形状が不正であるため，柔らかいSCLでの屈折矯正は不可能で，HCLを使用する．通常の球面HCLで良好な視力が得られることも多いが，特殊な形状の多段階カーブHCLやリバースジオメトリーHCLを用いる場合がある．

　また，角膜屈折矯正手術の後で，追加矯正が必要となった場合や不正乱視が生じてCLによる屈折矯正を要する例がある．その場合にも，前述のような特殊HCLでの矯正を試みることがある．

　特殊HCLの中に，スクレラルレンズがあるが，通常のHCL（角膜レンズのサイズの多くは8.5～9.5mm）に比べてサイズ（直径）が大きく（12.5mm以上），海外では重度のオキュラーサーフェス疾患に対してや不正乱視眼の矯正手段の1つとして使用されている．しかし，わが国では厚生労働省が認可したスクレラルレンズ（後述する輪部支持型HCLは別物）はないので，個人輸入にて医師の裁量権のもとでの使用になる．

老視

　近年は多種類の遠近両用コンタクトレンズが登場している．遠用光学部と近用光学部が上下に分かれたセグメントタイプのレンズはHCLしかなく，今は遠用部分と近用部分が同心円状に設計された同時視型レンズがほとんどである．HCLでもSCLでも使用可能であるが，乱視を伴い以前からHCLを使用していた場合は遠近両用HCLで矯正すること

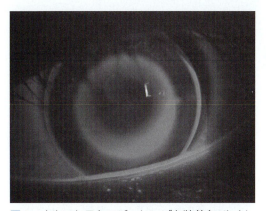

図1 オルソケラトロジーレンズを装着(フルオレセイン染色写真)(カラー写真は17頁参照)
角膜とレンズとの間にフルオレセインに染色された涙液が存在する.

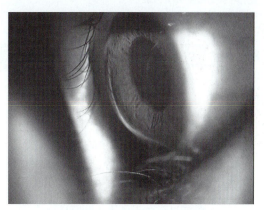

図2 円錐角膜症例(斜め横方向から撮影)
特に角膜下方が急峻になって突出している.

が多い.しかし,今まで乱視用SCL(トーリックSCL)を使用してきた例で加齢によって老視が生じてきたとき,遠近両用トーリックSCLが必要になるが,現在(2017年10月)わが国ではまだ市場に出てきていない.すでに臨床試験(治験)は終了しているので,近い将来にはわが国においても使用可能になると期待している.

眼内レンズ挿入眼

白内障術後に単焦点眼内レンズを挿入した場合,焦点の合っていない距離に対して眼鏡やCLを使用するが,遠近両用CLを使用することもある.有水晶体眼の場合は自身の調節力で補うことができるが,眼内レンズ眼の場合はそれが不可能となるので十分な満足が得られるか否かは症例にもよるが,試してみる価値はある.

スティーブンス・ジョンソン症候群などの眼後遺症

現在(2017年10月),わが国で1施設においてスティーブンス・ジョンソン症候群および中毒性表皮壊死症の眼後遺症に対して,輪部支持型HCLを用いた治療が行われている.サイズ13〜14mmの大きなHCLで,レンズ下の涙液によって角膜表面の凹凸不正が緩和され視力補正が可能になるというものである.さらに,レンズが涙液の蒸発を抑制し,ドライアイに伴う症状を軽減するとされている.本レンズは,「輪部支持型角膜形状異常用コンタクトレンズ」として2016年2月に厚生労働省の承認が得られている.早く多くの施設で使用可能になることを願っている.

● 文献
1) 宮本裕子,稲葉昌丸,黒柳優子他:酸素透過性ハードコンタクトレンズ「HZ-FR」の治験成績.日本コンタクトレンズ会誌 2015;57:261-268.
2) 下村嘉一,月山純子,宮本裕子:オルソケラトロジーを中心に -コンタクトレンズの可能性とその罪-.日本コンタクトレンズ会誌 2009;51:2-12.

V 感覚器疾患の治療

聴覚・平衡覚

1 耳介・外耳道疾患

平海晴一

外耳道は外側1/3の軟骨部と内側2/3の骨部に分類される．軟骨部では角化重層扁平上皮の落屑物と皮脂などが混合して耳垢を形成する．耳垢は外耳道皮膚を弱酸性に保ち，また湿潤環境を維持する働きを持っている．外耳道の炎症性疾患の多くは不適切な耳掃除が誘因となる．外耳道には先天性疾患や腫瘍性病変も生じるが（表1），日常診療で遭遇しやすい炎症性疾患を中心に述べる．

急性外耳道炎・外耳道真菌症

■概念

外耳道皮膚に感染を来した状態である．細菌感染が大部分を占め，外耳道皮膚にびまん性に炎症を起こす場合と，毛包炎を来した限局性外耳道炎（耳せつ）がある．真菌による外耳道炎は外耳道真菌症と呼ぶ．

■原因

外耳道皮膚の機械的刺激から感染を来す．耳掃除による損傷や耳に水が入ったことなどを契機とする[1]．皮膚感染症であり，黄色ブドウ球菌や緑膿菌が起炎菌となる．耳真菌症はカンジダやアスペルギルスが起炎菌となる．

■症状

耳痛を主訴とする．耳介を牽引すると耳痛が増強する（耳介牽引痛）．耳閉塞感は多いが，中耳に炎症が及ばない限り強い難聴を訴えることは少ない．耳漏は少量の滲出液を認める程度であるが，耳せつが自壊した場合は膿性耳漏を認める．糖尿病など免疫抑制状態の患者では頭蓋底骨髄炎を来す場合がある（悪性外耳道炎）．悪性外耳道炎では強い疼痛と共に，多量の膿性耳漏や脳神経麻痺を来す．耳真菌症の場合は掻痒感が強い．

表1 外耳道・耳介の主な疾患

外耳道	炎症・感染性疾患	急性外耳道炎，外耳道真菌症，外耳道湿疹，悪性外耳道炎，外耳道真珠腫
	腫瘍性疾患	外耳がん，骨腫，その他良性腫瘍
	その他	耳垢栓塞，外耳道異物，外耳道閉鎖
耳介	炎症・感染性疾患	耳性帯状疱疹，耳介軟骨膜炎，耳介凍瘡，耳介血腫，耳介漿液腫
	その他	先天性耳瘻孔，耳介奇形，小耳症，耳介腫瘍

■治療

びまん性外耳道炎では抗菌薬等の点耳が推奨される[1]．軽度であれば自然治癒も期待できる．その一方で急性中耳炎とは異なり，疼痛は2〜3日続くこともまれではない．症状が強いときは鎮痛薬で対応する．患部を触れることで症状が遷延するので耳は触らないように指導する．耳介に炎症が及んでいる場合や耳せつを形成している場合，糖尿病などの基礎疾患がある場合は抗菌薬全身投与を行う[1]．黄色ブドウ球菌や緑膿菌をカバーする抗菌薬を選択する．耳せつを形成している場合は可能であれば切開排膿を行う．

抗菌薬が無効の場合は外耳道真菌症を疑い，外耳道内の真菌塊や痂皮を丁寧に除去し，抗真菌薬が皮膚に直接当たるように塗布する．

外耳道湿疹

■概念

外耳道皮膚に生じた湿疹である．

■原因

大部分は過度の耳掃除が原因である．

■症状

外耳道の慢性的な掻痒感を訴える．掻痒感

S 260

のため，さらに耳掃除をすることで悪循環を来す．ときに感染を合併する．骨部外耳道を触ると正常では強い痛みを感じるが，慢性の外耳道湿疹では皮膚の肥厚と共に知覚が鈍麻している．炎症を繰り返すと後天性に外耳道閉鎖を来すことがある．

■治療

ステロイド外用薬を用いる．主に軟膏を用いるが，病変が骨部に限局している場合は点耳薬を用いる．軟膏は綿棒で1日2回，すり込まないように塗布する．搔痒が強い場合は抗アレルギー薬の内服を併用する．症状が改善しても1週間ほどは軟膏を継続する．一旦症状が消失しても頻回の耳掃除を続けていると再燃を繰り返すため，長期にわたってステロイド軟膏を使用し続ける例もまれではない．このような症例では外耳道真菌症や外耳道閉鎖を来すため，耳掃除は1か月に1回程度に抑えるように患者を指導する．

┃耳垢栓塞

■概念

耳垢が外耳道に充満し，自然には排泄されなくなった状態である[2]．鼓膜が観察できない場合，何らかの症状が出た場合に耳垢栓塞と診断する．

■原因

正常の耳垢は外耳道軟骨部でつくられ，顎関節の動きなどで自然に排泄される．綿棒を使って耳掃除をすると耳垢を外耳道骨部にまで押し込みやすく[2]，耳垢栓塞の原因となる．湿性耳垢では耳垢が排泄されにくく，耳掃除をしなくても耳垢栓塞を来すことがある．

■症状

主な症状は耳閉感と難聴だが，無症状のことも多い．入浴などで耳垢が水分を吸収して膨大すると急激に難聴や疼痛を来す．耳垢栓塞を長期に放置すると，外耳道の骨破壊が生じ，顔面神経麻痺や中耳・内耳障害を来す（外耳道真珠腫，閉塞性過角化症）．

■治療

耳垢栓塞は除去することが原則である[2]．大部分は骨部外耳道に嵌頓しており，外耳道をなるべく損傷しないように明視下に除去する．耳垢が固い場合は点耳や洗浄で柔らかくしてから吸引などを用いて除去する．生理食塩水などによる洗浄は有効であるが，鼓膜穿孔のある例や耳の手術術後例では注意が必要である．高圧での洗浄は外耳道皮膚や鼓膜を損傷する危険性があり，避けるべきである．

┃耳性帯状疱疹（Ramsay Hunt症候群）

■概念

帯状疱疹が顔面神経で生じ耳介病変を示したものである．

■原因

帯状疱疹ウイルスの顔面神経膝神経節における再賦活化で生じる．

■症状

顔面神経麻痺，内耳障害，耳介疱疹が3主徴であるが，1つもしくは2つの症状を欠く場合もある．また，それぞれの症状の出現時期も同時とは限らない．耳痛や軽度の外耳道耳介病変のみで受診した場合，湿疹や細菌感染との鑑別は困難である．

■治療

顔面神経麻痺や内耳障害に対しては程度に応じてステロイド薬全身投与を行う．また，発症7日以内に治療を開始する場合は抗ウイルス薬全身投与を併用する[3]．細菌感染の所見がないにもかかわらず耳痛を訴える場合には，後から顔面神経麻痺や内耳症状が出現する可能性に言及しておき，症状が出れば早期に医療機関を受診するよう説明しておく．

●文献

1) Rosenfeld RM, Schwartz SR, Cannon CR, *et al*：Clinical practice guideline：acute otitis externa. *Otolaryngol Head Neck Surg* 2014；150（1 Suppl）：S1-S24.
2) Schwartz SR, Magit AE, Rosenfeld RM, *et al*：Clinical Practice Guideline（Update）：Earwax（Cerumen Impaction）. *Otolaryngol Head Neck Surg* 2017；156（1_suppl）：S1-S29.
3) 村上信五：顔面神経麻痺の診断と治療. 日耳鼻会報 2012；115：118-121.

V 感覚器疾患の治療

聴覚・平衡覚

2 中耳疾患

髙橋晴雄

一般臨床医として知っておくべき代表的中耳疾患とその診断，治療について述べる．

■中耳炎

中耳疾患の代表と言える疾患で，難聴を来す疾患の代表でもあるが，中耳炎には主なもので下記の4種類があり，それぞれ罹患年齢，症状などが異なるため，診断・治療に当たってはそれらの特徴を念頭に置くことが重要である．

■急性中耳炎

小児の中耳炎の代名詞のような疾患で特に幼少児での罹患率は高く，欧米の報告によると，生後1歳までに62～75％，生後3歳までに83％の小児が少なくとも1回は罹患すると言われる．

特徴的症状は上気道炎に続く耳痛が多く，幼少児では不機嫌，発熱などを伴う．診断には鼓膜所見が重要で，典型的には発赤でそのほかにも耳漏，鼓膜の膨隆などが見られることもある（図1）．

起炎菌は肺炎球菌，インフルエンザ菌，カタラーリス菌が多く，治療は抗菌薬による保存治療が主で，ファーストラインの使用薬剤はアモキシシリン（AMPC）ないしはクラブラン酸（CVA）/AMPC（1：14製剤）である[1]．

■滲出性中耳炎

小児の慢性中耳炎と言える疾患で，耳痛はなく軽度からせいぜい中等度までの難聴が特徴である．病因は小児の免疫力や耳管機能の未完成により急性中耳炎が完治せずに本疾患に移行する場合が多い．

診断は必ずしも容易ではない．主訴，鼓膜所見にも明確なものがなく（図2），軽度の難聴とティンパノメトリーでの中耳貯留液の検出（BあるいはC2型）がポイントとなる．年齢とともに自然緩解も多く急性中耳炎と同様に罹患率も減少するが，長く看過，放置すると言語発達や性格に影響することがある．

保存治療で有効なものは少なく，3か月程度経過観察して改善がなければ鼓膜換気チューブ留置術が標準的な治療である[2]．

■慢性（化膿性）中耳炎

小児でも見られるが受診者は成人，老年が多い．小児中耳炎の後遺症の1つで，特徴的所見は鼓膜穿孔（図3）とそれによる低音部中心の難聴や耳漏である．診断は鼓膜の視診で確定する．起炎菌は急性中耳炎とは異なり，ブドウ球菌や緑膿菌が多く，耐性菌もかなり増加している．

治療は，耳漏などの感染に対しては抗菌薬の全身あるいは局所投与（点耳）が一般で，根治的治療としては鼓膜穿孔を塞ぐ鼓膜形成術や耳小骨も再建する場合には鼓室形成術が行われ，これにより多くの場合，聴力の改善も見込める．本疾患は未治療でも生命予後にかかわるような経過をとることが少ないため，手術による根治は必須ではないが，長期間の中耳の感染は内耳にも影響して不可逆な感音難聴が後遺症として次第に加わるため，やはり根治的治療は勧められるべき治療である．また高齢者の場合には本疾患による難聴が加齢による難聴に加算されるため，手術による聴力改善はQOLの向上につながる場合が多く，超高齢社会の昨今は聴力改善を希望して受診する患者が増加しつつある．

■真珠腫性中耳炎

本疾患も小児の中耳炎の後遺症と考えられており，典型的には鼓膜の上端の弛緩部と呼ばれる部分が陥凹して袋状に中耳に進展する

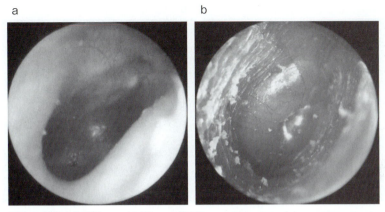

図1 急性中耳炎(カラー写真は18頁参照)
急性中耳炎の鼓膜所見(右耳).発赤(a)や膨隆(b)が典型的所見と言える.

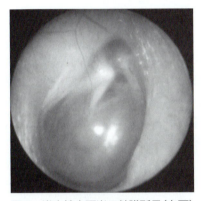

図2 滲出性中耳炎の鼓膜所見(右耳)
(カラー写真は18頁参照)
明確な特徴がなく,敢えて言えば鼓膜の暗赤色や黄褐色の色合いと陥凹である.

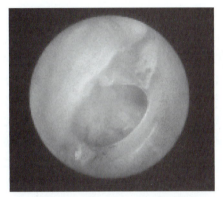

図3 慢性(化膿性)中耳炎の鼓膜所見(右耳)
鼓膜穿孔が典型的所見と言える.

ことから始まる(図4).病因には「鼻をすする癖」が多くの場合関係し,これにより生じる中耳陰圧が鼓膜陥凹につながる.ある段階からこの鼓膜皮膚の袋は周囲の感染・炎症に刺激されて積極的に増殖を始め,感染や周囲の骨破壊を伴って増大する.

本疾患は特に悪性の経過を取ることが多いため正確な診断は重要であるが,症状は難聴,耳漏などで本疾患に特徴的なものはない.ただし進行すると内耳,顔面神経,頭蓋内への進展による症状,すなわちめまい,顔面神経麻痺,髄膜炎,脳膿瘍などによる頭痛,発熱が出現する.診断はやはり鼓膜の視診が重要であるが,CTなどの画像での中耳の骨破壊の所見も重要な情報となる.

本疾患に対して保存治療による根治は難しく,標準治療は手術による摘出である.手術後も遺残による再発がしばしばみられるため,初回手術から6〜12か月後に再度遺残の有無を点検する段階手術も行われる.いずれにせよ,手術は初期ほど根治性,また聴力温存,改善の可能性も高いため,早期の正確な診断が重要である.

耳硬化症

本疾患は以前は白人女性に多いと言われたが,最近はわが国でも診断の機会が増えている.その理由として患者数の実際の増加と診

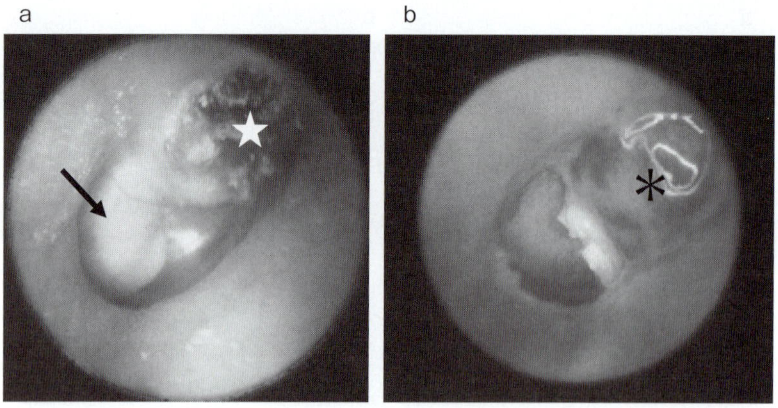

図4　真珠腫性中耳炎（カラー写真は 18 頁参照）

真珠腫性中耳炎の鼓膜所見（右耳）．a）鼓膜の上端（弛緩部）に褐色の落屑物（デブリ，☆印）と，鼓膜を通して白色の真珠腫塊が鼓室に進展している（矢印）．b）貯留したデブリに感染が加わるとポリープ様の肉芽（＊印）が見られることがある．

断技術の向上の両方が考えられる．病因は長く不明であったが，近年はしかウイルスが関係することが分かってきた[3]．内耳骨胞の卵円窓付近に潜む同ウイルスが再活性化してきわめて小範囲の局所的骨炎を来し，その炎症が自然消退すると治癒に伴う骨新生が起こって，それがアブミ骨まで及ぶとアブミ骨が固着して難聴を呈する．症状は長い経過（5〜10年）で進行する難聴以外には特にない．

鼓膜所見や画像所見はほぼ正常なため診断は難しく，長い経過の進行性難聴，2kHz での骨導値の低下という独特の聴力像（Carhart's notch），患側耳でのアブミ骨筋反射の欠如などから本疾患を疑い，試験的鼓室開放術で耳小骨の固着を確認して確定診断となる．

治療には補聴器装用以外にはアブミ骨手術があり，これにより 90％ 近くの例で聴力改善が見られるが，内耳を開窓するためにまれに合併症として感音難聴を来すことがあり，手術に当たっては十分な注意と説明が必要である．

先天性中耳形態異常

先天性の側頭骨形態の異常のうち，中耳の形態異常では耳小骨の連鎖離断や周囲骨との癒合により難聴を来す．症状としては，生下時より中耳炎などの既往の有無にかかわらず難聴があり，その程度は概ね中等度だが幅がある．そのため中には学童期近くまで看過される場合がある．さらに一側性だと成人になって初めて診断されることもある．トレチャーコリンズ症候群やクルーゾン症候群などほかの異常を伴う症候性のものも多く，その場合には診断の一助となる．

診断は中等度難聴，アブミ骨筋反射の欠如に加えて，側頭骨 CT 検査で上記の耳小骨の異常を認めればほぼ確定する．鼓膜所見は正常な場合がむしろ多い．

治療は補聴器装用や根治的には鼓室形成術により中耳伝音連鎖の再建が行われ，再建形式により異なるが中耳炎などがなければ 70〜80％ の確率で聴力改善が見込める．

外傷性耳小骨離断

転落事故や交通事故による側頭部への大きな衝撃や耳かき損傷などにより耳小骨の連鎖が離断する疾患で，診断は病歴から容易にくだせる．症状は難聴や耳出血が主であるが，損傷が内耳や顔面神経にまで及ぶと，めまいや顔面神経麻痺が加わる．

治療は鼓室形成術による伝音連鎖の再建で，鼓膜・中耳までの範囲の損傷なら聴力回復の

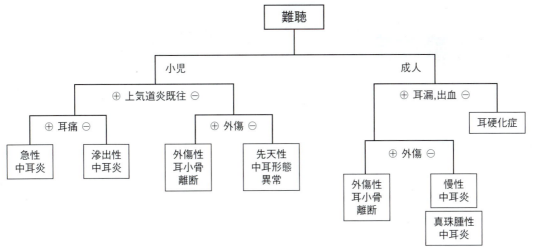

図 5 中耳疾患の診断アルゴリズム
難聴を来す中耳疾患の診断のアルゴリズム．

可能性は70～90％程度期待できる．内耳まで及ぶ場合にはステロイドのパルス療法を早期に行うが，その効果は限定的である．めまいや平衡障害は数週間で次第に軽快するが，難聴は感音難聴で不可逆なことが多く，耳鳴りが残ることも多い．ちなみに外傷による顔面神経麻痺で完全麻痺の場合には緊急に顔面神経減荷術が必要である．

中耳疾患の診断アルゴリズム

上記疾患の診断の手がかりとなるアルゴリズムを示す（図5）．中耳疾患はほかにも数多くあり，また外耳，内耳疾患で難聴を来すものも枚挙にいとまがない．さらに上記のようにたとえば小児でも慢性中耳炎，真珠腫性中耳炎や外傷性耳小骨離断なども見られるため，アルゴリズムのみで明確に鑑別診断できるものではないが，各疾患の診断の一助として確率論的に参考にしていただければ幸いである．

● 文献
1) 日本耳科学会，日本小児耳鼻咽喉科学会，日本鼻咽喉科感染症・エアロゾル学会編：小児急性中耳炎診療ガイドライン．2013年版．金原出版，東京，2013．
2) 日本耳科学会，日本小児耳鼻咽喉科学会編：小児滲出性中耳炎診療ガイドライン．2015年版．金原出版，東京，2015．
3) Chole RA, McKenna M：Pathophysiology of otosclerosis. *Otol Neurotol* 2001；22：249-257.

V 感覚器疾患の治療

聴覚・平衡覚

③ 耳管疾患

小林一女

耳管狭窄症

■概念

耳管狭窄症は嚥下などの動作を行っても耳管が開大しない状態である.

■原因

耳管咽頭口付近の炎症(感冒, 鼻副鼻腔炎, アレルギー性鼻炎), 耳管咽頭口の閉塞(上咽頭腫瘍など), 耳管機能不全(口蓋裂など顎顔面形態異常による耳管開大筋の障害)がある.

■症状・所見

最も多く訴える自覚症状は耳閉感である. 塞がった感じ, 詰まった感じ, ボワーンとするなどと表現する. そのほか難聴, 音のこもる感じなどがある. 耳管の換気能の低下により鼓室内は陰圧になる. 鼓膜所見は内陥, 滲出液の貯留, 可動性の低下を認める. 聴力検査で軽度の伝音難聴を呈することがある. ティンパノメトリーはC型またはB型である.

■診断

問診が重要である. 耳閉感は耳管開放症, 低音障害型感音難聴などでも認められる. 内視鏡を用いて耳管咽頭口付近, 上咽頭に腫瘍などがないか確認する. カテーテル通気では狭窄音が聴取される. 耳管機能検査のTTAG(tubo-tympano-aerodynamic graphy)法でバルサルバ手技で外耳道音圧が上昇しない, 音響法で嚥下による外耳道音圧の上昇が見られない, 加圧減圧法(鼓膜穿孔のある場合)で受動的開大圧上昇の所見が認められる.

■治療

原因となっている鼻・副鼻腔疾患の治療を行う. 抗アレルギー薬, 点鼻ステロイド薬, カルボシステインなどを投与する. カルボシ

ステインは副鼻腔において鼻粘膜粘液線毛輸送能を改善, 滲出性中耳炎において耳管の粘液線毛輸送能を改善する作用がある. カテーテルを用いた耳管通気治療が行われるが, 治療効果は一過性である. 小児の滲出性中耳炎に対し, 風船を用いた自己通気治療がある. 1日3回以上行うとティンパノメトリーが改善すると報告[1]されている. 保存的治療で効果のない場合, 鼓膜所見が不良(高度内陥, 接着)の場合, 鼓膜換気チューブ留置の適応となる. チューブ留置でも改善しない難治例に対しては, 人工耳管挿入などを考慮する.

耳管開放症

■概念

安静時には閉鎖している耳管が開いている状態, 閉鎖障害の状態である.

■原因

体重減少による耳管周囲の組織(脂肪)の減少, 妊娠に伴い分泌されるエストロゲンの筋弛緩作用, 耳管周囲の血流障害, 心因などが挙げられる.

■症状・所見

自覚症状には耳閉感, 自声強聴, 呼吸音聴取, めまいなどがあり, 嚥下時に音がする, 耳がワーンとするなどを訴える. これらの症状は頭を下げたり臥位になると軽快, 消失する. 鼓膜は呼吸性動揺を認める.

■診断

日本耳科学会耳管委員会でまとめた『耳管開放症診断基準案2016』[2]を**表1**に示す. 数回の診察を経て診断がつくことがある. 自覚症状の自声強聴は上半規管裂隙症候群でも認められる. 耳閉感は耳管狭窄症をはじめ多くの疾患で認められる症状である. 自覚症状の

S 266

表1　耳管開放症診断基準案 2016

確実例；1 + 2 + 3
疑い例；1 +（2 or 3）
1. 自覚症状がある
　　自声強聴，耳閉感，呼吸音聴取の1つ以上
2. 耳管閉塞処置（A または B）で症状が明らかに
　　改善する
　　A．臥位・前屈位などへの体位変化
　　B．耳管咽喉口閉塞処置（綿棒，ジェルなど）
3. 開放耳管の他覚的所見がある
　　（以下の1つ以上）
　　A．鼓膜の呼吸性動揺
　　B．鼻咽腔圧に同期した外耳道圧変動
　　C．音響法にて①提示音圧100dB 未満または
　　　　　　　　②開放プラトー型

（Kobayashi T, *et al*：*Auris Nasus Larynx* 2018；45：1-5 より
改変）

みで診断することは困難である．耳管閉塞処置（綿棒で耳管咽頭口を塞ぐ）で症状が改善する，オトスコープで呼吸音を聴取するなどの所見を確認する．臥位や前屈位での耳症状の軽減は上半規管裂隙症候群，外リンパ瘻，脳脊髄減少症でも認められるため，「疑い例」と診断するにはこれらの疾患を除外することが望ましいとされている．

■治療

症状出現時に頭を下げる，臥位になるなどが患者自身が行える最も簡単な症状緩和法である．そのほか，頸をスカーフやマフラーなどで軽く圧迫する方法がある．頸部の静脈がうっ滞し，耳管内を狭くするためである．生理食塩水の点鼻療法も効果があるが，液が耳管方向へ到達するように頭部を後屈して点鼻し，その後患側を下にするように指導する．内服薬では加味帰脾湯，ATP（アデノシン三リン酸）などが使用されている．鼓膜の振動を抑えて症状を緩和する治療として，鼓膜テープ補強法がある．重症例に対しては耳管ピン手術がある．耳管内をシリコン製のピンで塞ぐ方法であるが，施行できる施設は限られている．そのほか，過剰なダイエットをやめる，運動時には水分をよく摂るなどを指導する．

鼻すすり型耳管開放症

耳管開放症の患者には不快な自声強聴などの症状を鼻すすりで解消している症例がある．耳管が脆弱で，鼻すすりをすると耳管が閉鎖し，症状が改善する．患者は無意識に鼻すすりを繰り返す．鼓室内は陰圧になり，鼓膜は内陥する．一方バルサルバ法などの自己通気で容易に鼓膜が膨隆する．難治性滲出性中耳炎，真珠腫性中耳炎の一部の症例に認められる．耳管狭窄症との鑑別が必要である．鼻すすりをやめるよう指導することが大切である．

遮蔽性耳管開放症

慢性中耳炎，耳硬化症などで難聴があると耳管開放症の症状が遮蔽されていることがある[3]．このような症例では手術後聴力が改善すると，耳管開放症の症状が出現する．術前に確認しておくことが大切である．TTAG法で鼻すすりに伴う中耳圧の変動があるか，鼓膜の穿孔をパッチすると耳管開放症の症状が出現しないかなどを確認しておく．

●文献

1) Bidarian-Moniri A：Autoinflation reduces middle ear effusion in children with otitis media with effusion. *Evid Based Med* 2016；21：65.
2) Kobayashi T, Morita M, Yoshida S, *et al*：Diagnostic criteria for patulous Eustachian tube：A proposal by the Japan Otological Society. *Auris Nasus Larynx* 2018；45：1-5
3) Kobayashi T, Hasegawa J, Kikuchi T, *et al*：Masked patulous eustachian tube：An important diagnostic precaution before middle ear surgery. *Tohoku J Exp Med* 2009；218：317-324.

V 感覚器疾患の治療

聴覚・平衡覚

4 内耳疾患

曾根三千彦

蝸牛，前庭，半規管からなる内耳疾患の中で，蝸牛および前庭障害を呈する代表的疾患としてメニエール病と外リンパ瘻があり，蝸牛障害が主体となる代表的疾患として低音障害型感音難聴と突発性難聴がある．これら代表的疾患の診断および治療法について記載する．問診の段階で，ムンプス罹患後に生じるムンプス難聴，強大音曝露により生じる音響外傷や耳毒性薬使用による薬剤性難聴などの除外も必要である．

メニエール病

■概念
難聴，耳鳴，耳閉感などの聴覚症状を伴いめまい発作を反復する疾患で，その病態は内リンパ水腫と考えられている．

■原因
内リンパ水腫発症の原因は不明であるが，水代謝関連受容器の内耳局在性が解明され，ストレスや抗利尿ホルモンの関与が指摘されている．

■症状
反復するめまい発作が特徴的であるが，めまいは誘因なく発症し10分程度から数時間程度持続する．めまい発作に伴って難聴，耳鳴，耳閉感などの聴覚症状が変動する（表1）．数秒から数十秒程度のきわめて短いめまい症状が主徴である場合はメニエール病は否定的である．聴覚症状と前庭症状を認めるメニエール病確実例以外に，内リンパ水腫の存在が関与するメニエール病非定型例として，聴覚症状の増悪・軽快を反復するがめまい発作を伴わない蝸牛型と，めまい発作を反復するが聴覚症状の変動を認めない前庭型がある[1]．

■治療
急性期のめまい治療としては，7%重曹水点滴加療静注や鎮吐薬，抗ヒスタミン薬，抗めまい薬，内耳循環改善薬の投与，急性感音難聴治療としては副腎皮質ステロイド，内耳循環改善薬や浸透圧利尿薬の投与が行われる．内服加療と共に有酸素運動や水分摂取，塩分制限などの生活指導も行われるが，改善の乏

表1 メニエール病の診断基準

A．症状 　1．めまい発作を反復する．めまいは誘因なく発症し，持続時間は10分程度から数時間程度 　2．めまい発作に伴って難聴，耳鳴，耳閉感などの聴覚症状が変動する 　3．第Ⅷ脳神経以外の神経症状がない B．検査所見 　1．純音聴力検査において感音難聴を認め，初期にはめまい発作に関連して聴力レベルの変動を認める 　2．平衡機能検査においてめまい発作に関連して水平性または水平回旋混合性眼振や体平衡障害などの内耳前庭障害の所見を認める 　3．神経学的検査においてめまいに関連する第Ⅷ脳神経以外の障害を認めない 　4．メニエール病と類似した難聴を伴うめまいを呈する内耳・後迷路性疾患，小脳，脳幹を中心とした中枢性疾患など，原因既知の疾患を除外 　5．聴覚症状のある耳に造影MRIで内リンパ水腫を認める 　　＊確定診断例（Aの3項目＋Bの5項目） 　　＊確実例（Aの3項目＋Bの1～4項目）　＊疑い例（Aの3項目）

（日本めまい平衡医学会診断基準化委員会：*Equilibrium Res* 2017；76：233-241）

表2 急性低音障害型感音難聴の診断基準

主症状
1. 急性あるいは突発性に耳症状（耳閉塞感，耳鳴，難聴など）が発症
2. 低音障害型感音難聴
3. めまいは伴わない
4. 原因不明

参考事項
1. 難聴（純音聴力検査における聴力レベル）
　① 低音域3周波数（0.125kHz，0.25kHz，0.5kHz）の聴力レベルの合計が70dB以上
　② 高音域3周波数（2kHz，4kHz，8kHz）の聴力レベルの合計が60dB以下
2. 蝸牛症状が反復する例がある
3. 反復発症時に聴力レベルが診断基準に合致しない例がある
4. メニエール病に移行する例がある
5. 軽いめまい感を訴える例がある
6. ときに両側性の例がある
7. ティンパノメトリー，耳管機能検査測定装置などで耳管狭窄症，耳管開放症などの中耳疾患を除外する

確実例 　：主症状のすべて，および難聴基準①，②を満たすもの
準確実例：主症状のすべて，および難聴基準①を満たし，かつ高音域3周波数の聴力レベルが健側と同程度のもの

（小川　郁，宇佐美真一：*Audiol Jpn* 2015：58：471-472）

しい症例に対しては中耳加圧治療，内リンパ嚢開放術，ゲンタマイシン鼓室内注入による選択的前庭機能破壊術などが行われる.

低音障害型感音難聴

■概念

急性あるいは突発性に耳症状が発症し，純音聴力検査で低音域3周波数（0.125kHz，0.25kHz，0.5kHz）の聴力レベルの合計が70dB以上かつ高音域3周波数（2kHz，4kHz，8kHz）の聴力レベルの合計が60dB以下の難聴を呈しめまいを伴わない症例を指す. 加齢の影響などで高音域3周波数の聴力が上記に合致しない場合でも，健側と同程度であれば準確実例として扱う（表2）.

■原因

原因は不明であるが，メニエール病の初期と急性低音障害型感音難聴の鑑別は難しく，その後メニエール病へと移行する症例もあることから，本疾患はめまい発作を伴わず聴覚症状の増悪や軽快を反復するメニエール病非定型例（蝸牛型）に類似した疾患と考えられている. 最近の造影MRI画像評価では，低音障害型感音難聴症例の蝸牛および前庭にメニエール病の病態である内リンパ水腫が高頻度に確認されている[2].

■症状

比較的若年女性の発症頻度が高い. 通常の会話領域の主体となる周波数より低音域の閾値上昇のため，難聴より耳閉塞感を主訴とする症例も多い. その他に低音域の耳鳴を伴う. この疾患の特徴として，聴力の改善・悪化を反復する症例が少なくない. 両側に耳閉感や難聴を訴えることもある. メニエール病のようにめまい発作を伴うことはないが，一過性に軽い浮遊感を自覚することがある.

■治療

メニエール病非定型例（蝸牛型）と類似した疾患と捉えられており，イソソルビドなどの利尿薬や漢方など利水薬の内服が頻用される. 副腎皮質ステロイドが用いられることもある. 一般的に聴力予後は良好である. 内服加療に加えて，メニエール病に準じた生活指導も行われる.

突発性難聴

■概念

突然に発症した原因不明の高度感音難聴を

表3　突発性難聴の診断基準

主症状
  1. 突然発症
  2. 高度感音難聴
  3. 原因不明
参考事項
  1. 難聴
  （純音聴力検査での隣り合う3周波数で各30dB以上の難聴が72時間以内に生じた）
    (1) 急性低音障害型感音難聴と診断される例を除外する
    (2) 他覚的聴力検査またはそれに相当する検査で機能性難聴を除外する
    (3) 文字どおり即時的な難聴，または朝，目が覚めて気付くような難聴が多いが，数日をかけて悪化する例もある
    (4) 難聴の改善・悪化の繰り返しはない
    (5) 一側性の場合が多いが，両側性に同時罹患する例もある
  2. 耳鳴
    難聴の発生と前後して耳鳴を生ずることがある
  3. めまい，および嘔気・嘔吐
    難聴の発生と前後してめまい，および嘔気・嘔吐を伴うことがあるが，めまい発作を繰り返すことはない
  4. 第Ⅷ脳神経以外に顕著な神経症状を伴うことはない
    診断の基準：主症状の全事項を満たすもの

（小川　郁，宇佐美真一：*Audiol Jpn* 2015；58：471-472)

呈する疾患である．純音聴力検査での隣り合う3周波数で各30dB以上の難聴が72時間以内に生じた場合突発性難聴と診断するが，前述の低音障害型感音難聴診断基準に当てはまる症例は除外する（**表3**）．

■原因

原因はいまだに不明である．その病態はさまざまであり，血液循環障害説，ウイルス感染説，免疫異常や代謝障害説などが提唱されている．

■症状

50歳〜60歳代で突然に難聴を自覚する場合が多いが，数日をかけて悪化する例もある．難聴の改善・悪化の繰り返しはない．一側性の場合が多いが，両側性に同時罹患する例もごくまれにある．難聴の発生と前後して耳鳴を自覚する場合も多い．めまいおよび嘔気・嘔吐を伴うことがあるが，めまい発作を繰り返すことはない．

■治療

一般的に，副腎皮質ステロイドの全身または鼓室内投与，ATP製剤，ビタミン剤，循環改善薬などの薬物治療に加えて，聴力改善不良例に対して高気圧酸素療法が施行されることもある．どの治療法もその有効性についてのエビデンスは得られていない．その背景として，自然軽快例の存在や二重盲検試験におけるプラセボ群割付けの困難さなどがある．治療効果や聴力予後は，初診時聴力レベル，発症時年齢，発症から初診までの日数に加えて，めまいや心疾患などの他疾患の存在の有無に影響される[3]．

外リンパ瘻

■概念

中耳と内耳を隔てている蝸牛窓や前庭窓などの内耳窓の破綻や内耳骨胞の欠損などにより，内耳を満たす外リンパが中耳腔へ漏出すると外リンパ瘻の病態となる．

■原因

耳かきや交通外傷に伴う中耳および内耳疾患，ダイビングや飛行機搭乗による外因性の圧外傷，鼻かみ，くしゃみ，荷物運搬などによる内因性の圧外傷が原因となるが，明らかな原因や誘因が同定されない症例も存在する．

表4 外リンパ瘻の診断基準

A. 症状
　下記項目の外リンパ瘻の原因や誘因があり，難聴，耳鳴，耳閉塞感，めまい，平衡障害などが生じたもの.
　(1) 中耳および内耳疾患（外傷，真珠腫，腫瘍，奇形，半規管裂隙症候群など）の既往または合併，中耳または
　　　内耳手術など
　(2) 外因性の圧外傷（爆風，ダイビング，飛行機搭乗など）
　(3) 内因性の圧外傷（鼻かみ，くしゃみ，重量物運搬，力みなど）
B. 検査所見
　(1) 顕微鏡検査・内視鏡検査
　　　顕微鏡，内視鏡などにより，中耳と内耳の間に瘻孔を確認できたもの. 瘻孔は蝸牛窓，前庭窓，骨折部，
　　　microfissure，奇形，炎症などによる骨迷路破壊部などに生じる.
　(2) 生化学的検査
　　　中耳から外リンパ特異的タンパクが検出できたもの.

　Aの臨床症状のみを認める場合は疑い例，Aの臨床症状があり，さらにBの検査所見のうちいずれかを認めれ
ば確実例

（池園哲郎：耳鼻・頭頸外科 2016；88：722-727）

■症状

　外リンパ瘻が生じると，難聴や耳鳴，耳閉塞感の蝸牛症状に加えてめまいなどの平衡障害を生じる（表4）. 外耳や中耳の加圧または減圧でめまいや眼振を認める場合もある. 発症時に膜が破れるようなポップ音を自覚したり，耳の中で水の流れる感じを訴えることも特徴的である. 聴覚の異常所見はなくめまい症状のみ有する場合もある.

■治療

　外リンパ瘻が疑われる場合は，頭位を挙上した状態で安静を保つ. 安静による改善が乏しい場合や外リンパ瘻が強く疑われる症例に対しては積極的に試験的鼓室開放術を行い，蝸牛窓や前庭窓の状態確認と骨膜や筋膜で同部の閉鎖・補強をする. 内耳窓からのリンパ漏出が明確でない場合もあり，術前または術中の中耳腔洗浄液から外リンパ特異的タンパク（cochlin-tomoprotein；CTP）が検出されれば確定診断となる.

良性発作性頭位めまい症

■概念

　頭位や体位を急に変換させた時に回転性めまいを生じる疾患である. 一般に中・高年齢者に多くみられるが，性差はない. 耳石器の障害によると考えられている.

■原因

　卵形嚢の耳石に由来する沈着物が後半規管をはじめとする半規管に迷入し（canalithiasis），体動により移動するためにリンパ流が生じることが良性発作性頭位めまい症の病態とする考えが有力である. 耳石が迷入する半規管によって，後半規管型良性発作性頭位めまい症（半規管結石症），外側半規管型良性発作性頭位めまい症（半規管結石症）（表5），外側半規管型良性発作性頭位めまい症（クプラ結石症）に分類されるが，後半規管型良性発作性頭位めまい症が最も多い.

■症状

　寝返りをうつ，急に起き上がったり寝たりする，急に振りかえる，など一定の頭位・体位の変換で誘発される回転性めまい発作を特徴とする. 頭位・体位の変換後めまい発作が生じるまで数秒の潜伏時間がある. また，何回も同じ頭位を繰り返すとめまい発作は弱くなり，これを減衰現象と呼んでいる. めまい発作は数十秒と短く，通常，嘔気・嘔吐などの自律神経症状もなく消失する. 難聴，耳鳴，耳閉感などの蝸牛症状はなく，他の脳神経症状も伴わない. しばしば頭部外傷，中耳炎，アミノ配糖体抗生物質など薬物投与の既往を

表5　後半規管型良性発作性頭位めまい症（半規管結石症）

A．症状
  1. 特定の頭位変換によって回転性あるいは動揺性のめまいがおこる.
  2. めまいは数秒の潜時をおいて出現し，次第に増強した後に減弱ないし消失する．めまいの持続時間は1分以内のことが多い.
  3. 繰り返して同じ頭位変換を行うと，めまいは軽減するか，おこらなくなる.
  4. めまいに随伴する難聴，耳鳴，耳閉塞感などの聴覚症状を認めない.
  5. 第Ⅷ脳神経以外の神経症状がない.

B．検査所見
フレンツェル眼鏡または赤外線CCDカメラを装着して頭位・頭位変換眼振検査を行い，出現する眼振の性状とめまいの有無を検査する
  1. 坐位での患側向き45度頸部捻転から患側向き45度懸垂位への頭位変換眼振検査にて眼球の上極が患側へ向かう回旋性眼振が発現する．眼振には強い回旋成分に上眼瞼向き垂直成分が混在していることが多い.
  2. 上記の眼振の消失後に懸垂頭位から坐位に戻したときに，眼球の上極が健側へ向かう回旋性眼振が発現する．この眼振には下眼瞼向き垂直成分が混合していることが多い.
  3. 眼振は数秒の潜時をおいて発現し，次第に増強した後に減弱，消失する．持続時間は1分以内のことが多い．眼振の出現に伴ってめまいを自覚する.
  4. 良性発作性頭位めまい症と類似しためまいを呈する内耳・後迷路性疾患，小脳，脳幹を中心とした中枢性疾患など，原因既知の疾患を除外できる.

診断
後半規管型良性発作性頭位めまい症（半規管結石症）確実例（Definite）
  A．症状の5項目とB．検査所見の4項目を満たしたもの.
良性発作性頭位めまい症寛解例（Probable）
  過去にA．症状の5項目を満たしていたが，頭位・頭位変換眼振を認めず，良性発作性頭位めまい症が自然寛解したと考えられるもの.
良性発作性頭位めまい症非定型例（Atypical）
  A．症状の5項目とB．検査所見の4の項目を満たし，B．検査所見の1～3の項目を満たす眼振を認めないもの.
注：良性発作性頭位めまい症非定型例には，前半規管型発作性頭位めまい症（半規管結石症），後半規管型良性発作性頭位めまい症（クプラ結石症），多半規管型良性発作性頭位めまい症などが含まれる.

（日本めまい平衡医学会診断基準化委員会：*Equilibrium Res* 2017；76：233-241）

有する．自発眼振はないが，頭位眼振・頭位変換眼振検査で患者の訴えるめまい頭位において回旋性眼振を認める．頭位変換眼振検査で認められる眼振は懸垂頭位と坐位で回旋方向が逆転することが多い．また，眼振にも潜伏時間，減衰現象が認められる.

■治療
　半規管に迷入した沈着物を半規管から排除するような頭位変換運動を行うことでめまいは改善する（理学療法）．鎮暈薬や循環改善薬などの効果は一般には期待できない．しかし，耳石を主成分とする沈着物は自然に溶解して消失することも多く，自然治癒も期待できる.

●文献
1) 厚生労働省難治性疾患克服事業／前庭機能異常に関する調査研究班（2008～2010)編：メニエール病診療ガイドライン．金原出版，東京，2011.
2) Shimono M, Teranish M, Yoshida T, *et al*：Endolymphatic hydrops revealed by magnetic resonance imaging in patients with acute low-tone sensorineural hearing loss. *Otol Neurotol* 2013；34：1241-1246.
3) Kitoh R, Nishio SY, Ogawa K, *et al*：Nationwide epidemiological survey of idiopathic sudden sensorineural hearing loss in Japan. *Acta Otolaryngology* 2017；137(sup565)：S8-S16.

V 感覚器疾患の治療

聴覚・平衡覚

⑤ 前庭蝸牛神経疾患

大石直樹

内耳神経障害を生じる疾患としては，炎症性病変および腫瘍性病変が挙げられる.

前庭神経炎

■ 概念

一側の前庭機能消失が突然現れ，その際，蝸牛神経障害を伴わないものを言う[1]. 通常，単発性で，良性発作性頭位めまい症，メニエール病に次いでめまいの原因として多い.

■ 原因

約半数で上気道感染が先行し，ウイルス感染が原因として考えられている. また，前庭神経節に潜伏感染している HSV-1（単純ヘルペスウイルス1型）の再活性化も病因として有力視されている.

■ 急性期の症状・所見

突然，激しい回転性めまいが現れる. 急性期には著明な（振幅が大きく高頻度な）自発眼振が観察される. 頭位による眼振方向の変化は見られない. 発症時には症状が強く，多くの症例で立位・座位を取ることはほぼ不可能であり，安静臥位で診察を行うことになる. 問診上，難聴や耳鳴などの蝸牛症状を伴わないことを確認する. 病歴および検査所見における前庭神経炎の主な特徴を表1に示す.

■ 治療・経過

めまいの激しい急性期には，頭位の変換ないし体動が症状を増悪させるため，暗所にて安静臥位を取り，めまいの急性期としての対症療法（補液，制吐薬，抗不安薬の投与など）を行う. 座位が取れるようになったら聴力検査を行い，聴力の低下がないことを確認する. 低下した前庭神経機能に対しては，副腎皮質ステロイドの投与が有効とされている. めまいや自発眼振は数日から数週間で改善してい

表1　前庭神経炎の主な特徴

1) 突発的なめまい発作を主訴とする（単発性）
2) 通常，健側向きの自発および頭位眼振を認める
3) 前庭機能検査にて患側の高度前庭機能低下を認める
4) めまいと関連する蝸牛症状（難聴，耳鳴）を認めない

くが，体動時のふらつきなどの平衡機能異常は数か月続くことが多い. 慢性期のふらつき・平衡障害には，前庭代償を促進させるための前庭リハビリテーションが有効である.

聴神経腫瘍

■ 概念

大半は前庭神経に生じる神経鞘腫（schwannoma）であり，蝸牛神経鞘腫はまれである. 蝸牛・前庭症状を呈するため，内耳疾患との鑑別が重要となる.

■ 原因

孤発性の聴神経腫瘍は現時点では原因不明であるが，両側聴神経腫瘍を呈する神経線維腫症2型は，原因遺伝子が判明している遺伝性疾患である. 内耳神経の軸索は，脳幹から3～13 mm 程度は中枢性髄鞘に，内耳孔付近ではシュワン細胞由来の末梢性髄鞘に囲まれるため，神経鞘腫である聴神経腫瘍は原則的に内耳道内から発生する[2].

■ 症状

MRI 画像検査の進歩により，脳幹を圧排し下位脳神経症状を呈するような聴神経腫瘍はまれとなり，内耳道内の小腫瘍でも単純MRI 検査（constructive interference in steady state；CISS 法）で診断は明確につくようになった（図1）. MRI 撮影で偶然見つかる無症状の聴神経腫瘍もあるが，前庭神経症状，蝸牛神経症状を呈する例が多数である.

S 273

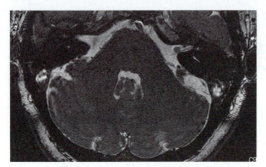

図1 左内耳道内小腫瘍のMRI画像所見

前庭神経症状

大多数が前庭神経由来である聴神経腫瘍は，高率に前庭機能低下を伴うが，自覚的なめまいの頻度はそれほど高くない．徐々に前庭機能が低下した場合には，前庭代償が働き自覚的なめまいを感じづらくなるためである．慢性的な浮動感を訴える場合もある．また，回転性めまいで発症する例，めまい発作を繰り返す例も存在し，さらには良性発作性頭位めまい症と同様のめまい症状を呈する例もある．したがって，めまい症例全例にMRI撮影をするのは適当ではないが，めまいを反復する例，慢性の浮動性めまいを訴える例などではMRI撮影が望まれる．

蝸牛神経症状

聴神経腫瘍では蝸牛症状（難聴，耳鳴など）を高率に合併し，最も高頻度で見られる症状である．突発難聴の形で発症する例，進行性難聴を呈する例，メニエール病のように難聴を反復する例などが存在する．後迷路性難聴の特徴の1つである「純音聴力閾値に比較して語音弁別能が低下」（音は聞こえるけれども言葉が分からない）という症状を呈する例が見られるが，実際には内耳性難聴，後迷路性難聴の両者が混在して聴力が低下している例が多い．めまい症状と同様に，難聴を訴える例全例にMRI撮影を行うのは適当ではないが，一側の難聴を反復する例，進行性難聴例，めまいを伴う突発難聴例などでは積極的にMRI撮影を考慮すべきである．聴性脳幹反応における潜時の延長や波形の消失も特徴の1つである．

耳鳴に関しても高率に合併し，聴神経腫瘍患者のQOLを阻害する因子の1つである．難聴を伴わない耳鳴症例で聴神経腫瘍があることはまれであるが，明らかな一側性耳鳴としての訴えがある無難聴性患者にはMRI撮影にて聴神経腫瘍の有無を評価することの妥当性が謳われている[3]．

その他の脳神経症状

内耳道内を通る顔面神経症状である顔面神経麻痺，中間神経症状である味覚障害が出現する可能性があるが，いずれも頻度はまれである．そのほか，腫瘍の増大に伴って，三叉神経を圧排することによる顔面感覚異常や角膜知覚異常などが出現する可能性がある．下位脳神経である舌咽，迷走神経症状（嗄声，嚥下困難など）を呈することはきわめてまれである．小脳の圧排による小脳失調を呈する例もある．

■治療

治療は大きく分けて，定期的な経過観察（wait and scan），手術療法，放射線療法（主にガンマナイフ）の3つの選択肢が挙げられる．すべての腫瘍が増大傾向を示すわけではないため，初めて診断がついた後はwait and scanをまず選択する例が多い．年齢，社会背景，腫瘍径，残存聴力，そのほかの付随する症状や何より患者の希望も考慮して，個々の症例にて最適な治療方針が何かを考える必要がある．Wait and scanは半年から1年に1回のMRI撮影を行うが，若年者で，増大傾向を示す腫瘍であれば手術が選択される傾向にある．放射線照射は，腫瘍制御率（増大傾向が止まる）が高いことは確立されているが，長期的な聴力は低下しやすい．

● 文献

1) 切替一郎原著，野村恭也監，加我君孝編：新耳鼻咽喉科学．改訂11版，南山堂，東京，2013．
2) 小松崎篤：聴神経腫瘍．星野知之編，CLIENT21 21世紀耳鼻咽喉科領域の臨床 5内耳・内耳道，中山書店，東京，2001；346-357．
3) Gimsing S：Vestibular schwannoma：when to look for it? J Laryngol Otol 2010；124：258-264．

V 感覚器疾患の治療

聴覚・平衡覚

6 中枢聴覚・前庭疾患

内藤　泰

　難聴は，外耳・中耳の異常による伝音難聴と，内耳以降の障害に起因する感音難聴に分けられるが，一般に，脳幹聴覚伝導路の障害と皮質性難聴を合わせて中枢性難聴と呼ぶ．前庭系も同様で，脳幹，小脳，大脳に発生した障害によるめまいを中枢性めまいと呼ぶ．

聴皮質の障害による難聴

　聴皮質の障害による難聴では，聴覚失認，語聾などの症状が現れる．脳血管障害や外傷，腫瘍等による脳病変が原因となる．まず原疾患を治療し，その後にリハビリテーションを行うが，一旦変性した神経は再生しないので，完全な機能回復は困難であることが多い．

　図1aの症例は45歳男性で，右被殻出血で血腫除去術を受けた．MRIで右被殻と聴放線該当部分に脳組織の欠損が見られる（図1a矢印）．純音聴力は右48dB，左68dBの中等度難聴であったが，語音弁別能は右25%，左5%と低下が著しく，中枢性難聴として典型的である．

　図1bの症例は，39歳男性で，交通外傷で右側頭葉挫傷と大脳基底核の出血を来した（図1b矢印）．側頭骨骨折もあり，純音聴力は両側とも聾，ABRも両側無反応で両側内耳性の聾と中枢障害の合併と診断した．左側頭葉には損傷がないため，一定の音の認知が可能と予測し，右人工内耳植込術を行った．人工内耳装用閾値は約40dBで，環境音の認知が向上したが，語音弁別成績は不良で30%にとどまっている．

老人性難聴

　聴力は加齢と共に低下するが，これには内耳だけでなく聴覚中枢の機能低下も伴う．中等度以上の難聴で日常的にコミュニケーションの困難を自覚している場合，補聴器の装用を勧めるが，その有効活用には丁寧なカウンセリングと指導が必要である．最近，難聴が認知症の主要な原因の1つであることが報告

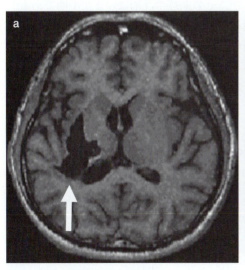
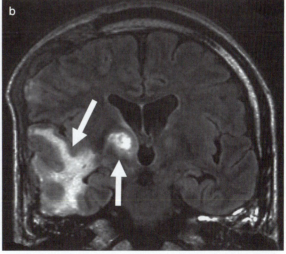

図1　聴皮質の障害による難聴

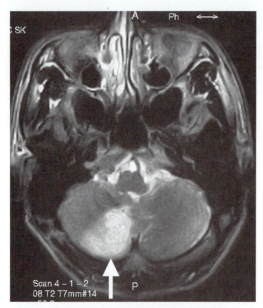

図2 中枢性めまいを引き起こす脳血管障害

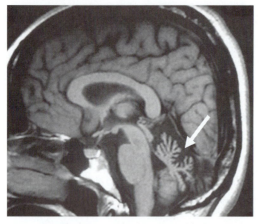

図3 中枢性めまいを引き起こす神経変性疾患

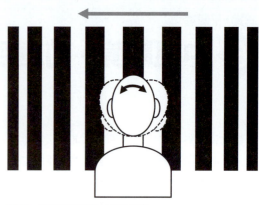

図4 下船病の新しい治療法
自発眼振に応じて設定した視運動刺激を注視しながら，自覚する動揺周波数にしたがって頭部を左右に揺らせる．

され[1]，難聴と高次の認知機能障害との関連が注目されている．

中枢性めまい

■ 脳血管障害[2]

症例：46歳男性．自転車で後方確認のため後を振り向いたときに激しいめまいが生じて救急搬送された．MRIで後下小脳動脈梗塞が確認された（図2矢印）．治療は梗塞そのものへの対応と，急性期を過ぎた段階でのリハビリテーションを行う．

■ 神経変性疾患

症例：50歳女性．ゆっくり進むふらつき，めまい感，不安定歩行を主訴に受診した．ろれつも回りにくい．MRIで小脳半球および虫部の萎縮が著明（図3矢印）．脊髄小脳変性症6型と診断された．

■ 下船病

長時間船に乗ると下船後も一時的に動揺感を感じることがあり，ほかの乗り物でも同じ現象が見られるが，この症状が数か月から数年以上も続く場合，下船病と呼ばれる．前庭入力と空間認識の中枢処理の問題と推測されるが，その病態の詳細はいまだ不明である．最近，視運動刺激と頭部運動を組み合わせた新しい治療法（図4）が報告[3]されている．

● 文献
1) Livingston G, Sommerlad A, Orgeta V, et al：Dementia prevention, intervention, and care. *Lancet* 2017；390：2673-2734.
2) 内藤 泰：めまいの誘因で見分ける．小林俊光，高橋晴雄，浦野正美編，ENT臨床フロンティア　めまいを見分ける・治療する，中山書店，東京，2012；30-36.
3) Dai M, Cohen B, Smouha E, et al：Readaptation of the vestibulo-ocular reflex relieves the mal de debarquement syndrome. *Front Neurol* 2014；5：124.

V 感覚器疾患の治療

聴覚・平衡覚

7 顔面神経疾患

羽藤直人

顔面神経障害を来す疾患は多彩で，ウイルス性神経炎（ベル麻痺，ハント症候群）が約3/4を占め，物理的障害（側頭骨骨折，手術損傷），中耳炎（真珠腫，乳様突起炎），腫瘍（顔面神経鞘腫，耳下腺がん）などに分かれる．それぞれ病態と治療法が異なっているが，本稿では頻度の高いウイルス性顔面神経麻痺に関して記載する．

ベル麻痺

■概念

急性一側性の顔面神経麻痺で，通常ほかの合併症はない．比較的予後良好で，無治療でも7割が自然治癒する．側頭骨の神経骨間内で神経の浮腫，虚血，絞扼の悪循環が進行すれば高度麻痺に至るため，発症早期の適切な治療が重要である[1]．

■原因

ベル麻痺の多くは側頭骨内顔面神経節である膝神経節からの，単純ヘルペスウイルス（HSV）の再活性化により発症する．HSVの再活性化は，ストレス，不眠，感冒，妊娠，加齢などによる全身免疫低下に加え，耳介や顔面等の局所刺激が誘因となり生じる．

■急性期の症状・所見

突然発症する一側の顔貌変形を訴えて受診する場合が多い．半数以上の患者で，顔面神経麻痺の発症前後に，耳介や耳後部の疼痛を訴える．顔面神経麻痺の程度は，症例によりさまざまである．眼輪部の麻痺は兎眼と呼ばれ，眼瞼閉鎖不全による結膜炎や角膜障害に注意が必要である．口輪部の障害では口角下垂，流涎や構音障害が生じる．顔面神経の分枝である大錐体神経の障害で流涙低下，アブミ骨筋神経の障害で聴覚過敏，鼓索神経の障害で味覚低下などの感覚器障害を認める．顔面神経麻痺の程度評価は，わが国では顔面左右を比較し点数化する柳原法（40点法）が一般的で，軽度麻痺（20点以上），中等度麻痺（18～12点），高度麻痺（10点以下）に分類される．必要に応じて顔面神経の電気刺激に対する反応の左右差［神経興奮性検査（NET），Electroneuronography（ENoG）］を追加検査する．

■急性期の治療

ステロイドと抗ウイルス薬の併用投与が中心で，顔面神経麻痺の程度によって用量を変える[2]（表1）．柳原法で18点以下の中～高度麻痺には，ステロイドに加え発症早期に抗ヘルペス薬を併用することで，後遺症発現のリスクが低下する[3]．ステロイドの量はプレドニゾロン1mg/kg/日が基本となるが，柳原法が10点以下の高度麻痺で，電気生理学的に脱神経を認めれば，ステロイド・パルス療法や顔面神経減荷術の追加を考慮し，対応可能な施設に紹介する．抗ヘルペス薬はウイルスの増殖抑制効果しかないため，発症3日以内の早期投与が推奨される．水痘帯状疱疹ウイルス（VZV）の制御にはHSVの3～4倍量の抗ヘルペス薬が必要である．耳介の発赤や痛みを認める場合には，予後不良の不全型ハント症候群を疑い高用量を投与する．柳原法で20点以上の軽度麻痺例はプレドニゾロン0.5mg/kg/日を1週程度投与する．

■慢性期の治療・経過

発症後3週を経過しても改善傾向がない場合は，患側顔面表情筋の自己マッサージを中心としたリハビリテーションを開始する．4か月までに寛解しない場合は，病的共同運動や拘縮などの後遺症が出現する．症状固定には1

表1 急性期のベル麻痺に対する処方例

	高度麻痺	中等度麻痺
プレドニゾロン	2～3mg/kg/日 ×10日漸減	1mg/kg/日 ×10日漸減
バラシクロビル	3,000mg/日 ×7日	1,000mg/日 ×5日

表2 急性期のハント症候群に対する処方例

	高度麻痺	中等度麻痺
プレドニゾロン	2～3mg/kg/日 ×10日漸減	1mg/kg/日 ×10日漸減
アシクロビル静注用	750mg/日 ×7日	―
バラシクロビル	―	3,000mg/日 ×7日

年以上を要する．高度な後遺症に対しては，ボトックス注射や形成外科的再建術が行われる．

ハント症候群

概念

耳帯状疱疹と顔面神経麻痺に加え，難聴，耳鳴，眩暈の第Ⅷ神経障害を伴う多発脳神経炎であり，顔面神経麻痺はしばしば重篤となり，自然治癒率は3割に満たない．

原因

顔面神経の膝神経節に潜伏感染していたVZVが再活性化し，顔面神経知覚枝を介し耳介の皮膚にウイルスが広がり発症する．水痘罹患後のVZVへの特異免疫低下に加え，ストレスや過労などによる免疫能の低下を誘因とする場合が多い．

急性期の症状・所見

耳介の視診で発赤と疼痛を伴う小水疱の集積を認めれば，耳帯状疱疹の診断は容易である．帯状疱疹は外耳道や頸部，口腔に広がる場合もある．帯状疱疹の発症は他の神経症状から数日前後することがある．ハント症候群の治療法は麻痺の重症度に応じて異なるため，ベル麻痺と同様に柳原法で程度評価を行い，必要に応じて電気生理検査を追加する．純音聴力検査では患側の感音難聴を認め，平衡機能検査では麻痺性眼振，温度性眼振検査では半規管麻痺（CP）を示すことが多い．VZVのペア血清抗体価では，CF法（補体結合反応）で4倍以上，EIA法（酵素免疫測定法）でIgGが2倍以上の有意上昇を認める場合が多い．

急性期の治療

抗ウイルス薬とステロイドの併用投与が中心となるが，治療指針に従い，顔面神経麻痺の程度によって用量を変える[2]（**表2**）．高度麻痺例でENoGが10%以下であれば顔面神経減荷手術を考慮する．

慢性期の治療・経過

約3割で高度な神経障害により顔面神経麻痺後遺症や感音難聴，平衡障害，帯状疱疹後神経痛などの後遺症を残す．慢性期の治療はベル麻痺と同様であるが，より厳重で長期間の経過観察とリハビリテーションが必要である．

● 文献
1) Hato N, Murakami S, Gyo K：Steroid and antiviral treatment for Bell's palsy. *Lancet* 2008；371：1818-1820.
2) 日本顔面神経研究会編：顔面神経麻痺診療の手引き―Bell麻痺とHunt症候群―2011年版. 金原出版，東京，2011.
3) de Almeida JR, Al Khabori M, Guyatt GH, *et al*：Combined corticosteroid and antiviral treatment for Bell palsy：a systematic review and meta-analysis. *JAMA* 2009；302：985-993.

V 感覚器疾患の治療

嗅覚・味覚

1 嗅覚刺激療法

奥谷文乃

嗅覚刺激療法とシナプス可塑性

　神経機能(脳機能)を支えるのはシナプス可塑性である．ヒトは生後，成長と共にあらゆる面で機能が発達する．それはニューロンそのものではなく，シナプス可塑性やグリアの増殖による．2～3歳児の脳でシナプスが形成される速さは成人を大きく上回る．「可塑性」とは，すなわち形が変化するとそれがそのまま長時間維持されることを意味する．新たなシナプスの形成も含め形態学的変化，たとえばシナプス後膜の拡大により，機能，具体的にはシナプスの伝達効率の増強(あるいは減弱)が起こり，それが維持される．シナプス可塑性はシナプス前ニューロンへの強い刺激によって誘導される．

　シナプス可塑性は機能再生においても重要なメカニズムと考えられている．たとえば脳血管障害で一旦ニューロンが壊死に陥ると，逆行性・順行性にそのニューロンに形成されたシナプスも変性し，神経回路としての役割を果たせなくなる．ニューロリハビリテーションによって，生き残ったニューロンに新規のシナプス形成，あるいはこれまであまり使われていなかったシナプスの伝達効率が増強されて機能の代償が起こると考えられている．

　嗅覚は感覚機能の1つであり，嗅覚伝導路は鼻腔内の嗅細胞を受容器とし，その軸索である嗅神経が嗅球に投射したのち，さまざまな領域を経て情報処理がなされている．扁桃核や海馬を含む大脳辺縁系への経路は古くから知られていたが，近年になって視床から眼窩前頭皮質および島皮質への投射経路も明らかにされた．

　この伝導路にシナプス可塑性を誘導するとすれば，最初のシナプス前ニューロンである嗅細胞に強い刺激を与えて，まずは嗅球のシナプス(糸球体)に変化を起こすのが簡便で有効な手法と考えられる(図1)．ともかく「強いにおいを反復して嗅ぐ」こと，すなわち「嗅覚刺激」が有効な治療法となる．

嗅覚刺激療法の適応

　嗅覚刺激療法では，上記のように嗅覚刺激によって嗅細胞を興奮させることが必要である．におい分子が嗅細胞に確実に届くことが必要である．

■中枢性嗅覚障害

　基準嗅力検査で認知閾値と検知閾値に乖離のあるような例では，嗅覚刺激療法によって，次第ににおいの認知が改善する場合がある．これはシナプス可塑性が嗅細胞-僧帽細胞間のシナプスのみならず，さらに中枢の伝導路において誘導されることを示唆する．

■嗅神経性嗅覚障害

　特に，感冒後嗅覚障害のように嗅細胞が再生することによって治癒するものは，嗅細胞への刺激によって活性依存的に再生が促進される．動物実験ではこの現象が証明されており，自験例でも認めている．

■適応外の嗅覚障害

　これらに反し，におい分子が前方から嗅細胞に到達しないタイプの気導性嗅覚障害は適応とならない．気導性では基準嗅力検査で嗅覚脱失ないしは高度障害であってもアリナミンテストで反応を認める例も少なくない．このような例では，鼻腔の前方からの嗅覚刺激が嗅細胞を興奮させることは難しい．ほんのわずかでも前方からにおい分子が到達できるのであれば，嗅上皮への気流動態を改善させ

S 279

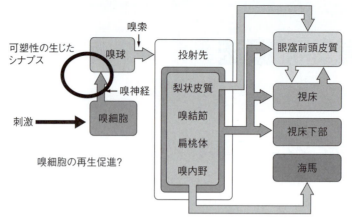

図1 ニューロリハビリテーションとしての嗅覚伝導路に対する嗅覚刺激療法の効果
(Purves D, et al : *Neuroscience.* 5th ed, Sinauer, Massachusetts, 2012 ; 322 より改変)

る治療と併用して行えば，効果は期待できるであろう．

嗅覚刺激療法の実際

ドイツのドレスデン大学のグループでは「olfactory training」と称し，嗅覚刺激を行うと，神経性および外傷性嗅覚障害の治癒率が向上することを発表している．これにはヘニングの六面体に準じ，ドイツ人になじみのある4つのにおいであるバラの花・レモン・クローブ（丁子）・ユーカリが用いられている[1]．

筆者は現在臨床研究として，嗅覚刺激療法を実施している．日本人ではクローブ，ユーカリはあまりなじみがなかったため，これらをバナナ，バニラに変えて，同じようにこの4種の液体を原液のまま遮光瓶に綿花と共に詰めたキット（図2）を作成し，各においを15秒ずつ2回嗅ぐ嗅覚刺激を1日2回行った．対象は感冒後・薬剤性（抗がん剤）など嗅細胞の障害によるもの，および外傷性の嗅覚障害とした．途中経過ではあるが，特に基準嗅力検査で検知閾値の改善が著しく，嗅細胞の機能が改善（おそらく数の増加）したものと考えられる．

嗅細胞は神経細胞でありながら，非常に高い再生能を持つ．ヒトで約400種類の受容体遺伝子があり，各嗅細胞はそのうち1種または2種のみを発現している．そしてその軸索

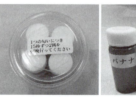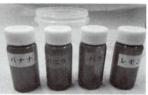

図2 日本人向けにアレンジした嗅覚刺激療法キット
（臨床研究 ERB-101602）プラスチック容器に4本の瓶が入っている．

は嗅細胞がターンオーバーしても必ず以前と同一の僧帽細胞に向かって投射する．このように嗅球の糸球体では新たなシナプス形成が日々起こっており，これが嗅細胞の興奮によってさらに促進されることは想像に難くない．

嗅覚刺激療法は，嗅覚障害に悩む患者が自分の嗅覚の変化・回復を感じ，治療への意欲をかきたてる治療法でもある．ただし刺激物質には，周囲への配慮から悪臭でないこと，においが少なくとも3か月程度は変化せず持続し有害でないこと，なるべく多くの嗅細胞を刺激できること，安価で手に入ること，容器は堅牢であることなどの条件が必要である．これらを満たせば副作用（有害事象）の心配がない，嗅覚障害の有効な治療法の1つとなりうる．

● 文献
1) Damm M, Pikart LK, Reimann H, *et al* : Olfactory training is helpful in postinfectious olfactory loss : a randomized, controlled, multicenter study. *Laryngoscope* 2014 ; 124 : 826-831.

副鼻腔炎による嗅覚障害

鴻 信義

副鼻腔炎による嗅覚障害は，アレルギー性鼻炎や鼻中隔弯曲症などと同じ気導性嗅覚障害に分類され，人口の約15%が持つとされる嗅覚障害の原因のうち，最も多い．鼻呼吸が障害され，におい分子が嗅神経まで届かないことが主たる病態である．したがって治療方針は，点鼻や内服などの保存療法または手術療法により副鼻腔炎を治すことである．

代表的な疾患：慢性副鼻腔炎

鼻閉や頭痛などの副鼻腔炎症状が12週以上継続した状態の慢性副鼻腔炎では，嗅覚障害も60〜80%に認め，また嗅覚障害患者の35〜55%は慢性副鼻腔炎患者とされる[1]．主に，細菌感染と好中球浸潤を主体とする非好酸球性副鼻腔炎（いわゆる蓄膿症など），および好酸球性副鼻腔炎の2つに分類される．

好酸球性副鼻腔炎は副鼻腔粘膜に好酸球優位な炎症性細胞浸潤を示すが，鼻茸組織中にも多数の好酸球浸潤を認め，さらに洞内には粘稠・ニカワ状のムチンが貯留しているのが特徴である．また，喘息，特にアスピリン喘息や非アトピー型喘息を合併することが多い．非好酸球性副鼻腔炎と比較すると，嗅覚障害が顕著に認められ，易再発性でしばしば治療に難渋する．

非好酸球性，好酸球性の副鼻腔炎のいずれも粘膜の浮腫，腫脹や鼻茸などによる鼻腔内気流の低下，粘膜線毛機能の低下，粘液の分泌量や粘性の亢進などが嗅覚障害の原因となるが，好酸球性副鼻腔炎では，好酸球性炎症により嗅粘膜や神経自体が傷害される嗅神経性嗅覚障害の面もある[1]．

治療：局所療法

副鼻腔炎は，粘膜の浮腫腫脹で副鼻腔自然口が閉鎖することに始まり，洞内に粘膿性の分泌物が貯留し悪循環が生じて慢性化する．したがって局所治療として，副鼻腔自然口を開大し，貯留物や粘液の吸引除去や生理食塩水で洗浄したのち，エアロゾルとして抗菌薬や消炎鎮痛薬などを吸入する．

治療：薬物療法

点鼻，鼻噴霧

抗炎症や粘膜浮腫腫脹軽減のため，ステロイドを嗅粘膜がある嗅裂へ投与する．0.1%ベタメタゾンの点鼻が効果的で，またフルチカゾンやモメタゾンの鼻噴霧も有効である[2]．点鼻液は両鼻に1回2,3滴を1日2回滴下する．推奨量使用の安全性が確立されており，1年以上の長期投与も可能である．

点鼻液は投与時の頭位が重要で，的確に嗅粘膜部に到達できるよう，仰臥位で肩枕を入れ頭部を後屈させる懸垂頭位，または跪座で前頭部が床につくまでお辞儀をするように頭部を前屈させるPraying-to-Mecca positionをとる．ただしこれらの頭位は多少なりとも苦痛が伴うため，最近は側臥位で側頭部を床につけたまま30°ほど顎を上げ，さらに30°ほど顔を天井側に向ける枕なし法の有効性が報告されている[3]．右側臥位で左鼻に，左側臥位で右鼻に点鼻する．

内服薬

非好酸球性副鼻腔炎に対しては，14員環マクロライド系抗菌薬の少量長期投与療法が薬物療法の中心である．急性増悪時など細菌感染が強いときには広域セフェムやレスピラ

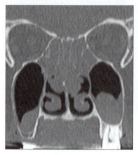
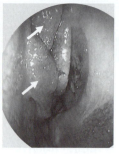

図1 好酸球性副鼻腔炎のCT画像と左鼻腔の内視鏡所見
矢印：左嗅裂の鼻茸

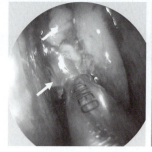
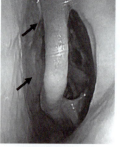

図2 図1の症例の術中左鼻腔所見（写真左，鼻茸を切除している）と術後左鼻腔所見（写真右）
白矢印：嗅裂の鼻茸，黒矢印：術後の嗅裂

トリーキノロンを投与する．また，消炎酵素薬や気道粘液調整薬なども併用する．

一方，好酸球性副鼻腔炎，特に大きな鼻茸を有する症例に対しては，マクロライド療法は効果不十分なことが多く，ステロイドを全身投与する．ステロイドは好酸球性副鼻腔炎およびそれに伴う嗅覚障害に対して最も有効な薬剤で，効果発現も早い．抗ヒスタミン薬とベタメタゾンの合剤であるセレスタミン®（1T～2T）が一般的に用いられるが，重症例ではプレドニゾロンなどを単独投与する[2]．その際は，最大効果をもたらす十分量をまず投与し，症状や局所所見を見ながら漸減する．すなわち，ステロイドには副腎皮質抑制などさまざまな副作用発現のリスクがあり，また糖尿病や緑内障などを合併する症例では使用が制限される．ステロイド全身投与は必要最小限にとどめるべきである．

その他，好酸球性副鼻腔炎には抗ロイコトリエン薬やTh2サイトカイン阻害薬も併用される．

治療：手術療法

点鼻や内服などの保存療法を施行しても改善が得られない症例に対しては，内視鏡下鼻内副鼻腔手術（ESS）を施行し，副鼻腔の炎症病巣を清掃する（図1，2）．特に鼻茸が著明な症例では，ESSで鼻茸を除去し副鼻腔への換気・排泄や嗅裂への通気を改善することが必須である．ただしESSは，副鼻腔における抗原曝露の機会を逆に増やすことになり，術後にステロイドの局所また全身投与など薬物療法や生活環境の改善などのケアが欠かせない．その点でESS後は，鼻洗浄や点鼻療法などが容易になり，より効果的にもなる．

嗅裂は解剖学的に狭く，気道性嗅覚障害を生じやすいが，手術的ににおい分子の流入を増やし，また周囲副鼻腔を消炎させることで，術後に80％以上の症例で嗅覚改善が期待できる．一方，好酸球性副鼻腔炎では，ESSを施行しても術後ステロイド投与の減量や中止に伴い病変が再燃しやすく，一旦回復した嗅覚が再び低下してしまう．ESS後1年以上を経過した時点では，嗅覚改善が50％程度に下がる[1]．再燃時はステロイド投与を再開すると嗅覚もリカバリーする．

● 文献
1) 小林正佳：嗅覚障害に対する手術治療. JOHNS 2017；2：234-238.
2) 鴻 信義：耳鼻咽喉科外来 薬の選び方・使い方・投与期間 好酸球性副鼻腔炎. ENTONI 2009；100：60-65.
3) Mori E, Merkonidis C, Cueras M, et al : The administration of nasal drops in the "Kaiteki" position allows for delivery of the drug to the olfactory cleft : a pilot study in healthy subjects. Eur Arch Otorhinolaryngol 2016；273：939-943.

V 感覚器疾患の治療

嗅覚・味覚

3 漢方療法

小川恵子

嗅覚障害に対する漢方療法の報告

　嗅神経は他の中枢神経とは異なり，嗅上皮のターンオーバーにより嗅細胞も脱落再生を繰り返すため，神経性の障害であっても嗅細胞再生促進により機能改善の可能性がある感覚器である．嗅細胞の再生には嗅球の神経成長因子(nerve growth factor；NGF)が関与すること，基礎研究において当帰芍薬散，人参養栄湯がNGFを増加させることが報告されている[1]．

　感冒罹患後の嗅粘膜性嗅覚障害症例に当帰芍薬散[2]や人参養栄湯の有効性が報告されている．内田らはステロイド点鼻療法に抵抗した97名に当帰芍薬散または人参養栄湯を約3か月投与し，当帰芍薬散投与症例の約43%，人参養栄湯投与症例の約26%が治癒または軽快したと報告している[3]．

　さらに，ステロイド点鼻治療に抵抗する嗅粘膜嗅覚障害患者134例に柴苓湯を投与し，57.5%に「やや有効」以上の効果を認め，特に嗅粘膜が腫脹している場合に有効である傾向だったと報告されている[4]．

　嗅粘膜が萎縮している際はステロイド点鼻による治療効果が乏しいとされるが，この際は粘膜を潤す（滋陰する）ことができる漢方療法の効果が期待できる．においは吸気中の湿度が高い方が感受しやすく，嗅粘膜表面を覆う粘液層もにおい受容機構における重要な要素となるからである．西洋医学的に潤すという概念に基づく処方はなく，滋陰剤は漢方医学の特色の1つとも言える．滋陰剤の適応となる陰虚証（乾燥した状態）の診断には，鼻粘膜の乾燥・萎縮に加えて，舌の乾燥，舌苔の減少などの舌診所見も参考となる．陰虚証は老化，糖尿病，慢性炎症性疾患等に見られることが多く，今後の高齢化時代の漢方治療において，非常に重要な意味を持つ．

嗅覚障害に対する漢方療法

　中枢性嗅覚障害に対して有効な漢方療法は残念ながら見出されていない．そのため中枢性嗅覚障害以外の嗅覚障害に対する漢方療法をフローチャートにまとめて図1に示す．フローチャートには漢方療法のみに絞って記載する．呼吸性嗅覚障害への西洋医学的治療は他稿をご参照いただきたい．

味覚障害の漢方医学的考え方

　味覚障害は，原因がさまざまであることから，処方は漢方医学的診断に基づいて選択する方が有効性が高い．まず考えなければならないのは，寒熱と陰虚（潤いがない状態）の有無である．

■味が薄く感じる場合

　味が薄く感じる場合や，処方に迷う場合には，補中益気湯が第1選択である．補中益気湯は，人参，白朮（もしくは蒼朮），黄耆，当帰，柴胡，陳皮，大棗，乾生姜，甘草，升麻の10種類の生薬からなる．漢方医学的には，単に気を補うばかりでなく，巡りを改善する働きがある．

　津田玄仙は，『療治経験筆記』の中で，補中益気湯の使用目標として，食失味を挙げている．

■口が苦い場合

　『黄帝内経 素問』に「肝気熱，則胆泄口苦」（肝気が熱すると胆汁が泄し口苦となる）とあるが，漢方医学では，口苦は肝気鬱結と言う，気分がふさいだり，ストレスがかかったりし

① 呼吸性嗅覚障害の治療
a. アレルギー性鼻炎

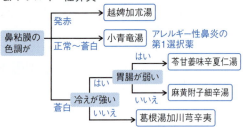

b. 慢性副鼻腔炎

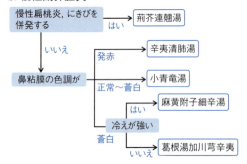

② 嗅粘膜性嗅覚障害の治療

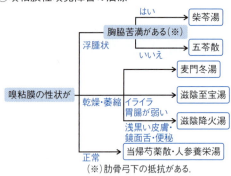

③ 末梢神経性嗅覚障害 ──→ 当帰芍薬散

図1 嗅覚障害の漢方療法

た状態の生体反応の1つと捉えられることが多い．咽が乾いたり，食欲が低下したり，肩こりやめまいがあり，熱候がはっきりしない場合には，小柴胡湯や柴胡桂枝湯を用いる．その他，胸脇苦満と上腹部の膨満感がはっきりしていて便秘があるような場合には，大柴胡湯を用いる場合もある．

■ 胃腸が弱い場合

口内炎ができやすい場合には，半夏瀉心湯，黄連湯が良い．半夏瀉心湯は，難治性の放射線治療後の頭頸部がん患者でも効果があることが知られている[5]．お腹が冷えると調子が悪く，食欲不振を訴え，唾液が多く，口渇はあまり訴えない場合には人参湯が良い．

■ 口腔内の乾燥を訴える場合

口腔内の乾燥感を訴える場合には，「滋陰」が必要である．

乾燥感がひどい場合で，動悸や胸のつまりを訴える場合には炙甘草湯を用いる．女性で月経異常を訴える場合には温経湯を用いる．滋陰作用が足りない場合には，炙甘草湯と温経湯を併用する．倦怠感があり，口腔内が乾燥し，下痢，頭痛などを伴う場合には，清暑益気湯を用いる．

■ 血虚（爪が割れやすい，脱毛，倦怠感）

血虚の症状があり，食欲減退や無気力などの気虚の症状を兼ねる，気血両虚の場合には，十全大補湯，人参養栄湯を用いる．倦怠感などよりも不安感などの精神症状が強い場合には，人参養栄湯のほうが良い．

■ 口が粘る場合

口渇があまりひどくない場合，食欲不振や体が重い感じ，下痢を伴う場合には，平胃散，胃苓湯を用いる．口渇があり膩苔を被る場合には，竹筎温胆湯を用いる．

本稿では，できる限り，現代医学用語と基本的な漢方用語を使うにとどめた．本当に有効な処方をしたい方は，症状からではなく，ぜひ，漢方医学そのものを勉強して自分のものとしていただきたい．

● 文献

1) Song QH, Toriizuka K, Iijima K, et al：Effects of Ninjin-yoei-to (Rensheng-Yangrong-Tang), a Kampo medcine, on brain monoamine and nerve growth factor contents in mice with olfactory bulb lesions. J Trad Med 2001；18：64-70.
2) 三輪高喜，塚谷才明，池野幸子他：感冒罹患後ならびに外傷性嗅覚障害に対する当帰芍薬散の治療効果．日味と匂学誌 2005；12：523-524.
3) 内田 淳，古田厚子，洲崎春海：当科における嗅覚障害症例に対する漢方治療の検討．頭頸自律神経 2009；23：20-21.
4) 金子 達，明石恵美子，久木田尚仁他：嗅覚障害に対する柴苓湯（TJ-114）の治療効果．Prog Med 1993；13：1708-1712.
5) 永井愛子，小川恵子，三浦淳也他：放射線治療に伴う腸炎・口内炎に対する半夏瀉心湯有効例とその検討．日本東洋医誌 2014；65：108-114.

V 感覚器疾患の治療

嗅覚・味覚

4 味覚障害

任 智美

　味覚障害にはさまざまな原因があるが原則，原疾患の治療，原因薬剤の中止が最優先であり，その場合他科との連携が必須である．味覚障害の治療として現時点で唯一エビデンスを持つ治療は亜鉛内服療法のみである（表1）が，効果が見られない例も少なくない．今回は亜鉛内服療法とそれ以外の治療法とに分けて詳述する．

亜鉛内服療法

　特発性，亜鉛欠乏性，薬剤性，感冒後，全身疾患性などの受容器障害には原則亜鉛内服療法を行う．2013年に厚生労働省所管の社会保険診療報酬支払基金よりプロマック®（ポラプレジンク）の味覚障害に対する適用外使用が認められ，ノベルジン®（酢酸亜鉛水和物）は2017年3月に低亜鉛血症に対して保険適用が認められた．しかし，現時点で味覚障害に対して保険適用を持つ薬剤は存在しない．亜鉛は毒性が低く，貯蔵タンパクが存在しないため，体内組織に貯留しにくく，通常の食事摂取ではまず過剰症を引き起こさない．しかし，薬剤やサプリメントを用いる場合，亜鉛の過剰投与は血清鉄値，銅値を低下させてしまうため，定期的に採血をして至適量になるように調節する．血清アミラーゼ，リパーゼの上昇も見られることがあるが，特に問題がないため，経過観察で良い．血清亜鉛値が250μg/dLになれば減量する[1]．ポラプレジンク投与による血清亜鉛値の推移を調査したところ，投与開始1か月で血清亜鉛値は有意に上昇し，投与中止後1か月の時点では投与前の値に戻っていることが報告されている[2]．血清亜鉛値は日内変動するため，採血はなるべく午前に行い，同じ時間帯で評価することが望まれる．亜鉛内服療法は通常即効性はなく，3か月〜半年は継続する必要がある．

亜鉛内服療法以外

　鉄欠乏症例には鉄剤，ビタミン欠乏症例にはビタミン剤内服を，口腔乾燥症例では人工唾液，適応を見てニザチジン，塩酸セビメリンなどの唾液分泌促進薬を併用する．慢性の鉄欠乏から引き起こされるPlummer Vinson症候群やビタミンB_{12}欠乏・葉酸欠乏が原因の巨赤芽球性貧血から引き起こされるHunter舌炎でも味覚障害は出現し，それぞれを補足することですみやかに改善する．

　ときに味覚障害が初発症状として出現する全身疾患が発見されることもある．その中でもCronkhite-Canada症候群はまれな疾患ではあるが，味覚症状が初発症状となることが多く，多くはステロイドが奏効する（図1）．

　心因的要素が強い，またはうつ傾向の1症状として味覚異常を訴える場合は抗不安薬，抗うつ薬を使用する．元々ベンゾジアゼピン誘導体はおいしさそのものを認知する過程に関与しているとされている[3]．比較的新しい抗うつ薬NaSSA（ノルアドレナリン作動性特異的セロトニン作動性抗うつ薬）であるミルタザピンも高齢者における食欲増進効果が期待されることから，抑うつ状態を呈する高齢者に使用されることがある．ただし依存や過量内服，ふらつき，眠気，認知力低下などの副作用に注意し，適宜増減を慎重に行い，止めるところまでフォローすることが必要となる．精神症状が前面に出ている場合，また短期間で解決が難しい場合は精神科や心療内科へコンサルトする．

　ときに漢方薬が奏効する場合もあるので併

表1 亜鉛内服療法のエビデンス(二重盲検試験)
1976年の報告では味覚障害の原因を問わなかったため，有意差は認めなかったがその他の報告では亜鉛内服療法において有意な改善を認めた．

報告年	著者	亜鉛製剤	対象	結果
1976	Henkin	硫酸亜鉛	味覚障害(誘因は問わない)	×
1991	Yoshida	グルコン酸亜鉛	特発性・亜鉛欠乏性味覚障害	○
1998	Ripamonti	硫酸亜鉛	がん患者の放射線治療後の味覚障害	○
2002	Sakai	ピコリン酸亜鉛	特発性・亜鉛欠乏性味覚障害	○
2005	Heckmann	グルコン酸亜鉛	特発性・亜鉛欠乏性味覚障害	○
2009	Sakagami	ポラプレジンク	特発性・亜鉛欠乏性味覚障害	○

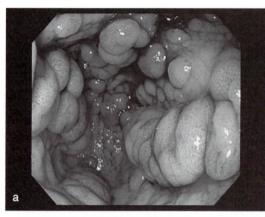 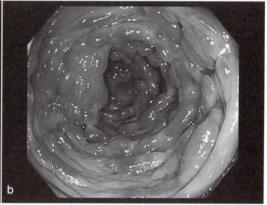

図1 Cronkhite-Canada症候群の病変
　　a：胃前庭部　b：下行結腸の多発性ポリープ
　　病変両症例ともステロイド治療にてポリープは消失，味覚症状はすみやかに改善した．

用を考える．詳細は別稿に譲るが当外来でよく使用される漢方エキス製剤は八味地黄丸，補中益気湯，加味逍遙散，抑肝散(加陳皮半夏)である．

近年，高齢化が進むにつれ，直接生命にかかわらないとされ，今まで関心が薄かった味覚障害も「フレイル」を引き起こす要因として徐々に注目されるようになった．高齢者は味覚障害を自覚しないまま食の嗜好変化や食欲低下として表面化することがある．加齢性は西洋医学的に原因分類すると特発性に該当し，亜鉛内服療法を推奨されるが，効果を示さないこともよく経験される．特に何も食べていないときに口が苦いなどの自発性異常味覚は低亜鉛血症以外にも薬剤や脳機能の変化，機序は明確にはなっていないが加齢性変化が関与していることもあり，抗不安薬や漢方薬で効果が見られることも経験される．

高齢者でも若年者と比較して改善率に有意な差は認めないため，積極的な治療が望ましい．

●文献
1) 児玉浩子，板倉弘重，大森啓充他：亜鉛欠乏症の診療指針．日臨栄会誌 2016；38：104-148．
2) 阪上雅史，黒野祐一，井之口昭他：味覚障害患者に対する24週間の亜鉛内服治療における味覚機能検査と自覚症状の経時的推移および効果予測因子．日耳鼻会誌 2014；117：1093-1101．
3) 山本 隆：おいしさのメカニズム．綜合臨 2004；53：2719-2725．

V 感覚器疾患の治療

触覚

1 抗ヒスタミン薬

菅谷　誠

　抗ヒスタミン薬とは，ヒスタミンの作用を抑制する薬品であり，特にヒスタミン H_1 受容体拮抗薬のことを指す（表1）．厳密にはヒスタミンと拮抗して作用を示すアンタゴニストではなく，受容体に結合することによって活性型から不活性型に変化させるインバース・アゴニストとして働くと近年では考えられている[1]．

脳内移行とインペアード・パフォーマンス

　ヒスタミンは脳内において，覚醒の増加，学習と記憶の増強，自発運動量の増加，摂食行動の抑制，痙攣の抑制，ストレスによる興奮の抑制などさまざまな役割を果たしている．したがって抗ヒスタミン薬が脳内に移行してしまうと，眠気や痙攣の誘発といった副作用が問題になる．また本人が自覚していなくても，集中力や判断力，作業能率が低下してしまう状態を起こすことがあり，これをインペアード・パフォーマンスと呼ぶ．このような副作用が起きにくいのは脳内移行の少ない抗ヒスタミン薬であり，一般的に第二世代と呼ばれる抗コリン作用のない薬剤が推奨される．

処方上の注意

　第一世代抗ヒスタミン薬の多くは緑内障，前立腺肥大などの尿路閉塞性疾患，狭窄性消化性潰瘍または幽門十二指腸閉塞のある患者への投与が禁忌である．てんかんなどの痙攣性疾患の合併や既往がある患者は禁忌もしくは慎重投与となっている薬が多い．さらに第一世代抗ヒスタミン薬は脂溶性であることから，血液脳関門を通過しやすい．このため鎮静作用，眠気，めまい，倦怠感，興奮作用などが見られる．第二世代抗ヒスタミン薬は血液脳関門を通過しにくいため，眠気や抗コリン作用の発現は低いと言われているが，眠気の出現に関しては個人差が大きく，処方の際はしっかり患者に説明しないといけない．

　併用薬の注意点としては，第一世代の抗ヒスタミン薬に関しては，バルビツール酸誘導体などの中枢神経抑制薬，アルコールとの併用で中枢抑制作用が増強し，眠気が強く現れることがある．第二世代の抗ヒスタミン薬は一般的に眠気の副作用が少なく，中枢神経抑制薬やアルコールとの相互作用が少ない．しかしオキサトミド，エメダスチンフマル酸塩，ケトチフェンフマル酸塩，メキタジンは中枢抑制薬，アルコールとの併用で眠気，倦怠感などが強く現れる恐れがある．エリスロマイシンとの併用注意となっている第二世代抗ヒスタミン薬としては，エバスチン，フェキソフェナジン塩酸塩，ロラタジン，デスロラタジン，ビラスチン，ルパタジンフマル酸塩などがある．

代表的な疾患

　抗ヒスタミン薬による治療が適応となる代表的な疾患としては蕁麻疹が挙げられる．湿疹・皮膚炎に分類されるアトピー性皮膚炎，接触皮膚炎，虫刺症などでは，外用薬治療に加える補助治療の位置付けとなる．自家感作性皮膚炎や薬疹では抗ヒスタミン薬を内服することも多いが，さらに強力なステロイドを内服することも多い．耳鼻咽喉科領域の適応疾患としてはアレルギー性鼻炎がある．

代表的な疾患の治療法

■蕁麻疹

　食物や薬，寒冷刺激や運動など特定の刺激

表1 代表的な抗ヒスタミン薬

第一世代抗ヒスタミン薬	第二世代抗ヒスタミン薬
ジフェニルピラリン塩酸塩（ハイスタミン®）	エバスチン（エバステル®）
ジフェンヒドラミン塩酸塩（ベナ®，レスタミン®）	アゼラスチン塩酸塩（アゼプチン®）
シプロヘプタジン塩酸塩水和物（ペリアクチン®）	エピナスチン塩酸塩（アレジオン®）
トリプロリジン塩酸塩（ベネン®）	オロパタジン塩酸塩（アレロック®）
ヒドロキシジン塩酸塩（アタラックス®）	セチリジン塩酸塩（ジルテック®）
プロメタジン塩酸塩（ヒベルナ®，ピレチア®）	レボセチリジン塩酸塩（ザイザル®）
ホモクロルシクリジン塩酸塩（ホモクロミン®）	フェキソフェナジン塩酸塩（アレグラ®）
アリメマジン酒石酸塩（アリメジン®）	オキサトミド（セルテクト®）
タンニン酸ジフェンヒドラミン（レスタミン®A）	エメダスチンフマル酸塩（ダレン®，レミカット®）
クロルフェニラミンマレイン酸塩	ケトチフェンフマル酸塩（ザジテン®）
（アレルギン®，マレイン酸クロルフェニラミン®，	ベポタスチンベシル酸塩（タリオン®）
ネオレスタミン®）	メキタジン（ニポラジン®，ゼスラン®）
d-クロルフェニラミンマレイン酸塩	ロラタジン（クラリチン®）
（ポララミン®，ネオマレルミン®）	デスロラタジン（デザレックス®）
ジフェニルピラリンテオクル酸塩（プロコン®）	ビラスチン（ビラノア®）
ヒドロキシジンパモ酸塩（アタラックス®-P）	ルパタジンフマル酸塩（ルパフィン®）
クレマスチンフマル酸塩（タベジール®）	

によって誘発されるものもあるが，多くの症例は原因のはっきりしない特発性蕁麻疹である．特発性蕁麻疹は，寝不足やストレス，疲労の蓄積などの複数因子によって悪化することが知られている．眼囲や口唇が腫脹する血管性浮腫も蕁麻疹の一種であり，アンジオテンシン転換酵素阻害薬によって誘発されることがある．蕁麻疹の治療として抗ヒスタミン薬を使用する場合，効果には個人差があること，短期間だけの使用では再発を起こす可能性があることに留意する．一種類の抗ヒスタミン薬で十分な効果が得られない場合，他の抗ヒスタミン薬への変更，2種類目の抗ヒスタミン薬の追加，効果の得られた抗ヒスタミン薬の増量などの対策が取られる．難治な場合は，胃薬として使用される H_2 受容体阻害薬や抗ロイコトリエン薬を併用したり，ステロイドやシクロスポリンの内服を試みたりすることもある[2]．また効果が認められた場合も，一定期間予防的に内服して，蕁麻疹が出ない状態に体を慣れさせることが勧められている．休薬する場合も通常量から中止するのではなく，半量にしてからしばらく経過をみ

て再発がないか確認し，さらに隔日投与にしても問題ないことを確認してから休薬したほうが良い．

■ **アトピー性皮膚炎**

アトピー性皮膚炎の治療の基本はステロイドやタクロリムスといった抗炎症外用薬による治療，生活環境における悪化因子の検索，保湿薬によるスキンケアである．痒みに対して抗ヒスタミン薬が広く用いられているが，その効果は症例による差が大きく，本邦のガイドラインでは補助療法として勧められている[3]．

■ **その他の湿疹・皮膚炎**

ステロイド外用による治療がメインとなるが，搔破によって難治化したり，二次感染を起こしたりするため，痒みが強い場合は補助療法として処方する．

● **文献**

1) 門野岳史：診断・治療 インバースアゴニストとしての抗ヒスタミン薬．医学のあゆみ 2016；256：91-95.
2) 秀 道広，森田栄伸，古川福実他：日本皮膚科学会ガイドライン 蕁麻疹診療ガイドライン．日皮会誌 2011；121：1339-1388.
3) 加藤則人，佐伯秀久，中原剛士他：アトピー性皮膚炎診療ガイドライン 2016 年版．日皮会誌 2106；126：121-155.

V 感覚器疾患の治療

触覚

2 向精神薬—痛み，痒み治療

羽白　誠

　痛みや痒みといった感覚は，ヒトやその他の生物にとって不快なものとなる．ただし痒みについては「掻きたくなる衝動を起こす感覚」とされており，掻くことによって一時的に気持ちが良くなるといった点が痛みとは異なっている．現在痛み治療で保険適用のある向精神薬は，抗うつ薬ではデュロキセチン塩酸塩［慢性腰痛症，変形性関節症（ただし変形性関節症では3か月以上疼痛が持続する場合）］，アミトリプチリン塩酸塩（末梢性神経障害性疼痛）があり，抗てんかん薬ではカルバマゼピン（三叉神経痛），バルプロ酸ナトリウム（片頭痛）がある．また痒みに対する保険適用のある向精神薬は現時点でわが国ではない．米国ではdoxepinという三環系抗うつ薬の外用薬がアトピー性皮膚炎や慢性単純苔癬の痒みに用いられている．しかしながら，心身医学的な治療において向精神薬（抗うつ薬，抗てんかん薬，抗不安薬，抗精神病薬など）を痛みや痒みの治療に用いることはしばしば見られる．

痛みや痒みの感じ方

　痛みや痒みの感じ方は個人差が大きいと言える．同じ程度の外傷や発疹でも，ある人はあまり痛い，痒いとは言わないのに対して，別の人はかなり痛いとか，かなり痒いと言うことがしばしばある．

　痛みや痒みは末梢ではそれぞれの自由神経終末から神経線維を経て脊髄で次の神経に伝達され，視床に伝えられている．視床からは大脳皮質に最終的に伝えられる．痛みと痒みの神経は別の神経であることが最近ではわかっており，痛みの伝達経路はかなり解明されてきているが，痒みの伝達経路はまだ十分には解明されていない．また痛みに関与する物質は，ブラジキニン，セロトニン，ヒスタミン，グルタミン酸，プロスタグランジン，サブスタンスPなどが知られているが，一方，痒みに関与する物質は，ヒスタミン，セロトニン，アセチルコリン，プロスタグランジン，ブラジキニン，サブスタンスPなどのほか内因性のオピオイドなどもあり，痛みよりも多くの物質が考えられている．しかしいずれにせよ痛みも痒みも視床に伝えられて，最終的には大脳皮質へ伝えられる．つまり「痛い」，「痒い」は大脳で感じるのである．視床から大脳にかけての部分で修飾されると，いわゆる「心因性」の痛みや痒みとなって過敏な状態を呈する．そのため，向精神薬は中枢での痛みや痒みをコントロールするものと言えよう．ここでは代表的な痛みと痒みを伴う疾患について，向精神薬の用い方を紹介する．

■ 痛みの治療

帯状疱疹後神経痛

　帯状疱疹は痛みを伴う疾患であるが，帯状疱疹そのものが治ったあとに当該の神経痛を生じることがしばしばある．程度は軽いものから，痛みで眠れないほど強いものまであり，特に三叉神経領域に生じたものは痛みが強いことが多い．この痛みは非ステロイド性抗炎症薬で抑えきれないことが多く，抗うつ薬のアミトリプチリン塩酸塩を10〜30mg/日や，抗てんかん薬のカルバマゼピン塩酸塩100〜300mg/日，バルプロ酸100〜300mg/日などを併用すると効果が見られることがある．

慢性腰痛症

　慢性腰痛症は主に腰椎周辺の軟部組織損傷などによる痛みであると考えられるが，慢性化しているものには精神的な修飾が働いてい

S 289

る可能性がある. 特に MRI などでも所見の見つからないものには抗うつ薬であるデュロキセチン塩酸塩 20〜60mg/日を投与すると有用なことがある.

片頭痛

片頭痛は発作時にはやはりトリプタン製剤を用いるのが一般的である. 発作抑制に β ブロッカー, カルシウム拮抗薬のほかに, 抗てんかん薬のバルプロ酸ナトリウム 400〜800mg/日を用いると有用なことがある. アミトリプチリン塩酸塩 30mg/日が有用なこともある.

■ 痒みの治療

蕁麻疹

蕁麻疹のうち慢性蕁麻疹は原因不明が多くを占めている. そのうちのいくらかは自律神経の失調状態と考えられ, 温度変化や圧迫などの機械的刺激, 精神的なストレスなどでも生じると考えられる. 発汗に伴ったり, 不安・緊張などで生じたりするコリン性蕁麻疹は, 交感神経のコリン作動性神経によるものである. これらの蕁麻疹では抗ヒスタミン薬にベンゾジアゼピン系抗不安薬であるアルプラゾラム 0.4〜0.8mg/日を併用すると効果が見られることがある.

アトピー性皮膚炎

アトピー性皮膚炎において, 抗ヒスタミン薬で痒みが抑えられない場合や, 発疹にそぐわない強い痒みを訴える場合には, 抗不安薬や抗うつ薬を併用すると有用なことがある. 同疾患ではヒスタミン以外の多くの起痒物質が関与している可能性があるが, それぞれの拮抗薬が薬剤としては存在しないため, 中枢を抑制する方法が有用であると考えられる. 例として, アルプラゾラム 0.8〜1.2mg/日やミルタザピン 15〜30mg/日などを用いることがある.

■ その他の感覚の治療

皮膚感覚異常症

本疾患は発疹や原因となるものが見当らないのに皮膚がムズムズしたり, チリチリした
り, 虫が這うような感覚を感じたりする疾患である. 感覚の幻覚妄想であるため, 抗精神病薬が有用である. 例としてリスペリドン 1〜2mg/日やブロナンセリン 2〜4mg/日などを用いる.

向精神薬を用いる際の注意

向精神薬を用いる際に注意しておくべき点を述べる. 薬剤別に解説をする.

■ 抗うつ薬を用いるとき

抗うつ薬は全般的に眠気を生じやすい. また口渇などの抗コリン作用を生じやすいので, 緑内障や前立腺肥大症のときは当該の主治医に相談してから使うのが良い. また運転に際しても注意が必要である. 最近よく使われる抗うつ薬である選択的セロトニン再取込阻害薬やセロトニンノルアドレナリン再取込阻害薬では, 投与当初に悪心や胃もたれを生じるが継続するうちにおさまってくることも知っておく必要がある. なお躁状態にある患者には用いない.

■ 抗てんかん薬を用いるとき

抗てんかん薬の中には重症薬疹や重症の肝機能障害を起こすものがあるので, 投与中は注意が必要である. また併用禁忌にも注意を要する. バルプロ酸ナトリウムはカルバペネム系が併用禁忌である. 眠気は抗うつ薬などに比べると比較的少ない.

■ 抗不安薬を用いるとき

抗不安薬は全般的に眠気を生じやすい. また抗コリン作用もあるので, 抗うつ薬同様に注意が必要である. 運転に際しても注意を要する. ベンゾジアゼピン系抗不安薬は, 多少なりとも依存性・習慣性があるので, 必要最小量を用いるほうが良い. 近年では頓用を勧める傾向にある.

■ 抗精神病薬を用いるとき

眠気は抗うつ薬よりも強いことが多いので, 特に注意を要する. また抗コリン作用もあるので抗うつ薬同様に注意が必要である.

V 感覚器疾患の治療

触覚

3 漢方療法

板倉英俊，中田英之，萩原圭祐

「痛み・痒み」は主観的な症状であるため，客観的な評価が困難で，標準的な評価や診断は確立していないことが多い．漢方薬は少量の化合物が多段階的に作用し，複雑で動的な生体内での反応を引き起こす．免疫の賦活や抑制，抗炎症，炎症で阻害された組織の修復，微小循環や水分分布の変化，熱の産生やその分布の変化を漢方薬が引き起こすことが，徐々に解明されている．一方，漢方薬を使いこなすためには，ある程度，漢方的病態を理解する必要がある．

漢方医学での考え方，治療

誌面の都合上，痛みを中心に述べる．漢方医学では，外部環境の変化に体が対応できないときに，痛みや痒みが引き起こされると考える．外的環境因子を邪と呼び，「風寒湿燥熱」と分類し，対応する（表1）．

漢方医学では，いわゆる「気・血・水」が滞りなく身体を巡る状態を健康と考え，滞りにより体内に異常が発生すると考える．塞栓症で血流が途絶し，激しい刺痛が起こるとき，これを瘀血（微小循環障害）による痛みと考える．足底の浮腫で下肢に違和感を感じるときは，水の滞り（水滞）で，異常感覚が起こると考える．解剖学的に異常がなくても，ストレスで認知性の痛みが出現するときは，気の滞り（気滞）による痛みと考える．これらを，先人は「通ぜざれば則ち痛む（不通則痛）」と呼んだ．

病気や栄養不足で衰弱すると，筋萎縮（サルコペニア），骨萎縮・骨変形を来し，痛みが生じる．漢方医学では気血が不足する，虚証の痛みと考えて，補剤という栄養状態の改善，筋肉量，骨量の増加を促す方剤を使用する．虚証の痛みを虚痛と言い，痛みはだるい痛みで安静で軽減し，手を当てたり撫でることで軽減するのが特徴である．このような栄

表1 漢方医学での外的環境因子と特徴的症状

外的環境因子	特徴的症状	漢方的対処法	使用する漢方処方
風	多発性の関節痛を呈し疼痛が遊走	汗などにより発散させる	消風散，麻杏薏甘湯
寒	疼痛が強く固定性四肢の冷えを伴う	温める	葛根湯，桂枝加朮附湯，当帰四逆加呉茱萸生姜湯
湿	湿度や水分の過剰摂取で症状出現	水分を取り除く	五苓散，防已黄耆湯
燥	皮膚や粘膜の乾燥からくるヒリヒリ感	潤わせる	麦門冬湯，当帰飲子
熱	患部の発赤，熱感，疼痛	冷ます	桂芍知母湯，白虎加人参湯

※漢方における外的環境要因は，気候変動などを反映している概念である．

表2 漢方医学での体内病態の考え方と特徴的症状

体内の病態	漢方的原因	特徴的症状	使用する漢方処方
通ぜざれば則ち痛む（比較的強い痛み）	瘀血	舌下静脈怒張，下肢静脈瘤，刺すような痛みで，夜間に増強	通導散，治打撲一方，桂枝茯苓丸
	水滞	浮腫	五苓散，防已黄耆湯
	気滞	ストレスなどからくる認知性の痛み	抑肝散，四逆散，半夏厚朴湯，香蘇散
栄せざれば則ち痛む（だるい痛みで安静で軽減）	血虚	めまい，たちくらみ，顔色が青白い，肌の乾燥	四物湯，疎経活血湯
	気血両虚	食欲不振，低栄養，気力の低下，倦怠感	十全大補湯，大防風湯，人参養栄湯
	腎虚	排尿障害，腰痛，下肢の冷えやだるさ	牛車腎気丸，八味丸

S 291

表3 痛み・痒み治療における漢方医学のエビデンス

		痛み・痺れの治療におけるエビデンス		
牛車腎気丸	臨床	腰下肢痛，高齢者の運動時腰痛，腰部脊柱管狭窄症に伴う慢性腰痛		
		糖尿病性神経障害（痺れ・冷感）の改善		
		抗がん剤による末梢神経障害など		
	薬理作用	脊髄後角における活性化ミクログリアから TNF-α 産生抑制[1]		
		脊髄後角におけるアストロサイトの活性化抑制（附子末）[2]		
		TRP チャネルの活性化抑制による痛み・痺れ・冷感の抑制		
半夏瀉心湯	臨床	抗がん剤による口腔粘膜障害の改善，術後の咽頭痛の改善		
	薬理作用	6-gingerol および 6-shogaol によって Na^+ チャネル抑制[3]		
抑肝散	薬理作用	ラット CCI モデルマウスにおける抗アロディニア効果		
		神経因性疼痛モデルマウスにおける脊髄 IL-6 の発現調節作用		

		痒みの治療におけるエビデンス		
抑肝散	薬理作用	Nc/Nga マウスにおける引っかき行動の改善，アトピー性皮膚炎用病変の改善		
白虎加人参湯	薬理作用	アトピー性皮膚炎モデルマウスの瘙痒に対する抑制効果		
		KKAy マウスにおける腎臓のアクアポリン 2，皮膚のアクアポリン 3 の発現増加作用		

養不足の痛みを先人は「栄せざれば則ち痛む（不栄則痛）」と呼んだ．漢方医学では外部環境の影響であれば，その影響を取り除き，身体の内部の病態が原因であれば，不通則痛・不栄則痛に基づいて治療を行う（表2）．

痛み・痒みでのエビデンス

痛みに関しては，牛車腎気丸を中心に報告が多数認められている．臨床的には，高齢者の運動時の腰痛や，腰部脊柱管狭窄症に伴う慢性腰痛や，糖尿病性の末梢神経障害による痺れ・冷感にも効果が報告されている．抗がん剤のオキサリプラチンによる末梢神経障害による疼痛・痺れに対しての効果も報告されている．薬理作用では，中枢神経作用として，脊髄後角における活性化ミクログリアからの TNF-α 産生抑制作用[1]や牛車腎気丸の構成生薬である附子によるアストロサイトの活性化抑制作用が報告されている[2]．末梢性には TRP チャネルの活性化抑制による痛みの改善作用が報告されている．半夏瀉心湯は，抗がん剤治療による口腔粘膜炎による疼痛の改善作用が報告され，基礎的解析により半夏瀉心湯の成分 6-gingerol および 6-shogaol によって Na^+ チャネルを抑制し，疼痛を改善することが明らかになっている[3]．抑肝散は認知症における BPSD に対するエビデンスが報告されているが，疼痛に対しても抗アロディニア効果が報告されている．

痒みの治療においては，症例報告は多数認められるが，比較臨床試験の報告は少ない．薬理作用の検討においては，抑肝散が Nc/Nga マウスにおける引っかき行動を改善することが確認されている．白虎加人参湯は腎臓のアクアポリン 2 と皮膚のアクアポリン 3 の発現を増加させて，体からの水分の損失を防ぐことでアトピー性皮膚炎を改善する可能性が報告されている（表3）．

文献

1) Nakanishi M, Nakae A, Kishida Y, *et al*：Go-sha-jinki-Gan (GJG) ameliorates allodynia in chronic constriction injury-model mice via suppression of TNF-α expression in the spinal cord. *Mol Pain* 2016；12：1-12.

2) Shibata K, Sugawara T, Fujishita K, *et al*：The astrocyte-targeted therapy by Bushi for the neuropathic pain in mice. *Plos One* 2011；6：e23510.

3) Hitomi S, Ono K, Terawaki K, *et al*：[6]-gingerol and [6]-shogaol, active ingredients of the traditional Japanese medicine hangeshashinto, relief oral ulcerative mucositis-induced pain via action on Na^+ channels. *Pharmacol Res* 2017；117：288-302.

V 感覚器疾患の治療

触覚

 紫外線による痒み治療と作用メカニズム

根木　治

光線療法は大きく紫外線療法と赤外線療法に分けられる．本稿では紫外線療法について説明し，その作用機序について記述する．

紫外線療法とは

紫外線は波長によってUVA（長波長紫外線：320〜400nm），UVB（中波長紫外線：280〜320nm），UVC（短波長紫外線：100〜280nm）の3種類に分類される．波長が短いほど，皮膚の透過性は小さくなり，エネルギーは大きくなる．すなわち，波長の長いUVAは深達性でエネルギーが低いのに対して，波長の短いUVCは皮膚表面にしか作用しないが，エネルギーが大きく細胞毒性を有する．そのため，日常診療で使用される紫外線療法は，UVAとUVBが基本となっている．PUVA療法はLangerhans細胞，角化細胞，T細胞，肥満細胞などの免疫担当細胞への作用を介して，免疫抑制作用を発揮する．そのため，自己免疫が発症機序として考えられる疾患には奏効が期待できる[1]．紫外線療法が保険適用を有する疾患名を表1に示す．

紫外線療法の種類

PUVA療法

外用PUVA療法はpsolarenを外用直後〜120分以内にUVAを照射する方法である．病変部のみに高濃度のpsolarenを作用させることができ，治療対象部位を選択できる．また妊婦・授乳婦・小児にも施行が可能である．その一方，外用に手間がかかったり，塗布部位にのみ色素沈着が生じ整容上好ましくなかったり，非病変部の新生を予防する効果に乏しいなどの短所がある．

内服PUVAはpsolarenを内服し2時間後にUVAを照射する方法である．血中濃度の上昇により，焼けむらなどが出にくく，非病変部への新生予防効果も期待できる．その一方，眼や露光部の遮光を徹底する必要があり，胃腸・肝障害などのリスクを有する．

Bath PUVAは浴槽にpsolarenを溶かして入浴し，その直後にUVAを照射する方法である．全身に均等にpsolarenが吸収され，均一な効果を期待でき，眼や臓器などへの障害が少ない．しかし，入浴直後に照射しないと効果がないため，病院内に入浴施設が必要であり，また1回で使用するpsolarenの量が多く費用がかかり，また浴槽の洗浄が煩雑である．

PUVA療法は長期間連用した場合は有棘細胞がんなどの皮膚悪性腫瘍発生のリスクを増大させることから，注意が必要である．

UVA1療法

従来用いられてきたbroadband-UVA（320〜400nm）では，紅斑や熱傷が生じるために大量照射が不可能であった．紅斑や熱傷の原因でUVBに近い領域であるUVA2（320〜340nm）を除いた照射装置として開発されたものがUVA1（340〜400nm）である．PUVAのような光増感剤を必要とせず，治療後に遮光などの制限がないなどの利点を有する．しかし，発がん性に関する見解は明らかになっていないので注意が必要である．

NB-UVB療法

311nmをピークとする狭い波長（311±2nm）を照射するのがnarrow-band UVB療法である．従来用いられてきたbroadband-UVB（280〜320nm）のうち，290〜305nm領域の紅斑を生じる領域を除いたものとして開発された．UVA1同様，光増感剤が不要．

表1 紫外線療法に保険適用を有する疾患

湿疹・皮膚炎	アトピー性皮膚炎
炎症性角化症	乾癬，類乾癬，慢性苔癬状粃糠疹
膿疱症	掌蹠膿疱症
造血系腫瘍	菌状息肉腫症，悪性リンパ腫
色素異常症	尋常性白斑

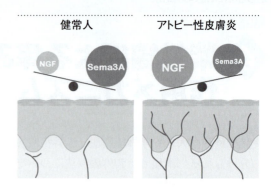

図1 アトピー性皮膚炎での表皮内神経線維の増生と，軸索ガイダンス分子のバランス

また，波長が限定され，比較的少ない照射線量で症状改善が認められることから，小児や妊婦でも使用しやすく，発がん性の危険もUVA療法と比較して低いと考えられる．

■ エキシマランプ療法

308nmに波長のピークを持つ単色光のエキシマライトを用いる療法である．NB-UVBと比較してよりエネルギーの強い光の照射が可能である．そのため，エキシマランプはNB-UVBよりもさらに治療時間の短縮が可能であり，積算照射線量を少なく抑えられる．また，皮疹部に限定して照射することで，無疹部には影響を与えずに治療できる．エキシマランプ療法もUVA1，NB-UVBと同様に治療後の遮光などの生活の制限がない．

光線療法の作用メカニズム

痒みは，物理的・化学的刺激が皮膚に分布するC線維の自由神経終末を活性化することで生じる．通常，C線維の自由神経終末は表皮-真皮境界部に分布しており，アトピー性皮膚炎，乾皮症などの痒みを呈する患者では，表皮内の神経線維数が増加している．結果，外的刺激によりC線維が活性化しやすく，容易に痒みが生じる．PUVA療法，NB-UVB療法は，表皮内神経線維数を有意に減少させるため，痒みを改善すると示唆される．

表皮内神経線維の増生が認められるメカニズムとして，軸索ガイダンス分子の発現変化の関与が明らかになっている．アトピー性皮膚炎や乾燥肌で認められる表皮内神経線維の増生には，表皮角化細胞由来の神経伸長因子や神経反発因子が関与する．つまりアトピー性皮膚炎や乾燥肌においては，健常者の表皮と比較して神経伸長因子であるNGF発現が増加しており，同時に神経反発因子Sema3A発現が減弱している（図1）．PUVA療法は，このようなアトピー性皮膚炎患者のNGFやSema3Aの発現を正常化することが知られている．また，表皮内神経線維の増生過程において，単回のPUVA療法，PUVAとステロイドの併用療法，NB-UVB療法，エキシマランプ療法は，いずれもその後の表皮内神経線維の増生を有意に抑制する[2]．したがって，光線療法は，表皮角化細胞由来の軸索ガイダンス分子発現に影響を与えることで，表皮内の神経線維の数を制御し，痒みを抑制することが示唆される．

PUVA療法，NB-UVB療法，エキシマランプ療法は，T細胞にアポトーシスを誘導することが知られている．T細胞のアポトーシスは，T細胞由来の炎症性サイトカイン産生を抑制することから，紫外線療法は慢性痒疹の病態に対しても有効に作用すると考えられる[2]．

● 文献
1) 堀尾　武：最新皮膚科学大系2．玉置邦彦編．中山書店，東京，2003；170-180．
2) 加茂敦子，髙森建二：光線療法．*Derma．*2014；214：35-40．

V 感覚器疾患の治療

触覚

⑤ 慢性疼痛，神経障害性疼痛

境　徹也

慢性疼痛とは

　国際疼痛学会は，慢性疼痛を「通常の経過あるいは創傷の治癒に要する妥当な時間を超えて持続する痛み」と定義しており，一般的に3か月以上持続する痛みである．痛みは，何らかの外傷・損傷によって発症するため，発症早期は明らかに器質的要因が非器質的要因よりも大きい．この急性痛の時点では，痛みは体の外傷・損傷を知らせるためのアラームの役割を果たす．また，短期間の鎮痛薬投与と保存的療法で痛みは軽減する．一方，慢性疼痛はその痛みの構成要素として，器質的要因よりも神経系の中枢性感作や心理社会的要素などの非器質的要因が大きくなっている（図1）．慢性疼痛は器質的要因である外傷・損傷が改善しているのにもかかわらず，鳴り続けている不要なアラームとも言える．よって，慢性疼痛は急性痛に比べて治療に難渋することが多い[1]．

神経障害性疼痛と慢性疼痛

　神経障害性疼痛は「体性感覚神経系の病変や疾患によって引き起こされる疼痛」である．神経障害性疼痛の伝達機構としては，末梢神経の損傷部位での異所性発火で生じた活動電位（インパルス）が脊髄後角から脊髄視床路を経て中枢に伝達され，大脳で痛みを感じるというプロセスが想定される．痛みの性質は，「ちりちり」，「電気が走るような」，「焼けるような」など，さまざまな表現でなされる．神経障害性疼痛はインパルスによる電気的な痛みであるため，抗炎症薬であるNSAIDsでは鎮痛効果が得られない．神経障害性疼痛のすべてが慢性化するわけではないが，1)損傷

された神経が自己修復するのに時間がかかること，2)痛み刺激が継続することで脊髄後角が過剰興奮し，末梢の痛み刺激が中枢に増幅伝達されること，以上のことから慢性疼痛に移行しやすい（図2）[2]．

痛みの悪循環と慢性疼痛

　痛みに対する不安や恐怖などの感情要素も痛みの慢性化の原因になる．不安や恐怖を感じると痛みからの逃避や過剰な警戒心が生じ，抑うつ傾向になる．また，体を動かさないことによる筋骨格の廃用や萎縮につながり，さらに痛みが増幅するという負のループ（痛みの悪循環）に陥る恐れがある（図3）．

代表的疾患

　慢性疼痛の代表的疾患を表1に示す．痛みは，侵害受容性疼痛（炎症性疼痛），神経障害性疼痛（電気的疼痛），心理社会的疼痛（非器質的疼痛）の病態に分類される（図4）．これらの病態は，それぞれ独立しているわけでなく，混在し合っていることが多い．たとえば，腰部脊柱管狭窄症は，神経根部の炎症と圧迫が併存しており，侵害受容性疼痛と神経障害性疼痛の混合性疼痛ということができる．

治療法

■基本方針

　痛みの構成要素（侵害受容性，神経障害性，心理社会的）の評価を行い，それぞれに応じたアプローチを行うことが治療の基本である．侵害受容性疼痛の多くは炎症であるため，抗炎症薬であるNSAIDsが有効である．長期間投与では，腎機能障害，胃粘膜障害などのリスクが高まるために，それらの副作用リス

S 295

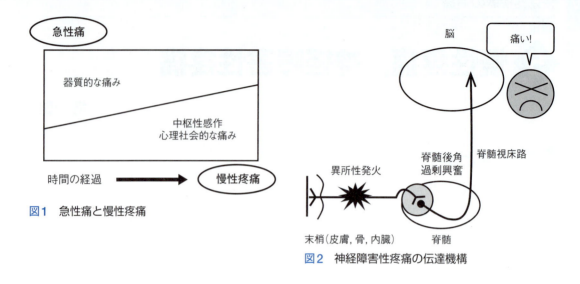

図1 急性痛と慢性疼痛

図2 神経障害性疼痛の伝達機構

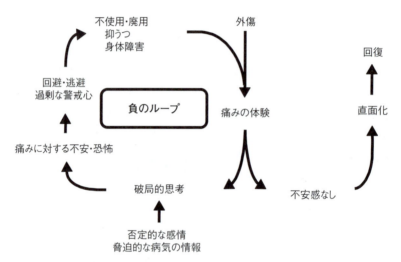

図3 痛みの悪循環
(Leeuw M, et al : J Behav Med 2007 ; 30 : 77-94)

クが低いCOX-2選択的阻害薬やアセトアミノフェンの投与が推奨される．神経障害性疼痛に対しては，NSAIDsやアセトアミノフェンは無効である．よって，図5に示す神経障害性疼痛 薬物療法アルゴリズムが参考になる[2]．

■ 慢性疼痛に対するオピオイド治療

痛みの構成要素として器質的要因が非器質的要因を上回る場合には，オピオイドも有効である．オピオイドには，トラマドールのような依存性が低い弱オピオイド，フェンタニルなどの鎮痛効果は強いが依存性も高い強オピオイド，その中間であるブプレノルフィンがある．オピオイドは優れた鎮痛効果を持つ薬物であるが，その半面，多幸感も産出するため，疼痛治療専門家の間でも依存や乱用の懸念がなされている．非器質的要因には，中枢性感作や心理社会的要素が含まれるが，心理社会的要素に対しては，オピオイドは無効であるばかりか，依存などの重篤な副作用を引き起こしかねない[3]．よって，オピオイド治療を開始する前に，医師は患者のスクリーニングを行う必要がある．オピオイド治療を避けるべき患者は，痛みの持続に心理的社会

表1 慢性疼痛の代表的疾患

- 変形性関節症
- 非特異的腰痛
- 脊柱管狭窄症
- 神経障害性疼痛
  - 帯状疱疹後神経痛
  - 有痛性糖尿病性神経障害
  - 三叉神経痛
  - 神経根ひきぬき損傷
  - 術後遷延痛
  - 幻肢痛
  - 視床痛
  - 卒中後疼痛
  - 脊髄損傷後疼痛
- 線維筋痛症
- バーニングマウス症候群（舌痛症）
- 複合性局所疼痛症候群（CRPS）

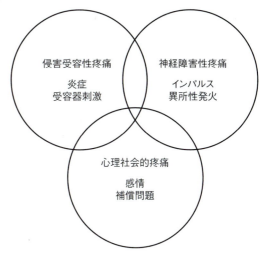

図4 痛みの病態分類

第一選択薬
◇Caチャネルα$_2$δリガンド
　ガバペンチン，プレガバリン
◇セロトニン・ノルアドレナリン再取り込み阻害薬
　デュロキセチン
◇三環系抗うつ薬
　アミトリプチリン，ノルトリプチリン，イミプラミン

第二選択薬
◇ワクシニアウイルス接種家兎炎症皮膚抽出液
◇トラマドール

第三選択薬
◇オピオイド鎮痛薬
　フェンタニル，モルヒネ，オキシコドン，ブプレノルフィンなど

図5 神経障害性疼痛 薬物療法アルゴリズム

的要素が大きくかかわっている患者，物質使用障害（アルコール，薬物依存）や精神疾患の既往を有する患者である．また，複合性局所疼痛症候群（complex regional pain syndrome；CRPS）や線維筋痛症などの疾患は，その成因として心理的社会的要素が大きくかかわっているため要注意である．

慢性疼痛に対するオピオイドの有効性は多くのランダム化比較試験で報告されているが，観察期間のほとんどは3か月未満である．そのため，漫然とした長期間の投与は行うべきではなく，可能な限り短期間にとどめること

が重要である．適宜，患者の生活の質および日常生活動作の変化，オピオイドの副作用と同時に不適切使用がないかを確認し，その治療が適切であるかを評価しなければならない[3)]．また，オピオイドの投与は，トラマドールのような弱オピオイドにとどめておくべきであり，依存のリスクが高い強オピオイドの投与は疼痛治療専門医に限られる．

■ 治療目標の設定

慢性疼痛は器質的要因よりも非器質的要因がその痛みの構成要素として大きいため，痛みのない状態にすることは難しい．慢性疼痛患者は，長期間にわたり痛みに苦しんでいるため，医療者に対してその痛みを完全除去してもらうことを期待する傾向にある．当然，痛みの軽減は目標の1つであるが，それをファーストラインにすべきではない．医療者は，治療による副作用をできるだけ少なくしながら痛みの管理を行い，患者の生活の質や日常生活活動の向上などの機能回復をファーストラインとして焦点を合わせるべきである（表2）．

■ 治療効果の再評価と注意点

慢性疼痛に対する治療法として，前述したような痛みの構成要素に応じた薬物療法のほかに，インターベンショナル療法，心理療法，運動療法などがあるが，これらを単一ではな

表2 慢性疼痛治療のゴール

①痛みのない状態にすることは成し遂げられないとの認識を持って疼痛管理を最適化する
②機能的能力，身体的・精神的健康を向上させる*
③患者の生活の質を向上させる*
④有害転帰（副作用）を最小化する

*患者ごとに特定された問題症状（不眠や活動性の低下など）に直接関連したものであるべきであり，患者が現実的に達成可能な
内容（夜間覚醒回数が減少，家事が自分でなんとかできるなど）であることが好ましい.
（American Society of Anesthesiologists Task Force on Chronic Pain Management：*Anesthesiology* 2010；112：810-833）

く統合して行うとより効果的である．患者と共に治療目標の設定と治療方針の決定を行い，治療開始後に機能改善とある程度の痛みの軽減が得られれば，治療は成功と考えられる．

しかし，治療に反応しない，もしくは悪化するなどの場合は，医療者は患者の痛みの構成要素の再評価とそれに応じた治療方針の変更を行う必要がある．痛みは主観的なものであり，特に慢性疼痛は患者の認知，感情，環境要素により影響を受ける．また，時間経過や患者を取り巻く環境の変化で痛みの訴えは刻々と変化する．患者の痛みの訴えは，疼痛行動の1つであり痛みそのものではない．金銭や補償などの外的利得は，疼痛行動に影響を与える大きな因子であるため，医療者はこのような因子が絡んでいないかを注意深く観察する必要がある[1].

● **文献**

1) CHRONIC PAIN MEDICAL TREATMENT GUIDELINES：http://www.dir.ca.gov/dwc/DWCPropRegs/MTUS_Regulations/MTUS_ChronicPainMedicalTreatmentGuidelines.pdf（2018年3月11日閲覧）
2) 日本ペインクリニック学会 神経障害性疼痛薬物療法ガイドライン作成ワーキンググループ編：神経障害性疼痛薬物療法ガイドライン．改訂第2版，真興交易医書出版部，東京，2016；27-28，48-55.
3) 日本ペインクリニック学会非がん性慢性疼痛に対するオピオイド鎮痛薬処方ガイドライン作成ワーキンググループ編：非がん性慢性疼痛に対するオピオイド鎮痛薬処方ガイドライン．改訂第2版，真興交易医書出版部，東京，2017；33-35，52-63.

V 感覚器疾患の治療

触覚

6 皮膚瘙痒症

佐藤貴浩

皮膚瘙痒症とは

　皮膚瘙痒症とは明らかな皮膚病変が認められないにもかかわらず痒みを生じる疾患である[1]．ただし搔破によって生じた搔破痕や色素沈着はあっても良い．ちなみに欧州では，6週間以上症状の続くものをchronic pruritusと定義している[2]．これには皮膚に炎症性病変のあるもの，さらに痒疹病変のあるものなども含まれており，この点においてわが国とは扱いが異なっている．

診断の流れ

　これといった明らかな皮膚病変がないにもかかわらず全身の広い範囲に痒みを生じるものを汎発性皮膚瘙痒症と呼ぶ．これに対して限られた部位に固定して痒みを生じる場合は限局性皮膚瘙痒症と定義される．限局性皮膚瘙痒症には陰部瘙痒症，肛囲瘙痒症，頭部瘙痒症などがある．

誘因（図1）

　汎発性皮膚瘙痒症を来す最も一般的な原因は加齢による乾皮症である．症候性のものとしては，内分泌・代謝疾患（糖尿病，腎不全，肝障害，甲状腺機能異常など），血液疾患（ホジキンリンパ腫などのリンパ腫，真性多血症など），その他のさまざまな悪性腫瘍，神経疾患（多発性硬化症など），HIV感染などが挙げられる．また妊娠に伴うもの，薬剤誘発性のもの，精神・心因性疾患によるものなどもある．したがって単なる加齢による乾皮症では説明できない皮膚瘙痒症，特に頑固な痒みを訴える症例では上記疾患のスクリーニングが必要となる．たとえば若年者の汎発性皮膚瘙痒症では何らかの問題が隠れていると考えたほうが良いであろうし，中高年の女性ではprimary biliary cirrhosis（PBC）に気を付ける必要がある．海外のデータではPBC患者の約7割が痒みを自覚し，そのうちの3/4は痒みがPBCの診断に先行して起こっている[3]．

　限局性皮膚瘙痒症の特殊型としてbrachioradial pruritusやnotalgia paresthetica がある．それぞれC5-C6およびTh2-Th6神経が脊椎から皮膚に至るいずれかの部位で圧迫されて起こると推測され，前者では上肢，後者では肩甲骨部付近の痒みを生じる．また帯状疱疹罹患後に神経支配領域に一致した痒みを訴える例もあることが知られている．

病態

　汎発性皮膚瘙痒症の病態は不明な点が多い．ヒスタミン以外の起痒物質（サブスタンスP，トリプターゼなど）も深くかかわっていることは，抗ヒスタミン薬の効果が限定的もしくはときとして全く効かないという事実からも推測される．乾皮症の状態では表皮内神経伸長が見られ，これが痒み過敏になる要因の1つとされている[4]．血液透析患者や慢性肝疾患患者ではオピオイド受容体を介した中枢性の痒みが言われており，また最近では胆汁うっ滞に伴う痒みにおけるLPA（lysophosphatidic acid）の関与も注目されている[5]．これらの患者の痒みは"皮膚をむしりとりたくなるような""虫が這うような""体の中から湧くような"といった痒みの訴え方をすることが多い．

治療

　すでに述べたような基礎疾患の有無を確認する必要があるが，同時に痒みに対する治療

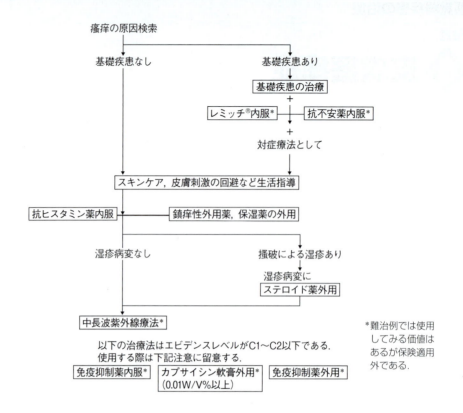

図1 皮膚瘙痒症の治療アルゴリズム

を始める．まずは日常生活における指導とスキンケアから始める．生活習慣の中から皮膚に刺激となるものを回避．入浴時の熱い湯や強めにシャワーを浴びること，泡立てを怠った洗浄剤，不十分なすすぎ，表面がざらついたタオルでこすること，毛羽立った肌触りの衣類，長い爪などは避けていただく．また加齢や腎不全，糖尿病などでドライスキンを伴う例では保湿剤を外用する．全身療法として抗ヒスタミン薬の内服を行う．痒みで眠れないと訴える患者に対して鎮静性すなわち眠気の出やすい抗ヒスタミン薬を選択しがちであるが，中枢神経への鎮静作用と末梢での抗ヒスタミン作用の効果とは関連はない．日中のインペアードパフォーマンスの観点から，原則として非鎮静性ないし軽度鎮静性のものを使用することが勧められている．効果の不十分な場合は内服量を増量したり，他剤に変更する．なお透析患者や慢性肝疾患患者ではオピオイド受容体を介した中枢性の痒みの要素

が考えられるため，ナルフラフィン塩酸塩の投与を行ってみる．鎮痒性外用薬としてジフェンヒドラミン外用薬やクロタミトン外用薬などがある．院内製剤としてL-メントールを配合したクロタミトン外用薬も有用．ただし接触皮膚炎の発症に留意する．これらの治療にも抵抗する例ではカプサイシン軟膏外用，ナローバンドUVBなどによる紫外線療法なども効果が期待できるが保険適用外である．

● 文献
1) 佐藤貴浩他：汎発性皮膚そう痒症診療ガイドライン．日皮会誌 2012；122：267-280．
2) Weisshaar E, Szepietowski JC, Darsow U, *et al*：European guideline on chronic pruritus. *Acta Derm Venereol* 2012；92：563-581.
3) Rishe E, Azarm A, Bergasa NV：Itch in parimary biliary cirrhosis：a patients' perspective. *Acta Derm Venereol* 2008；88：34-37.
4) 髙森建二：痒み 難治性痒みの発現メカニズム：乾燥，透析，アトピー性皮膚炎に伴う痒みについて．日皮会誌 2008；118：1931-1939．
5) Beuers U, Kremer AE, Bolier R, *et al*：Pruritus in cholestasis：facts and fiction. *Hepatology* 2014；60：399-407.

V 感覚器疾患の治療

一般臨床における外用薬の使い方

1 点眼薬

吉冨健志

　点眼薬は，眼科疾患の治療には欠かせない外用薬である．今回は点眼薬全般についての解説と，投与に際して注意すべき点について記載する．各疾患に対する治療の詳細については別稿に譲る．

点眼薬の種類

　点眼薬には，ドライアイをはじめとする角膜疾患に対するもの，緑内障治療として使用されている点眼薬，さらに角結膜感染症に対する抗菌薬としての点眼薬，ステロイドを含む抗炎症薬としての点眼薬，抗アレルギー薬など，多くの種類が実臨床で治療に用いられている．さらに，散瞳薬や調節麻痺薬などの点眼薬も治療および検査用として使用されている．それらにはジェネリック薬品もあり，種類は膨大な数になる．

点眼薬の薬物動態

　点眼薬は，角膜や結膜に対しては直接投与して効果を表す．しかし緑内障治療薬や散瞳薬は角膜を通過して前房内に到達する必要があるが，角膜のバリア機能で，点眼された薬剤の0.01～0.1％程度の量しか前房には到達しないため，これらの薬剤は高濃度に設定されている．たとえば，アトロピン点眼液(1％薬)は，アトロピン注射液(0.5mg/mL)の20倍の濃度を有している．点眼薬の全身的副作用を考える場合には，点眼薬がこのように高濃度であることを理解しておくことが必要である．通常点眼液は片眼に1滴のみ使用し，多くは眼内に留まるが，一部は鼻涙管を通して鼻粘膜より体内に吸収される．しかし，患者さんが点眼を行う際に正しい点眼ができずに，一度に何回も点眼したり，あふれた点眼液が皮膚を伝わって口内に入り込む場合など，点眼のやりかたで全身的副作用のリスクが高まることも常に考える必要がある．

点眼薬の局所的副作用

　点眼薬の局所的副作用はすべての点眼薬について常に考えておかなければならない．ほとんどの点眼薬は，薬効成分が基剤に溶解され，防腐剤が添加された状態である．したがって角膜びらんなどの眼表面にかかわる副作用は薬効成分だけではなく，基剤や防腐剤の影響も重要になる．ステロイド点眼はアレルギー性結膜炎に用いられることも多いが，眼圧上昇などの局所的副作用を見逃すことのないよう，注意が必要である．また，緑内障治療薬の一部であるPG製剤に特有の，皮膚色素沈着，睫毛伸長，上眼瞼溝深化などの局所副作用も患者が点眼を続行するモチベーションにとっては重要な要素である．

点眼薬の全身的副作用

　点眼薬の全身副作用については，主に緑内障治療薬に多く見られる．β遮断薬点眼薬は緑内障に多く使われる可能性のある薬剤であるが，気管支喘息，洞性徐脈，房室ブロックなどの疾患には禁忌となっている．先に述べたように点眼薬は使い方などによっては全身的副作用を惹起する可能性があることは常に意識しておく必要がある．実際にこの副作用による死亡例も数は少ないが報告されている．炭酸脱水酵素阻害薬も重篤な腎障害患者には投与禁忌となっている．このように点眼薬の全身副作用は，可能性は低いが，常に注意しなければならない．特に小児に投与する場合はさらに注意が必要で，α_2刺激薬点眼薬は2歳未満の幼児には投与禁忌となっている．

S 301

V 感覚器疾患の治療

一般臨床における外用薬の使い方

2 点耳薬

山下大介

　点耳薬は耳鼻咽喉科領域特有の治療薬である．外耳道・中耳腔の感染や炎症に対して，局所への高濃度投与によりすみやかな効果が期待できる．全身投与と異なり副作用は少ないが，中耳腔への投与にあたっては，内耳窓経由での内耳毒性に注意を要する．また長期投与による菌交代現象の危険性も考慮する．

種類

　現在使用可能な点耳薬のリストを表1に示す．抗菌薬は細菌性化膿性炎症に対する抗菌作用を，副腎皮質ステロイドは強力な抗炎症作用や浮腫軽減効果を期待する．ブロー液は13%酢酸アルミニウム溶液で，pHが約3と強酸性である．主に局所でタンパクと作用して金属複合体を形成することにより，殺菌作用や収斂作用を持つ．ブロー液は市販されておらず，調製が必要な薬剤である．耳垢水は，炭酸水素ナトリウム(重曹)，グリセリンを滅菌精製水で溶解し調製した薬剤である．

疾患別治療法

　点耳薬は冷たいまま投与するとめまいを起こすため，使用前に体温程度に温めて点耳する．患側を上にして側臥位になり，耳介を牽引して外耳道へ滴下する．そのままの姿勢で十分患部に浸透するまで数分間安静を保つ．その後，患側を下にして薬液を排出する．

急性中耳炎

　感染や炎症部位が中耳腔であるため，点耳薬の効果が発揮されるには十分な鼓膜穿孔の大きさが必要となる．

慢性中耳炎急性増悪

　耳洗浄や吸引にて耳漏を除去した後に点耳薬を使用する．点耳の際は，めまいに注意する．MRSA(メチシリン耐性黄色ブドウ球菌)が検出された場合は，ブロー液が有効である．肉芽形成が見られる場合は副腎皮質ステロイドが有効である．

外耳炎(急性・慢性)

　外耳道内の耳漏や落屑物を充分に除去・清掃した後に点耳する．炎症性・アレルギー性疾患の場合は副腎皮質ステロイドを，感染が疑われる場合は抗菌薬を使用する．外耳道真菌症にはブロー液も有効である．

副作用・禁忌

　抗菌薬の長期使用による菌交代は注意を要する副作用である．原則2週間以内の投与とするが，それ以上使用する場合は，細菌検査および薬剤感受性検査を実施する．副腎皮質ステロイドも，長期使用による副腎皮質機能抑制の報告がある．

表1

点耳薬	主成分	商品名
抗菌薬	オフロキサシン(ニューキノロン系)	タリビッド®耳科用液0.3%
	ロメフロキサシン塩酸塩(ニューキノロン系)	ロメフロン®耳科用液0.3%
	セフメノキシム塩酸塩(セフェム系)	ベストロン®耳鼻科用1%
	ホスホマイシンナトリウム(ホスホマイシン系)	ホスミシンS®耳科用3%
副腎皮質ステロイド	ベタメタゾンリン酸エステルナトリウム	リンデロン®点眼・点耳・点鼻液0.1%
	デキサメタゾンリン酸エステルナトリウム	オルガドロン®点眼・点耳・点鼻液0.1%
	デキサメタゾンメタスルホ安息香酸エステルナトリウム	ビジュアリン®眼科耳鼻科用液0.1%
その他	酢酸アルミニウム	ブロー液
	炭酸水素ナトリウム，グリセリン	耳垢水

V 感覚器疾患の治療

一般臨床における外用薬の使い方

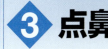 点鼻薬

梅本真吾，鈴木正志

点鼻薬は鼻腔に滴下するタイプと，鼻腔にスプレーするタイプ（鼻噴霧薬）に大別される．本稿ではその種類と使用法について概説する．

血管収縮薬（交感神経刺激薬）

鼻腔粘膜局所の交感神経受容体に作用し，容量血管を収縮させることにより鼻腔粘膜の腫脹を軽減させる作用を持つ．主に鼻閉を主訴とするアレルギー性鼻炎の治療薬として挙げられ，1日2〜数回，1回2〜4滴を鼻腔内へ投与する．

点鼻薬の中では最も即効性が高い薬剤であるが，長期連用で鼻粘膜の腫脹を来し，逆に鼻閉を増悪させる危険性がある（点鼻薬性鼻炎）．そのため使用は鼻閉時の頓用として1〜2週間に限定して用いる．

ステロイド

ステロイドは鼻粘膜局所に対するさまざまな抗炎症効果を持つ（炎症性細胞浸潤の抑制，サイトカイン産生・放出の抑制など）．それによりアレルギー性鼻炎の三徴である鼻閉・鼻漏・くしゃみに対してすべてに効果を発揮するという特徴がある．

ステロイド点鼻薬を使用する点で留意すべきは生物学的利用能（バイオアベイラビリティ）である（表1）が，最近の鼻噴霧薬は生物学的利用能が低いため，全身系への影響は少なく長期使用も可能となっている．

鼻噴霧用ステロイド薬は，2016年度版の鼻アレルギー診療ガイドラインから通年性アレルギー性鼻炎において，軽症から第1選択薬の1つとして表記されるようになった．花粉症（季節性アレルギー性鼻炎）でも初期療法から第1選択薬の1つと記載されている．

滴下型の点鼻薬としては0.1%ベタメタゾンリン酸エステルナトリウム（リンデロン®点眼・点耳・点鼻液0.1%）が現在使用可能である．主に嗅覚障害に対して用いられるほか，鼻茸を伴う副鼻腔炎，好酸球性副鼻腔炎の病勢のコントロールとしても用いられる．鼻噴霧用ステロイド薬と比して高用量のステロイドを局所投与できるためより強い効果が期待できる半面，生物学的利用能が高いため長期連用では下垂体・副腎系をはじめとした全身系に影響を及ぼすことに留意する必要がある．

1日2回，1回3滴を両鼻腔内へ投与する．嗅裂への到達を促すため，懸垂頭位で用いる．上記副作用の観点から連用は長くとも3か月とする．

表1 ステロイド点鼻薬の種類

種類	薬剤名	一般名	小児適応	生物学的利用能
噴霧型	ナゾネックス®	モメタゾンフランカルボン酸エステル水和物	3歳以上	< 0.2%
	アラミスト®	フルチカゾンフランカルボン酸エステル	2歳以上	0.5%
	フルナーゼ®	フルチカゾンプロピオン酸エステル	5歳以上	< 1%
	エリザス®	デキサメタゾンシペシル酸エステル	なし	14%
	アルデシン® リノコート®	ベクロメタゾンプロピオン酸エステル	6歳以上	44%
滴下型	リンデロン®	ベタメタゾンリン酸エステルナトリウム	慎重投与	データなし

V 感覚器疾患の治療

一般臨床における外用薬の使い方

4 皮膚外用薬

中原剛士

ステロイド外用薬は多くの皮膚疾患の治療に用いられ，皮膚科領域での最も主要な外用薬といえる．適応は非常に広く，主な疾患は，湿疹・皮膚炎群，虫刺症，薬疹，乾癬，水疱症などである．

ステロイド外用薬の選択

ステロイド外用薬の強さは，ストロンゲスト，ベリーストロング，ストロング，ミディアム，ウィークの5段階がある[1]．実際の選択に際しては，年齢や部位などを考慮する必要がある．ステロイドの経皮吸収率は体の部位によって異なり[2]，前腕内側の吸収率を1とした場合，陰嚢部では42，頬部は13.0，頭皮は3.5と吸収率が高い一方，手掌では0.83，足底では0.14と吸収率は低い．さらに乳幼児・小児では角層が薄く経皮吸収率が成人と比較すると高いことに注意する．

また，ステロイド外用薬には，軟膏，クリーム，ローションなどのさまざまな剤形がある．軟膏は刺激が少なく被覆保護作用があり，ほとんどの病変に使いやすいが，皮膚への浸透性が弱くベタつきが問題になる．クリームはベタつきが少なく使用感が優れており，皮膚への浸透性が高いという利点もある．しかし，びらん面や湿潤病変では刺激感を伴うことがある．ローションは主に頭部に用いられる．

ステロイド外用薬を用いた外用療法の実際

■外用量

ステロイド外用薬は，外用量が不十分であれば当然十分な効果を得ることはできない．そこで，患者への外用量の説明のツールとして有用なのが finger tip unit (FTU) である．具体的には，第2指の先端から第1関節部までチューブから押し出した量（約0.5g）が，成人の手掌の2枚分，成人の体表面積のおよそ2％に対する適量である，という考え方である[3]．

■外用方法

単純塗布法 最も基本的な外用方法で，外用薬を指腹に取り，直接皮疹部に薄く延ばして塗る方法である．広範囲の場合は手掌で延ばし，擦り込む必要はない．

重層法 主薬の吸収を高める目的で行う外用方法．ステロイド外用薬を単純塗布した後，亜鉛華軟膏などを重ねて単純塗布あるいはリント布に延ばしたものを貼付する．主に滲出液が多い時期に行われ，搔破による皮疹の悪化も予防できる．

ステロイド外用薬の副作用

基本的には全身性の副作用はほとんど考えなくてよい．皮膚萎縮，紫斑，毛細血管拡張，酒皶様皮膚炎，ステロイド痤瘡や多毛はしばしば見られるので注意が必要である．加えて，ステロイドの免疫抑制作用による伝染性膿痂疹や毛囊炎などの細菌感染，白癬やカンジダなどによる真菌感染，単純ヘルペスによるウイルス感染も少なくないので，これらが疑われる場合にはすみやかに外用を中止し，副作用に対応する．

● 文献
1) 加藤則人，佐伯秀久，中原剛士他：アトピー性皮膚炎診療ガイドライン2016年版．日皮会誌　2016；126：121-155.
2) Feldmann RJ, Maibach HI : Regional variation in percutaneous penetration of 14C cortisol in man. *J Invest Dermatol* 1967；48：181-183.
3) Long CC, Finlay AY : The finger-tip unit--a new practical measure. *Clin Exp Dermatol* 1991；16：444-447.

VI

感覚器と感覚器疾患のトピックス

遺伝子診断

1 視覚

堀田喜裕

眼感染症

　ヘルペス性角膜内皮炎，ヘルペス性虹彩炎，急性網膜壊死，サイトメガロウイルス(CMV)網膜炎等は，ヘルペスウイルスが病因である。患者の前房水を前房穿刺，あるいは硝子体液を手術時に採取して，単純ヘルペスウイルス(HSV)，帯状疱疹ウイルス(VZV)，CMVのDNAを，PCR法によって同定することは治療法の選択に有用である。これらのDNA検査は，検査会社に依頼可能である。ウイルスに起因する難治性の眼感染疾患に対する包括的迅速PCR診断は先進医療に含まれている。

　中心静脈カテーテル治療などによる真菌血症に合併した真菌性眼内炎や，内眼手術後の感染性眼内炎は，起因菌の迅速な同定と，早期の治療開始が視力予後に大きく影響する。前房水や硝子体液から，細菌や真菌などのrDNAを検出する包括的迅速PCR診断は先進医療に含まれている。

網膜芽細胞腫

　網膜芽細胞腫は，家族内発症をすることが知られている。両眼性の網膜芽細胞腫は，生殖細胞系列の片方のアレルにがん抑制遺伝子*RB1*の異常を認め，腫瘍細胞ではもう片方のアレルが欠失していることが多い。生殖細胞系列に*RB1*遺伝子の異常がなければ発症するリスクは低いので，遺伝子診断が有用である。*RB1*の遺伝学的検査は保険収載されているが，検査会社に依頼可能なFISH法による欠失の検出率は低い。国内の専門施設で，*RB1*遺伝子検査の臨床研究が行われている。

遺伝性網膜変性

　遺伝性網膜変性には，多数の疾患が知られ，それぞれに予後も異なる．網膜色素変性に限っても，すでに60を超える原因遺伝子が知られている．RetNetというホームページで原因遺伝子の最新情報を見ることができる．遺伝性網膜変性は遺伝的異質性の高い疾患が多く，臨床像のみから原因遺伝子を決定することはできない．海外では，*RPE65*遺伝子異常による遺伝性網膜変性に対して，アデノ随伴ウイルスベクター移入の臨床治験(フェーズ3)による視機能の改善結果が報告[1]されており，いくつかの遺伝性網膜変性の臨床治験も続いている．遺伝子治療や遺伝子異常別の薬物治療に，正確な遺伝子診断が必要なとは言うまでもない．国内でもいくつかの施設で，次世代シークエンサーを用いた大規模な遺伝子パネル検査の研究が進行中である．

遺伝性視神経萎縮・その他

　わが国で臨床的に問題となる遺伝性視神経萎縮は，レーベル視神経症と常染色体優性視神経萎縮であるが，それぞれミトコンドリア遺伝子変異(11778，3460，14484番変異)と*OPA1*遺伝子変異が多い．ミトコンドリア遺伝子検査は検査会社に依頼できる．角膜ジストロフィ(遺伝性角膜変性)の原因遺伝子検査は先進医療に含まれている．また，加齢黄斑変性のゲノム情報は発症予測に有用とされる．

●文献
1) Russell S, Bennett J, Wellman JA, *et al*：Efficacy and safety of voretigene neparvovec(AAV2-hRPE65v2)in patients with RPE65-mediated inherited retinal dystrophy：a randomised, controlled, open-label, phase 3 trial. *Lancet* 2017；390：849-860.

VI 感覚器と感覚器疾患のトピックス

遺伝子診断

2 聴覚・平衡覚

野口佳裕

10万人に186人の頻度で先天性難聴児が出生し、その68%は遺伝性難聴である[1]．また、めまい・平衡障害を合併する遺伝性難聴がある．難聴の遺伝子検査として、「先天性難聴」、「若年発症型両側性感音難聴」などが保険収載されている．

遺伝性難聴とは

遺伝性難聴は症候群性と非症候群性に分類される．前者は、アルポート症候群、ミトコンドリア脳筋症など難聴以外の症候を随伴するものである．後者は難聴を唯一の症候とし、現在までに約100の原因遺伝子が報告されている．保険適用の遺伝子検査は、主に次世代シークエンサーが用いられ19遺伝子154変異を網羅的に解析している．

診断の流れ

難聴の遺伝子検査を行うまでの流れを表1に示す．新生児聴覚スクリーニングを受けていれば、先天性か否かの判断に有用となる．めまいを訴えられない乳幼児例では、親権者より定頸や独立歩行開始時期を聴取すると良い．

代表的な遺伝子と特徴を表2にまとめた．

遺伝子診断の有用性

難聴の遺伝子診断は、症候群性難聴における難聴以外の症候への早期対応（ミトコンドリアDNA 3243A>G、アッシャー症候群など）、人工内耳聴覚予後推定などに有用である．適切な難聴カウンセリング、遺伝カウンセリングを行うための資料として、『遺伝性難聴の診療の手引き』[2]が出版されている．

●文献
1) Morton CC, Nance WE : Newborn hearing screening- a silent revolution. N Eng J Med 2006 ; 354 : 2151-2164.
2) 日本聴覚医学会編：遺伝性難聴の診療の手引き 2016年版. 金原出版, 東京, 2016.

表1 難聴の遺伝子検査を行うまでの流れ

1. **家系図の作成** 患者から難聴に関する家族歴を聴取し、家系図から遺伝形式を推定する．
2. **聴覚症状の問診** 難聴が先天性か後天性発症か、進行や変動の有無、耳鳴の随伴の有無を聴取する．
3. **平衡覚症状の問診** めまいの性質が回転性か浮動性か、反復性かを聴取する．
4. **他臓器・器官の症候の問診（症候群性）**
   眼疾患、心疾患、糖尿病などの他の随伴所見とその家族歴を聴取する．
5. **耳内所見** 耳内を観察し耳垢の有無、鼓膜穿孔などの中耳疾患がないか観察する．
6. **純音聴力検査（他覚的聴力検査など）**
   可能であれば、聴性脳幹反応（auditory brainstem response；ABR）や耳音響放射（otoacoustic emission；OAE）を行う．ABRが無反応などの異常を示し、OAEが正常であればauditory neuropathyが考えられる．
7. **画像検査（側頭骨CT、内耳MRIなど）** 前庭水管拡大症などの内耳奇形の有無を見る．

表2 代表的な原因遺伝子と特徴

原因遺伝子	特徴
GJB2	劣性遺伝．最も頻度の高い遺伝性難聴．通常難聴は非進行性．
SLC26A4	劣性遺伝．変動性・進行性難聴とめまい発作が特徴．前庭水管拡大症（内耳奇形）を随伴．
MTRNR1	ミトコンドリア性．m.1555A>G 例は、アミノ配糖体系抗菌薬による内耳易受傷性．
MTTL1	ミトコンドリア性．m.3243A>G 例はミトコンドリア脳筋症のみならず母系遺伝の糖尿病と難聴の原因．

VI 感覚器と感覚器疾患のトピックス

遺伝子診断

3 嗅覚

清水猛史

近年，遺伝子異常で生じる嗅覚障害（表1）について新たな知見が得られている[1]．

嗅盲

ヒトの約400種類の嗅覚受容体をコードする嗅覚受容体遺伝子は，個体間の差異につながる遺伝子多型によってにおいの知覚が異なることが知られている．たとえば，ブタの性ホルモンであるアンドロステノンは，嗅覚受容体OR7D4の遺伝子多型によって，人によって感じ方が異なる．ある特定のにおいを感じない嗅盲の一部はこうした嗅覚受容体遺伝子の多型によって説明できる．

症候性嗅覚障害

Kallmann症候群は先天性嗅覚障害と低ゴナドトロピン性性腺機能不全を合併する疾患で，嗅神経とゴナドトロピン放出ホルモンに関する神経が同じ原基から発生するため，その形成不全によって発症する．原因遺伝子として*KAL1*，*FGFR1*，*FGF8*，*PROK2*，*PROKR2*，*CHD7*などが知られているが，同定できるのは約30％に過ぎない．こうした遺伝子の多くは胎生期の嗅神経ニューロンの遊走にかかわっている．*CHD7*はCHARGE症候群の原因遺伝子の1つでもあり，胎生期に下垂体，眼，内耳など多くの部位で発現し，嗅覚神経系の形成にかかわる．CHARGE症候群は，嗅覚障害と共に，性腺機能不全，眼の欠損，心奇形，後鼻孔閉鎖，成長・精神発達遅滞，耳奇形などを合併する．

Bardet-Biedl症候群は，網膜色素変性症と嗅覚障害を伴う先天性疾患で，原因遺伝子の1つである*BBS8*の異常によって，視細胞における線毛障害と共に，嗅線毛の形成不全が生じて嗅球への軸索投射が障害される．先天性無痛症は，遺伝性感覚・自律神経ニューロパチーの1つで，全身の温痛覚が消失する．原因遺伝子の1つに電位依存性ナトリウムチャネルNav1.7をコードする*SCN9A*があり，嗅糸球体における嗅球へのシナプス伝達が障害される．

表1 遺伝子異常の病態が確認された先天性嗅覚障害

	主症状	原因遺伝子
嗅盲	特定のにおいを感知できない	嗅覚受容体の遺伝子多型
症候性嗅覚障害		
Kallmann症候群	嗅覚障害，性腺機能不全	*KAL1*, *FGFR1*, *FGF8*, *PROK2*, *PROKR2*, *CHD7*など
CHARGE症候群	嗅覚障害，性腺機能不全，眼の欠損，心奇形，後鼻孔閉鎖，成長・精神発達遅滞，耳奇形	*CHD7*
Bardet-Biedl症候群	嗅覚障害，性腺機能不全，網膜色素変性，肥満，知能障害，慢性腎障害，多指症	*BBS8*
先天性無痛症	嗅覚障害，全身の温痛覚消失	*SCN9A*
非症候性嗅覚障害	嗅覚障害のみ	*PROK2*, *PROKR2*など

● 文献
1) 小河孝夫，清水猛史：神経疾患と治療 先天性嗅覚障害. *Clin Neurosci* 2016；34：1347-1351.

VI 感覚器と感覚器疾患のトピックス

遺伝子診断

4 触覚

金田眞理

痛みや痒みを生じる遺伝性疾患

■先天性無痛無汗症，先天性無痛症

遺伝性ニューロパチーの一種で，hereditary sensory and autonomic neuropathy (HSAN) の 4 型と 5 型に当たる．4 型は NTRK1 の遺伝子異常が原因で，痛覚温度覚の低下消失，発汗低下および精神発達遅滞を示す．5 型は NGF か SCN9A 遺伝子の異常で，痛覚低下消失のみである．いずれも常染色体劣性遺伝で，無痛に伴う全身の外傷や関節破壊（シャルコー関節）が認められる．

■先天性肢端紅痛症

繰り返し両側対称性に手や耳介，特に下肢に好発する灼熱感（痛み），発赤，熱感を特徴とする頻度約 1/10 万の常染色体優性遺伝性疾患で，Na チャネルの閾値を低下させる VGSCsubtype Nav1.7 をコードする遺伝子 SCN9A の異常が病因．SCN9A の異常に伴う VGSC Nav1.7 の異常で，Na チャネルが活性化し，末梢の侵害受容ニューロンが興奮するために起こる．10 歳頃までに発症し，温熱刺激や運動歩行，四肢の下垂や圧迫により誘導され，冷却や挙上で軽快する．治療には Na チャネルのブロッカーやリドカイン，カルバマゼピンなども使用されるが，有効な治療薬はない．症状は進行性で，過度の冷却による皮膚の潰瘍や壊死をしばしば認める．

■ファブリー病

α-galactosidase (α-Gal) 遺伝子異常による，ライソゾーム酵素，α-Gal の欠損や低下の結果 globotriaosylceramid (Gb3) が全身の臓器に蓄積するため，四肢末端痛，発汗低下，皮膚の被角血管腫，渦巻角膜，腎不全，心肥大，脳血管障害など全身に多彩な症状を呈する頻度 1/1 万～1/4 万の X 連鎖遺伝形式の疾患である．前述の症状の中で，末端痛はファブリークリーゼと呼ばれ，若年患者の手足に好発する灼熱痛で，温熱刺激や運動，精神的緊張などで誘発増悪し，通常の鎮痛薬は無効で，酵素補充療法でも効果は不良で，抗てんかん薬も用いられる．末端痛は dorsal root ganglion への Gb3 の沈着が原因と考えられるが，機序は不明である．

■Peeling skin syndrome

自覚症状なく表皮の角層が薄く "剥ける" 常染色体劣性遺伝性疾患で，その下層に水疱や潮紅を認める．通常生下時か乳児早期に発症し，痒みや，低身長，抜けやすい毛などの症状を呈する．全身型 generalized peeling skin syndrome と四肢，特に手足の限局型 acral peeling skin syndrome (APSS) がある．全身型はさらに炎症性と非炎症性に分類でき，炎症型は corneodesmosome を介した細胞間接着に関与する CDS (corneodesumosin gene) の異常の PSS1，非炎症型は CHST8 の異常の PSS3 と CSTA の異常が原因の PSS4 がある．APSS は TGM5 の異常が原因．

■Netherton 症候群

先天性魚鱗癬様紅皮症，曲折線状魚鱗癬と表現される皮膚症状と，結節性裂毛（バンブーヘヤー），アトピー性皮膚炎を 3 主徴とする頻度 1/10 万の常染色体劣性遺伝性疾患で，原因遺伝子はセリンプロテアーゼインヒビターの Kazal-type5 をコードする遺伝子 SPINK5 である．

SPINK5 は皮膚の角化と毛髪の形成に関与するため，その異常で，顆粒層や角層の菲薄化やバリア形成異常，さらに易感染性や皮膚の炎症を生じ，痒みが出現する．

S 309

VI 感覚器と感覚器疾患のトピックス

人工感覚器

1 視覚

神田寛行，不二門　尚

網膜色素変性に代表される網膜外層変性疾患によって失明に至った患者を対象に，人工的に視覚再建することを目的とした人工感覚器「人工網膜」の研究開発が日本を含め世界各国で進められている．

人工網膜

網膜外層変性疾患では，主に視細胞が広範囲に変性し，眼内入射光を神経活動に変換することができず，重度視覚障害を生じる．人工網膜では，この視細胞の機能を電子機器で代替する．具体的には，眼の代わりに小型カメラで外界の映像を取得し，その画像データを体内装置本体に無線伝送する（図1）．体内装置内の集積回路で刺激電流を生成し，網膜近傍に埋植した多極電極で網膜に刺激電流を伝える．すると網膜内に残存する網膜神経節細胞等の神経細胞が刺激を受けて神経興奮を生じる．それが視神経を経由して視覚中枢に伝わることで擬似的な光感覚が生まれる．

多極電極とは数mm角の大きさの基盤上に複数の刺激電極を搭載する電子部品である．理論上，刺激電極が多いほど高い解像度の映像が得られるはずだが，実際は理論値同等の視力が得られることはまれである．たとえば，1600極型の多極電極を有するAlpha AMS（後述）では，臨床試験において15名中2例で視力検査まで可能なほど視力が回復（最高視力0.037）したものの，中には光感覚さえ得られなかった患者も2例存在した[1]．このようなばらつきは，患者ごとの網膜の状態や電流の広がりの違いに起因すると考えられる．しかし，どの臨床研究においても，人工網膜を用いることで対象物の位置の認識が向上することが報告されている[2]．

2013年にはSecond Sight Medical Products社（米国）のArgus IIが米国食品医薬品局（FDA）から医療機器としての承認を受け，これまでに260例に埋植手術が行われた．EUではArgus II以外にも，Retina Implant社（ドイツ）のAlpha AMSや，Pixium Vision社（フランス）のIRIS IIがCEマークを取得している．日本では，いまだどの人工網膜システムも医療機器として承認されていない．しかし，大阪大学を中心とした研究プロジェクトで開発された国産の人工網膜システムに対する治験の準備が現在進められている．わが国の医療現場に人工網膜が登場する日もそう遠くないと考えられる．

●文献
1) Stingl K, Schippert R, Bartz-Schmidt KU, et al：Interim Results of a Multicenter Trial with the New Electronic Subretinal Implant Alpha AMS in 15 Patients Blind from Inherited Retinal Degenerations. *Frontiers in Neuroscience* 2017；11：445.
2) Fujikado T, Kamei M, Sakaguchi H, et al：One-Year Outcome of 49-Channel Suprachoroidal-Transretinal Stimulation Prosthesis in Patients With Advanced Retinitis Pigmentosa. *Invest Ophthalmol Vis Sci* 2016；57：6147-6157.

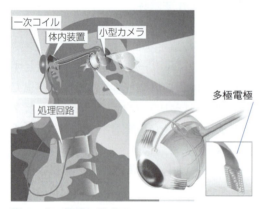

図1　人工網膜の模式図
大阪大学と（株）ニデックで共同開発している．

VI 感覚器と感覚器疾患のトピックス

人工感覚器

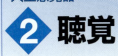

土井勝美

人工聴覚器と補聴器

　高度感音難聴には人工内耳手術が適応となり，中等度以上の伝音難聴・混合性難聴に対して人工中耳手術が保険承認された．今後も，さらに進化した人工聴覚器の開発・臨床導入が想定される．残存する内耳機能（聴覚・前庭機能）を可能な限り保存し，機能が最大限発揮できるよう，人工聴覚器の安全性と有効性を正しく評価することが重要である．

　本稿では，現在国内で保険承認されている3種類の人工聴覚器，①人工内耳，②人工中耳VSB，そして③植込み型骨導補聴器BAHAについて紹介するとともに，最近の補聴器の進歩についても述べる．

人工内耳

　1970年代から開発された人工内耳手術（cochlear implantation；CI）の導入は，高度感音難聴に対する治療の概念を根本的に変えた．内耳障害による高度感音難聴に対して，蝸牛内に挿入された人工内耳電極からの聴神経への通電により，正確な聴覚情報が大脳皮質聴覚野に届けられるようになった．

　人工内耳システムは常に進化を遂げてきた．体外装置スピーチプロセッサの小型化，軽量化，無ケーブル化，防塵・防水化は人工内耳の装用感を改善し，装用機会を増加させ，汗や水による故障率を低下させた．音声情報の処理法の進歩，複数の指向性マイクロホンや雑音処理機構の採用などにより，静寂下および雑音下での聴取能は大幅に向上した．体内装置インプラントの小型化，薄型化は手術時間の短縮，手術の安全性向上をもたらし，手術後合併症の発生を減少させた．インプラント先端の電極アレイはより細く，柔らかくなり，残存する内耳機能を保存する手術が可能となった．マグネットの形状や収納部位にも工夫がなされ，3.0テスラまでのMR撮影が可能になった．将来的に人工内耳医療はより広く深く浸透し，その医学的・医療経済学的価値をさらに高めていくと予想される．

人工中耳VSB

　人工中耳VSB（Vibrant Soundbridge®）が2016年から国内で保険承認され，中等度以上の伝音難聴・混合性難聴に適応となった．体外装置オーディオプロセッサで音声情報を解析し，体内装置インプラントへ伝達する．インプラント先端のFMT（floating mass transducer）と呼ばれる円筒形振動子を，蝸牛の正円窓または卵円窓に留置し，増幅した音振動を内耳に直接伝導する．耳小骨が残存している症例では，専用カプラーを用いてFMTをキヌタ骨，アブミ骨などに連結する．

　幅広い周波数域で40デシベル前後の大きな聴力利得があり，特に中音域から高音域での利得が最大で，純音聴力，語音聴力とも，最適に調整された補聴器装用下での聴取能をはるかに凌ぐ，優れた聴力改善が期待できる．

植込み型骨導補聴器BAHA

　植込み型骨導補聴器BAHA（Bone-Anchored Hearing Aid®）が2013年から国内で保険承認され，両側性の伝音難聴・混合性難聴に適応となった．BAHAシステムは単純で，チタン製骨導端子（インプラント），音声情報を解析するサウンドプロセッサ，両者を連結するチタン製接合子で構成される．乳突部に植込まれた骨導端子と生体骨との間に結合が

起こることで骨導端子を介して効率的な骨伝導が可能になり，外耳・中耳をバイパスして，音の物理的振動を直接内耳に伝導する．外耳道・中耳の病態とは無関係に作動し，安定した聞こえと快適な装用感，クリアで自然な音が得られる．手術は比較的安全で，術前にBAHAの試聴が可能である．

進化する補聴器

補聴器の進歩

1990年代になって補聴器のデジタル化が急速に進んだことによって，1）小型化，2）マルチチャンネル化による詳細な調節，3）指向性の向上とノイズ抑制，4）ハウリング抑制によるオープンフィッティングの導入，5）補聴器による耳鳴制御，などが可能になった．また，最近ではスマートフォンをはじめとするワイヤレス対応が注目されている．音源からの音が直接補聴器に入力され，増幅された場合は音声情報と雑音情報の分離は困難であるが，TVや電話，マイクなどからの音がワイヤレスで電気的に補聴器に入力されれば聴きたい音を明瞭に聴くことができる．スマートフォンを取り入れることによって，ワイヤレス対応を身近に活用できるようになり，また，補聴器のリモコンとして応用することもでき，補聴器の調整を装用者が自分で行なうことも可能になってくると予測されるが，安全性の確保など解決すべき問題もある．

補聴器による耳鳴制御も最近のトピックスである．耳鳴の神経生理学的モデルに基づいたサウンドジェネレーターを用いた耳鳴再訓練療法（TRT）が注目されたが，その後，補聴器を用いたTRTの有効性が国内外で報告されるようになり，最近では耳鳴制御のためのノイズや音楽機能を有する耳鳴治療器付きの補聴器が治療に導入され，広く普及してきている．今後，IT技術の進歩によってさらに高機能の補聴器が導入されると期待される．

軟骨伝導補聴器の開発

2004年に奈良県立医科大学の細井らはある種の圧電振動子からの音情報が耳軟骨を介して，気導や骨導と同程度に良好に，内耳に伝達されることを記載し，軟骨伝導と命名した．このコンセプトから本邦発の新しい軟骨伝導補聴器が開発され，VSBやBAHAに代わる新しい補聴機器として注目されている．外耳道閉鎖症が最も良い適応であるが，今後，手術では改善困難な伝音難聴や混合性難聴にも適応が拡大するものと期待されている．

補聴器を取りまく社会的問題

超高齢社会を迎えて補聴器を含めた医療的介入が必要な難聴者が急増している．一方，認知症の増加も大きな問題となっており，10年後には認知症患者と認知症予備軍はそれぞれ約700万人に達するという試算がある．難聴が認知機能低下のリスクの1つであることが2015年に厚生労働省が発表した新オレンジプランにも明記されており，補聴器装用による難聴への介入が認知機能に対しても有効である可能性が指摘されている．欧米を中心に補聴器の効果に関するエビデンスが報告されており，難聴の関与による認知機能低下のリスクを回避させることが期待される．

このように難聴者にとって補聴器は重要な医療機器であるが，本邦における補聴器普及率は欧米に比べて極めて低い．その理由としては補聴器購入に際しての公的補助制度や補聴器供給システムの問題が指摘されている．その解決策として本年から日本耳鼻咽喉科学会が認定している補聴器相談医（学会HPで検索可能）が発行する補聴器適合に関する診療情報提供書によって診療や治療を受けるために直接必要な補聴器であると証明された上で，認定補聴器販売店などで補聴器を適合，購入した場合は医療費控除を受けることができるようになった．この制度が浸透することによって補聴器供給システムも改善し，補聴器の適切な普及が進むことを期待したい．

VI 感覚器と感覚器疾患のトピックス

人工感覚器

3 平衡覚

岩﨑真一

　末梢前庭は，2つの耳石器と3つの半規管により構成され，頭部の動きを検知し，固視や体平衡の維持に役立っている．一側の前庭障害によって生じるめまい・平衡障害に対しては，前庭リハビリテーションなどにより症状の軽快が期待できるが，両側の前庭障害に対しては，リハビリテーションの効果も限定的であり，有効な治療がないのが現状である．そこで新たな治療の1つとして，人工前庭の開発が行われている．

人工前庭の原理

　人工内耳が蝸牛に挿入した電極によってラセン神経節を刺激するのと同様に，人工前庭では，3つの半規管の膨大部に電極を埋め込み，おのおのの半規管の刺激を行う（図1）．
　人工前庭の原理は，半規管の個別刺激によって引き起こされる眼球運動の軸が，刺激された半規管の属する平面に対して垂直になることを示した1960年代の動物実験に基づいており，複数の半規管を刺激した際の眼球運動の軸は，おのおのの半規管刺激によって引き起こされる眼球運動の軸のベクトルを加算することによって得られる．
　この研究を基にし，現在開発中の人工前庭では，頭部に埋め込んだ加速度計により頭部の動きを解析したデータを基に3つの半規管の膨大部を電気刺激することによって，適切な前庭動眼反射を引き起こす．

人工前庭開発の現況

　米国のグループは，2000年ごろから人工前庭の動物実験を開始している．両側の前庭を破壊した動物に人工前庭を埋め込み，電極を埋め込む位置や刺激方法，電極の安全性などについて，さまざまな検討を行っており，三次元方向の前庭動眼反射を正常の動物とほぼ同様に引き起こすことに成功している．それらの動物実験の結果を基に，ヒトを対象とした臨床試験を2016年より開始している．
　欧州のグループでも，両側の高度難聴を伴う複数の前庭障害患者に対して人工前庭埋込術をすでに施行し，概ね良好な結果を得ている．
　人工前庭は臨床応用の直前まで来ているが，今後克服すべき課題も多い．手術侵襲により感音難聴を起こす可能性があることや，頭部の加速度を検知するセンサーが大きいこと，人工内耳と比較して消費電力が大きく，長時間の連続装用が困難なことなどが現時点での開発上の問題となっている．

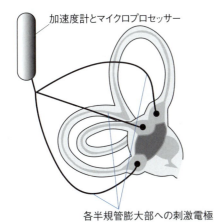

図1　人工前庭
頭部に埋め込んだ三次元の加速度計によって，頭部の動きを解析し，マイクロプロセッサーで電気信号に変換の後，おのおのの半規管膨大部に埋め込んだ刺激電極で半規管を刺激し，前庭動眼反射を引き起こす．

● 参考文献
1. Fornos AP, et al：Artificial balance：restoration of the vestibular reflex in humans with a prototype vestibular neuroprosthesis. *Front Neurol* 2014；5：66.
2. Guyot JP, et al：Vestibular assistance systems：promises and challenges. *J Neurol* 2016；263：S30-55.

VI 感覚器と感覚器疾患のトピックス

人工感覚器

4 嗅覚・味覚

小林正佳

　嗅覚と味覚は化学物質の受容である．特に嗅覚は対象物質の種類が無限であるため，これらの感覚センサーの開発は視覚，聴覚，触覚と比べて遅れていたが，近年になり数種類のセンサー機器が開発されてきている．一方，体内に装着して「におい」，「あじ」を人間に実感させる医療機器はまだ存在しない．

嗅覚センサー

　におい物質を同定するセンサー機器として，金属酸化物半導体や水晶振動子，電界効果トランジスタを利用したもの，膜型表面応力センサー，光音響式嗅覚センサーなどがすでに開発されている[1]．自然界に存在する多くのにおい物質は単一の化合物ではなく，複数の化合物の混合物である．センサーがこれらの混合物を構成する各化学物質に特異的に反応して，電気など何らかのエネルギーなどを発生すれば，それを信号としてにおい物質の同定と識別が可能になる．

味覚センサー

　味は酸味，塩味，苦味，甘味，うま味の5つを基本味質とし，それぞれ水素イオン，塩類，アルカロイド，糖類，アミノ酸や核酸などがこれらの代表的な呈味物質である．これらを簡便に測るセンサーには，pHメータを使用した酸味計，導電率計やイオン選択性電極を使用した塩味計，屈折率や近赤外線の透過を測定する糖度計などがある．また，酵素を用いることで，グルコースやアミノ酸などを選択的に高精度で測る酵素センサーもある．
　近年，脂質膜を利用したマルチチャネルの味センサーも開発されている[2]．これは脂質と可塑剤，高分子を混合して作製した脂質/高分子膜を味物質の受容部として，ここで味物質との電気的な相互作用または吸着により，味物質情報が電圧に変換される．これをデジタル数値化し，その応答の相違で味物質を同定する．現在，世界で400台以上の味覚センサーが食品や医薬品メーカー，大学，公設のセンターなどで活用されている．

人工嗅覚器の研究

　においを感受するとき，におい物質の濃度，種類が異なると嗅球内で活性化して活動電位を発生する部位もそれぞれに異なる．これを電気生理学的に記録すると，ちょうど二次元コードのように，におい情報が表現できる[3]．現在開発中の人工嗅覚器（olfactory implant）は，嗅球に16～32チャネルの二次元的刺激電極プレートを留置し，においセンサーが感知して発生する電気信号を二次元的パターン化して，刺激電極から嗅球へ伝えるものである．すでにラットを用いた実験用装置が作製されている．今後，この装置をヒト用に改良し，内視鏡下経鼻的頭蓋底手術の技術を応用して経鼻的に患者の嗅球に留置することにより臨床実用化が期待できる．ただし，体内埋め込み後の嗅覚再獲得のためのリハビリテーション法の確立など，克服していくべき課題はまだまだ多い．

● 文献
1) 和田森直：先進的な試み 光音響式嗅覚センサー．Clin Neurosci 2016；34：1382-1386.
2) 都甲 潔：味覚センサ．日味と匂会誌 2016；23：95-102.
3) Coelho DH, Costanzo RM：Spatial mapping in the rat olfactory bulb by odor and direct electrical stimulation. Otolaryngol Head Neck Surg 2016；155：526-532.

VI 感覚器と感覚器疾患のトピックス

人工感覚器
5 触覚

田中由浩

触覚センサーの開発

皮膚感覚に対応するセンサー(以降,触覚センサー)について述べる.触覚センサーもヒトと似た仕組みで構成される.構造物の変形を,抵抗や静電容量,光,音,磁場の変化,あるいは圧電効果を通して捉え,電気信号に変え,計算される.構造,検出素子・方法,信号処理に多様性があり,多くの触覚センサーが提案され,活用事例も増えている[1].ロボットの領域での事例は多く,対象との接触検知に加え,滑りの検知は物体の把持力調整に有効であり,接触力の分布計測は物体操作に役立つ.触覚センサー付き人工指でテクスチャーの識別や評価も行われている.

しかし総合的に見ると,皮膚の代替となるまでには至っていない.篠田は皮膚感覚にかかわる知覚特性を基に,ヒトと同等の能力を有するための十分条件を次のように挙げている[1].1)皮膚表面でのサンプリング間隔が1mm以下(2点弁別閾値),2)各計測点で力の三次元ベクトルが計測可能,3)サンプリング周波数が1kHz以上(機械受容器の周波数応答),4)計測精度が16bit以上(皮膚変位$0.1\mu m$~数mmの定量化),5)センサーの弾性的性質が皮膚と同等,6)センサー表面の摩擦特性が皮膚と同等.あくまで十分条件であり,目的に応じて上記のいくつかをクリアした触覚センサーが開発されつつあるが,高密度化,配線,自由曲面配置,柔軟性・伸縮性,高ダイナミックレンジはたびたび課題となる.皮膚のように広い面積をカバーしようとすれば,一般的にセンサーと配線の数が膨大になり,サンプリング周波数の低下や構造的に柔軟性を損なう.配線を減らす方法として,マトリックス状の配線,シリアル通信形式,センサーの無線化なども提案されている.自由曲面配置には,フレキシブル基板やワイヤーを用いる方法が提案されている.柔軟性・伸縮性には,磁場を活用して検出素子を表面付近に設けないセンサーや,導電性布など素材そのものをセンサー化する例もある.そのほかに,マーカーを入れた柔軟物の下にカメラを配置してその変形を捉え,接触力を分布かつ3軸で推定する方法も提案されている.また,MEMS(micro electro mechanical system)技術によりセンサー単体の小型化や微小力検出は進んでいるが,ヒトのように広いレンジをカバーすることは難しい.

参考とすべき皮膚の構造

触覚センサー開発には皮膚の構造も参考になる.層構造による機械的フィルタ機能を基にした接触力と面積を検出するセンサーや,指紋や真皮乳頭がメルケル細胞やマイスナー小体の分布箇所で応力を集中させる働きを持ち,これらを模した構造のセンサーも開発されている.筆者も,皮下組織の膠原線維に注目し,パチニ小体のように深部に分布しながら高周波数振動を検知できる柔軟かつ高感度センサーの開発に取り組んでいる.

上述以外にも,接触による磨耗の問題,情報処理など,実用上の課題もある.再生機能を有する触覚センサーも検討されている.情報圧縮や側抑性を真似た輪郭強調,感性モデルも提案されている.工学と触覚原理解明の両輪での進展がますます期待される.

● 文献
1) 下条 誠,前野隆司,篠田裕之他編著:触覚認識メカニズムと応用技術―触覚センサ・触覚ディスプレイ―(増補版). S&T出版,東京,2014.

再生医療

1 視覚

森永千佳子, 髙橋政代

視覚機能にかかわる再生医療として，角膜上皮，角膜内皮，網膜色素上皮などの一部の眼球のパーツについては臨床応用が始まっている．一方で，神経網膜や視神経，あるいは眼球全体の再生は，まだ研究の途上にある．

角膜上皮

角膜上皮については，通常の角膜移植では治療困難な難治性の角結膜疾患に対し，体外で細胞を培養して作製した「細胞シート」を用いる治療が1990年代から行われ，国内の再生医療分野をリードしてきた．具体的には，角膜と結膜の境目（角膜輪部）には，角膜上皮を修復する幹細胞が存在している．スティーブンス・ジョンソン症候群，熱化学外傷等はこの部分が障害されることにより，修復のための正常な細胞が供給されなくなるもので，角膜上皮幹細胞疲弊症と呼ばれる．これらは角膜が濁るだけではなく，まぶたの癒着やドライアイを伴う場合も多く，一般に行われるドナー眼からの角膜移植では治療できなかった．そこで，患者自身やドナーの角膜上皮幹細胞をシート状に培養し，移植する方法が行われるようになった．

しかし角膜上皮は他人の細胞を用いた場合，高確率で拒絶反応が起こる．一方で，本人の細胞を利用することができるのは，疾病が片眼性であり健常眼から細胞を採取できる場合に限られるため，多くの場合両眼性である角膜上皮幹細胞疲弊症においては，対象となる症例は限定される．そこで代替として，本人の口腔粘膜上皮細胞を用いる方法が開発された．「培養自家口腔粘膜上皮シート移植」は，2013年より先進医療Bとして実施されている．この方法は，治療法のない両眼性疾患の治療を可能にしたことから大きな意義があった．しかし長期経過においては，口腔粘膜の特性から眼表面への血管の侵入を来し，視力が低下する例なども見られている．この問題を克服するため，最近は人工多能性幹細胞（iPS細胞）より分化誘導した角膜上皮を用いる方法などの研究が進められている．

角膜内皮

角膜内皮細胞はヒトの生体内では増殖しないことが知られており，疾病や手術などの侵襲により障害されると，角膜の浮腫と混濁を生じ視力低下を来す（水疱性角膜症）．これまで治療法としては角膜移植（全層移植，内皮移植）しかなかったが，近年，角膜内皮細胞を体外で培養し増幅する方法が開発され，再生医療研究が本格化しつつある．現在，ドナー由来の角膜内皮細胞を用いる「培養ヒト角膜内皮細胞注入療法」の治験も行われている．

網膜

かつては網膜は中枢神経の一部であり再生は困難であると考えられていたが，近年，胚性幹細胞（ES細胞）やiPS細胞などから作製した網膜色素上皮細胞移植の臨床試験が国内外で行われ，注目を集めている．われわれの研究グループは，iPS細胞由来の網膜色素上皮移植の臨床研究を実施している[1]．また次のステップとして，網膜色素変性などの視細胞変性疾患を対象としたiPS細胞由来の神経網膜（視細胞シート）移植の準備を進めており，数年以内に臨床研究を開始する計画である．

● 文献

1) Mandai M, Watanabe A, Kurimoto Y, et al : Autologous Induced Stem-Cell-Derived Retinal Cells for Macular Degeneration. N Engl J Med 2017 ; 376 : 1038-1046.

VI 感覚器と感覚器疾患のトピックス

再生医療

2 聴覚・平衡覚

中川隆之

聴覚・平衡覚の領域でも，再生医療に関連する研究が内耳を中心として盛んに行われている．特に，近年では，感音難聴に対する創薬の機運が産業的にも高まり，臨床応用へ向けた取り組みも積極的に行われ始めている．内耳は，聴覚を担当する蝸牛と平衡覚の入力器官である半規管と耳石器に分かれる．半規管および耳石器では，感覚上皮の感覚細胞である有毛細胞の再生が注目されており，蝸牛では感覚上皮であるコルチ器の有毛細胞だけでなく，聴覚の一次神経であるラセン神経節細胞，内リンパ電位生成に関連する蝸牛側壁を構成する線維細胞など多岐にわたる再生研究がなされている．再生への手段として他の組織と同様に，幹細胞などを用いた細胞治療，遺伝子治療，標的分子に対する化合物を用いる分子治療に関する研究が行われている．

細胞治療

コルチ器，ラセン神経節，蝸牛側壁の再生を目的とした研究が行われている．移植細胞による直接的な組織再生では，多能性幹細胞からの神経細胞分化誘導が安定して行えることから，ラセン神経節細胞再生に関する研究が最も進捗している．ヒト由来移植細胞ソースとしてES細胞およびiPS細胞が用いられている．今後，人工内耳と組み合わせた臨床応用が期待される．有毛細胞再生では，ES細胞由来のオルガノイドでの有毛細胞誘導が報告されているが，移植細胞としての能力は評価されていない．蝸牛側壁の再生では，骨髄由来間葉系細胞移植による再生に関する報告があるが，直接的な再生ではなく，液性因子分泌などによる間接的な再生がメカニズムとして考えられている．液性因子の投与による組織保護という観点からは，骨髄由来単核細胞の蝸牛への移植が人工内耳手術に際して行われた成績がすでに報告されている[1]．

遺伝子治療

遺伝性難聴において正常タンパクを発現させる目的と遺伝子導入による有毛細胞再生についての研究が注目される．Ⅰ型アッシャー症候群モデルマウスでアデノ随伴ウイルスを用いて有毛細胞を標的とした遺伝子導入を行うことにより聴覚および平衡機能が改善することが示されている[2]．また，支持細胞から有毛細胞への分化転換を誘導する遺伝子である*ATOH1*の遺伝子導入による有毛細胞再生を目指した臨床研究が人工内耳適応となる高度難聴者を対象に行われている．

分子治療

ノッチ情報伝達系の制御による有毛細胞再生が臨床試験の準備段階にある．基礎研究レベルでは，ノッチ情報伝達系を阻害する効果を併せ持つガンマセクレターゼ阻害薬の局所投与が有毛細胞再生，聴覚回復再生に貢献することが示唆されているが，回復の程度は限定的であることから，臨床でどの程度の有効性が示されるのかが注目される．細胞自体の再生ではなく，細胞間のシナプス結合の再生による難聴治療も注目されており，いくつかのペプチドがシナプス再生を誘導することが報告されており，臨床研究への発展が期待される．

● 文献
1) Roemer A, Köhl U, Majdani O, et al：Biohybrid cochlear implants in human neurosensory restoration. *Stem Cell Res The* 2016；7：148.
2) Emptoz A, Michel V, Lelli A, et al：Local gene therapy durably restores vestibular function in a mouse model of Usher syndrome type 1G. *Proc Natl Acad Sci USA* 2017；114：9695-9700.

Ⅵ 感覚器と感覚器疾患のトピックス

再生医療

 嗅覚・味覚

藤尾久美, 丹生健一

嗅覚の再生医療

嗅神経細胞は生涯にわたって再生を繰り返す能力をもっている．しかし，喫煙や薬物，ウイルスなどの外的因子や加齢と共に再生機能は低下する．本来の機能として持っている再生能力を利用することにより，嗅神経細胞の再生医療が実現化できるものと期待される．

■神経栄養因子

マウスを用いた in vivo の研究では brain-derived neurotorophic factor(bDNF)の遺伝子を組み込んだアデノウイルスベクターの鼻腔投与や，線維芽細胞増殖因子(bFGF)や神経成長因子(NGF)，インスリン様成長因子(IGF)などのサイトカインの全身投与・局所投与により，嗅神経細胞の細胞死抑制や増殖ができたとする報告が見られる．アデノウイルスベクターを用いた神経栄養因子の遺伝子治療や，試薬として扱われている神経栄養因子による治療は，現時点では現実的でない．しかし，bFGF は褥瘡治療薬(フィブラスト®)として，IGF-1 は成長ホルモン欠損症に対する治療(ソマゾン®)として，すでに保険収載されている薬剤である．適応拡大により，今後，難治性の神経性嗅覚障害の治療薬となることが期待される．

■バルプロ酸ナトリウム

メチマゾール投与によるマウス嗅上皮傷害モデルにおいて，抗てんかん治療薬としてすでにバルプロ酸ナトリウム(デパケン®)の連日投与で，嗅上皮の再生が用量依存性に促進したとの報告が見られる．

■漢方薬

わが国では実臨床において，コリン作動性ニューロン活性を高め，神経成長因子の分泌を増加させる作用が注目され，当帰芍薬散が，感冒後嗅覚障害に広く処方されている．

味覚の再生医療

味細胞の寿命は約10日と嗅細胞よりさらに短い周期で，古い味蕾は細胞死を起こし，味蕾の底部にある基底細胞から新たな味細胞が生まれている．

■亜鉛

他の多くの組織と同様，味細胞の再生には亜鉛が必須である．亜鉛が欠乏すると細胞のターンオーバーが延長して味細胞の数が減少し，味覚機能の低下を起こす．亜鉛は鉄のように体内に貯留することができないため，何らかの理由で亜鉛摂取量がさらに低下すると，ターンオーバーの周期が短い味細胞に影響する．臨床的には亜鉛製剤（プロマック®，ノベルジン®）などの処方薬，市販薬のサプリメントなどが用いられている．

■味細胞の再生

2013年に味幹細胞と前駆細胞が同定され，2014年にはオルガノイド培養系にて味幹細胞も培養できるようになった[1]．作成された味蕾オルガノイドは味細胞の分化マーカーを発現するだけでなく，機能していることが報告されている．味細胞の分化と再生のメカニズムの解明に向けて，さらなる発展が期待される．

● 文献
1) 岩槻 健, Wenwen R, Peihua J 他：味幹細胞の同定と培養 味幹細胞の探索から新規味蕾オルガノイドの作製まで. 化と生 2016；54：543-546.

● 参考文献
1. 藤尾久美：嗅覚障害の治療 嗅覚障害に対する抗加齢医学. JOHNS 2017；33：239-241.

VI 感覚器と感覚器疾患のトピックス

再生医療

4 触覚

冨田興一, 細川 亙

皮膚知覚の再生様式

主な皮膚知覚として触覚, 深部感覚, 痛覚, 温冷覚がある. 神経損傷が生じた際, 前2者では損傷神経の再生によってのみ知覚回復が得られるのに対し, 後2者では損傷神経の再生に加え, 周囲の非損傷神経からの代償性側芽形成による知覚回復が期待できる. したがって, 侵害受容性感覚である痛覚や温冷覚では比較的自然回復が得られやすいのに対し, 触覚や振動覚の回復には外科的介入が必要であることが多い(表1).

ASCを用いた皮膚知覚の再生医療

脂肪組織由来間葉系幹細胞(adipose-derived stem cell；ASC)は脂肪組織に存在する多分化能を有する体性幹細胞である. 胚葉を超えてさまざまな細胞へ分化することや, 低侵襲な脂肪吸引術による採取が可能であることから, いろいろな分野における再生医療への応用が期待されている.

ASCは一定の条件下において, 末梢神経の支持細胞であるシュワン細胞(Schwann cell；SC)に機能的に似る細胞(differentiated ASC；dASC)へ分化し, 神経栄養因子であるNGF(nerve growth factor)やBDNF (brain derived neurotrophic factor)を分泌する[1]. 皮膚の侵害受容性感覚の回復に重要となる非損傷神経からの側芽形成は, 内因性のNGFに依存する. また, BDNFが触覚と深部感覚回復に必要な損傷神経の再生を促進することも知られている. われわれはラット背部に皮膚知覚麻痺領域を作成したモデルへdASC移植を行い, 非損傷神経からの側芽形成と, 損傷神経からの軸索再生がそれぞれ有意に促進されることを確認した[2].

知覚神経再建にしばしば用いられる自家神経移植では, 神経グラフト内SCの生存率をいかに高めるかが重要となる. そこでわれわれは, 未分化のASCがHGF(hepatocyte growth factor)などの因子を分泌することで細胞保護効果を発揮することに着目した. ラット坐骨神経損傷モデルへの神経移植と同時に, ASCを神経グラフトの神経上膜内へ移植した結果, グラフト内SCの生存率が有意に向上した[3].

皮膚知覚麻痺は褥瘡などの皮膚潰瘍や低温熱傷の原因となり, QOLの低下へとつながる. ASCは細胞移植単独による治療や, 外科手術の補助療法として利用できる可能性を秘めており, 今後の皮膚知覚麻痺治療における有力なツールとなりうる.

文献

1) Tomita K, Madura T, Sakai Y, *et al*：Glial differentiation of human adipose-derived stem cells：Implications for cell-based transplantation therapy. *Neuroscience* 2013；236：55-65.
2) Nishibayashi A, Tomita K, Kiya K, *et al*：Differentiated adipose-derived stem cells promote the recovery of nociceptor function in rats. *Neuroreport* 2016；27：1134-1139.
3) Tomita K, Nishibayashi A, Yano K, *et al*：Adipose-derived stem cells protect against endoneurial cell death：Cell therapy for nerve autografts. *Microsurgery* 2015；35：474-480.

表1 皮膚知覚の再生様式

	神経線維の種類	損傷時の回復様式	自然回復
触覚, 深部感覚	Aβ線維	損傷神経の再生	しにくい
痛覚, 温冷覚 (侵害受容性感覚)	Aδ, C線維	損傷神経の再生, および周囲の非損傷神経からの側芽形成	比較的しやすい

VI 感覚器と感覚器疾患のトピックス

加齢とアンチエイジング

1 視覚

北市伸義, 石田 晋

　視覚領域のアンチエイジング研究は, 食品因子の効果が臨床試験で科学的に検証されていることが大きな特色である.

加齢黄斑変性と抗酸化ビタミン

　米国国立眼研究所(NEI)主導で, 健常者に抗酸化物質を摂取させる大規模な臨床研究が行われた(AREDS試験). 大型／中型ドルーゼンが存在するか片眼に加齢黄斑変性がある場合, 検査眼の加齢黄斑変性への進行率が抗酸化ビタミン摂取群では有意に減少した[1].

　ビタミンAはロドプシンの前駆体でもあるため視機能に必須であるが, 喫煙者ではビタミンA摂取者に肺がん発生率が有意に高くなった. 喫煙者にビタミンA摂取を勧めてはならない.

　続いて行われたAREDS2では, 抗酸化サプリメントにω3多価不飽和脂肪酸であるエイコサペンタエン酸(EPA)やドコサヘキサエン酸(DHA)を加えても加齢黄斑変性の予防効果は増強しなかった. ただし, 双子研究では肉より魚の食習慣で発症リスクが低下した[1].

加齢黄斑変性とルテイン

　ヒトの網膜で最も鋭敏な部位である黄斑に選択的に取り込まれるカロテノイドは, ルテインとその光学異性体であるゼアキサンチンのみであり, 「黄斑色素」と呼ばれる. 有害な青色光を吸収するフィルター効果と抗酸化効果の両方で網膜を保護している. カロテノイド, 特にルテイン／ゼアキサンチン摂取群で加齢黄斑変性のリスクが減少した[1].

緑内障とアントシアニン

　フラボノイドの一種, アントシアニンはベリー類に豊富に含まれ, 昔から眼への好影響が言われている. 近年, カシス果実抽出アントシアニンの摂取により緑内障視野障害の進行抑制が報告された[2].

眼精疲労とアントシアニン

　われわれはビルベリー抽出物を摂取させて調節機能を評価する二重盲検介入試験を行った. スマートフォン作業による眼精疲労自覚症状, 他覚的調節機能(瞳孔縮瞳率, 調節微動高周波成分)はいずれも有意に改善した[2]. さらに普段から長時間パソコン作業を行っている眼精疲労被験者でも同様に有意な自覚症状と他覚的調節機能の改善が見られた[2].

眼精疲労とアスタキサンチン

　アスタキサンチンはサケ, イクラや甲殻類の殻などの橙色色素であり, 強力な抗炎症効果, 組織保護効果がある. 日常的に長時間パソコン作業の多い被験者で, 眼精疲労自覚症状, 準他覚的調節機能の有意な改善が見られた[3]. また摂取により眼底血流速度が有意に向上した[3].

● 文献
1) 北市伸義, 石田 晋：眼とアンチエイジング. 臓器(専門領域)別アンチエイジング. アンチエイジング医学の基礎と臨床, 第3版, メジカルビュー社, 東京, 2015, 394-395.
2) Horie Y, Kitaichi N, Motohashi N：Clinical effects of bilberry extract on eyestrain. Chapter 4. Occurrences, structure, biosynthesis, and health benefits based on their evidences of medical phytochemicals in vegetables and fruits 5. Nova Science Pub Inc, New York, 2006；97-109.
3) 北市伸義, 石田 晋：アスタキサンチンの眼疾患への応用. 吉川敏一, 内藤裕二 監. アスタキサンチンの機能と応用, シーエムシー出版, 東京, 2012, 138-145.

VI 感覚器と感覚器疾患のトピックス

加齢とアンチエイジング

❷ 聴覚・平衡覚

内田育恵

聴覚のアンチエイジング

聴覚の加齢のしくみとして，感音難聴の病因が累積的，相乗的に作用するという損傷蓄積仮説が考えられている（図1）[1,2]．さまざまなイベントに伴い蝸牛内に過剰産生された活性酸素による酸化ストレスで，ミトコンドリアDNA損傷，内耳感覚細胞アポトーシス，老化促進というプロセスが進行する．したがってアンチエイジング戦略としては，酸化ストレスリスクの回避や，抗酸化作用を持つ物質の補給に効果が期待される．

騒音曝露から耳を保護し，糖尿病，動脈硬化など全身的な健康状態を良好に保つことが聴覚の健康維持につながる．寿命延長効果が知られるカロリー制限は，哺乳類の加齢性難聴発症を抑制する唯一確実な方法とされているが，ヒトでは平均寿命が長く，現実的には，栄養素を充足させつつ適正なカロリー制限を維持するのは困難である．サプリメントについては，抗酸化ネットワークを考慮して，抗酸化物質のいくつかを組み合わせてバランス良く補充するのが良いと言われている．

平衡覚のアンチエイジング

身体の平衡および姿勢制御では，図2[3]に示す諸因子の機能低下を抑えることがアンチエイジングとなる．慢性的なふらつきやバランス障害に対する前庭リハビリテーションは各種提唱されており，また地域運動介入により全身ストレッチング，筋力増強運動，バランスエクササイズ，30分以上のウォーキングなどの予防的運動療法が，高齢者の姿勢制御の改善やバランス機能の維持に有効であることも報告されている．

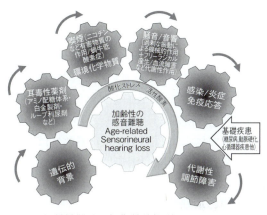

図1 加齢性難聴の損傷蓄積仮説

(Wong AC, et al：*Front Aging Neurosci.* 2015；7：58／内田育恵：*Medical Science Digest* 2016；42：178-181 より改変)

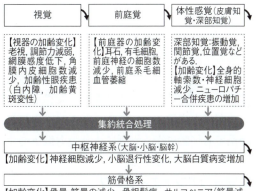

図2 加齢に伴い姿勢保持機能に生じる変化

(Iwasaki S, et al：*Aging Dis* 2014；6：38-47 より改変)

●文献

1) Wong AC, Ryan AF：Mechanisms of sensorineural cell damage, death and survival in the cochlea. *Front Aging Neurosci* 2015；7：58.
2) 内田育恵：特集「聴覚障害」5．老化と難聴. *Med Sci Digest* 2016；42, 178-181.
3) Iwasaki S, Yamasoba T：Dizziness and imbalance in the elderly：Age-related decline in the vestibular system. *Aging Dis* 2014；6：38-47.

VI 感覚器と感覚器疾患のトピックス

加齢とアンチエイジング

 嗅覚・味覚

藤尾久美

嗅覚

嗅覚の機能も加齢と共に低下する．60歳を超えると男女共に有意に検知閾値（何らかのにおいがする）の低下を来す報告がある[1]．嗅覚同定能検査キットを用いたわれわれの臨床研究では，50歳以上から正答数にばらつきが見られ，60歳以上では有意に嗅覚が低下していた．

嗅覚の加齢性変化

嗅神経細胞は終生細胞の死滅と再生を繰り返している．しかし，嗅上皮は加齢と共に呼吸上皮への変成が生じ，嗅上皮はその厚さも面積も減少し，嗅細胞数も減少する．さらに，嗅粘膜は外界に露出しており，化学物質，炎症など外的な障害因子の影響を受けやすい．高齢者が内服しているさまざまな薬剤も嗅覚障害の一因となる．また，感冒後の嗅覚障害は閉経後の女性に多いことから，女性ホルモンの関与も指摘されている．さらに，中枢神経系でも加齢による影響により嗅力低下を生じている可能性がある．

嗅覚のアンチエイジング

嗅神経細胞の維持　嗅神経の修正再生を繰り返す機能を維持し，嗅神経を保護し嗅覚を維持できる内服薬，外用薬などの開発が期待される．嗅覚障害の実臨床において，当帰芍薬散は神経成長因子の分泌を増加させる作用が注目されている．

嗅覚障害の危険因子の除去　嗅覚障害の危険因子として，年齢，鼻茸，鼻中隔彎曲症と共に多量の飲酒歴が挙げられている[2]．喫煙も嗅覚の危険因子であるため，禁煙し，飲酒を控え，可能であれば鼻茸の治療を行う．

においの刺激　感冒後嗅覚障害の回復にもにおいのリハビリが有用であるとの報告もあり，加齢性変化を受けた嗅上皮に対しても常ににおいを嗅ぐことが有用である可能性がある．

味覚

味覚も加齢性変化を受けるため，味覚障害の受診者は年齢と共に増加する．味覚の閾値は加齢と共に上昇し，70歳以上で有意に上昇するとされている．

味覚の加齢性変化

味蕾細胞は嗅神経細胞と同様に常にターンオーバーしており，脱落と増殖を繰り返している．しかし，共に味蕾の加齢と増殖能が低下し，味蕾の数も低下すると言われている．

味覚のアンチエイジング

亜鉛の補充　亜鉛は細胞増殖のさまざまな部分で作用しているため，低亜鉛の場合の補充は重要である．そもそも亜鉛を多く含む食事の摂取を心がけることが必要である．

口腔環境の維持　加齢と共に唾液分泌低下を来すため，必要であれば唾液分泌を促す処方を考える．また齲歯の治療，義歯の不具合などにも留意する．喫煙は口腔環境を悪化させ，味覚が鈍くなり，味蕾の再生を阻害するので，禁煙は重要である．

薬剤性味覚障害の改善　薬剤により口腔乾燥，味覚に特異な症状を来す場合があるため，疑われる薬剤があれば可能な限り薬剤の変更を考慮する．

● 文献
1) Carla R : Odor Detection Thresholds in a Population of Odor Adults. *The Laryngoscope* 2016 ; 1257-1262.
2) Schubert CR, Cruickshanks KJ, Klein BE, *et al* : Olfactory impairment in oder adults : five-year incidence and risk factors. *Laryngoscope* 2011 ; 121 : 873-878.

加齢とアンチエイジング

4 エイジングと皮膚感覚

片山一朗

皮膚は非常に精緻な恒常性を司る機能を持ち，単に皮膚のみでなく全身の健康の維持に重要な役割を果たしているが，その破綻や機能障害によりさまざまな症状が皮膚に現れる[1]．高齢者で見られる乾燥肌は，角質層内の水分保持量が減少し，結果的に，我慢できない痒みの原因となると考えられている．

加齢による皮膚の老化とバリア・免疫機能

皮膚の老化は大きく光老化と生理学的老化に分かれるが，生理学的老化により表皮は菲薄化し，真皮コラーゲンは疎となるため皮膚が萎縮する．その結果，機能的変化として，外界刺激に対し脆弱となり，創傷治癒力の低下やバリア機能低下，痒みなどに対する知覚過敏が見られる（図1）[2]．

高齢者の発汗機能：自律神経との接点

高齢者で発汗機能が低下することが報告されているが，バリア障害と痒み過敏がアトピー性皮膚炎に類似した発汗低下に基づく可能性も考えられ（表1）[3]，原因として末梢神経終末の表皮内への伸長が考えられている[4]．

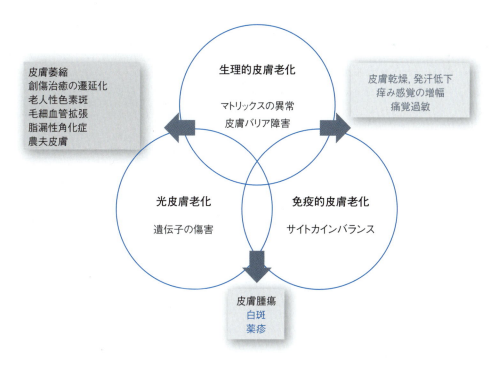

図1 加齢による皮膚の変化
免疫学的皮膚老化ではサイトカインバランスなどの異常により皮膚のアレルギー性疾患や皮膚の悪性腫瘍などが発症しやすくなる可能性が考えられる．

表1 高齢者の皮膚のバリア機能と過敏性

	アトピー性皮膚炎	高齢者	尋常性魚鱗癬	Flaky tail mouse
フィラグリン	低下（20〜50%）	低下	欠損	欠損
セリンプロテアーゼ活性 KLK7	亢進	低下？	低下	？
過角化	軽度〜中等度	軽度〜中等度	高度の肥厚	肥厚
セラミド	減少	減少	？	？
天然保湿因子／痒み	減少/あり	減少/進行で増強	減少/なし	減少？/？
水分保持	減少	減少	減少	減少
水分蒸散（transepidermal water loss；TEWL）	亢進	低下	軽度〜中等度亢進	亢進？
皮膚のバリア機能	低下	低下〜正常（角層の代償性防御による）	軽度〜中等度低下	低下？

皮膚での副腎外コルチゾール産生と皮膚老化：内分泌と免疫の接点

表皮角化細胞もコルチゾールの再活性化酵素（11β-HSD1）と $de\ novo$ 合成酵素を有しており皮膚局所でのコルチゾールを調整していると考えられる[5]. 皮膚の生理的老化はグルココルチコイド過剰に伴う皮膚萎縮と類似することより，皮膚老化に伴う創傷治癒遅延や痒み過敏にも関与している可能性が考えられている.

● 文献

1) Katayama I, Bae SJ, Hamasaki Y, *et al*：Stress response, tachykinin, and cutaneous inflammation. *J Investig Dermatol Symp Proc*. 2001；6：81-86.

2) Gilcherest BA：Relationshipbetween actinic damage and chronologic aging in keratinocyte culture of human skin. *J Invest Dermatol* 1979；72：219-223.

3) Hara M, Kikuchi K, Watanabe M：Senile xerosis：functional, morphological and biochemical studies. *J Geriatr Dermatol* 1993；1：111–120.

4) Tominaga M, Takamori K：Recent advances in pathophysiological mechanisms of itch. *Expert Rev Dermatol* 2010；5：197–212.

5) Terao M, Katayama I：Local cortisol/corticosterone activation in skin physiology and pathology. *J Dermatol Sci* 2016；84：11-16.

VI 感覚器と感覚器疾患のトピックス

視覚

1 IgG₄関連眼疾患

高比良雅之

IgG₄関連疾患とは

IgG₄関連疾患とは，血清IgGの分画の1つIgG₄の上昇を伴い，全身のさまざまな臓器や器官に腫瘤，腫大，肥厚などの病変が見られる病態である．その疾患概念の始まりは2001年のHamanoらによる高IgG₄血症を伴う自己免疫性膵炎の報告による．その後，IgG₄関連Mikulicz病などのさまざまな病態が相次いで報告され，2012年にはわが国より「IgG₄関連疾患の包括的診断基準」が示された[1]．IgG₄関連疾患の代表的な罹患臓器としては，頭頸部では涙腺，唾液腺，下垂体，硬膜，鼻副鼻腔，甲状腺などが，また体幹部では肺，膵，胆管，腎，大動脈，後腹膜，リンパ節，皮膚などが挙げられる．IgG₄関連眼疾患とはIgG₄関連疾患のうち眼領域に生じる病変の総称である．

IgG₄関連眼疾患の諸病変

IgG₄関連眼疾患の代表的な病態は対称性の涙腺腫脹(図1)と唾液腺腫脹が見られるMikulicz病である．一方で，涙腺腫脹が片側に限られたIgG₄関連涙腺炎の病態も存在する．IgG₄関連涙腺炎ではドライアイの症状を伴っても概して軽症である．涙腺に次いで頻度の高い病変は三叉神経腫大や外眼筋腫大である．三叉神経のうち眼窩下神経(第2枝)あるいは眼窩上神経(第1枝)の腫大が見られ，その検出にはMRIの冠状断が優れる(図1)．これらの三叉神経腫大で知覚障害を伴うことはまれである．外眼筋腫大(図1)も頻度が高い病変であるが，眼球運動障害，複視，斜視の併発は概して少ない．これら涙腺，三叉神経，外眼筋の3大病変については，

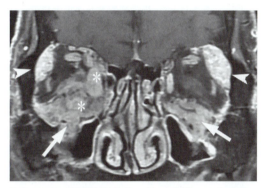

図1 IgG₄関連眼疾患(71歳，男性)の3大病変
涙腺腫大(矢頭)，三叉神経腫大(矢印)，外眼筋腫大(＊印)

2015年に公表されたIgG₄関連眼疾患の診断基準(表1)[2]にも明記された．

他の眼窩病変は比較的まれではあるが，視神経を圧迫する腫瘤によって視力・視野障害を来す場合がある．このIgG₄関連視神経症の頻度は不明であるが，既報や自験例からはIgG₄関連眼疾患のおよそ数～10%程度と推察される．その他のまれな病変として，強膜など眼球内に及ぶものや，涙道病変などが報告されている．

日本のある多施設調査[3]によれば，IgG₄関連眼疾患の219症例の診断時の年齢の中央値は62歳であり，20歳未満の症例はなく，また症例数に有意な性差はなかった．一方で，眼領域以外の肺，膵，腎，大動脈などの多くのIgG₄関連疾患病変は有意に男性に多いことが知られている．

病理における鑑別診断

IgG₄関連眼疾患の診断基準においては病理でIgG₄陽性細胞数を強拡大視野内50個以上とする条件が採用され(表1)，これは全身のIgG₄関連疾患を網羅する包括的診断基準[1]

S 325

表1 IgG₄関連眼疾患の診断基準

1) 画像所見で涙腺腫大，三叉神経腫大，外眼筋腫大のほか，さまざまな眼組織に腫瘤，腫大，肥厚性病変が見られる．
2) 病理組織学的に著明なリンパ球と形質細胞の浸潤が見られ，ときに線維化が見られる．IgG₄陽性の形質細胞が見られ，IgG₄(＋)/IgG(＋)細胞比が40％以上，またはIgG₄陽性細胞数が強拡大視野(×400)内50個以上を満たすものとする．しばしば胚中心が見られる．
3) 血清学的に高IgG₄血症を認める(＞135 mg/dL)．

確定診断群(definite)：1)＋2)＋3)
準診断群(probable)：1)＋2)
疑診群(possible)：1)＋3)

鑑別疾患：Sjögren症候群，リンパ腫，サルコイドーシス，多発性血管炎性肉芽腫症，甲状腺眼症，特発性眼窩炎症，細菌・真菌感染による涙腺炎や眼窩蜂巣炎．

注意：Mucosa associated lymphoid tissue (MALT) リンパ腫はIgG₄陽性細胞を多く含むことがあり，慎重な鑑別が必要．

（後藤　浩他：日眼会誌 2016；120：365-368）

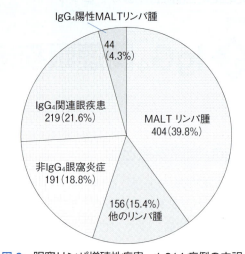

図2　眼窩リンパ増殖性疾患，1,014症例の内訳
（Japanese study group of IgG4-related ophthalmic disease : *Jpn J Ophthalmol* 2013 ; 57 : 573-579）

の条件(10個以上)よりも厳しい．鑑別疾患のうち最も重要な疾患はMALT(mucosa associated lymphoid tissue)リンパ腫である(図2)[3]．眼窩MALTリンパ腫では概して血清IgG₄値は低く，検体の病理でもIgG₄染色は陰性であることが多い．しかし，IgG₄関連眼疾患を背景にMALTリンパ腫が発症することや，IgG₄染色陽性MALTリンパ腫の存在も知られている．先述の多施設調査[3]での眼窩リンパ増殖性疾患1,014症例の病理診断の内訳は，MALTリンパ腫が40％と多く，IgG₄関連眼疾患は22％であり，またIgG₄染色が陽性となるMALTリンパ腫が4％存在した(図2)．リンパ腫との鑑別には，病理診断に加えて，生検体の提出によるIgH遺伝子再構成やフローサイトメトリーの補助診断を行うことが望ましい．

治療

IgG₄関連眼疾患の治療の基本はステロイドの全身投与である．標準的にはプレドニゾロン内服を初回投与量0.5〜0.6 mg/kg/日として2週間ごとに10％ずつ漸減し，維持量10mg/日で最低3か月投与し，その後は必要に応じて5〜10mg/日を維持量とする．視力低下や視野障害を来す重症例ではステロイド大量点滴療法も選択される．IgG₄関連眼疾患のステロイド治療に対する反応は概して良好であるが，再燃を繰り返すような難治例ではアザチオプリンなどの免疫抑制剤や抗CD20抗体療法リツキシマブ(ただし現在日本では保険適用外)の有効性も報告されている．

● 文献
1) Umehara H, Okazaki K, Masaki Y, *et al*：Comprehensive diagnostic criteria for IgG4-related disease (IgG4-RD), 2011. *Mod Rheumatol* 2012；22：21-30.
2) 後藤　浩，高比良雅之，安積　淳：IgG4関連眼疾患の診断基準(解説)．日眼会誌 2016；120：365-368.
3) Japanese study group of IgG4-related ophthalmic disease：A prevalence study of IgG4-related ophthalmic disease in Japan. *Jpn J Ophthalmol* 2013；57：573-579.

VI 感覚器と感覚器疾患のトピックス

視覚

 2 未熟児網膜症

東　範行

未熟児網膜症(Retinopathy of prematurity；ROP)は進行すれば失明につながる．周産期医療の進歩で体重が極端に少ない児が救えるようになって増加し，重症や非定型ROPが多く見られるようになった．現在は小児失明原因の第1位で20%を占めている．

ROPとは

発達途上の網膜血管に起こる増殖疾患である．網膜血管は胎齢14週ごろより視神経乳頭部から発生を始め，眼底の前方へ成長し，最周辺部に達して成長が完了するのは出生前(浅層血管30週，深層血管38〜40週)である．発育途上の血管は，安定した母体から急激に環境が変化すると，最も未熟な細胞がある成長の先端部で成長を停止し，やがて異常な方向に増殖する．血管がまだ成長していない無血管領域からvascular endothelial growth factor(VEGF)のような血管新生因子が放出されることによって起こる．

新生血管は，硝子体腔で成長するとともに，周囲にコラーゲンなどの結合織を産生する．この結合織は収縮するので，接着している網膜を牽引し，網膜剥離を引き起こし，重篤な視力障害ないしは失明に至る．

ROPの進行と病期分類

わが国では1983年に厚生省分類が作成され，これを参考にして1987年に国際分類が発表され[1]，2005年に改訂された[2]．現在は国際分類が広く使われている．

ROPの進行を図1に示す．

■ **Stage 1(demarcation line；境界線)**

ROP発症の最初の段階で，血管成長先端部の網膜内に始的な紡錘型間葉細胞が増殖し白い境界線が形成される．

■ **Stage 2(ridge；隆起)**

紡錘型細胞の増殖が厚くなって，境界線がさらに厚く増殖して硝子体腔に突出する．併せて，網膜内の新生血管が内境界膜を破って硝子体内に成長を始める．

■ **Stage 3(extraretinal neovascularization；網膜外線維血管増殖)**

新生血管が融合して広がる．

■ **Stage 4(partial retinal detachment；網膜部分剥離)**

新生血管からコラーゲンを主体とする結合組織が産生され，これが収縮して網膜を強く牽引し，網膜剥離が起こる．網膜剥離が黄斑に及ぶか及ばないかでstage 4は2つに分けられる．

Stage 4A：黄斑にまだ及んでいない．
Stage 4B：黄斑に及んで剥離している．

■ **Stage 5(total retinal detachment；網膜全剥離)**

線維血管増殖が広範囲に及んで強く牽引し，網膜が全剥離する．

上記の各病期を順に進行する典型例(厚生省Ⅰ型/国際分類classical ROP)とは別に，急速に進行する厚生省Ⅱ型/国際分類aggressive posterior ROPがある．

眼底検査

わが国は諸外国と比べて，500g前後の体重が極端に少ない超出生体重児が生存している．そのような状況でⅡ型/aggressive posterior ROPを発症初期から把握するためには，出生時在胎26週未満なら修正在胎29週から，出生時在胎26週以上なら生後3週には初回検査を行うのが適切と考えられてい

S 327

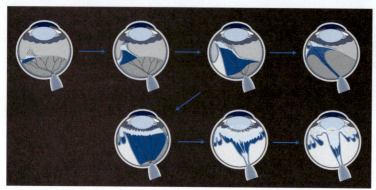

図1 未熟児網膜症の進行

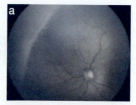
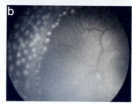

図2 光凝固
　　a．凝固前　b．凝固後

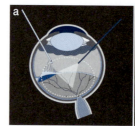
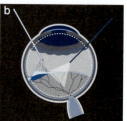

図3 硝子体手術
　　a．水晶体温存　b．水晶体切除

る．新生児集中治療室で新生児科医の付き添いのもとで全身状態を検討しつつ眼底検査を定期的に行う[3]．

光凝固

　ROPでは，網膜無血管領域からVEGFのような血管新生因子が放出される．光凝固の目的は，無血管領域を広汎に凝固してここからの血管新生因子の放出を抑えることにある．無血管領域に密に汎凝固する．Ⅰ型/classic ROPに対する光凝固の適応は，2000〜2002年に米国でEarly Treatment for ROP (ETROP) Studyが行われ，早期治療基準が規定された．これとは異なり，Ⅱ型/AP-ROPは急速に進行するので，増殖がわずかに起こった段階で直ちに広範かつ密な光凝固を行う（図2）[3]．

網膜剥離に対する治療

　光凝固を十分に行ってなお増殖や網膜剥離が進行すれば，硝子体手術を検討する（図3）．Ⅰ型/classic ROPでは，水晶体を温存しつつ線維血管増殖を除去する水晶体温存硝子体手術を行って，良好な網膜復位と視力予後が報告されるようになった．Ⅱ型/AP-ROPでは水晶体温存硝子体手術は奏効せず，活動性の高い線維血管には触れずに，周囲の硝子体線維構築を早期のうちに徹底的に除去して，その伸長を予防する早期硝子体手術が行われる[3]．

抗血管新生因子治療

　血管新生にはVEGFがかかわるので，成人の糖尿病網膜症や加齢黄斑変性のように，ROPでも，現時点ではオフラベル使用となるが，血管新生因子阻害薬の硝子体内投与が試みられている．

晩期合併症に対する検査

　網膜症が瘢痕化しても，眼底検査を定期的に行わなければならない．晩期合併症として，裂孔原性網膜剥離，硝子体出血，白内障，緑内障などが起こる．

● 文献
1) Flynn JT, Tasman W, eds：*Retinopathy of Prematurity, A Clinician's Guide*. Springer-Verlag, New York, 1992.
2) International Committee for the Classification of Retinopathy of Prematurity：The International Classification of Retinopathy of Prematurity Revisited. *Arch Ophthalmol* 2005；123：991-999.
3) 東　範行，平岡美依奈：未熟児網膜症眼底アトラス．エルゼビア，東京，2009．

VI 感覚器と感覚器疾患のトピックス

視覚

3 病的近視

大野京子

病的近視とは

近視は，眼軸長の伸長に伴う軸性近視と，レンズなどの屈折系が原因と考えられる屈折性近視に大別される．軸性近視の中でも，近視の程度が強いもの(<-8D)を強度近視と呼ぶ．多くのアジア人がそうであるように，単に近視である場合には眼鏡やコンタクトレンズで矯正し，良好な視力を得ることができる．一方で病的近視とは，強度近視に伴いさまざまな合併症を生じた状態を指し，この場合矯正しても良好な視力が得られないことがあり，場合によっては失明することもある．なお，わが国において病的近視は，視覚障害1級(失明)の原因疾患としては4番目に多い疾患である(表1)．本稿では病的近視の合併症の種類とその治療方針につき簡潔に記載する．

病的近視の合併症

近視性脈絡膜新生血管

近視性脈絡膜新生血管(myopic choroidal neovascularization；mCNV)は活動期には滲出性変化や出血(図1・図2)を伴い，フルオレセイン蛍光眼底造影検査において新生血管からの蛍光漏出を認めることで診断される(図3)．症状として中心部視野に"ゆがみ(変視症)"を訴える．

表1 視覚障害1級の原因疾患

1位	緑内障	25.5%
2位	糖尿病網膜症	21.0%
3位	網膜色素変性症	8.8%
4位	病的近視	6.5%
5位	黄斑変性	4.2%

(平成17年度厚労省網膜脈絡視神経萎縮症調査研究班報告書)

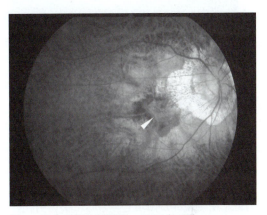

図1 出血を伴う活動期mCNV(矢頭)

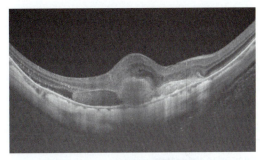

図2 近視性CNVの光干渉断層計所見
網膜下のCNVと周囲に滲出を認める．

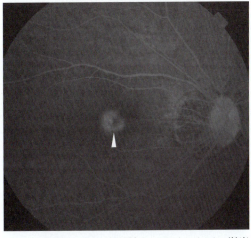

図3 活動期mCNV(矢頭)のフルオレセイン蛍光眼底造影写真

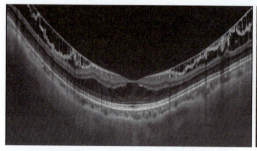 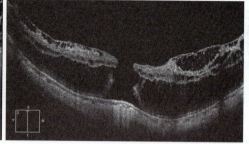

図4 近視性牽引黄斑症(網膜分離症)のOCT(光干渉断層計)(左)と黄斑円孔網膜剥離の光干渉断層計所見(右)

■近視性牽引黄斑症

　眼軸長の伸長により網膜が引き伸ばされ，網膜分離症，牽引性網膜剥離や黄斑円孔を生じる(図4)．網膜分離症のみでは自覚症状に乏しいことも多いが，黄斑円孔を生じると視力低下や変視症が出現し，さらに黄斑円孔網膜剥離に進展すると視機能の著明な低下を来す．

　近視性牽引黄斑症の治療は，硝子体手術を行い網膜最内層の内境界膜を剥離し，網膜にかかる牽引を解除することである．症状が強くない場合においても，黄斑円孔もしくは黄斑円孔網膜剥離への進展が危惧される症例は手術適応となることがあり，専門医による慎重な経過観察を要する．

■近視性視神経症

　眼軸長の延長に伴い視神経や網膜の神経線維に機械的な負荷がかかり，視野障害が生じることがあり，これを近視性視神経症と言う

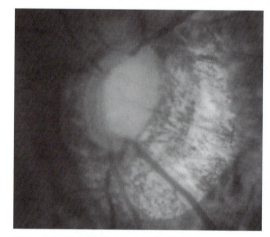

図5 近視性視神経症の視神経乳頭所見

(図5)．また，強度近視は緑内障のリスクファクターでもあり，特に初期の視野障害は自覚されないことも多いために定期的な視野検査を行う必要がある．

VI 感覚器と感覚器疾患のトピックス

聴覚・平衡覚

1 好酸球性中耳炎・副鼻腔炎

飯野ゆき子

好酸球性中耳炎

■病態

主に気管支喘息に合併した難治性中耳炎である．両側性に罹患することが多い．中耳病態は滲出性中耳炎型と慢性穿孔性中耳炎型に大きく分類される．後者は鼓膜切開，鼓膜換気チューブ留置，自壊などで永久穿孔が生じた状態である．貯留液は膠状で除去するのが困難である．しかし感染が生じれば貯留液の粘稠度は減じて粘膿性となる．中鼓室粘膜はほとんど肥厚を認めないものから，やや浮腫状のもの，瘢痕様に肥厚しているもの，肉芽状になり鼓膜穿孔から溢れている状態のものなどさまざまである．聴力は初期は伝音難聴であるが，経過中に次第に骨導閾値が上昇し，混合性難聴を呈する場合が多い．以前から好酸球性中耳炎では高度の骨導閾値上昇を見る症例があり，ときにはろうとなることが報告されている．また鼻茸を伴った鼻副鼻腔炎の合併を見ることが多い．特に後述する好酸球性副鼻腔炎は半数以上に合併する．

■診断

好酸球性中耳炎は難治性，再発性の中耳炎であり，感染がない場合は貯留液あるいは中耳粘膜に著明な好酸球の浸潤を見る．2011年，好酸球性中耳炎 study group により診断基準は**表1**のように提唱された[1]．

■治療

好酸球性中耳炎の保存的治療の基本的考えは，好酸球性炎症の制御と合併する細菌感染に対する対応である．後者に関しては，適切な抗菌薬の投与が求められる．しかし好酸球性炎症の完全な，そして長期の制御は困難を極める．また粘稠な貯留液は多数の好酸球とその組織障害性タンパクを含むため，その排除も必要となる．さらに肉芽型の場合はこの肉芽の除去も必要である．

最も有効な薬剤は副腎皮質ステロイドであり，全身投与あるいは鼓室内投与が行われている．鼓室内投与には，重症度に応じてトリアムシノロン注射薬，デキサメタゾン注射薬，ベタメタゾンの点耳薬が用いられている．現在のところトリアムシノロンの鼓室内投与が最も効果的であり，貯留液の再発が見られれば，非穿孔耳に対しては穿刺により，また穿孔耳では穿孔を通して投与する．最も重要なのは，気密鏡を使用して耳管方向に逆通気を行うことである．急性増悪時には副腎皮質ステロイドの内服，感染合併時には抗菌薬の投与を行う．近年，気管支喘息の治療に抗IgE抗体薬(omalizumab)や，抗IL-5抗体薬(mepolizumab)といった分子標的薬の有効性が立証され，保険収載されている．コントロール不良な好酸球性中耳炎に対してもこれら分子標的薬の有効性が期待される．

好酸球性副鼻腔炎

■病態

成人以降に発症し，中鼻道や嗅裂に多発性鼻茸が見られる．通常両側性である．鼻汁は膠状，あるいは粘性である．高度の鼻閉と嗅覚障害が特徴的である．嗅覚障害は罹病直後から生じる場合が多い．従来型の慢性副鼻腔炎に有効であるマクロライド療法には抵抗性で，副腎皮質ステロイドの内服にのみ反応する．画像診断で，上顎洞より篩骨洞の病変が強いことが特徴的である．気管支喘息を伴うことが多く，特にアスピリン喘息（アスピリン不耐症）合併例は難治性，再発性である．

表1 好酸球性中耳炎の診断基準

> **大項目**
> 　好酸球優位な中耳貯留液が存在する滲出液中耳
> 　炎/慢性中耳炎
>
> **小項目**
> 　　1）膠状の中耳貯留液
> 　　2）中耳炎に対する従来の治療に抵抗
> 　　3）気管支喘息の合併
> 　　4）鼻茸の合併

確実例：大項目＋小項目2つ以上
除外例：好酸球性多発血管炎性肉芽腫症（EGPA）
　　　　好酸球増多症候群（HES）
（Iino Y, *et al*：*Auris Nasus Larynx* 2011；38：456-461 より改変）

表2 好酸球性副鼻腔炎の診断基準〈JESRECスコア〉

① 病側：両側		3点
② 鼻茸あり		2点
③ CT にて篩骨洞優位の陰影あり		2点
④ 末梢血好酸球（%）	2< 　≦5	4点
	5< 　≦10	8点
	10<	10点

JESREC スコア合計：11 点以上を示し，鼻茸組織中好酸球数（400 倍視野）70 個以上存在した場合を確定診断とする．
（Tokunaga T, *et al*：*Allergy* 2015；70：995-1003 より改変）

気管支喘息の合併率は42%と報告されている．また好酸球性中耳炎を約3%に合併する．

　組織学的には鼻茸や副鼻腔粘膜に著明な好酸球浸潤を見る．また上皮細胞の剥奪や腺組織や胚細胞の増加を見る．気管支喘息と同様，上皮の基底膜の肥厚も見られる．分泌された粘液中には多数の好酸球性浸潤が見られ，粘稠なことから"好酸球性ムチン"と呼ばれる．

　発症や増悪にかかわる外的因子として，黄色ブドウ球菌，真菌，ウイルスあるいはバイオフィルムが，内的因子としてアラキドン酸代謝異常や凝固線溶系の不均衡等が指摘されている．

■診断

　2010 年から開始された多施設共同大規模疫学研究（JESREC study）で，3,000 例を超える副鼻腔炎手術症例が集められ，術前にステロイドを内服した症例等を除外した 1,716 例を解析した．これらのデータをもとに**表2**のごとく診断基準が定められた[2]．

　2015 年 7 月から重症度分類で中等症以上と好酸球性中耳炎合併例は指定難病となっている．

■治療

　薬物療法としてはロイコトリエン受容体拮抗薬と鼻噴霧ステロイド薬が基本となる．感染を合併した場合，急激に膿性鼻汁や後鼻漏が増加する．合併する気管支喘息にも悪影響を与えるため，感染合併時には抗菌薬の投与が必要である．また高度の鼻閉など，症状の急激な増悪期には経口副腎皮質ステロイドの投与が必要となる．しかし薬物療法には限度があり，多発性鼻茸や粘性鼻汁が高度な場合は内視鏡下鼻内副鼻腔手術（ESS）が必要となる．ESS によりすべての副鼻腔を大きく開放し，術後に薬剤を浸透させ，鼻洗浄で洞内の分泌物，起炎物質を除去させやすくすることが目的である．ESS 後も鼻洗浄を中心とし前述した薬物療法が必要である．

　軽症から重症を含めて，内視鏡下鼻内副鼻腔手術を行った場合，術後 6 年間で 50% の症例が再発する．特にアスピリン喘息に伴う好酸球性副鼻腔炎では術後 4 年以内に，ほぼ全例再発するとの指摘があり，長期にわたる治療，経過観察が必要である．

●文献

1) Iino Y, Tomioka-Matsutani S, Matsubara A, *et al*：Diagnostic criteria of eosinophilic otitis media, a newly recognized middle ear disease. *Auris Nasus Larynx* 2011；38：456-461.
2) Tokunaga T, Sakashita M, Haruna T, *et al*：Novel scoring system and algorithm for classifying chronic rhinosinusitis：JESREC Study. *Allergy* 2015；70：995-1003.

VI 感覚器と感覚器疾患のトピックス

聴覚・平衡覚

2 外リンパ瘻の概念と新規検査

池園哲郎

外リンパ瘻とは

内耳外リンパ腔と周囲臓器の間を通じる瘻孔が生じ、前庭・蝸牛の生理機能が障害され、めまい・難聴等を呈する疾患が外リンパ瘻である。一般には中耳・内耳疾患、外傷、外因性および内因性の圧外傷に伴って、内耳外リンパと中耳腔の間に瘻孔を生じるが、特に誘因の見当たらない場合もある。

分類

発症誘因・原因別にカテゴリー分類されている（表1）。カテゴリーごとに臨床統計や治療法が検討され、この分類を用いた診断基準が発表されている。カテゴリー2、3、4は内耳窓（蝸牛窓・前庭窓）や内耳と中耳の間に存在する交通（microfissure）が外リンパの漏出ルートとなり、症状が変動・増悪すると考えられている。

主症状

外リンパ瘻の症状は、突発性・変動性・進行性の難聴、耳鳴、耳閉塞感、めまいである。また瘻孔症状（外耳道の加圧、減圧によりめまい・眼振が誘発される）、pop音、流水様耳鳴といった随伴症状を伴うこともある。その症状は漏出の程度により経過中に変動すると推定されている。聴覚症状を伴わずめまい・平衡障害が主訴の場合もある。また平衡覚という古い感覚の障害が認知機能に影響を及ぼすという報告もある。

新規検査

従来、内視鏡検査もしくは手術（試験的鼓室開放術）により蝸牛窓、前庭窓のいずれかまたは両者より外リンパあるいは髄液の漏出を確認できたもの、または瘻孔を確認できたものを外リンパ瘻と診断していたが、侵襲が大きいこと、漏出所見は主観的診断であることにより診断困難な疾患であった。近年、外リンパ特異的タンパクであるCochlin-tomo-protein（CTP）を用いた生化学的検査が臨床研究として実施されており、低侵襲な診断法として期待されている。中耳を0.3mLの生理食塩水でlavageしたサンプルをELISA法で検査する[1]。本検査は保険適用外であるが研究用試薬を用いた埼玉医科大学を基盤とする医師主導多施設共同研究として全国170施設で検査が可能となっている。

治療法

保存治療がまず選択される。加えて内耳窓閉鎖術を行うことで根治治療が可能となり、特にめまい・平衡機能障害に対して治療効果の高い例が報告されている。

表1 外リンパ瘻の発症誘因・原因別分類

1	外傷、疾患、手術など
	(1) a. 迷路損傷（アブミ骨直達外傷、骨迷路骨折など）
	b. 他の外傷（頭部外傷、全身打撲、交通事故など）
	(2) a. 疾患（中耳および内耳疾患、真珠腫、腫瘍、奇形など）
	b. 医原性（中耳または内耳手術、処置など医療行為）
2	外因性の圧外傷（爆風、ダイビング、飛行機搭乗など）
3	内因性の圧外傷（はなかみ、くしゃみ、重量物運搬、力みなど）
4	明らかな原因、誘因がないもの（idiopathic）

● 文献
1) Ikezono T, Matsumura T, Matsuda H, et al : The diagnostic performance of a novel ELISA for human CTP (Cochlin-tomoprotein) to detect perilymph leakage. *PLoS One* 2018 Jan 29 ; 13 (1) : e0191498.

Ⅵ 感覚器と感覚器疾患のトピックス

聴覚・平衡覚

3 中枢感覚機能画像検査

藤岡正人

■ 中枢神経機能の画像評価

近年の画像検査機器およびその撮像技術の進歩により，中枢神経における神経活動を非侵襲的に撮像できるようになった．その時空間的可視化には，各々の細胞の電気活動から生じる神経電流を電磁場として体表から検出する方法（EEG, MEG）と，その活動に伴って二次的に生じる局所の血流量を評価する方法（PET, fNIRS, fMRI）があり，それぞれの原理と特長および欠点を考慮した多角的な検討に基づく統合的な理解が重要とされる[1]．

■ 健常者の聴覚中枢機能の画像評価

これらの画像から，周波数に応じた空間配列（tonotopic organization）は，蝸牛有毛細胞から大脳一次聴覚野に至るまでの各部位で保存されることがヒト生体でも明らかにされてきた．最近のfMRIでの研究から，一次聴皮質では外側には低周波数の，内側と前方には高周波数の責任領域が拡がるとされる[2]．高位中枢では，帯状回や運動前野，一次体性感覚野などさまざまな領域において，聴覚入力との関連が明らかにされている．

■ 聴覚障害時の聴覚中枢機能の画像評価

中枢神経における情報処理回路には可塑性があることが知られており，神経回路そのものの評価が，神経の賦活領域を同定する従来の神経機能評価のモダリティに補完的に役立つ可能性がある．私たちは3TMRIを用いた拡散テンソルトラクトグラフィ[3]で，中耳奇形による先天性難聴症例で鼓室形成術により聴力が急に改善すると，脳回路の神経走行連絡に多くの変化が観察され，さらにこの変化が従来のfMRIで得られた機能的結合量の増加部位と一致することを見出している（図1）．このアプローチは脳機能を直接的に評価するものではないが，外界からの情報入力に応じた神経回路の再編成を定量化する手法として，将来，聴覚リハビリなどに役立つ可能性がある．

■ 今後の画像評価技術

中枢神経系の多層性，複雑性を念頭に，近年の脳科学では高速演算技術を背景にした多角的アプローチが提唱され，米国やわが国で国家レベルでの巨大プロジェクトが展開されている．平衡覚は小脳や脳幹など，従来の画像評価が困難な脳深部の関連神経路についても，今後急速に明らかにされていくであろう．

図1 聴力改善手術前後での全脳回路の変化
（カラー写真は18頁参照）
MRIを用いた拡散テンソル強調画像で，脳内の任意の2領域間における線維走行の抽出を試みた（a）．Broadmanの脳地図に基づいた48領域間での線維走行の定量（b）から，術前後で左右の聴覚野間における線維連絡が強化されていることが示唆される（c）．

● 文献
1) 清水公治：非侵襲脳機能イメージング．映像情報メディア学会誌 2010；64：794-798．
2) Lauter JL, Herscovitch P, Formby C, et al：Tonotopic organization in human auditory cortex revealed by positron emission tomography. Hear Res 1985；20：199-205．
3) 藤岡正人 他：小型霊長類コモンマーモセットの側頭骨局所解剖に関する画像解析．Otol Jpn 2017；27：680-688．

VI 感覚器と感覚器疾患のトピックス

嗅覚・味覚

1 嗅覚障害とパーキンソン病

飯嶋　睦

パーキンソン病とは

パーキンソン病（Parkinson's disease；PD）は1817年にJames Parkinsonが"振戦麻痺"として患者を報告して以来，振戦，筋強剛，無動，姿勢反射障害の特徴的な4つの運動徴候を呈する神経変性疾患とされてきた．これらの運動症状の責任部位は中脳の黒質緻密部で，その病理所見は神経細胞の脱落や変性，細胞質内のLewy小体の出現である．その後，PDでは運動症状以外に，便秘，うつ，睡眠障害，嗅覚障害，認知機能障害などさまざまな非運動症状を呈し，これらの非運動症状は運動症状に先行して出現することが分かった．運動症状の発現時の出現率は，嗅覚障害70％，便秘50％，うつ20％，レム睡眠行動異常症20％程度とされている．病理学的な側面からもLewy小体が中脳黒質に発現する前から，嗅球，消化管，心筋の自律神経節など末梢レベルに発現していることが明らかにされた．現在ではPDは全身にLewy小体病理を呈する全身疾患と捉えられている．

PDの嗅覚障害は運動症状の発症前から出現し，全経過中90％以上に認められることから早期診断や認知症発症予測のバイオマーカーとして注目されている．本稿ではPDの嗅覚障害について概説する．

PDの嗅覚障害の特徴

PDの嗅覚障害は，米国で1975年にアミルアセテート検知閾値測定法で検知閾値が上昇することが初めて報告された．以後，欧米ではUniversity of Pennsylvania smell identification testやドイツで開発されたSniffin's Sticks testを用いた多くの研究から，PDの嗅覚障害は嗅覚閾値，嗅覚同定機能の両者共に低下し，特ににおいがしていても何のにおいか分からない，間違ったにおいを同定してしまうなどの嗅覚同定障害がより特徴的で，罹病期間やPD薬との間に関連がないとされている[1]．

日本人PDでは，1991年にT&Tオルファクトメーターで検知閾値および認知閾値の上昇することが初めて報告された．2007年ごろから12種類のにおいを用いた日本人向けの嗅覚同定検査による報告が始まり，今日まで多くの研究結果から，平均回答数は概ね4.5問で，年齢を合致させた健常者のカットオフ値を8問とすると，感度が85％，特異度が85％である．また，嗅覚障害は年齢，性別のほか臨床病型による差異があり，振戦優位型は無動・筋強剛型に比し嗅覚同定機能が良好である[2]．

パーキンソン症候群の鑑別における嗅覚機能評価の有用性

パーキンソニズムを呈する疾患には，多系統萎縮症，進行性核上性麻痺，皮質基底核変性症，Lewy小体型認知症，血管性パーキンソン症候群などがある．嗅覚機能は，Lewy小体型認知症では著明に低下し，多系統萎縮症，進行性核上性麻痺は軽度の低下を認めるもPDに比し保たれており，皮質基底核変性症は正常から軽度の低下で，高度低下例では認知機能障害の影響とされている．60〜70歳代の血管性パーキンソン症候群では嗅覚機能は比較的保たれている（表1）[2]．

嗅覚障害の責任病巣

嗅球変性は運動障害が顕在化する以前から

表1 パーキンソン症候群における嗅覚障害

疾患	嗅覚障害
パーキンソン病	＋＋＋
レヴィー小体型認知症	＋＋＋
多系統萎縮症	＋
進行性核上性麻痺	±～＋
皮質基底核変性症	±～＋
血管性パーキンソニズム	－

＋＋＋：重度，＋＋：中等度，＋：軽度，±：ときに，－：なし

始まり，神経構築変化，異所性の糸球体類似構造の形成，ドパミン細胞の増加を認める．嗅球顆粒層のドパミンは嗅神経軸索から僧帽細胞樹状突起への神経伝達の抑制作用があることから，嗅球のドパミン細胞増加はPDにおける嗅覚低下の一要因とされている．

嗅覚機能と脳画像との関連では，嗅覚低下はMRIの眼窩前頭皮質や梨状皮質などの中枢嗅覚野の萎縮や扁桃体萎縮と関連した．重度の嗅覚障害があるPD群では認知機能障害がない運動症状が軽度の時期から，前頭前野・扁桃体・帯状回が萎縮し，後頭葉～頭頂葉の脳代謝が低下し，これらの患者群の一部で，3年後に認知機能や運動機能の悪化を認めている[3]．PDの嗅覚障害は嗅球変性のみならず中枢嗅覚伝導路の脳萎縮による機能異常により生じ，重度の嗅覚障害があるPDでは将来，認知症を発症する可能性が示唆された．

嗅覚機能とその他の検査との関連

嗅覚機能は線条体の節前ドパミンニューロンを評価するドパミントランスポーター結合能と正相関を認め，嗅覚障害があるPD群では線条体のドパミン機能が低下する．また海馬のドパミン機能との関連も認められている．認知症のない中等症PDで，嗅覚機能は海馬や扁桃体のアセチルコリンエステラーゼ活性や言語記憶スコアと有意な正相関を認め，嗅覚障害と辺縁系コリン系障害や記憶障害との関連が示された．早期PDで，嗅覚機能は心臓交感神経機能を評価するMIBG（メタヨードベンジルグアニジン）心筋シンチグラフィの集積と正相関し，嗅覚機能低下者ほど心臓の交感神経障害が強いことが示された[2]．

MIBG心筋シンチグラフィやドパミントランスポーターシンチグラフィは本邦では保険適用になっているが，高額で検査時間が3～4時間と長く，検査施設が限られている．早期PDではこれらの検査と嗅覚障害の相関を認めたことから，パーキンソニズムが認められた場合には，まず初めに嗅覚低下の評価をし，低下が疑われる場合は専門医に紹介する手順が望ましい．

PDにおける嗅覚検査の意義

PDはアルツハイマー病に次いで多い神経変性疾患で，本邦では高齢化に伴い発症率が増加している．PDの早期診断による治療介入はQOLの維持や向上につながる．嗅覚機能検査は非侵襲的であり，PDにおいて早期診断，鑑別，臨床予後の評価に有用と考えられる．

● 文献
1) Doty RL：Olfaction in Parkinson's disease and related disorders. *Neurobiol Dis* 2012；46：527-552.
2) 飯嶋 睦：神経変性疾患と嗅覚．斉藤幸子，小早川達編，味嗅覚の科学，朝倉書店，東京，2018.
3) Baba T, Kikuchi K, Hirayama K, *et al*：Serve olfactory olysfunction is a prodromal symptom of dementia associated with Parkinson's disease：a 3 year longitudinal study. *Brain* 2012；135：161-169.

嗅覚障害とアルツハイマー病

谷口さやか,武田 篤

　アルツハイマー病は進行性の認知機能障害を来す疾患だが,認知機能障害以外の症状がいくつか見られることが知られている.嗅覚障害はその1つであり,アルツハイマー病のおよそ90%で認められるとされる.近年アルツハイマー病における嗅覚障害の存在はバイオマーカーとしての視点などから注目されてきている.

バイオマーカーとしての嗅覚障害

　近年,嗅覚障害をアルツハイマー病のバイオマーカーとする試みがされてきている.嗅覚検査はアミロイドイメージングなどのPETや脳脊髄液検査と比較して,低侵襲で安価・簡便に検査でき,最初のスクリーニングとして使用するのにより適切であると考えられる.

　アルツハイマー病では,認知機能障害の発症よりも10年以上前から病態変化が始まっていると考えられている.嗅覚障害は認知機能障害の発現以前,もしくはより早期に現れることが知られており,アルツハイマー病の前段階を含むとされる軽度認知障害(mild cognitive impairment;MCI)においても複数の論文にて嗅覚低下が指摘されている.さらに,複数の縦断研究において,嗅覚識別能の低下はアルツハイマー病とMCIにおいてより早期の認知機能低下に関連するとの結果も報告されており,アルツハイマー病の認知機能予後の予測,またMCIにおけるアルツハイマー型認知症への移行の予測に役立つ可能性が指摘されている[1].アルツハイマー病は進行性の神経変性疾患であり,神経変性がある程度以上進んでからの治療は困難である.今後の新薬開発なども含めた治療戦略として,より早期の治療開始を検討するためには,MCI群の中から,アルツハイマー病へ移行する可能性が高い群を抽出することはきわめて重要である.

　しかしながら,嗅覚はしばしば他の要因でも低下するので,特異性に乏しい.正常加齢でも嗅覚が低下することが知られており,65歳以下で嗅覚障害を認める割合は2%に過ぎないが,65歳以上80歳未満では約半数で嗅覚障害を認め,80歳以上においては75%に及ぶ割合で嗅覚障害を認めるとされる.

　また,パーキンソン病,Lewy小体型認知症(dementia with Lewy bodies;DLB),ハンチントン病,進行性核上性麻痺といった神経変性疾患や,ダウン症や統合失調症でも嗅覚低下を認めることが知られている.疾患ごとに嗅覚障害の程度の差異があり,一般にパーキンソン病やDLBでは比較的嗅覚障害が重度となるのに対し,進行性核上性麻痺,統合失調症や加齢性変化による嗅覚障害は軽度であることが知られている.一方でアルツハイマー病の嗅覚低下は中等度である傾向があり,完全な嗅覚脱失に至る症例は少ない.McShaneらの報告では,認知症を呈した症例で神経病理学的な検討を行い,嗅覚脱失はアルツハイマー型病理のみ呈した症例よりも,Lewy小体病理を伴った症例でより多く認めた[2].

　DLBの場合,パーキンソニズムが明らかとなる前,あるいは目立たない症例などでは特にアルツハイマー型認知症との鑑別が困難である.重度の嗅覚障害を来す認知症の患者に対しては,DLBの可能性を常に念頭に置かなければならない.

嗅覚障害の病理学的背景

　嗅上皮，嗅球，一次嗅覚野，嗅内野，海馬などの連合野といった嗅覚の機能に重要な複数の部位は重度の老人斑，神経原線維変化といったアルツハイマー病型病理の変化を来すことが知られている．特に嗅球は早期に障害される場所の1つであり，認知機能が正常な症例でも，アルツハイマー型の病理像が見られることがある．嗅球のタウ病理はアルツハイマー病の病理が進展するほど沈着が増加すると報告があり，さらに Attems らは剖検例の検討で，嗅球のタウ病理の進展は臨床の認知機能低下とも強く関連することを示した．また，同報告において嗅球のタウ病理の進展はさらに加齢性変化とも関連が示されており[3]，老化による嗅覚低下の要因の一部として，アルツハイマー病型病理の出現が関与している可能性もある．

　嗅覚の受容にはいくつかの神経機能が関与している．まず経験してきた嗅覚情報が蓄積・整理されている必要がある．においを嗅いだ際には過去の情報と照らし合わせ，それが自分の知るにおい情報のうち何なのかを判別し，同定に至ると考えられる．右頭頂連合野，右楔前部，下側頭回，右眼窩前頭皮質は嗅覚の同定に関与するとされる．左体性感覚野は嗅覚の識別に関与し，視床などの皮質下核，小脳は嗅覚の閾値に関連すると考えられている．このことから，いわゆる嗅覚関連皮質だけではなく，広範なその他の大脳皮質におけるアルツハイマー型病理による変化も，嗅覚識別および同定能の低下に関連していると考えられる．

嗅覚障害の画像検査

　嗅球の体積もアルツハイマー病では減少すると指摘されている．嗅覚障害の検査単独ではアルツハイマー病診断の確実性に欠けるものの，MRI 画像や PET などと組み合わせることにより，より実用的になる可能性がある．MRI 画像による嗅球および海馬の体積減少の程度，PET でのアミロイドやタウ沈着の評価を神経学的診察と組み合わせることにより，早期または発症前の MCI レベルでの診断が可能となるかもしれない．

　聴覚や視覚の障害と異なり，嗅覚障害は本人の自覚がないことが多い．アルツハイマー病，パーキンソン病では早期から 85 ～ 90％で嗅覚障害を認めるとされるにもかかわらず，ほとんどの患者に嗅覚障害の自覚は見られない．臨床医も日常診療にて積極的には検索しない傾向がある．嗅覚障害の検索によりアルツハイマー病，パーキンソン病の初期変化を捉えられる可能性もあり，簡便で有用な検査であることから，今後積極的に日常診療に取り入れられていくことが期待される．

● **文献**

1) Velayudhan L, Pritchard M, Powell JF, Smell identification function as a severity and progression marker in Alzheimer's disease. *et al*: *Int Psychogeriatr*. 2013；25：1157-1166.
2) McShane RH, Nagy Z, Esiri MM, *et al*: Anosmia in dementia is associated with Lewy bodies rather than Alzheimer's pathdogy. *J Neurol Neurosurg Psychiatry* 2001；70：739-743.
3) Attems J, Lintner F, Jellinger KA: Olfactory involvement in oging and Alzheimer's disease: an autopsy study. *J Alzheimers Dis* 2005；7：149-157；discussion 173-180.

VI 感覚器と感覚器疾患のトピックス

嗅覚・味覚

3 においによるがん診断

広津崇亮

がん探知犬

嗅覚の優れた犬を用いて研究が行われてきた(がん探知犬)[1]. その過程で, がんには特有のにおいがあることが明らかとなった. しかし, がん探知犬の能力は集中力に左右されるなど実用化は非常に困難である.

新しい生物の利用

線虫 C. elegans は, 嗅覚受容体を約1,200種(人間の約3倍, 犬の約1.5倍)有する嗅覚の優れた生物であり, においに対する反応も走性行動(好きなにおいには誘引行動を, 嫌いなにおいには忌避行動を示す)を指標にして容易に調べることができる. また, 雌雄同体のため掛け合わせの必要がなく1匹の成虫から受精卵が産まれること(約100～300個), 世代交代は約4日で増殖が速いため, 飼育が容易で低コストである. さらに産まれてくる子孫は遺伝的背景が同じクローンのため, 個体差がほとんどない. また凍結保存により半永久的に株を保存・維持できるため, 突然変異による株の変化にも対応できる.

線虫 C. elegans は, がん患者の尿には誘引行動を, 健常者の尿には忌避行動を示す[2].

がん患者の尿に対する誘引行動は, 嗅覚神経を破壊した線虫では起こらないこと, 線虫の嗅覚神経はがん患者の尿に有意に強く応答したことから, 線虫は尿中におけるがんのにおいを感知していることが分かった.

N-NOSE

線虫の嗅覚を用いたがん検査(N-NOSE；Nematode NOSE)の最初の精度検証実験が, 242検体(がん患者：24, 健常者：218)の尿を用いて行われ, 感度は95.8%, 特異度は95.0%であった[2]. 同じ被験者について同時に検査した他の腫瘍マーカーに比べ, 感度は圧倒的であった. またステージ0, 1の早期がんでも高感度であった(表1). 現在も臨床研究が続けられ, 数百を超える症例数でも感度が約90%, ステージ0, 1の早期がんでも感度が変わらない結果が維持されている.

N-NOSE は, 1) 尿で測るため, 簡便で苦痛がない, 2) 安価, 3) 高感度, 4) 早期発見, 5) がん種網羅的(10種以上のがんに線虫が反応することが示されている)といった優れた特長を併せ持つ. がん検診率の向上には, すべての人がまず初めに簡便に受ける一次がんスクリーニング検査の存在が重要である. しかし, 一次スクリーニングに必須の特長(簡便, 安価, 高精度, がん種網羅的)を併せ持つ検査の開発が難しく, これまでは存在しなかった. N-NOSE は世界初の一次スクリーニング検査としての導入が期待される.

表1 腫瘍マーカーと N-NOSE のステージごとの感度の比較

ステージ	CEA	抗p53抗体	尿中ジアセチルスペルミン	N-NOSE
0	33.3%	0.0%	0.0%	100.0%
1	0.0%	22.2%	11.1%	88.9%
2	20.0%	20.0%	0.0%	100.0%
3	25.0%	0.0%	25.0%	100.0%
4	100.0%	33.3%	66.7%	100.0%
Total	25.0%	16.7%	16.7%	95.8%

(Hirotsu T, et al：PLoS One 2015；10：e0118699 より改変)

●文献

1) Williams H, Pembroke A：Sniffer dogs in the melanoma clinic? Lancet 1989；1：734.
2) Hirotsu T, Sonoda H, Uozumi T, et al：A Highly Accurate Inclusive Cancer Screening Test Using Caenorhabditis elegans Scent Detection. PLoS One 2015；10：e0118699.

VI 感覚器と感覚器疾患のトピックス

嗅覚・味覚

4 味とにおいの相互作用

小早川 達

　味覚障害や嗅覚障害によって，生活の質は著しく低下する．味覚や嗅覚が持つ機能は，危険の回避，対人コミュニケーション，飲食関連の3つに大別される．飲食という観点において，味とにおいは，風味の主要な構成要素である．風味とは，日常，頻繁に用いられる「味」という表現とほぼ同義である．「味」として知覚される感覚の75～95%は，実際には嗅覚に起因すると言われている．

風味知覚

　風味は，味覚や嗅覚などのさまざまな感覚モダリティからの信号が統合されることによって生じる知覚経験である．味覚情報の伝達は，口腔内に摂取された食物が唾液やエブネル腺からの分泌液に溶解して分子やイオンとなり，味蕾を構成する味細胞の表面膜（微絨毛）に作用することによって開始される．一方，嗅覚情報の伝達は，気化した化学物質が分子となって嗅粘膜の粘液中に溶け込んだ後，嗅受容細胞に作用することによって開始される．しかしながら，風味知覚においては，咀嚼や嚥下に伴って同時に生じる多感覚情報のすべてが，口腔内で受容されているような錯覚に陥る．この現象はオーラル・リファラルと呼ばれ，風味知覚の中核を担っている[1]．

味とにおいの適合性

　においは，前鼻腔性と後鼻腔性という2つの経路で知覚される．後鼻腔経路で知覚されるにおいは，飲食中に口腔から喉を経由して鼻に抜けるため，味と混同されることがある．鼻をつまんだ状態で食品の甘い香りを口腔内に提示した場合には甘味知覚が生じないことから，においによって味細胞が活性化される可能性は否定されている．しかしながら，「ハチミツの甘い香り」と言うように，においの質が味質で表現されることは珍しくない．これは，日常生活における食経験を通じて，味とにおいの間で質の共有が成立した結果であると考えられている．また，味とにおいが食品における組み合わせとして適切である程度は，適合性と呼ばれている[2]．適合性の高い組み合わせでは，においによる味の増強が生じることが報告されている（図1)[3]．味とにおいの適合性は食経験の影響を受けるため，食文化の異なる国や地域間では差異が認められることがある．

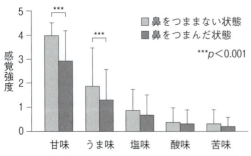

図1　羊羹の基本五味に対する感覚強度
　　　86人の日本人実験協力者が鼻をつままない状態および鼻をつまんだ状態で羊羹を摂取し，基本五味に対する感覚強度を評定した．その結果，甘味およびうま味において，においによる味の有意な増強が観察された．エラーバーは標準偏差である．（Gotow N, et al：Flavour 2013；2：26 より改変）

● 文献
1) Spence C：Oral referral：On the mislocalization of odours to the mouth. Food Quality and Preference 2016；50：117-128.
2) Schifferstein HN, Verlegh PW：The role of congruency and pleasantness in odor-induced taste enhancement. Acta Psychol 1996；94：87-105.
3) Gotow N, Kobayashi T, Kobayakawa T：Retronasal aroma allows feature extraction from taste of a traditional Japanese confection. Flavour 2013；2：26.

VI 感覚器と感覚器疾患のトピックス

嗅覚・味覚

5 口腔以外に存在する味覚受容体

二ノ宮裕三

　味覚受容体は口腔のみならず体内のさまざまな器官に発現し多様な機能に関与する．本稿では味覚器以外の細胞に発現する苦味（T2Rs）・甘味/うま味（T1Rs）受容体分子の機能に焦点を当て，疾患とのかかわりも含め述べる．

苦味受容体（T2Rs）

　T2Rs は，生体を有害物から防御する毒物センサーとしての基本的な役割を担っている．マウスでは35種類，ヒトでは少なくとも25種類が機能し，リガンド特異性は幅広く異なっている[1]．また，ヒトの苦味感受性は個体差が大きく，その遺伝背景には受容体分子の一塩基多型（SNPs）に伴うアミノ酸変異が存在する．たとえば，味盲者の存在で知られるフェニルチオカルバミド（PTC）の感受性の差は T2R38 の3か所のアミノ酸変異（Pro49Ala, Ala262Val, Val296Ile）によりもたらされ，PAV（Pro49/Ala262/Val296）は高感受性（supertaster），AVI は低感受性（nontaster），AAV, AAI, PVI はそれらの中間の感受性（taster）を示す[1]．近年，T2R38 を含め多くの T2Rs は口腔外のさまざまな臓器にも発現し，T2R38 はグラム陰性菌が分泌するクオラムセンシング分子（菌の分布密度や増殖にかかわる）のN-アシルホモセリンラクトン（AHL）を検知し，自然免疫にも働くことが分かり，さまざまな疾患との関係を示唆する報告もある[2]．

　ヒト上気道副鼻腔の線毛細胞は T2R38 を発現しグラム陰性菌から分泌される AHL を検知すると，線毛運動を活発にさせ菌を排除し，酸化窒素 NO を分泌し殺菌する．また，ヒト血液中の好中球も T2R38 で AHL を検知し，細菌の殺菌貪食を行う．さらに，周辺上皮には孤立化学感覚細胞（solitary chemosensory cell）も存在するが，この細胞は T2R38 を発現せず T2R4/10/30 により細菌産物を受容し，ギャップ結合を介して隣り合う線毛細胞の Ca^{2+} 濃度を上昇させ，β ディフェンシンなどの抗菌ペプチド（AMP）の放出により，殺菌作用をもたらす．AHL 受容能を決定する T2R38 の感度は細菌群に対する防御能にも連関し，結果として慢性副鼻腔炎の発症率が supertaster と nontaster で差が生じること，また，その差は口腔内上皮では，齲蝕と歯周病への防御能とも関連する．また，ヒト膵臓がんの組織で T2R38 の発現が増加し，正常組織には全く発現がないという報告もある（表1）[1]．

　苦味受容体は胃腸にも発現し，デナトニウムベンゾエート（DB）などの苦味物質の受容を介して食欲関連因子のグレリン，モチリン，さらには胃酸の分泌や消化管ホルモンコレシストキニン（CCK），グルカゴン様ペプチド-1（GLP-1）の分泌制御にも関与する．また，DB は胃の平滑筋に低濃度で弱い収縮を起こし，1mM 濃度で強く弛緩させる作用もあり，ヒトの食物の胃排出遅延により満腹感を早めることや，嘔吐ができない齧歯類では毒物吸収を遅延させ，大腸では排泄を早める作用があるとの報告がある[2]．さらに，苦味物質による平滑筋弛緩作用は気道や気管支にも見られ，苦味受容系（T2R4/5/10/14/30/31）を標的とした喘息抑制薬の開発が進んでいる．現在までに，クロロキンやキニーネなどの苦味物質に気管支拡張作用があり，旧来から吸入薬に使われていた β アゴニストよりもその効果が強いと報告されている[1]．

表1　苦味受容体 T2Rs の発現組織・細胞とその機能

部位：組織・細胞	T2Rs（主なリガンド）	予想される機能
味覚器：味細胞	ヒト 25 種：T2R1, 3-5, 7-10, 13, 14, 16, 19, 20, 30, 31, 38-43, 45, 46, 50, 60 マウス 35 種：T2R102-110, 113-126, 129-131, 134-140, 143, 144	苦味受容 　有害物検知，生体防御
上気道：線毛上皮細胞	ヒト：T2R38（PTC）	AHL 検知 / 抗菌作用（NO 分泌，繊毛運動活性化）
孤立化学感覚細胞	ヒト：T2R10（クロロキン）/14/30（DB）/46 マウス：T2R108（DB），119	抗菌作用（β ディフェンシン分泌）
下気道：気管 / 気管支平滑筋細胞	ヒト：T2R4（DB），5, 10, 14, 30, 31（キニーネ）	筋弛緩作用：気管支拡張（喘息薬標的）
消化管：胃平滑筋細胞	ヒト：T2R3（クロロキン），4, 10　マウス：T2R108（DB），135（DB），137（クロロキン）	筋弛緩作用：胃排泄遅延（満腹感促進）
胃 / 十二指腸 / 小腸 / 大腸	ヒト：T2R3-5, 9, 10, 14, 20, 30, 31, 38-40, 42, 43, 46, 50, 60　マウス：T2R108, 119, 126, 135, 137, 138（PTC），143	胃液，腸管ホルモン分泌 大腸排出促進，ABC 輸送体活性化（毒物排出促進）
血球系：多核好中球	ヒト：T2Rs 25 種すべて	ASL 検知 / 感染 / 損傷部位細菌貪食
がん組織：膵臓がん細胞	ヒト：T2R38	ASL 検知 / 細胞内脂肪滴 T2R38 発現促進 /ABC 輸送体活性化（薬物排出促進）

甘味/うま味受容体（T1Rs）

T1Rs は，生体に必要な栄養素を過不足なく摂りエネルギー恒常性を維持するために働くセンサーとしての役割を担っている．T1Rs はエネルギー恒常性にかかわるさまざまな細胞に発現する．視床下部弓状核ニューロンでは T1R2/T1R3 は血中グルコースセンサーとして働き，濃度の上昇に応答し摂食抑制に関与する．脂肪細胞では脂肪合成に働く．腸管内分泌細胞では T1R2/T1R3 は食物中の人工甘味料をも受容し，腸管ペプチド GLP-1/ グルコース依存性インスリン分泌刺激ペプチド（GIP）の分泌を介して，周辺上皮糖輸送体の発現を増加させ，糖吸収を促進する．膵臓では T1R3 のホモダイマーが機能し，甘味受容により細胞内 Ca^{2+} 濃度，環状アデノシン - リン酸（cAMP）濃度を上昇させ，インスリン分泌を導くという報告がある[1, 3]．これら T1Rs 発現細胞は，食欲抑制ホルモンのレプチンやその拮抗的に働くエンドカンナビノイドの調節系も共有しており，体に最適なエネルギー状態を維持すべく細胞興奮性調節がなされるものと思われる[1]．

上気道の孤立化学感覚細胞の T1R2/T1R3 は，T2Rs を介する抗菌作用や繊毛運動の促進を補助すべく粘液中の糖濃度低下で，T2Rs の活性化を導くよう働く．好中球の T1R2/T1R3 は食物由来誘引物質の検知に働くと推定されている．胃腸には，うま味受容体 T1R1/T1R3 が発現し，アミノ酸の受容でグレリン，CCK などホルモン分泌が促進され，摂食調節がなされること，また，T1R1/T1R3 は全身のさまざまな細胞で細胞周囲のアミノ酸栄養環境の検知に使われており，免疫抑制・自食・延命などに関与する target of rapamycin（mTORC1）の働きを調節すること，さらには精子の T1R1/T1R3 はグルタミン酸濃度勾配を検知し卵管移動に重要であり，受容体遺伝変異により不妊が生じるという報告がある[1]．

●文献
1) 二ノ宮裕三：味センサーの多機能性と味シグナルの口腔脳腸連関による食調節．口腔咽頭科 2017；30：277.
2) Behrens M, Meyerhof W：Gustatory and extragustatory functions of mammalian taste receptors. *Physiol Behav* 2011；105：4-13.
3) Laffitte A, Neiers F, Briand L：Functional roles of the sweet taste receptor in oral and extraoral tissues. *Curr Open Clin Nutr Metab Care* 2014；17：379-385.

VI 感覚器と感覚器疾患のトピックス

触覚

1 触知覚の脳回路メカニズム

村山正宜

　脳内における皮膚感覚の知覚（触知覚）メカニズムにはいまだ不明な点が数多く残っている．たとえば，脳内のどの回路が知覚に関連するのか，回路間での情報の流れおよびどの神経活動が知覚の内容を表すのかなどはまだ解明されていない．近年，われわれは触知覚に必須な脳回路の同定に成功している．この回路を選択的に抑制すると，マウスは正確な触知覚が阻害される[1]．たとえば，ツルツルした床とザラザラした床とを区別できなくなる．またわれわれは，この回路が睡眠中にも活性化することを発見している[2]．ノンレム睡眠（深い眠り）中にこの回路を抑制すると，触知覚の記憶が阻害される．本稿ではこれらの知見の概要を紹介する．

S1-M2反響回路の同定

　まず初めに，マウスの皮膚感覚の知覚を司る神経回路を探るために，膜電位イメージング法を用いて大脳新皮質の広範な領域から神経活動を観測した．マウスの後肢を極微弱の電流で刺激すると，まず後肢に対応した第一体性感覚野（S1）の領域が活性化し，次に第二運動野（M2）が活性化した．続いて神経活動を抑える薬をS1またはM2にそれぞれ投与し，その効果を観測した．その結果，S1を抑制した場合はM2の活動が，逆にM2を抑制した場合はS1の遅い活動（遅発性神経活動）が抑制された．これらの結果は，後肢からの情報がS1→M2→S1と流れることを示す．これは，皮膚感覚がボトムアップ入力としてS1から高次脳領域であるM2に送られた後，再びS1へ「トップダウン入力」としてフィードバックされる反響回路が存在することを示唆する．

行動課題時におけるM2トップダウン入力の抑制

　これまで，マウスの触知覚におけるトップダウン入力の役割は不明のままであった．これを解明するため，光遺伝学的手法を用いて，M2神経細胞が伸長する軸索をS1領域で不活性化させ，動物行動を観察した．具体的には，マウスに対して皮膚感覚を手掛かりとする自発性場所選考テストを行った．このテストでは，四角い箱の床面に紙やすり（ザラザラ）とそれを裏返した面（ツルツル）を半分ずつ敷き，その箱の中にマウスを置いた．マウスの脳には小型光刺激装置を設置し，トップダウン入力を光刺激で抑制できるようにした（図1a, b）．マウスは元々，ザラザラ，ツルツルの床面のどちらか一方を好む傾向があるため，光刺激をしないマウス群では，どちらかに滞在時間が偏った．一方で，光刺激をしたマウス群では，その偏りが減少した（図1c, d）．マウスの触知覚をテストする他の2課題でも同様に行動異常が観察された．一方，運動機能や短期記憶，視覚機能や不安行動等をテストする行動課題では，成績はコントロール群と比べて優意な差は観察されなかった．以上の結果から，M2からS1へのトップダウン入力が，正常な触知覚に必須であることが分かった．

睡眠時におけるM2トップダウン入力の抑制

　触知覚の記憶はいつ，どの回路活動で固定化されるのであろうか．長年の仮説として，「トップダウン回路が睡眠中に関連する」とされてきた．そこでわれわれは，上述した反

S 343

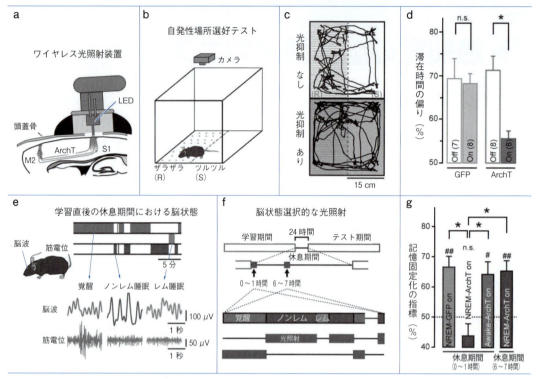

図1 光による触知覚と記憶固定化の制御
a. M2からS1へ伸長する軸索にアーキロドプシンT(ArchT)を発現させ,光抑制した.
b. 自発性場所選好テスト. c. 光抑制がない場合,マウスはどちらかの材質を好むが(上),M2トップダウン入力を光抑制するとその選好性が減少する. d. 結果のまとめ(＊: $p<0.01$). e. マウスの脳状態を,脳波と筋電位より同定した. f. 脳状態選択的に光照射を行った.光照射の合計時間は30分とした. g. 学習直後のノンレム睡眠中にトップダウン入力を抑制すると,記憶の固定化を示す翌日の行動課題の成績は有意に低下した(＊: $p<0.01$, #: $p<0.05$, ##: $p<0.01$).

響回路をモデルとして,この仮説を検証した.マウスには,睡眠を必要とする触知覚学習課題を行わせた(課題内容は誌面の都合上,割愛させていただく).マウスの脳の状態は少なくとも3つに分類できる.覚醒状態,深い眠りであるノンレム睡眠,浅い眠りであるレム睡眠,である(図1e).そこで,マウスの脳波および筋電位から脳の状態をリアルタイムで判定し,特定の脳の状態の間だけ,M2からS1への投射を光遺伝学的手法により抑制した(図1f).学習の直後(0～1時間)のノンレム睡眠において光の照射によりトップダウン回路を抑制すると知覚記憶の固定化は阻害されたが,学習の6～7時間後のノンレム睡眠におけるトップダウン回路の抑制は記憶の固定化に影響しなかった(図1g).一方,学習の直後の覚醒においてトップダウン回路を抑制しても記憶の固定化には影響しなかった.これより,学習の直後のノンレム睡眠におけるトップダウン入力が記憶の固定化に必要であることが分かった.

● 文献
1) Manita S, Suzuki T, Homma C, et al : Neuron 2015 ; 86 : 1304-1316.
2) Miyamoto D, Hirai D, Fung CC, et al : Science 2016 ; 352 : 1315-1318.

VI 感覚器と感覚器疾患のトピックス

触覚

2 疼痛と痒みの慢性化メカニズム

津田 誠

　外界からの多種多様な刺激は一次求心性感覚神経を介して脊髄後角に入り，同部位で適切に情報処理・統合されてから脳へ伝達される．しかし，末梢組織の炎症や神経系の障害などにより，通常の感覚シグナルが増強，また，ある感覚刺激が違う感覚に変換され，ときにその状態が慢性化する．その代表例として，モルヒネに抵抗性を示す神経障害性疼痛や，アトピー性皮膚炎などに伴う慢性瘙痒が挙げられる．そのメカニズムとして，神経細胞に加え，グリア細胞の機能変化が重要な役割を担うことが基礎研究から明らかになっている．本稿では，慢性疼痛や慢性瘙痒モデル動物の脊髄後角で活性化するグリア細胞（ミクログリアとアストロサイト）の役割を紹介する．

グリア細胞

　中枢神経系のグリア細胞は，アストロサイト，オリゴデンドロサイト，そしてミクログリアに大別される．アストロサイトは多くの突起をシナプスに接触させ，神経のシグナルを受け，さらにシナプスにシグナルを送る．オリゴデンドロサイトは髄鞘を形成して神経伝達を維持している．一方，ミクログリアはアポトーシス細胞などの貪食，炎症性因子，細胞障害性因子や神経栄養因子の産生放出，シナプスの機能や構造的調節を行っている．

グリア細胞と神経障害性疼痛

　ミクログリアの活性化の形態学的特徴として，細胞体の肥大化や突起の退縮，さらに細胞増殖が挙げられる．脊髄後角ミクログリアの活性化は，人為的な末梢神経損傷モデルや神経障害を伴う病態モデル（糖尿病，がん，脊髄損傷，帯状疱疹など）に共通して認められる．活性化因子として，損傷神経由来のコロニー刺激因子1などが知られている．

　活性化したミクログリアではさまざまな機能分子の発現が変化する．その代表例として，細胞外ATP（アデノシン三リン酸）で活性化する膜受容体で，非選択的陽イオンチャネルの1つであるP2X4受容体がある[1]．同受容体は神経障害性疼痛モデルの脊髄後角でミクログリア特異的に高発現する．このミクログリアでの選択的な発現増加には，転写因子であるインターフェロン調節因子が関与する．この転写因子は神経障害性疼痛モデルの脊髄後角でミクログリア特異的に高発現し，インターフェロン調節因子5がP2X4受容体のプロモーター領域に作用し，同受容体の発現を増加する．P2X4受容体は細胞外ATPで活性化する．ATPの放出源については長らく不明であったが，最近の報告で脊髄後角の神経細胞であることが判明した．細胞外ATPでミクログリアのP2X4受容体が刺激されると，脳由来神経栄養因子が産生放出される．その因子が，脊髄後角第Ⅰ層神経細胞に作用し，同神経を抑制的に調節する抑制性神経伝達物質（γ-アミノ酪酸やグリシン）の作用を興奮性へと変え，結果として異常興奮を起こす（図1）．したがって，ミクログリアが活性化することで神経細胞との病的な相互作用が形成され，それが神経細胞の異常興奮と神経障害性疼痛を引き起こすと考えられている[2]．

　脊髄後角のアストロサイトも神経障害性疼痛モデル動物で活性化する．細胞体および突起の肥大化，突起の複雑化，細胞マーカーであるグリア線維性酸性タンパク質の発現増加が認められる．慢性疼痛を伴ったヒト免疫不全ウイルス感染患者の脊髄後角でもアストロ

S 345

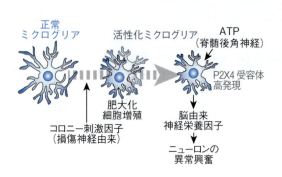

図1 脊髄後角ミクログリアの活性化とP2X4受容体を介する神経障害性疼痛メカニズム

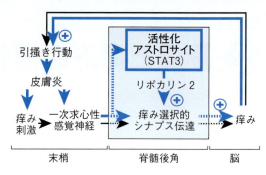

図2 脊髄後角アストロサイトと慢性瘙痒メカニズム

サイトの活性化が報告されている．ミクログリアは神経損傷後早期から活性化するが，アストロサイトは比較的後期から活性化する特徴がある．神経障害後にアストロサイトを選択的に活性化する分子として，分裂促進因子活性化タンパク質キナーゼとシグナル伝達兼転写活性化因子3（signal transducers and activator of transcription 3；STAT3）がある．それら因子の機能阻害や発現低下により神経損傷後に一旦形成した疼痛は寛解する．したがって，活性化アストロサイトは神経障害性疼痛の維持メカニズムに重要と考えられる．

グリア細胞と慢性瘙痒

近年，皮膚からの痒み刺激に選択的に応答する神経細胞が次々と特定され，痒みの神経伝達メカニズムの理解が徐々に深まっている．一方で，アトピー性皮膚炎などに伴う慢性的な痒みについては，炎症皮膚で増える起痒物質の研究は多いが，その刺激により活性化する神経経路で，どんな変化が起こり，痒みを慢性化するのかはいまだに分かっていない．

最近，アトピー性皮膚炎や接触性皮膚炎，ドライスキンのモデルマウスにおいて，脊髄後角のアストロサイトが著明に活性化することが明らかになった．その脊髄後角は，引掻き行動が多発する皮膚（顔面や上背部）の神経支配領域と一致していた．また，瘙痒皮膚では一次求心性神経線維が表皮内に侵入することから，その神経線維が炎症性因子や物理的刺激により興奮し，そのシグナルが脊髄後角に入りアストロサイトを活性化する可能性がある．アストロサイトでは，STAT3が活性化し，これを阻害することで同細胞の活性化と引掻き行動が共に抑制される．さらに，脊髄後角の痒み選択的なシグナル伝達は慢性瘙痒マウスで高まるが，この現象が活性化アストロサイトを抑制することで正常レベルにまで回復する．また，活性化アストロサイト由来の痒みシグナル増強因子として，リポカリン2が特定されている．したがって，STAT3により活性化したアストロサイトがリポカリン2を産生放出し，脊髄後角での痒みシナプス伝達を増強し，慢性瘙痒を増悪させていることが考えられる（図2）[3]．アトピー性皮膚炎治療に重要である「痒み」そのものを抑制する有効な治療薬はない．したがって，アストロサイトを標的とした慢性瘙痒治療薬開発が実現できれば，従来の炎症皮膚に対する治療薬との併用により，非常に効果的な治療法を確立できる可能性が期待できる．

● 文献

1) Tsuda M, Shigemot-Mogami Y, Koizumi S, et al：P2X4 receptors induced in spinal microglia gate tactile allodynia after nerve injury. Nature 2003；424：778-783.
2) Tsuda M, Koga K, Chen T, et al：Neuronal and microglial mechanisms for neuropathic pain in the spinal dorsal horn and anterior cingulate cortex. Neurochem 2017；141：486-498.
3) Shiratori-Hayashi M, Koga K, Tozaki-Saitoh H, et al：STAT3-dependent reactive astrogliosis in the spinal dorsal horn underlies chronic itch. Nat Med 2015；21：927-931.

VI 感覚器と感覚器疾患のトピックス

触覚

3 補完代替医療・統合医療

大野　智

本稿では慢性疼痛に対する補完代替医療・統合医療の科学的根拠について紹介する．

補完代替医療・統合医療とは

厚生労働省『「統合医療」の在り方に関する検討会（平成24年度）』にて，統合医療は「近代西洋医学を前提として，これに相補（補完）代替療法や伝統医学等を組み合わせてさらにQOL（quality of Life；生活の質）を向上させる医療であり，医師主導で行うものであって，場合により多職種が協働して行うもの」と定義されている[1]．そして，近代西洋医学と組み合わせて用いる療法，つまり補完代替医療を表1のように分類した．

補完代替医療の科学的検証

通常，医薬品として認められるためには，ランダム化比較試験によって有効性が証明されなければならない．これは，補完代替医療であっても同様である．読者の中には，補完代替医療の多くは，ランダム化比較試験が実施されていないと考えているかもしれない．しかし，近年，補完代替医療のランダム化比較試験の研究報告は急速に増えている．

表1 補完代替療法の分類

以下の表は，2010（平成22）年度厚生労働科学研究「統合医療の情報発信等の在り方に関する調査研究」で取り上げられた療法について，効果の有無を問わず整理したものである．

療法の分類	療法の例（国家資格等，国の制度に組み込まれているもの）	療法の例（その他）
食や経口摂取に関するもの	食事療法・サプリメントの一部（保健機能食品等）	左記以外の食事療法，サプリメント，断食療法，ホメオパシー
身体への物理的刺激を伴うもの	鍼・灸（はり師・きゅう師）	温熱療法，磁気療法
手技的行為を伴うもの	マッサージの一部（あん摩マッサージ指圧師），骨つぎ・接骨（柔道整復師）	左記以外のマッサージ，整体，カイロプラクティック
感覚を通じて行うもの	―	アロマセラピー，音楽療法
環境を利用するもの	―	温泉療法，森林セラピー
身体の動作を伴うもの	―	ヨガ，気功
動物や植物との関わりを利用するもの	―	アニマルセラピー，園芸療法
伝統医学，民族療法	漢方医学の一部（薬事承認されている漢方薬）	左記以外の漢方医学，中国伝統医学，アーユルベーダ

（近代西洋医学）　組み合わせ（補完・一部代替）　統合医療

（注）日本学術会議（2010年8月24日）において，「ホメオパシーの治療効果は科学的に明確に否定されている」との会長談話が出されている．

〔厚生労働省：「統合医療」のあり方に関する検討会　これまでの議論の整理（2013年2月）．http://www.mhlw.go.jp/stf/shingi/2r9852000002vsub-att/2r9852000002vsy2.pdf〕

S 347

表2 慢性疼痛に対する補完代替医療

疾患	施術	エビデンス
慢性腰痛	脊椎マニピュレーション	中等度の利益あり
	鍼治療	通常治療と比較して利益あり （注意：ただしプラセボ鍼でも利益あり）
	マッサージ	短期的な利益あり
	ヨガ	通常治療と比較して利益あり※
	マインドフルネス・認知行動療法	通常治療と比較して大きな利益あり
線維筋痛症	太極拳	利益がある可能性
変形性関節症	鍼治療	疼痛軽減、可動域改善
	マッサージ	疼痛軽減、歩行距離改善※
	太極拳	疼痛軽減、歩行距離改善※
筋緊張性頭痛	脊椎マニピュレーション	苦痛軽減の可能性あり
頸部痛	マッサージ	短期的な利益あり

※小規模の臨床試験報告など限られたエビデンスである点に注意

厚生労働省の取り組み

厚生労働省は平成28年2月に統合医療企画調整室を設置した．そして，補完代替医療を近代西洋医学と対立的に捉えるのではなく，むしろ，両者を組み合わせることによって，より大きな効果をもたらしうる新しい医療の概念として統合医療を位置付け，補完代替医療の臨床研究の支援と正確な情報の発信に取り組んでいる．情報発信に関しては，筆者がかかわっている「統合医療」に係る情報発信等推進事業によって作成された「統合医療」情報発信サイト（Information site for evidence-based Japanese Integrative Medicine；eJIM，http://www.ejim.ncgg.go.jp/）がある．当該サイトでは，米国国立衛生研究所（National Institutes of Health ； NIH）が発信する統合医療に関する情報やコクラン共同計画が取り組んでいるコクランレビューにおける補完代替医療分野のアブストラクトの日本語訳を掲載している．そのほか，鍼灸，あん摩・マッサージ・指圧，ヨガに関するランダム化比較試験の構造化抄録も収載している．なお，臨床研究の支援については，現在は国立研究開発法人日本医療研究開発機構（Japan Agency for Medical Research and Development；AMED）に移管，継続されている．

慢性疼痛に対する補完代替医療

慢性疼痛に関しては，米国国立補完統合衛生センター（National Center for Complementary and Integrative Health；NCCIH）がまとめた「慢性疼痛の科学と補完療法について知っておくべき6つのこと（6 Things You Should Know；The Science of Chronic Pain and Complementary Health Practices）」の内容を表2に示す．なお，注意喚起として，各種補完代替医療を実施する前に安全性について確認すること，主治医に相談することを挙げている．

補完代替医療の留意点

補完代替医療においても副作用や禁忌がある点を忘れてはならない．また，経済的被害のほか，通常医療を忌避することで得られたかもしれない利益に関する機会損失にも注意を要する．患者をこれらの被害から守るためには，医師・患者における良好なコミュニケーションが不可欠となる．

● 文献
1) 厚生労働省：「統合医療」のあり方に関する検討会 これまでの議論の整理（2013年2月）．http://www.mhlw.go.jp/stf/shingi/2r9852000002vsub-att/2r9852000002vsy2.pdf（2018年3月10日閲覧）

VI 感覚器と感覚器疾患のトピックス

触覚
4 ヒーリングタッチ

山本晴美，森田久美子

ヒーリングタッチとは

ヒーリングタッチは，1980年代に米国の看護師ジャネット・メンゲンによって開発された侵襲の少ない補完代替療法の1つであり，健康増進と癒し，自然治癒力を高めるケアである．米国補完統合衛生センター（National Center for Complementary and Integrative Health）によると，ヒーリングタッチは鍼やマッサージ，カイロプラクティス，気功などと同様の種類に分類されている[1]．米国をはじめ，世界の35か国でその教育と実践が行われている．

ヒーリングタッチ（図1）は，クライアントの身体にごくわずかに軽く触れる程度の優しいタッチ，または対面から数cm離れたところから意図的に手を用いて「気」を整え，身体的，思考的，感情的，スピリチュアルな健康のバランスを整えるのを助ける．クライアントは着衣のままで，すべての年齢層に対して安全に行うことができ，現代医療と調和的，補完的，統合的に働きかける[2]．特別な場所や特別な道具などを使用せずに，経験や職業を問わず，誰でも学べる易しい，そして優しいエネルギーセラピーである．

ヒーリングタッチの効果と活用

ヒーリングタッチには，表1のような効果があることが実践や研究から明らかになっている．その人の持っている力を高める，向上させる，改善させるというこれらの効果は，身体に接触しなくても同様の効果が得られることがわかっている[3]．そのため，痛みや皮膚の損傷があったり，PTSDなどで身体に直接触れることが難しい場合などでも活用で

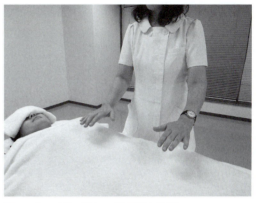

図1　ヒーリングタッチ実施の様子

きることが大きな利点である．

ヒーリングタッチは，病院，介護ケア施設，訪問看護，ホスピス，スパなどさまざまな場所で活用されている．日本では，被災地でのボランティア活動などにも活用されている．ハワイでは1990年代に「ボッサム・バディ」（乳がんの女性に，治療の中でヒーリングタッチを提供する）という画期的ながん支援プログラムが生まれ，現在では全米に広がっている．辛いがん治療中に心地良さとつながりをもたらし，回復後に今度はがんサバイバーがヒーリングタッチを学んだり，がん患者のためのサポートプログラムに参加したりと，恩恵を他の人に還元する活動も行われている[2]．

ヒーリングタッチの歴史・教育

看護師であったジャネットは，1989年に米国ホリスティック看護師協会（AHNA）の依頼によりヒーリングタッチのカリキュラムを創設した．さらに，1993年AHNAは，ヒーリングタッチ・プラクティショナーの認定を開始した．しかし，ジャネットは看護師以外の人も認定が受けられるようにと，1996年

表1　ヒーリングタッチ実施により期待される効果

期待される効果	具体例
ストレスの軽減	重篤な疾患や術後患者
不安と抑うつ感の軽減	心疾患患者，がん放射線治療や化学療法中の患者
疼痛緩和	急性疼痛，脊髄損傷等による慢性的な疼痛の患者
免疫機能の強化，術後回復の促進	合併症予防，投薬の減少，入院期間の短縮など
スピリチュアリティの向上	終末期患者のスピリチュアルなつながりを深める
がんケアのサポート	恐怖や不安，喪失感，疼痛，感情障害，疲労など

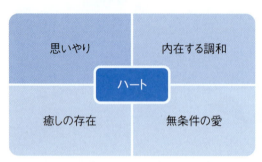

図2　ヒーリングタッチにおける4つの質

表2　基本的なヒーリングタッチの手順

コンサルテーション	・プラクティショナーはクライアントに身体的，思考的，感情的状況に関する質問を行う．また，クライアントからのヒーリングタッチに対する質問に答える．
セッション 40～60分程度	・クライアントは着衣のまま，マッサージテーブルに横たわる． ・プラクティショナーは身体または身体から少し離れたところに，手を優しく置く．
アセスメント	・プラクティショナーはセッション中またはその後に，クライアントがどのように感じたかなどの質問を行う．

に非営利団体ヒーリングタッチ・インターナショナル（HTI）を設立し，AHNAの認定機能と認定基準を継承した．現在では，看護師だけでなく，その他医療従事者，一般の人々，誰でも全世界共通の内容でヒーリングタッチを学ぶことができ，AHNAの時代と同じ基準を満たした認定資格を得ることができる[2]．

現在，日本では日本ヒーリングタッチ協会，およびヒーリングタッチジャパンが設定した5段階のヒーリングタッチ教育プログラムにより認定資格を得ることができる．約10年前よりヒーリングタッチ講習会が開催されており，2017年現在，日本全国で500人以上の看護師をはじめ，医師，歯科医師，薬剤師，心理士などの医療従事者が受講している．また，全国の看護系大学や看護協会，看護や健康に関する学会においてもヒーリングタッチのワークショップやセミナーが開催されている．

ヒーリングタッチを実施する

ヒーリングタッチは，「ハート中心のヒーリング」と呼ばれている．このハートに備わっている4つの質「思いやり」「内在する調和」「癒しの存在」「無条件の愛」と共にヒーリングタッチを行うことが，ヒーリングタッチの大切な基礎である（図2）と米国のブルージョイ博士は述べている[2]．

基本的なヒーリングタッチの手順を表2に示す．プラクティショナーはクライアントのコンサルテーションを行う．次に40～60分程度のセッションを行い，アセスメントをして終了となる．長期にわたってヒーリングタッチを受けると積み重ねによる効果が期待できるので，定期的なセッションが推奨されている．

●文献

1) National Center for Complementary and Integrative Health. Type of Complementary Approaches. National Center for Complementary and Integrative Health. https://nccih.nih.gov/（2017年11月21日閲覧）
2) ヒーリングタッチのセッションについて．NPO法人日本ヒーリングタッチ協会．http://healingtouch.or.jp/（2017年11月21日閲覧）
3) 山本晴美，森田久美子：ヒーリングタッチ実施前後における身体的・精神的変化—二重盲検法による準ランダム化比較試験—．日看技会誌 2015；14：174-184．

VI 感覚器と感覚器疾患のトピックス

触覚

5 注射針の疼痛軽減に向けた進化

朝倉俊成

患者自らが毎日実施するインスリン自己注射にとって，注射針の疼痛はQOL(quality of life)の低下に直結する．全国の2,004名を対象に実施した"注射針に関する印象調査"によると，54％が「恐怖感」，72％が「痛み」を感じており，37％は「針を見るのは嫌だ」と回答した[1]．別の集計では極細の33ゲージ(G)針を使用している糖尿病患者であっても29％は針に関して「痛みが少ないことが重要である」と回答しており[2]，注射針の疼痛軽減は大きな課題である．

細い針の開発

注射針開発の歴史を図1に示した．
1988年当時の注射針は27G針で，このころから細い針の開発が進められ，1990年代には28〜31Gまで細くなった(第1期 細さ探求期)．しかし，注射針を細くすると注入抵抗が増加し，高齢者や手指障害患者では注射しにくくなる．また，注射時の疼痛を"穿刺→注入→抜針の過程で生ずる痛み"と捉えると，注入圧が高いと患者は努力して注入ボタンを押し込むことになり，穿刺した注射針が振れたり針が曲がったりすることで疼痛を引き起こす事例も増加した．そこで，注射針の内腔を拡げたりスムーズに注入できる注入器の開発が進んだ．ところが，極細で管壁を薄くすると針管の強度が低下する．そのために針曲がりや針の破断が懸念された．そこで，針基をグルタワー構造(ノボ ノルディスク ファーマ)にした針折れ防止機構が考案された．その後，針先を細くしたテーパー構造の注射針が開発され(第3期 テーパー期)，31Gより細い注射針が主流の「第4期 細さ再考期」に至った．

短い注射針と刃面形状の工夫

注射針の長さも12.5mmから現在主流の4mmまで短く改良されてきた(第2期 短さ探求期)．この理由は，皮下注射よりもインスリンの吸収速度が速く疼痛が強い筋肉内注射のリスクを回避するためである．また，刃面の形状や加工を工夫することで刺痛抵抗を小さくした．アシンメトリーエッジで表面を荒く加工したナノパス®(テルモ)や3面カットから5面カットにしたマイクロファイン®プラス(ベクトン・ディッキンソン)などがその例である．

恐怖感と痛みの軽減

ペンニードル®の31Gと32Gテーパー(ノボ ノルディスク ファーマ)を用い，"注射針の細さに関する情報を提供しない群"と"32Gテーパーは先細りで31Gより細いことを図で説明した群"に分け，クロスオーバーで各4日間使用してもらい，毎回VAS(visual analog scale)にて評価した．その結果，痛みがなく使用したい注射針の選択は，情報提供がない群では両方とも同等であったが，32Gテーパーが先細りである情報を伝えると32Gテーパーの選択が増加した(図2左)．このように「痛くなさそう」という情報は疼痛を軽減させる．しかし，試験した4日間の両者のVAS値は徐々に同じ値になってきた(図2右)．わずか1Gの太さの違いでは，時間と共に疼痛評価に慣れが生ずることを示している．物理的要因で発生する疼痛以外に，視覚で得られた印象も疼痛に影響する．針基表面を平面形状にしたペンニードル®プラス(ノボ ノルディスク ファーマ)は，視覚情報

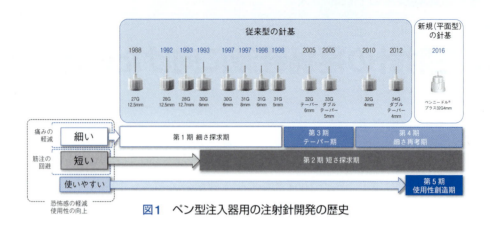

図1 ペン型注入器用の注射針開発の歴史

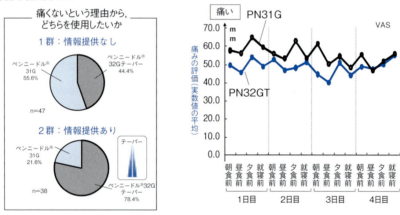

図2 注射針の太さ1Gの違いと疼痛

だけで従来の針基の形状に比べて「痛い」「怖い」という印象を有意に軽減しており，使用患者の疼痛軽減に期待できる（第5期 使用性創造期：図1）．

疼痛の評価と今後の進化

穿刺時の疼痛評価には注射針の形状以外に穿刺場所，穿刺速度，薬液の温度などが触覚を介して影響し，ほかに心理的不安などの触覚以外の要因も関係する[3]．現在，注射針の規格は32～34G・4mmという超極細になっており，臨床で患者が刺し比べて超極細注射針間での比較は困難である．ただ，いずれも以前に比べて疼痛が軽減されていることは明らかである．この極細注射針による皮下組織への薬物送達法において，疼痛軽減のための注射針開発は限界に達していると思われ，今後は新しいコンセプトによる製品開発や別の薬物送達法によって疼痛軽減を実現するための進化も求められる．

● 文献

1) Asakura T : Consideration about Rotary Torque and Acoustic Characteristics of Sound Signals of NovoTwistTM Generated at the Time of Attaching to and Removing from Pen-Type Injector — Application to Manipulation Instruction to Ensure Proper Use —. *Japanese Journal of Pharmaceutical and Diabetes* 2016 ; 5 : 174-179.
2) 朝倉俊成, 清野弘明：ペン型注入器用ディスポーザブル注射針「ナノパスニードルIIナノパス34」の有用性 ナノパスニードルナノパス33との比較評価. 医と薬学 2013 ; 69 : 137-146.
3) Frid AH, Kreugel G, Grassi G, *et al* : New Insulin Delivery Recommendations. *Mayo Clin Proc* 2016 ; 91 : 1231-1255.

総括

感覚器医学の課題
（10年後の感覚器医学と感覚器医療）

総括 感覚器医学の課題（10年後の感覚器医学と感覚器医療）

眼科領域

前田直之

10年後の医学・医療を考えるうえで，将来起こるブレークスルーは予見できないが，現在の延長線上で推測すれば，人工知能（artificial intelligence；AI）を中核とする第4次産業革命が進行し，疾患の診断と治療において精密医療あるいは個別化医療が発展すると考えられる．

ゲノム医療

少子高齢化が進行する中，慢性かつ重症化すると不可逆な加齢黄斑変性や緑内障などの眼疾患への対応が課題である．両疾患は，生物学的製剤や点眼薬の進歩により早期治療で視機能の長期温存が可能であり，ゲノム解析によって遺伝子多型の中から関連遺伝子を抽出し，AIでゲノム情報と健康情報や診療情報を分析することで，これら眼疾患の予防や各種治療のrisk benefit ratioを事前に予測し，最適な治療法を選択することが期待される．

画像診断

眼科領域では画像診断の多彩なモダリティが存在するが，特に光干渉断層計（OCT）の進歩には目を見張るものがある．OCTにより前眼部から後眼部まで，非侵襲・非接触で病態が組織レベルで把握できるようになった．その一方，多種の画像診断装置による膨大な画像情報を解釈する必要が生じている．眼科医がすべての画像診断に習熟することは困難であり，結果の解釈には時間がかかり，主観的で，見落としなども課題である．そこで，専門医とAIによる画像診断支援がダブルチェックすることで，従来は発症するまで診断できなかった疾患や診断が困難な難病が，適切に診断・治療される可能性がある．

薬物療法

眼科領域では点眼による局所投与が主流で，点眼回数を減らすための配合薬の開発，点眼量を減らすための容器開発，点眼を不要にするdrug delivery system，高齢者への内服・点眼時期のAIによる通知など，副作用を減らし効果を高める薬物療法の確立が望まれる．

手術

硝子体手術や白内障手術においては，灌流，吸引，切除など流体力学が関与し操作が複雑であり，手術装置の改良や自動化技術の導入が手術の安全性を高める．手術時の観察では，切開部位や眼内レンズの位置などを示す術中ガイダンスシステムが一般化し，3Dモニタを用いたヘッズアップ手術が，光量を減らして患者の負担を，リアルタイムの画像処理で術者の負担を軽減させるため，普及すると推測される．難治性疾患に対する再生医療として，iPS細胞を用いた網膜色素上皮，角膜上皮，角膜内皮の移植が実用化するであろう．

デバイス

眼球は感覚器として良質な視覚情報を中枢に伝達する必要があり，屈折異常に対して，眼鏡，コンタクトレンズ，眼内レンズ，屈折矯正手術等が必須となるが，その選択は複雑なため，個々人にとって最適な屈折矯正手段を簡便に決定するシステムの開発が必要である．また，老視に対する眼内レンズ，コンタクトレンズ，眼鏡には改良の余地があり，今後の進歩が期待される．さらに，低視力者に対する人工視覚やロービジョンにおける補助的なデバイスも将来の発展が望まれている．

総括 感覚器医学の課題（10年後の感覚器医学と感覚器医療）

耳鼻咽喉科領域

小川　郁

予想される医療

団塊の世代が75歳以上となる2025年には高齢者人口が約3,500万人に達するとされているが，その5年後の2030年にはさらに高齢化が進んでいることになる．このような超高齢社会で耳鼻咽喉科医学・医療がどのように展開しているのか，予測は容易ではない．2017年のLancetで介入可能な認知症予防因子中（35%），難聴が最も関与の高い9%と報告され，その対応が各省庁および学会でも喫緊の課題とされており，介入法としての難聴の予防法と難聴に対して補聴器を含めた早期の人工聴覚器装用指導が展開していると考えられる．埋込型補聴器である人工中耳も保険適用となったが，さらに新しい人工中耳が開発されているはずである．また，人工内耳でも，さらに適用拡大や全埋込型につながるような機器開発が進むと期待される．両側末梢前庭器が障害される高度前庭機能障害は，特に高齢者の転倒の危険因子となり，QOLを大きく低下させる．人工前庭器では半規管に対応するだけでも3つの加速度計が必要になるなど，人工内耳に比べてより複雑な信号処理が要求される．このように人工聴覚器・前庭器の開発には課題も多いが，新たな識別システムやナノテクノロジーの恩恵によって期待の大きな分野となる．

予防としての医療

難聴・耳鳴やめまい・平衡障害，嗅覚障害・味覚障害の予防はこれから10年の大きな課題である．難聴・耳鳴に対しては若年期の強大音での長時間音楽聴取によるリスクの啓発が重要であるが，高齢者の聴覚トレーニングや平衡リハビリテーションのプログラム開発も大きな課題である．嗅覚障害・味覚障害も含めて食生活や抗酸化治療による予防法も確立していると期待される．難聴・耳鳴やめまい・平衡障害に関する多くの遺伝子が報告され，難聴遺伝子検査も保険適用となっているが，今後，遺伝子の種類による難聴・耳鳴やめまい・平衡障害の予防法や，個別の遺伝子治療が臨床導入されている可能性も考えられる．

手術

外耳・中耳疾患に対する内視鏡耳科手術（TEES）が急速に普及している．今後，内視鏡耳科手術や3D顕微鏡手術とロボット手術の融合への視野も広がっていると言える．また，これらの手術法は中耳のみならず内耳〜小脳橋角部疾患まで拡大するだろう．

再生医療

耳鼻咽喉科領域の再生医療も期待されている分野である．嗅覚障害や味覚障害などの化学受容体の障害に対してはiPS細胞などから分化誘導された細胞移植が治療に寄与する可能性が高い．複雑な構造を有する内耳に対する細胞移植医療はいまだハードルは高いが，疾患特異的iPS細胞によって病態を再現することにより感覚器障害のメカニズムを解明し，創薬する研究が大きく進むと考えられる．過去30年以上新しい治療薬の開発がない領域である難聴・耳鳴やめまい・平衡障害，嗅覚障害・味覚障害の患者にとって福音になることを期待したい．

S 355

総括 感覚器医学の課題（10年後の感覚器医学と感覚器医療）

皮膚科領域

室田浩之

触覚異常の評価

体性感覚の主観的評価は結果が環境や心理面の影響を受けるほか，幼児や認知機能の低下した症例などは適用が難しい．体性感覚の程度をより客観的に評価する方法の確立が今後の課題である．腕時計型の小型加速度計を装着して"掻破行動"をモニターする客観的な痒み評価方法が立案されている．

触覚異常の病態にかかわる脳内物質の同定に貢献できるとして期待されているのがMRスペクトロスコピーである．この方法では脳内の代謝産物を定量的に測定することができる．MRIの構造画像では評価困難な病態の解明につながると期待される[1]．

皮膚以外の臓器による機能支援

触覚は損なわれた感覚の代替感覚として応用されてきた．点字は触覚を文字として認識する．触読は高度な技術であり，視覚障害者の点字識字率を高める効率的な学習法の確立が急務である．一方，情報源を指先に生じる触覚によらず振動覚で伝達する触覚ディスプレイも開発されてきた．触覚による"可視化"が視覚で得られる情報にどこまで迫れるか，その経過を見守りたい．

視覚的な情報，特に"色"は温度感覚に影響する．視覚の特徴を利用した触覚異常の治療が試みられている．

運動時に皮膚知覚の抑制が確認されている．この知覚抑制は運動を意図した時点（運動する前）から末梢神経レベルで生じている[2]．運動を意図することは日常生活で造作もなく，治療に応用しない手はない．

このほか，中枢神経へ非侵襲的に刺激を加え感覚異常を治療する手法も開発されてきた．経頭蓋磁気刺激（transcrinical magnetic stimulation）は強力な磁場を瞬間的に発生させ神経を刺激する．神経に電気刺激を与え疼痛治療につなげる埋め込み型の脳脊髄刺激装置も臨床応用されている．

仮想空間と錯覚の応用

ヒトは幻錯覚を体験できる．幻錯覚を応用することで触覚を制御する試みは仮想空間（バーチャルリアリティ）に取り入れられつつある．実際に仮想空間が幻肢痛のリハビリテーションに応用されている．仮想空間に再現された幻肢を健肢と同じように動かすことで幻肢の知覚と運動能が再統合される結果，幻肢痛が緩和される[3]．この分野の医療面へのさらなる貢献に期待が寄せられる．

ロボットの触覚

ロボットの医療への応用に期待が寄せられている．実現にはヒトに危害を加えないようどの程度の力で人間に接触するか判断する触覚を備える必要がある．物体への接触の有無，加わった力，触れた対象の三次元形状の認知等の技術に進歩が見られる．ロボットの感覚に関する開発の進捗に関心が寄せられる．

● 文献
1) 中江　文，吉岡芳親：新しい検査法 痛覚の画像検査．*Clin Neurosci* 2017；35：215-217.
2) Seki K, Perlmutter SI, Fetz EE：Task-dependent modulation of primary afferent depolarization in cervical spinal cord of monkeys performing an instructed delay task. *J Neurophysil* 2009；102：85-99.
3) Osumi M, Ichinose A, Sumitani M, *et al*：Restoring movement representation and alleviating phantom limb pain through short-term neurorehabilitation with a virtual reality system. *Eur J Pain* 2017；21：140-147.

索引

欧文 – 数字索引

A

adipose-derived stem cell(ASC)　319
AICA 症候群　146
ANCA 関連血管炎性中耳炎　148
AQPON　252
AREDS 試験　320
auditory brainstem response(ABR)　146
autoimmune retinopathy(AIR)　133

B

brachioradial pruritus　299
burning mouth syndrome(BMS)　174

C

cancer-associated retinopathy(CAR)　132
cone-beam CT(CBCT)　218
Cronkhite-Canada 症候群　171
CTP 検査　333
C 線維　294

D

dacryocystorhinostomy(DCR)　251
DCR 鼻内法　251

E

electroneurography(ENoG)　216
ERG　204

H

head impulse test(HIT)　215

I

idiopathic optic neuritis(IDON)　252
IgG$_4$ 関連疾患　325
international forum for the study of itch(IFSI)
　236

K

Kallmann 症候群　112

M

MALT リンパ腫　326
melanoma-associated retinopathy(MAR)
　132
MIBG(メタヨードベンジルグアニジン)心筋シンチグ
　ラフィ　336
Mikulicz 病　325
mild cognitive impairment(MCI)　337
MOGON　252
MRI　334
MSON　252

N

Na チャネル　309
N-NOSE　339
notalgia paresthetica　299

O

OCT angiography　197
odor stick identifi cation test for the Japanese
　(OSIT-J)　224
Open Essence　224
optical coherence tomography(OCT)　46,
　196
otoacoustic emissions(OAE)　213

P

primary somatosensory area(SI)　80

R

Retinopathy of prematurity(ROP)　327

S

secondary somatosensory area(SII)　81

T

T&T オルファクトメーター　113, 220
transient receptor potential(TRP)　74
TRP チャネル　82, 120

S 357

V

VEP 205
Vogt- 小柳 - 原田病 134

数字

4 味質 230

和文索引

あ

亜鉛 166, 169
亜鉛欠乏性味覚障害 164
亜鉛内服療法 285
悪臭症 162
悪性黒色腫関連網膜症（MAR） 132
アクティブ・アンテリオール法 226
味 340
味センサー 314
アスタキサンチン 320
アデノ随伴ウイルス 317
アトピー性皮膚炎 294
アミノ配糖体系抗菌薬 144
アレルギー性鼻炎 110
アロネーシス 122
アントシアニン 320

い

異嗅症 114, 156, 162
医原性 169
石原色覚検査表Ⅱ 208
痛み 182, 291
痛みの悪循環 295
痛みの質 234
痛みの強さ 234
一次がんスクリーニング 339
遺伝性難聴 150, 307
遺伝性網膜変性 306
陰虚 283
咽喉頭 68
インドシアニングリーン蛍光眼底造影 198
インバース・アゴニスト 287
インペアード・パフォーマンス 287

う

ウイルス性内耳障害 151
植込み型骨導補聴器 BAHA 311
上眼瞼挙筋 36

え

エネルギーセラピー 349

お

黄斑 46
オストマン脂肪体 52
オピオイド 297
オルソケラトロジー 258
音響療法 102
音声恐怖 103

か

外眼筋 36
外耳道 51
外耳道炎 260
外耳道湿疹 260
外傷性嗅覚障害 158
外傷性耳小骨離断 264
疥癬 185
外側膝状体 48
外用方法 304
外用量 304
外リンパ瘻 268
化学療法 168
拡散テンソルトラクトグラフィ 334
角膜潰瘍 248
角膜疾患 90
角膜反射法 206
角膜ヘルペス 254
蚊刺症 184

仮想空間（バーチャルリアリティ） 356
痒み 182, 291, 323
カルマン症候群 228
加齢 44
加齢黄斑変性 197
加齢白内障 244
眼圧 190
眼圧計 190
感音難聴 100
眼科的検査 86
眼窩蜂窩織炎 90
眼窩前頭皮質 228
眼感染疾患 306
がん関連網膜症（CAR） 132
眼球 40
眼球運動検査 207
眼球運動障害 130
眼脂 96
眼振 107
眼振検査 214
間接的な痒み評価 237
感染性眼内炎 254
感染性ぶどう膜炎 257
眼底血管造影 198
眼内炎 90
眼内炎症 256
漢方薬 291
顔面神経 59, 60
顔面神経麻痺 216, 232
顔面表情 60
顔面表情筋スコア 216

き

機械受容器 76
気管支喘息 331
気血両虚 284
基底板振動 56
気導性嗅覚障害 152, 154
嗅覚検査 113
嗅覚刺激療法 157, 159
嗅覚受容体 64, 308
嗅覚障害 112, 220, 335
嗅覚障害・味覚障害 355
嗅覚の加齢性変化 322

嗅覚の再生医療 318
球形囊 57
嗅細胞 63, 64, 279
嗅上皮 62
嗅神経性嗅覚障害 153, 154
急性感音難聴 142
急性中耳炎 98, 140
急性痛 120
急性乳様突起炎 141
嗅粘膜 64
嗅盲 308
矯正視力 138
強膜炎 90

く

隅角 42
隅角検査 191
グリア細胞 345

け

経シュレム管流出路 42
軽度認知障害（MCI） 337
下船病 276
血管収縮薬 303
結膜 40
結膜下出血 88
結膜充血 88
ゲノム 354
ケラチノサイト 74
限局性皮膚瘙痒症 299
幻臭 162
原発開放隅角緑内障（広義） 246
原発閉塞隅角緑内障 246

こ

抗 VEGF 薬の硝子体注射 241
抗うつ薬 289
口蓋帆張筋 52
抗菌薬 302
口腔 68
口腔内灼熱症候群（BMS） 119, 174
高血糖 126
虹彩 42
抗酸化 321

S 359

好酸球性中耳炎　149, 331
好酸球性副鼻腔炎　331
好酸球性ムチン　332
甲状腺眼症　93
甲状腺機能亢進　127
抗精神病薬　290
抗てんかん薬　289
後天色覚異常　209
抗不安薬　290
抗ヘルペス薬　277
抗リン脂質抗体症候群　149
コーンビーム CT（CBCT）　218
語音明瞭度　146
国際痒み研究会（IFSI）　236
鼓索神経　60
孤束核　72
骨性涙道　38
混合難聴　101

さ

細菌性角膜炎　254
最小分離閾　188
再生医療　354, 355
再生能　280
柵状終末　76
詐聴　145
錯覚　356
サルコイドーシス　134
散瞳　194
三半規管　58

し

滋陰　283
耳音響放射検査（OAE）　213
耳介　50
紫外線療法　293
視覚　46
自覚的屈折検査　188
視覚誘発電位（VEP）　204
耳管開放症　104, 266
耳管狭窄症　266
刺激性異嗅症　114
自己抗体網膜症　133
自己臭症　162

視細胞シート移植　316
脂質異常症　126
視神経炎　90, 130
質的嗅覚障害　115
シナプス可塑性　279
自発性異嗅症　114
自発性異常味覚　173
視標追跡検査　214
耳閉感　266
耳閉塞感　104
脂肪組織由来間葉系幹細胞（ASC）　319
耳鳴　273
視野　94
視野異常　94
弱視　136
若年発症型両側性感音難聴　307
視野障害　131
遮閉試験　206
集音効果　51
重症筋無力症　93
自由神経終末　78
シューラー法　218
主観的な痒み評価　236
腫瘍性麻痺　108
シュレム管　42
純音聴力検査　210
症候群性嗅覚障害　160
硝子体手術　328
情動的側面　122
小児白内障　245
小児良性発作性めまい　150
小脳橋角部　59
静脈性嗅覚検査　113
触知覚　343
心因性味覚障害　172
侵害刺激受容体　82
侵害受容器　82
侵害受容性感覚　319
侵害受容ニューロン　309
神経障害性疼痛　295
神経性嗅覚障害　156
神経線維　74
神経痛　69
神経麻痺　92

人工嗅覚器　314
人工視覚　354
人工前庭　313
人工知能　354
人工中耳 VSB　311
人工内耳　311
人工網膜　310
腎疾患　170
滲出性中耳炎　140
蕁麻疹　180

す

水晶体　44
水疱性角膜症　248
スクリーニング　224
ステロイド　281, 303
ステロイド外用薬　304
ステロイド点眼　301
ステンバース法　218
スリットランプ　192

せ

静的視野検査　202
脊髄後角　345
脊髄後索　80
脊髄視床路　80
舌痛症　119, 172, 174
セネストパチー　178
線維柱帯　42
前眼部　192
穿刺時の疼痛評価　352
全身疾患に伴う痛み　177
全身の循環動態　128
線虫　339
前庭頸反射　58
前庭動眼反射　58
先天色覚異常　208
先天性嗅覚障害　308
先天性中耳形態異常　264
先天性難聴　307
先天白内障　136
線毛　62

そ

騒音性難聴　145
増殖糖尿病網膜症　242
早発型発達緑内障（先天緑内障）　137
側方抑制　66
外リンパ瘻　333
ソフトコンタクトレンズ　258
損傷蓄積仮説　321

た

第 2 世代抗ヒスタミン薬　111
第一次体性感覚野（SI）　80
対座法　202
帯状疱疹　184
体性感覚　78
第二次体性感覚野（SII）　81
他覚的屈折検査　188
単眼性複視　92

ち

中耳炎　262
中耳腔　53
中耳伝音系　53
中枢性嗅覚障害　153
中枢性めまい　106
聴覚中枢　334
聴神経　59
聴性脳幹反応（ABR）　146, 213
聴皮質　275
直像鏡検査　194

て

低音障害型感音難聴　268
テーストディスク　230
鉄　166
デルマドローム　176
伝音難聴　100
点眼薬全身的副作用　301
電気味覚検査　232
点字　356
点鼻薬　303

S 361

と

銅　166
当帰芍薬散　157
統合医療　347
瞳孔括約筋　42
瞳孔散大筋　42
倒像鏡検査　194
動的視野検査　202
糖尿病　170
糖尿病網膜症　197
島皮質　72
頭部・顔面外傷　158
特発性黄斑円孔　242
特発性視神経炎（IDON）　252
突発性難聴　268
トップダウン入力　343
ドライアイ　248

な

内耳　142
内視鏡下鼻内副鼻腔手術　282
内耳性疾患　104
内リンパ　55
難聴　142，273
難聴・耳鳴　355

に

におい　340
においスティック（OSIT-J）　224
においセンサー　314
苦味受容体（T2Rs）　341
肉芽性鼓膜炎　98
二次性舌痛症　174
乳児内斜視　137
乳突削開術　141
ニューロリハビリテーション　279
認知症　275

の

脳機能イメージング　235
脳血管障害　276
ノッチ情報伝達系　317
ノンレム睡眠　343

は

パーキンソン病　337
ハードコンタクトレンズ　258
バイオマーカー　337
ハイパーネーシス　122
培養自家口腔粘膜上皮シート移植　316
培養ヒト角膜内皮細胞　316
白内障　45
鼻茸　154，281
パネル D-15　209
バランス機能　321
バリア機能低下　323
半規管　313
ハント症候群　277
汎発性皮膚瘙痒症　299
半盲　94

ひ

ヒーリングタッチ　349
光遺伝学　343
光干渉断層計（OCT）　46，196
光凝固　328
非感染性ぶどう膜炎　257
鼻腔通気度検査　226
非症候群性嗅覚障害　160
非皮膚疾患に伴う痒み　176
皮膚　78
皮膚感覚異常　178
皮膚寄生虫妄想　178
皮膚腫瘍　182
皮膚瘙痒症　180
皮膚知覚　319
鼻閉　226
病期分類　327
病的近視　329

ふ

風味知覚　340
副腎皮質ステロイド　302
副鼻腔炎　154
ぶどう膜炎　134
ぶどう膜強膜流出路　42
フルオレセイン蛍光眼底造影　198

S 362

フルオレセイン染色　193
フレイル　286

へ

平均認知域値　221
平衡障害　313
併発白内障　245
β遮断薬点眼薬　301
ベーチェット病　134
ベル麻痺　277
扁桃体　67, 73

ほ

補完代替医療　347
補完代替療法　349
細い注射針　351
補聴器　102

ま

膜性涙道　38
末梢性麻痺　108
末梢性めまい　106
慢性穿孔性中耳炎　98
慢性瘙痒　345
慢性痛　120
慢性疼痛　295, 345, 348
慢性副鼻腔炎　228

み

味覚イオンチャネル　116
味覚検査　117
味覚受容体　116
味覚障害　232
味覚神経　72
味覚神経障害　164
味覚定量検査　230
味覚の加齢性変化　322
味覚の再生医療　318
味細胞　70
短い注射針　351
未熟児網膜症（ROP）　327
味神経　70
耳垢　261
耳硬化症　263

脈絡膜新生血管　329
味蕾　70

め

メニエール病　268
めまい　273
めまい・難聴　333
めまい診断フローチャート　106
めまい・平衡障害　355

も

毛包　76
網膜芽細胞腫　136, 306
網膜血管　128
網膜色素上皮細胞移植　316
網膜色素変性　310
網膜神経節細胞　48
網膜電図（ERG）　132, 204
網膜分離症　330
毛様充血　88
問診　86

や

薬剤性味覚障害　165
薬疹　181

ゆ

有毛細胞　55, 317

よ

翼突筋静脈叢　52

ら

ラセン神経節細胞　317
卵形嚢　57
ランドルト環指標　188

り

梨状皮質　67
流涙　96
両眼性複視　92
緑内障　196, 246
緑内障発作　90

S 363

る

涙液層　200
涙液量　200
涙管通水検査　201
涙道内視鏡　251
涙嚢鼻腔吻合術(DCR)　251
ルテイン　320

れ

裂孔原性網膜剝離　242

ろ

ロイコトリエン　110
ロボット　356

日本医師会生涯教育シリーズ

わかりやすい感覚器疾患

本書は日本医師会生涯教育シリーズ—94 ［日本医師会雑誌　第147巻・特別号(1)/ 平成30年6月15日刊］をそのまま単行本化したものです.

2018年7月20日　　第1版第1刷発行

■監　修　　　小川　郁・寺﨑浩子
■編　集　　　前田直之・三輪高喜・室田浩之
■発　行　　　日本医師会
　　　　　　　〒 113-8621　東京都文京区本駒込 2-28-16
　　　　　　　電話（03）3946-2121（代表）

　　　　　　　会　長／横倉義武

　　　　　　　学術・生涯教育担当
　　　　　　　常任理事／羽鳥　裕

　　　　　　　事務局長／滝澤秀次郎

■編集・制作　　日本医師会生涯教育課　編集企画室
■制作協力　　　株式会社協和企画
■発　　売　　　株式会社協和企画
　　　　　　　〒 105-8320　東京都港区虎ノ門 1-10-5
　　　　　　　Tel 03-6838-9213（販売）Fax 03-6838-9214
　　　　　　　https://www.kk-kyowa.co.jp/
■印刷・製本　　大村印刷株式会社

● 日本医師会生涯教育シリーズは，生涯教育用テキストとして各方面から高い評価を得ております.
● 継続してご購読いただくためには，ぜひ日本医師会への加入をお勧めします.

© 日本医師会 2018（転載・複製の際はあらかじめ許諾をお求めください）
乱丁・落丁の場合はお取り替えいたします.
ISBN978-4-87794-199-4